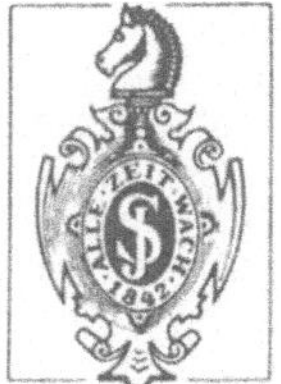

Hans-Martin Sass (Hrsg.)

Bioethik in den USA

Methoden · Themen · Positionen

Mit besonderer Berücksichtigung
der Problemstellungen in der BRD

Einleitung von E. D. Pellegrino

Mit Beiträgen von
R. M. Cook-Deegan H. T. Engelhardt R. Faden
T. Pinkard H.-M. Sass R. M. Veatch L. Walters

Springer-Verlag
Berlin Heidelberg New York
London Paris Tokyo

Prof. Dr. phil. Hans-Martin Sass
Senior Research Fellow
Joseph and Rose Kennedy Institute of Ethics
Georgetown University, Washington DC 20057, USA
und

Fakultät für Philosophie, Pädagogik und Publizistik
der Ruhr-Universität Bochum, Institut für Philosophie
Universitätsstraße 150, 4630 Bochum, FRG

ISBN-13: 978-3-540-19420-0   e-ISBN-13: 978-3-642-73815-9
DOI: 10.1007/ 978-3-642-73815-9

CIP-Kurztitelaufnahme der Deutschen Bibliothek
Bioethik in den USA: Methoden, Themen, Positionen; mit bes. Berücks.
d. Problemstellungen in d. BRD / Hans-Martin Sass (Hrsg.).
Mit e. Einl. von E.D.Pellegrino. Mit Beitr. von R.M.Cook-Deegan ...
Berlin; Heidelberg; New York; London; Paris; Tokyo: Springer, 1988
NE: Sass, Hans-Martin [Hrsg.]; Cook-Deegan, Robert M. [Mitverf.]

Gesamtherstellung: E. Kieser, Graphischer Betrieb, Neusäß

2119/3140-543210 – Gedruckt auf säurefreiem Papier

Inhaltsverzeichnis

Positionspapiere

Verzeichnis der amerikanischen Autoren

Cook-Deegan, Robert M., Dr. med.
Project Director at the Office of Technology Assessment
of the U.S. Congress, Washington/DC 20057

Engelhardt, H. Tristram, jr., Prof. Dr. med. Dr. phil.
Baylor College of Medicine, Texas Medical Center,
One Baylor Plaza, Houston/TX 77030

Faden, Ruth, Prof. Dr. phil.
Johns Hopkins University, Baltimore/MD 21205

Pellegrino, Edmund D., Prof. Dr. med. Dr. h. c. mult.
Director, Kennedy Institute of Ethics,
Georgetown University, Washington/DC 20057

Pinkard, Terry, Prof. Dr. phil.
Chairman, Institute of Philosophy,
Georgetown University, Washington/DC 20057

Veatch, Robert M., Prof. Dr. phil.
Senior Research Scholar, Kennedy Institute of Ethics,
Georgetown University, Washington/DC 20057

Walters, Leroy, Prof. Dr. phil.
Director, Center for Bioethics, Kennedy Institute of Ethics,
Georgetown University, Washington/DC 20057

Einleitung: Die medizinische Ethik in den USA – Die Situation heute und die Aussichten für morgen

Edmund D. Pellegrino*

Die medizinische Ethik ist eines der ältesten, stabilsten und weltweit am meisten akzeptierten moralischen Systeme. Sie übergreift kulturelle und nationale Grenzen und eint die Ärzte in einer dem Wohl der Kranken verpflichtenden Gemeinde. Allen Kriegen, politischen Umwälzungen, sozialen Konflikten und Zeiten kulturellen Verfalls zum Trotz blieb sie mehr als 2500 Jahre unangefochten bestehen (CIOMS 1985).

Vor 2 Jahrzehnten begann ein Umbau dieses alten moralischen Gebäudes, eingreifender als alle Renovierungen in seiner sehr langen Geschichte. Wir wissen noch nicht, wie dauerhaft die Veränderungen sein werden. Jedoch scheint eines jetzt schon sicher: die medizinische Ethik des 21. Jahrhunderts wird nicht mehr zu den alten Wertmustern zurückkehren. Einige der durch starke soziokulturelle Kräfte herbeigeführten Änderungen werden wohl Bestand haben, andere nicht. Die Rekonstruktion der medizinischen Ethik – insbesondere des Teils, der die Pflichten des Arztes gegenüber seinen Patienten betrifft – ist eine der wichtigsten philosophischen Aufgaben sowohl für den Berufsstand der Ärzte als auch für die Gesellschaft.

Der Wandel vollzog sich am frühesten und deutlichsten in den USA, aber vergleichbare Veränderungen sind in jedem Industrieland der Welt feststellbar. Die Konvergenz der soziopolitischen Kräfte und des wissenschaftlichen Fortschritts wirkt nicht nur in Amerika, sondern in jedem Land der Welt, im Westen wie im Osten (CIOMS 1985). Natürlich gibt es Unterschiede in der Art, wie die Ärzteschaft in jedem Land reagiert. Aber in Anbetracht der Universalität der naturwissenschaftlichen Medizin und der Internationalität der medizinischen Ethik wird sich die amerikanische Entwicklung wahrscheinlich bis zu einem gewissen Grad weltweit wiederholen.

Aus diesem Grund kann die Beschreibung des Ist-Zustands der medizinischen Ethik in den USA heute, der für ihre Umgestaltung verantwortlichen Faktoren, der von diesen hervorgerufenen Veränderungen und der voraussichtlichen Auswirkungen auf die ärztliche Berufsethik und die Bioethik insgesamt dazu beitragen, die Entwicklung und den Wandel der medizinischen Ethik in anderen Ländern besser zu verstehen.

---

* Direktor des Kennedy Institute of Ethics an der Georgetown University in Washington/DC und John Caroll Professor of Medical Humanities an der Georgetown Medical School.

Ärztliche Berufsethik und Bioethik

Es ist wohl angebracht, gleich zu Anfang diese beiden Begriffe im Sinne meiner Ausführungen zu definieren. Unter „ärztlicher Berufsethik" verstehe ich den Komplex von Pflichten, die der Arzt als Arzt hat, die ihn als Heilungsexperten und Anbieter von Hilfe für den Kranken binden. Hier geht es um die „innere" Moral der Medizin – um die Pflichten, die sich aus der Natur des Heilens als einer menschlichen Tätigkeit ergeben.

„Bioethik" ist ein umfassender Begriff, der die ethischen Probleme in Zusammenhang mit der Anwendung biologischen Wissens auf menschliche Angelegenheiten betrifft – sei es im Rahmen der Behandlung eines einzelnen Patienten oder im Rahmen eines Gemeinwesens, eines Volkes oder der Menschheit insgesamt. Die ärztliche Berufsethik nach unserer Definition befaßt sich mit der Art, wie Entscheidungen über die Anwendung von Technologien getroffen werden, also eher mit der Art von Persönlichkeit, die der Arzt sein sollte, als mit der Lösung eines spezifischen bioethischen Dilemmas oder Puzzles. Die ärztliche Berufsethik stimmt strukturell mit der traditionellen medizinischen Ethik überein, die die moralische Natur des Arzt-Patient-Verhältnisses betont.

Um dieses Verhältnis geht es mir vornehmlich – weniger also um die Bioethik –, da es in vielerlei Hinsicht kultur-, geschichts- und wissenschaftsübergreifend ist. Mögen die moralischen Positionen hinsichtlich Schwangerschaftsabbruch, Euthanasie oder künstlicher Befruchtung je nach Kultur oder Religion erheblich voneinander abweichen, die Auffassung von den Pflichten den Kranken gegenüber ist in den meisten Kulturen tendenziell gleich. So waren und sind Fürsorge, Mitgefühl und Gerechtigkeit Grundelemente der ärztlichen Ethik. Diese werden von der gesamten Ärzteschaft mehr oder minder gleich verstanden trotz aller Unterschiede in der politischen Philosophie und Gesellschaftstheorie.

Wirkfaktoren für den Wandel

Es ist praktisch unmöglich, die starken Kräfte, die die moderne Medizin in Amerika formen, nach ihrer Bedeutung zu ordnen. Vielmehr müssen wir die Konvergenz der Kraftlinien sehen, die von verschiedenen Richtungen ausgehen und synergetisch wirken. In Anbetracht des geringen zeitlichen Abstands von den Ereignissen ist es wohl am besten, sie einfach aufzuzählen.

Sicherlich ist ein wichtiger Wirkfaktor das exponentielle Wachstum des naturwissenschaftlichen Wissens und der Technologie. Die Ärzte haben jetzt Möglichkeiten, die man sich früher gar nicht vorstellen konnte. Wir brauchen nur ein paar zu nennen: Reproduktionstechniken, Gentechnologie, Beherrschbarkeit von Infektionskrankheiten, Organverpflanzung, Verhaltensänderung, pränatale Chirurgie usw. Bedeutsam für die medizinische Ethik ist, daß man Anfang und Ende des menschlichen Lebens, die Lebensqualität und sogar die Art Mensch für spätere Generationen modifizieren und steuern kann.

Die meisten neuen Möglichkeiten, besonders dort, wo es um Probleme menschlichen Lebens geht, stellen ungeahnte neue Herausforderungen an die traditionellen moralischen Werte – vor allem an die religiösen (MacIntyre 1981). Sie haben bei Patienten, Ärzten und Moralphilosophen die Sorge wachsen lassen, daß Wissenschaft und Technologie fundamentalere menschliche Werte zurückdrängen könnten. Bei klinisch-praktischen Entscheidungen hat es sich gezeigt, daß Ärzte und Patienten unterschiedliche moralische Werte haben können, daß das technisch Machbare nicht unbedingt gemacht werden sollte und daß es für manche Patienten höhere Werte gibt als ihr Wohl aus medizinischer Sicht.

Diese Herausforderungen treten an eine Gesellschaft heran, die ethnisch, moralisch und sozial heterogen ist. Die Herausforderung seitens der Wissenschaft stellte sich in dem Moment, als der wachsende moralische Pluralismus der amerikanischen Gesellschaft ziemlich unvermittelt aufbrach – man denke an die Studentenunruhen Ende der 60er Jahre. Die Studenten gingen gegen eine ganze Palette von in der amerikanischen Gesellschaft bislang selbstverständlichen Werten vor – Rassentrennung, männliche Dominanz, Sexualmoral, Beteiligung am Vietnamkrieg, elterliche Erziehungsgewalt, Konsumverhalten usw. Fast keiner der von den älteren Amerikanern hochgehaltenen Werte wurde verschont.

Die Studentenproteste ließen abweichende Meinungen, die sich seit der Aufklärung in der westlichen Kultur und seit einem halben Jahrhundert im amerikanischen Leben untergründig ausgebreitet hatten, (MacIntyre 1981) laut werden. Für die Medizinethik bedeutete dies, daß man den Herausforderungen an die traditionellen Werte ohne den Rückhalt eines moralischen Konsens gegenüberstand. Dies hat einerseits zu Angst und Unsicherheit über die „richtige" Vorgehensweise und andererseits zu Vorsicht und Mißtrauen im Arzt-Patient-Verhältnis geführt.

Zu dem neuen Wissen und Können und dem moralischen Pluralismus trat eine weitere, in der gleichen Richtung wirkende Kraft hinzu: die demokratische Teilhabe am täglichen Leben. Heute hat die amerikanische Öffentlichkeit eine hohe Sensibilität für ethische Fragen. Die Medien haben die spektakuläreren Dilemmata der medizinischen Ethik fast Tag für Tag vorgeführt, angefangen mit dem richtungsweisenden Fall der Karen Ann Quinlan[1]. Dieser Fall hat erstmalig das Prinzip verankert, daß „surrogates" – Angehörige oder Rechtsvertreter – zusammen mit dem Arzt für eine komatöse Person über die Fortsetzung lebenserhaltender Maßnahmen entscheiden dürfen. Seither sind viele Fälle vor Gericht gebracht worden, da Patienten und ihre Familien mehr und mehr das Recht auf Selbstbestimmung geltend machen[2].

Mit dieser Art Demokratisierung ging ein wachsendes Mißtrauen gegen jegliche Autorität und jegliches Expertentum einher, gespeist durch den Abwurf der Atombombe, die Risiken der Atomenergie, durch das Bekanntwerden von Menschenversuchen und die unheimliche Komplexität der neuen biologischen Erkenntnisse. Der Arzt ist hier keine Ausnahme. Auch wenn er

---

[1] In re Quinlan, 70 N.J. 10, 355, A.2d 647 cert. denied, 429 Ul S. 922, 50 L.Ed. 2d. 289.
[2] Diese Fälle sind zu zahlreich, um einzeln aufgeführt zu werden. Jedoch wären die Ausgaben des *Society for the Right to Die Newsletter* eine Fundgrube.

noch immer in hohem Ansehen steht, ist seine Autorität nicht mehr so unangefochten wie ehedem in der Geschichte der Medizin. Unter Berufung auf ihre „Nachfragerrechte" fordern die Patienten jetzt eine größere Entscheidungsfreiheit in allen sie betreffenden Fragen und eine genauere Qualitätskontrolle ihrer medizinischen Versorgung. Dieser Einstellungswandel gipfelte in Verlautbarungen wie der „Patient's Bill of Rights" – einem typisch amerikanischen Phänomen, das der Tradition der bürgerlichen Freiheit entspringt[3].

In den letzten 5 oder 6 Jahren haben sich noch wirtschaftliche Faktoren den anderen Kräften hinzugesellt und arbeiten kräftig an der Umgestaltung der ärztlichen Ethik mit. Die Gesundheitsversorgung, die in den 60er und 70er Jahren allmählich als etwas gesehen wurde, auf das ein Rechtsanspruch besteht, nahm in den 80er Jahren mehr den Charakter einer auf dem freien Markt käuflichen Ware an. Der Kostenanstieg im Gesundheitswesen, sein ständig wachsender Anteil am Bruttosozialprodukt und die steigenden Ausgaben für Bundesprogramme wie „Medicare" und „Medicaid" führten zu einer Reihe von Kostendämpfungsmaßnahmen. Praktiken, die früher verpönt waren – gewinnorientierte Medizin, körperschaftlich organisierte Medizin, Wettbewerb zwischen Anbietern von Gesundheitsversorgung, Werbung und Funktionalisierung des Arztes als „gatekeeper", um den Verbrauch an Gesundheitsversorgung einzuschränken – wurden auf einmal gutgeheißen. Der Umschwung der amerikanischen Innenpolitik zum Konservativismus und Neokonservativismus legitimierte diese Wende als nationale Politik. Tatsächlich spielen wirtschaftliche Kriterien eine Hauptrolle bei der Umgestaltung der medizinischen Ethik im heutigen Amerika.

Veränderungen der Berufsethik

Das Zusammenwirken dieser Kräfte – wissenschaftlicher Fortschritt, moralischer Pluralismus, Demokratisierung und Wirtschaftsfaktoren – hat die ärztliche Berufsethik radikal verändert. Wie tiefgreifend und in welcher Richtung läßt sich in der hier gebotenen Kürze nur streifen.

Zur Veranschaulichung werde ich folgende Aspekte herausgreifen:

1) Arzt-Patient-Beziehung
2) Institutionalisierung der Entscheidungsfindung;
3) Lehre und Status der Medizinethik;
4) Prognose für die Zukunft der Medizinethik.

Arzt-Patienten-Beziehung

Die augenfälligsten Änderungen, die sich aus dem Zusammenwirken dieser Kräfte ergeben, betreffen das zentrale Phänomen der Medizin – das Verhältnis zwischen Arzt und Patient –, das sich heute in dreierlei Hinsicht ganz anders

---

[3] Siehe den Abdruck in Beauchamp u. Walters (1982).

darstellt: Wandel des hippokratischen Verständnisses, Zurücktreten des Fürsorgeprinzips zugunsten der Patientenautonomie und Eindringen sozioökonomischer Gesichtspunkte.

Fast jedes Gebot der alten hippokratischen Ethik ist unter dem Einfluß der genannten Faktoren in Frage gestellt oder außer Kraft gesetzt worden[4]. Der Schwangerschaftsabbruch z. B., der im hippokratischen Eid ausdrücklich verboten wird, ist in den USA legalisiert worden und wird weithin praktiziert. Das Arztgeheimnis ist kein unumstößlicher Grundsatz mehr, sondern darf in bestimmten, gesetzlich festgelegten Fällen oder zum Schutz Dritter gebrochen werden[5]. Von den meisten Kollegen verfemt, befürwortet ein kleiner Prozentsatz amerikanischer Psychiater sexuelle Beziehungen zu Patienten als Therapiemaßnahme. Wir können also nicht mehr von der allgemeinen Akzeptanz des ältesten Moralkodex in der Medizin ausgehen. Die gekürzte Fassung der ethischen Grundsätze der American Medical Association zählt die wenigen Gebote auf, die noch allgemein akzeptiert werden können.

Die einschneidendsten Neuerungen sind Patientenautonomie und soziale Verantwortung der Ärzte, die in den hippokratischen Texten nicht einmal erwähnt sind.

Patientenautonomie und Fürsorgepflicht des Arztes

Patientenautonomie ist nunmehr als beherrschendes moralisches Recht entscheidungsfähiger Patienten anerkannt. Entscheidungsfähige Patienten bzw. bei Entscheidungsunfähigkeit ihre „Vertreter" haben das Recht, selbst über Unterlassung oder Abbruch medizinischer Behandlungen, einschließlich Wiederbelebungsbemühungen, zu entscheiden. Der hippokratische Eid, die deontologischen Bücher und die anderen Texte des hippokratischen Corpus sehen eine Patientenautonomie nicht vor, auch nicht – mit gewissen Ausnahmen – die Ethik Percivals, von der die angloamerikanische medizinische Ethik hauptsächlich abgeleitet ist (Percival 1985). Das Bild des Arztes, das sie vermitteln, ist das einer gütigen, autoritären und paternalen Figur, die weiß, was das Beste für den Patienten ist und für ihn die Entscheidungen trifft. Tatsächlich warnen die hippokratischen Texte an verschiedenen Stellen davor, den Patienten oder seine Familie aufzuklären, um keine Angst hervorzurufen (Pellegrino 1982). Der Trend zu Patientenautonomie läuft also dem traditionellen Arztethos genau zuwider.

Die Patientenautonomie kommt in der Praxis am deutlichsten in der Doktrin des „informed consent", der Einwilligung nach entsprechender Aufklärung, zum Ausdruck, einer Doktrin, die in der amerikansichen Medizinethik und Rechtsprechung am weitesten entwickelt ist[6]. Einwilligung nach Aufklärung

---

[4] Die hippokratische Ethik nach dem Eid und den „Deontologischen Büchern" in: *Law, physician, precepts and decorum*. In den übrigen Büchern des Corpus verstreute Gebote; s. Ausg. Hippokrates (1972).
[5] Tarasoff vs. Regents of University of California, 529 P. 2d. 553.
[6] Canterburry vs. Spence, 464 F.2d. 772 (D.C. Cir. 1972).

ist jetzt nicht nur für experimentelle Eingriffe, sondern auch für die tagtägliche klinische Praxis eine conditio sine qua non. Sie gilt sogar für die Ablehnung von Wiederbelebungsmaßnahmen oder für den Abbruch lebenserhaltender Maßnahmen (President's Commission 1983). Das Prinzip wird auch durch die „Living-will-Gesetze" anerkannt, die in 37 Staaten regeln, daß Patienten, solange sie entscheidungsfähig sind, letztwillig verfügen dürfen, bis zu welchem Grad sie behandelt werden wollen für den Fall, daß sie im Koma liegen oder aus anderen Gründen entscheidungsunfähig sind.

Ein weiteres Beispiel für die Trendwende in Richtung Patientenautonomie ist die Forderung nach Ehrlichkeit. Noch bis vor kurzem haben die meisten amerikanischen Ärzte den Befund eines Krebses oder einer anderen terminalen Krankheit ihren Patienten vorenthalten, heute aber hat eine Umfrage ergeben, daß die meisten ihre Diagnose eröffnen. Ehrlichkeit und Offenheit sind ja auch unabdingbar, damit die Einwilligung wirklich nach entsprechender Aufklärung gegeben werden kann (Novack et al. 1979, S. 897–900).

Das Prinzip der Patientenautonomie hat das Arzt-Patient-Verhältnis von einer totalen Abhängigkeit des Patienten von der Autorität des Arztes zu einer Teilhaberschaft an der Entscheidung verschoben. Der Patient wird zwar wegen seiner Krankheit noch als abhängig, angstvoll, verwundbar und ausnützbar erachtet, aber diese Schwäche nimmt ihm nicht das moralische Recht, die ihn betreffenden Entscheidungen selbst zu treffen, besonders wenn er eine chronische oder terminale Krankheit hat. Die Schwachheit des Patienten wird immer mehr als Begründung der Pflicht des Arztes anerkannt, die moralischen und persönlichen Werte des Patienten genauso wie sein physisches und medizinisches Wohl zu schützen.

Dies ist nach Ansicht der meisten Amerikaner eine gesunde Entwicklung und steht eher im Einklang mit den Menschenrechten als der traditionelle Paternalismus. Die zentrale Frage ist heute, wie weit die Autonomie gehen sollte. Einige Autoren, wie Engelhardt in seinem kürzlich erschienenen provokanten Buch, verabsolutieren quasi diese Autonomie. Die Folge ist eine libertäre Ethik, die fast jede frei zwischen Erwachsenen vereinbarte Handlung – in unserem Fall zwischen Arzt und Patient – als moralisch vertretbar erachtet (Engelhardt 1986). Andere meinen, daß Autonomie und Fürsorge im Grunde unvereinbar sind, und daß im Einzelfall durch Abwägen des Für und Wider ermittelt werden sollte, was im Sinne des Patienten am besten ist (Beauchamp u. McCullough 1984). Wieder andere, zu denen sich der Autor zählt, glauben, daß die Fürsorge das zentrale Prinzip der ärztlichen Ethik bleiben muß, aber daß sie so interpretiert werden muß, daß sie die Autonomie nicht ausschließt (Pellegrino u. Thomasma, im Druck).

Jede praktikable Neukonstruktion der medizinischen Ethik für das 21. Jahrhundert muß genau festlegen, wie das Fürsorge- mit dem Autonomieprinzip in Einklang gebracht werden kann. Welche Grenzen sollten der Autonomie gesetzt werden? Kann der Patient etwas verlangen, was der Arzt für moralisch nicht vertretbar hält? Kann der Patient bzw. seine Familie beliebig die Ressourcen der Gesellschaft in Anspruch nehmen für teure Behandlungen, die nur das Sterben verlängern? Begrenzt die Möglichkeit eines ernsten Schadens für andere die Autonomie des Patienten? Kann beispielsweise der HIV-positive

Patient verlangen, daß man seine schwangere Ehefrau nicht davon in Kenntnis setzt? Haben Eltern das Alleinbestimmungsrecht hinsichtlich der Versorgung von behinderten oder kongenital geschädigten Kindern? Ist der Arzt moralisch verpflichtet, im besten Interesse des Kindes zu handeln, auch wenn die Eltern anders entscheiden? Wer ist der Patient? Das Kind? Die Familie? Die Gesellschaft? Alle drei? Wie werden Interessenkonflikte unter ihnen gelöst?

Dies sind einige Fragen, die in der amerikanischen Medizin infolge der Betonung der Patientenautonomie und infolge der unterschiedlichen Interpretation von Autonomie und Fürsorge im Arzt-Patient-Verhältnis zur Diskussion stehen. Wie diese Fragen letztlich beantwortet werden, entscheidet über die Medizin der Zukunft und die Rolle des Arztes und über die Erwartungen, die Patienten bei Inanspruchnahme ärztlicher Hilfe haben.

Gerechtigkeit und Wirtschaftlichkeit

Der zweitwichtigste Faktor für den Wandel gleich nach der Patientenautonomie ist das Vordringen sozioökonomischer Gesichtspunkte. Gewiß hat in dem Moment, in dem der erste Arzt ein Honorar für seine Leistungen verlangt hat, das Geld Eingang in die medizinische Praxis gefunden.Auch sei zugegeben, daß es immer schon Ärzte gegeben hat, die die Medizin in erster Linie als Geschäft betrachtet haben. Diese wurden aber mit Verachtung gestraft. Heute werden aber Einstellungen, die man früher für unvereinbar mit Zweck und Ziel der Medizin gehalten hatte, legitimiert und sogar ermutigt. Aus einer Vielfalt von Gründen (Kostendämpfungsversuche, Achtung des freien Unternehmertums oder Unzulänglichkeiten von staatsgelenkten Gesundheitssystemen) hat man dem Arzt Anreize gegeben, unternehmerisch zu handeln, in Gesundheitseinrichtungen zu investieren und um einen Anteil am Gesundheitsmarkt in Wettbewerb zu treten (Pellegrino 1986, S. 23–45). Ärzte werden auch Arbeitnehmer großer Unternehmen, deren Kapitalgeber dem Gesundheitswesen ganz fernstehen und auch in völlig fremden Branchen tätig sind (Starr 1983). Ärzte werden durch finanzielle Anreize ermutigt, die Versorgung für Zahlungsunfähige niedrig zu halten und für Zahlungskräftige auszuweiten. Sie bekommen die Auflage, die Interessen des Krankenhauses, der Klinik oder des Unternehmens genauso wie das Wohl des Patienten zu wahren.

Daraus ergibt sich ein ernster Interessenkonflikt. Das Wohl des Patienten, das früher immer als erstrangig erachtet worden war, wird jetzt durch ökonomische und finanzielle Rücksichten überlagert. Die Gesundheitsversorgung gilt als Ware wie jede andere. Das Arzt-Patient-Verhältnis wird in legalistischen Begriffen als ein Dienstleistungsvertrag angesehen, nicht als eine auf Vertrauen beruhende Beziehung.

Überdies wird vom Arzt verlangt, daß er gleichzeitig als Agent der Sozialpolitik und als Zuteiler oder Blockierer von Mitteln fungiert. In dieser Rolle muß er die Berechtigung des Einsatzes der Ressourcen der Gesellschaft abwägen gegen seine Einschätzung der Bedürfnisse des Patienten (Pellegrino 1986). Tatsächlich argumentieren einige Politiker, daß der Arzt in erster Linie ein Agent des gesamtgesellschaftlichen Wohls, nicht des individuellen Patientenwohls, sei, daß er sich mehr mit der präventiven als mit der kurativen Medizin, mehr mit der Versorgung der jungen und produktiven als der alten Menschen und mehr mit der breit anwendbaren „einfachen" Technik als mit der eher selektiv anwendbaren Hochtechnologie befassen soll, die nur eine kleine Anzahl von Leben bei hohem Kostenaufwand retten kann.

Wieder sind viele prinzipielle Fragen aufgeworfen worden. Ist die Gesundheitsversorgung eine Ware? Kann ihr Preis, ihre Qualität, ihre Verteilung, ihre Zugänglichkeit und Verfügbarkeit dem freien Markt überlassen werden? Soll eine Rationierung nach Bedürftigkeit, Würdigkeit, Zahlungsfähigkeit, sozialer Gerechtigkeit, Priorität oder Zufall erfolgen? Soll die schwere Aufgabe der Rationierung überhaupt dem Arzt aufgebürdet werden? Wie bringt der Arzt die konkurrierenden Ansprüche aufgrund seiner Pflichten gegenüber dem Patienten, der Gesellschaft, dem Unternehmen, seiner Familie, in Einklang? Ist es moralisch vertretbar, daß die Gesellschaft den Arzt einem solchen Geflecht moralischer Konflikte aussetzt? Oder sollte die Gesellschaft einen Rahmen schaffen, in dem der Arzt sich primär dem Wohl des Patienten widmen kann, wobei die Grenzen zur Rationierung von der Politik gesetzt sind?

Viele dieser Fragen weisen auf einen Wandel in der Berufsauffassung hin. Die traditionelle Konzeption war quasireligiös, wobei der Arzt sich dem Wohl seiner Patienten hingab, selbst auf Kosten seiner eigenen Interessen. Ist diese Konzeption jetzt hinfällig? Wenn ja, was sind die Folgen für die Zukunft? Kann der Arzt einerseits als Proletarier, andererseits als Kapitalist fungieren und doch die moralischen Pflichten aus seinem Heilberuf erfüllen?

Dies sind neue Fragen. Die hippokratische Ethik zum Beispiel nahm kaum oder gar nicht Notiz von den sozialen Pflichten des Arztes. Die Ethik Percivals betonte zwar soziale Gesichtspunkte im Gesundheitswesen, in der Krankenhausplanung und -verwaltung, aber immer mit dem Ziel, die Interessen der individuellen Patienten zu fördern, nicht die der Gesamtgesellschaft (Percival 1985). Die Hervorkehrung der gesellschaftlichen Rolle des Arztes unter Hintansetzung seiner Verantwortung für einzelne Patienten scheint eine Wiederbelebung der Idee Johann Peter Franks von einer „medicinischen Policey" zu sein, wobei es die primäre Aufgabe des Arztes ist, in einem Volk für Ordnung zu sorgen, um es militärisch und ökonomisch stark zu machen (Frank 1779).

Institutionalisierung der Entscheidungsfindung

Das Arzt-Patient-Verhältnis hat sich auch insofern geändert, als die Medizinethik eine Sache der Öffentlichkeit geworden ist, was mit den obigen Faktoren natürlich in Zusammenhang steht. Moralische Entscheidungen werden nicht mehr im stillen zwischen Patient, Arzt und Familie getroffen. Sie sind jetzt Gegenstand von Gerichtsurteilen, öffentlicher Diskussion in den Gemeinwesen, kollektiver Entscheidungsfindung und sogar gesetzgeberischer Initiativen. Hier mögen ein paar Beispiele zur Illustration der Richtung und des Ausmaßes dieser Änderung in der amerikanischen medizinischen Ethik genügen.

Die Prozesse, in denen es um unterschiedliche moralische Standpunkte in

spezifischen Fällen geht, haben exponentiell zugenommen. Der in der Öffentlichkeit am ausführlichsten diskutierte Fall war der von Karen Ann Quinlan
1976 (vgl. Anm. 1). Seither sind fast wöchentlich neue Fälle und neue Entscheidungen bekannt geworden. Vielfach werden die Gerichte deshalb bemüht, weil
der Arzt seine ethische Pflicht anders sieht, als es den Wünschen der Patienten
und ihrer Familien entspricht. In vielen Fällen wird Berufung eingelegt und die
Entscheidung der zweiten Instanz schafft dann häufig Präzedenzfälle. Im großen
und ganzen spiegeln diese Gerichtsentscheidungen das geänderte Empfinden
der Amerikaner hinsichtlich einiger der grundsätzlichen Fragen des menschlichen Lebens wider.

Ein für den Trend bezeichnendes Beispiel ist der Umgang mit dem Problem
lebenserhaltender Maßnahmen. Die allgemeine Tendenz der Gerichte seit dem
Fall Quinlan im Jahr 1976 ist eine Liberalisierung. Zuerst wurde die Beendigung
von lebenserhaltenden Maßnahmen bei komatösen Patienten erlaubt, wenn
deren Vertreter die Zustimmung gaben[7]. Allmählich wurde diese Erlaubnis
ausgeweitet auf Patienten mit zerebralen Schäden geringeren Grades und
schließlich sogar auf eine Patientin, die voll entscheidungsfähig war, aber
sterben wollte, weil die Qualität ihres Lebens ihr nicht tragbar erschien[8]. Man
dehnte das Recht auf Beendigung, auf die Abschaltung von Beatmungsgeräten,
die Vorenthaltung von Dialyse und letztendlich die Unterlassung von Nahrungs-
und Flüssigkeitszufuhr aus[9]. Die meisten dieser Urteile beriefen sich auf
das „Right-of-privacy-Recht" auf Selbstbestimmung[10], das auch von Richtern
und Gerichten bemüht wurde, um entscheidungsfähigen Patienten die Ablehnung von Bluttransfusionen, Amputationen und anderen Behandlungen zuzugestehen.

Es liegt auf der Hand, daß die Entscheidungen der Gerichte die eigentlichen
ethischen Fragen nicht lösen. Aber in den Vereinigten Staaten haben Gerichtsentscheidungen einen enormen Einfluß auf das, was die Leute für „moralisch"
halten. Das Ansehen der Rechtsprechung ist fürwahr bewundernswert. Aber
man ist auch unsicher hinsichtlich der Unterscheidung zwischen einem juristischen Argument und einer Gerichtsentscheidung einerseits und einem ethischen
Argument und einer ethischen Entscheidung andererseits. Diese Überschnei-
dungen und Durchdringungen von Recht und Moral werden neuerdings kritisch
wahrgenommen und werden wohl noch für Kontroversen sorgen.

Ein weiteres Beispiel für die Institutionalisierung der medizinischen Ethik ist
die Arbeit der President's Commission for the Study of Ethical Problems in
Medicine and Biomedical and Behavioral Research, die 1980 eingerichtet
wurde. In drei Jahren veröffentlichte die Commission 11 dicke Bände und 9
Berichte über ein breites Spektrum ethischer Fragen, wie: Definiton des Todes,

---

[7] In the Matter of Shirley Dinnerstein, 380 N.E. 2d. 134 (Mass. App. Ct., 1978) und In re
  Quinlan. s. Anm. 1.
[8] Bouvia vs. Superior Court of Los Angeles County, 179 Cal. App. 3d. 1127, 225 Cal. Rptr.
  297.
[9] In re Spring, 380 Mass. 629, 405 N.E. 2d. 115 (Mass. 1980); Barber vs. Superior Court of
  State of California, 147 Cal. Aff. 3d. 1032; In the Matter of Claire Conroy, 98 N.J. 321
  (1985).
[10]Schloendorff vs. Soc. of N.Y. Hosp., 211 N.Y. 125, 105 N.E. 92 (1914).

Einwilligung nach entsprechender Aufklärung, genetisches Screening und genetische Beratung, lebenserhaltende Maßnahmen, Selbstbestimmungsrecht, Arztgeheimnis, Vorhaltung von Gesundheitsversorgung, Gentechnik, um nur die besonders repräsentativen zu nennen (President's Commission 1982 ff.). Die Empfehlungen der Commission haben zwar keine Gesetzeskraft, stellen aber in eindrucksvollem Ausmaß einen Konsens über schwierige ethische Fragen her. In Anbetracht des Wertepluralismus im heutigen Amerika ist das keine geringe Leistung.

Obwohl die Commission ihre Arbeit eingestellt hat, besteht jetzt die Aussicht, daß ethische Gesichtspunkte direkten Eingang in die Gesetzgebung finden. Der US-Kongreß richtet nämlich einen Bioethics Board ein, in dem beide Parteien vertreten sind. Bisher sind die Mitglieder noch nicht benannt und auch die Aufgaben noch nicht klar definiert. Nachdem aber der Board im Kongreß, also dort, wo die Gesetze gemacht werden, verankert ist, dürfte er großen Einfluß haben. Dies scheint eine bessere Lösung zu sein als das Verfahren, daß jeder Einzelstaat mit Gerichtsurteilen seine verbindlichen Präzedenzfälle schafft.

Ein drittes Beispiel für die Institutionalisierung ethischer Entscheidungen ist die Bildung von Ethikkomitees, die es heute schon an vielen Krankenhäusern gibt. Sie sind fach- und berufsübergreifend konzipiert und haben gewöhnlich 3 Aufgaben: Unterweisung des medizinischen und sonstigen Personals in medizinischer Ethik; Festlegung der krankenhauseigenen ethischen Grundsätze, z. B. hinsichtlich der Reanimation oder dem Abbruch von lebenserhaltenden Maßnahmen, und Beratung der Beteiligten an schweren moralischen Entscheidungen[11]. Die Erfahrungen mit diesen Komitees sind noch nicht so umfassend, wie wir es gerne hätten. Jedenfalls können sie wertvolle Dienste bei der Sensibilisierung von Ärzten und anderem Gesundheitspersonal gegenüber ethischen Fragen leisten. Sie sind auch nützlich bei der Lösung moralischer Konflikte und ersparen die gerichtliche Klärung. Wir müssen aber über ihre Mängel und Vorzüge erst noch mehr erfahren.

Ungelöst sind unter anderem noch folgende Probleme: Welchen Einfluß sollte die juristisch legitimierte Meinung auf die Entscheidungen von Ethikkomitees haben? Sollten diese Komitees auch zuständig sein für die Überwachung von Versuchen mit Menschen? Sollten ihnen auch Rationierungsaufgaben zugemutet werden? Wie läßt sich Parteilichkeit vermeiden, so daß auch die moralischen Werte von Minderheiten respektiert werden? Sind die Empfehlungen der Ethikkomitees rechtsverbindlich[12]?

In Zusammenhang mit dieser Entwicklung steht die Heranziehung von Medizinethikexperten als Gutachter vor Gericht. Sie können drei Funktionen haben: als Experten in der deskriptiven Ethik, die über die moralischen Prin-

---

[11]Siehe Scope Note # 3, worin die Funktionen von Ethikkomitees beschrieben sind. National Reference Center for Bioethics Literature, Kennedy Institute of Ethics (Georgetown University, 1984).

[12]In re Torres, 357 NW 2d. 332 sowie Bouvia vs. Hihg Desert Hospital, der erste Prozeß, bei dem ein krankenhauseigenes Ethikkomitee als Mitbeklagter zitiert ist.

zipien und Gebote der verschiedenen Religions- und Weltanschauungssysteme oder der örtlichen Gemeinden Bescheid wissen; als Experten in der Analyse und Klärung ethischer Fragen und moralischer Urteile und als Experten in der normativen Ethik. Die ersten beiden Funktionen haben vor Gericht Geltung und Bestand. Was aber die normative Ethik betrifft – also Aussagen über das, was richtig und was falsch ist, und über das, was getan werden sollte – bestehen erhebliche Bedenken hinsichtlich ihrer Zulässigkeit vor Gericht in einer von moralischem Pluralismus gekennzeichneten Gesellschaft (McAllan u. Delgado 1982, S. 869–926).

Weitere Beispiele für die Institutionalisierung medizinethischer Entscheidungen seien hier nur kurz angesprochen, so der neue Beruf des Bioethikers. Bioethiker werden von großen Krankenhäusern oder Krankenhausverbunden engagiert als ethische Berater für Ärzte und Verwaltungspersonal sowie als Mitglieder der krankenhauseigenen Ethikkomitees. Sie spielen auch eine wichtige Rolle bei der starken Vermehrung von Ausschüssen, Kommissionen und öffentlichen Gremien, die sich um die Beziehungen zwischen Ethik, Gesetzgebung und Politik bemühen.

Tatsächlich wird die Gestaltung der Politik einer Prüfung neuer Art unterzogen, nämlich nach ihren ethischen und moralischen Konsequenzen. Wie die Konferenz über Gesundheitspolitik und Ethik in Athen 1985 so eindrucksvoll gezeigt hat, ist diese Entwicklung nicht auf die USA beschränkt (CIOMS 1985). Die meisten Länder sehen sich gezwungen, politische Grundsätze hinsichtlich der Versorgung der Bevölkerungsgruppe der alten Menschen, der Behandlung von untergewichtigen oder geschädigten Neugeborenen, der Gentherapie oder der Gentechnologie, der Organspende und -verpflanzung oder der Anwendung der vielen neuen Reproduktionstechniken, festzulegen. Hier kann die Politik den fundamentalsten moralischen Fragen nicht aus dem Wege gehen.

Diese Dinge haben in den USA große öffentliche Aufmerksamkeit gefunden. In einigen Fällen, z. B. bei der Leihmutterschaft oder der künstlichen Befruchtung, sind die Fragen vor Gericht gekommen. In anderen Fällen wird eine gesetzliche Regelung seitens des Bundes oder der Einzelstaaten angestrebt. Jedenfalls haben in der öffentlichen Debatte und in der politischen Entscheidung moralische und ethische Fragen jetzt ihren Platz, wodurch der Ethik und den Ethikern ganz neue Aufgabengebiete eröffnet werden.

Auch die Rolle der Ärzte bei der Gestaltung der Politik wird derzeit neu definiert. Früher betrachtete man die Ärzte als Experten in technischen genauso wie in ethischen Fragen. Viele politische Entscheidungen wurden von Ärztegremien vorbereitet. Heute trennt man die technische Autorität des Arztes von seiner moralischen. Man erwartet von ihm gutachterliche Kompetenz in technischen Dingen, aber schätzt ihn moralisch und persönlich nicht höher ein als jeden anderen gebildeten Bürger.

Nachdem sich Gerichte oft mit ethischen Problemen befassen müssen, stellt sich die Frage, ob und wie weit kodifizierte Berufsethiken bei juristischen Entscheidungen Gewicht haben sollen. Einige Gerichte haben z. B. die Erklärung der American Medical Association zum Abbruch der Nahrungs- und Flüssigkeitszufuhr als Argument für ihre Rechtfertigung eines solchen Vorgehens in spezifischen Fällen herangezogen[13]. Aber können die ethischen Regeln eines Berufsstandes in der Rechtsprechung Anwendung finden? Was ist der moralische Status einer Berufsethik, die gewöhnlich von dem Berufsstand für den Berufsstand ohne öffentliche Beteiligung kodifiziert wird?

Der Rückgriff auf Gerichte, Kommissionen, Ethikkomitees und Ethikexperten ist in einer moralisch heterogenen Gesellschaft unvermeidlich. Jedoch droht der ursprünglich normative Charakter der Ethik in einer Art Verfahrensübung unterzugehen, ein Trend, der in den USA zu beobachten ist. Gewiß ist die Ethik des Verfahrens, durch das moralische Entscheidungen zustandekommen, ein wichtiger Bestandteil der Ethik, aber eben nicht die ganze Ethik. Es besteht die Gefahr, die Ethik mit dem Verfahren der Entscheidungsfindung zu verwechseln. Selbst bei einem moralisch einwandfreien Verfahren bleiben die eigentlichen Probleme bestehen. Oft äußern sich Ärzte befriedigt über das Verfahren der Entscheidungsfindung, aber fragen dann: ist die Entscheidung denn richtig und gut? Diese Frage ist der Kern vieler Kontroversen über das, was getan werden sollte. Sie verlangt eben eine tiefere, ausgefeiltere Diskussion als bei klinisch-praktischen Entscheidungen üblich.

Lehre und Status der Medizinethik

Bislang haben wir uns mit dem Stand der Dinge in der ärztlichen Berufsethik in den Vereinigten Staaten und mit den Faktoren befaßt, die sie in den letzten beiden Jahrzehnten in der Praxis ganz erheblich verändert haben. Wir zeigten dies an dem Arzt-Patient-Verhältnis und an dem Phänomen der Institutionalisierung der Entscheidungsfindung.

Die Verantwortlichen für die Ausbildung von Ärzten haben auf diese Entwicklung – das sei zu ihrer Ehre gesagt – rasch reagiert, und haben erkannt, daß die Lehre in der Medizinethik an den Medical Schools verbessert und ausgebaut werden muß. Mitte bis Ende der 60er Jahre tauchten Kurse in Medizinethik in den Lehrplänen auf. Vorher wurde Ethik nur an wenigen Medical Schools gelehrt (Veatch u. Solliffo 1976, S. 1030–1033). Wenn überhaupt, war es kein offizielles akademisches Fach, sondern mehr oder minder ein Einpauken der kodifizierten Regeln der Berufsethik. Man hinterfragte kaum die ethischen Voraussetzungen, noch befaßte man sich mit den eigentlichen Problemen, die sich infolge des medizinischen Fortschritts jetzt allenthalben stellen.

Heute ist die Situation ganz anders: Die Mehrzahl der amerikanischen Medial Schools bietet Medizinethik in irgendeiner Form an, vielfach zusammen mit Kursen über „die Würde des Menschen" und andere geisteswissenschaftliche Themen (Pellegrino u. McElhinney 1981; AAMC 1986). Außerdem ist die Medizinethik eines der am meisten gewählten und angebotenen Themen in der ärztlichen Fortbildung. Kaum eine Woche vergeht ohne eine größere Tagung unter diesem Thema, ganz zu schweigen von den zahlreichen

---

[13]Brophy vs. New England Sinai Hospital, 398 Mass. 417 (1985); In re Jobes, C-4971-85E
Sup. Ct. Morris Cnty. (N.J. Apr. 23, 1986) und Bouvia vs. Superior Court; s. Anm. 8.

Vorträgen und Seminaren, die landauf landab in den Krankenhäusern stattfinden.

Noch wichtiger ist, wie freimütig überall in den Kliniken medizinisch-ethische Entscheidungen und Probleme diskutiert werden. Spezifische Fälle werden oft in Krankenhausrunden diskutiert, und zwar nicht nur an Universitätskliniken, sondern auch an Kreis- und Stadtkrankenhäusern. Das wäre vor 2 Jahrzehnten undenkbar gewesen. Die offizielle wie inoffizielle Unterweisung in Medizinethik ist also in der Praxis der Heilberufe in Amerika etwas Selbstverständliches.

Die offizielle Lehre hat sich in Methodik und Zielsetzung in letzter Zeit sehr gewandelt. Heute wird Medizinethik als offizielles Fach im Rahmen der praktischen Philosophie gelehrt, und zwar an den Medical Schools mit folgenden Zielen: Sensibilisierung der Studenten für ethische Probleme; Unterweisung in der ethischen Analysetechnik; Vermittlung von Kenntnissen in der anschwellenden Literatur über dieses Thema; Erleichterung des Verständnisses der Studenten für ihre eigenen moralischen Werte und die ihrer Patienten und Sicherheit im Umgang mit und in der Lösung von ethischen Konflikten.

Weil auch unter den amerikanischen Medizinstudenten ein moralischer Pluralismus herrscht, besonders in Fragen der Religion und des menschlichen Lebens, liegt die Betonung mehr auf den analytischen als auf den normativen Funktionen der Ethik. Ausnahmen werden in bescheidenem Umfang an den wenigen Medical Schools gemacht, die konfessionell bestimmt sind. Aber selbst dort ist der Ansatz wegen der heterogenen Zusammensetzung der Studentenschaft eher analytisch als normativ.

Aufgrund der bisherigen Erfahrungen lassen sich einige Feststellungen über die erfolgreichsten Methoden machen:

1) Die Lehre sollte sich am konkreten Fall orientieren. Der Einstieg über die Praxis weckt das Interesse der Studenten. Von der Entscheidungsfindung sollte man zu den Prinzipien und ethischen Theorien übergehen, die den Entscheidungen zugrundeliegen.

2) „Berufsethikern" kommt es zu, Ethik sowohl im Hörsaal als auch am Krankenbett zu vermitteln. In Amerika hat sich ein Kader von Philosophen und Ethikern herausgebildet, die auf die Lehre an Medical Schools spezialisiert sind. Sie haben den größten Erfolg, wenn sie in Zusammenarbeit mit philosophisch orientierten, in der klinischen Praxis stehenden Ärzten unterrichten. Auf diese Weise ergänzen der Philosoph und der Mediziner ihr Expertenwissen und es kann überzeugend vermitelt werden, wie wichtig Ethikwissen für einen guten Arzt ist.

3) Ethiker, die an Medical Schools unterrichten, müssen in ihrem eigenen Fach einen guten Stand haben, müssen bereit sein, sich den Ausbildungsmethoden der Medical Schools anzupassen, und interessiert sein, ihr Fach den Studenten wie den Fakultätsmitgliedern nahezubringen. Eine sorgfältige Auswahl der Ethiker ist für eine erfolgreiche Lehre an Medical Schools wichtig, die sich bekanntlich in ihren Lehrmethoden von „undergraduate universities" unterscheiden.

4) Immer mehr finden Mediziner, die sich an der Lehre in Medizinethik

beteiligen wollen, daß sie auf diesem Gebiet eine formelle Ausbildung benötigen. Einige setzen auf ihr Medizinstudium noch ein Zweitstudium mit dem Ziel des „Master's Degree" oder des „Ph.D." auf. Medizinische Kompetenz heißt noch nicht ethische Kompetenz. Viele Mängel sind auf Nichtachtung dieser Tatsache zurückzuführen.

5) Die Erwartungen müssen realistisch sein. Die Kurse in Medizinethik sensibilisieren die Studenten für medizinisch-ethische Fragen, machen sie nachdenklich und lehren sie analytische Techniken. Die Hoffnung besteht darin, daß solche Kurse auch ein moralisch verantwortungsvolles Verhalten zeitigen. Aber, wie jeder Lehrende weiß, garantiert die Teilnahme an Ethikkursen noch lange kein moralisches Verhalten.

Ähnliches vollzieht sich im Bereich der Pflege- und anderer Heilberufe. Im Endeffekt werden die in den Gesundheitsberufen Tätigen moralische Entscheidungen besser treffen und sich mit ihren Kollegen und der Öffentlichkeit besser über ethische Probleme verständigen können.

Prognose für die Zukunft der Medizinethik in den USA

In Anbetracht der Tragweite und der Natur der Änderungen, die sich allein in den letzten 20 Jahren in der ärztlichen Berufsethik in den USA vollzogen haben, lassen sich Prognosen nur äußerst schwer stellen. Wahrscheinlich sind jedoch die meisten grundsätzlichen Fragen bereits aufgeworfen, und man wird mindestens das nächste Jahrzehnt mit dem Wiederaufbau des Gebäudes beschäftigt sein, das den neuen Ansprüchen gerecht wird. Es erscheint sicher, daß nicht alle traditionellen Gebote und Grundsätze wieder in den alten Zustand versetzt werden. Es wird Hauptaufgabe sein zu entscheiden, was von früher übernommen und was neu gestaltet werden soll. Ethiker, Philosophen, Ärzte, andere in den Gesundheitsberufen Tätige und die Öffentlichkeit sind gefordert, je näher wir auf das 21. Jahrhundert zugehen.

Die Vektoren des Wandels scheinen schon hinreichend definiert zu sein, so daß einige Konjekturen der Zukunft zulässig sind.

Es ist höchst unwahrscheinlich, daß über die verschiedenen, von der derzeitigen Metamorphose der medizinischen Ethik aufgeworfenen Fragen – besonders die fundamentalen, das menschliche Leben betreffenden Fragen – eine Einigkeit erzielt werden kann. Wir können deshalb nur einen verkleinerten Kanon wirklich allgemein verbindlicher Moralvorstellungen und einen Pluralismus von Regelwerken und Gebotstafeln erwarten.

Die Dinge, die wahrscheinlich am ehesten allgemein anerkannt sein werden, entspringen der Natur der Medizin selbst – ihrer „inneren Moralität". Einiges wird sich nicht ändern: die Grundsätze der Kompetenz, des Mitgefühls, der vertraulichen Beziehung (mit gewissen Einschränkungen), des Wohls des Patienten und der Beförderung medizinischen Wissens. Einige der neueren Grundsätze werden eingebaut werden, wie Achtung der Patientenautonomie, Akzeptanz der moralischen Geltung von vertretungsweise gefällten Entscheidungen, Einigung über Abbruch sinnloser, unwirksamer Behandlungen bei terminal kranken Patienten, Berücksichtigung von testamentarischen Verfügungen, Einrichtung von Ethikkomitees, eine größere Beteiligung an der Gestaltung der Politik und eine intensivere und offenere Überwachung der Ärzte hinsichtlich ihrer Kompetenz. Nur auf welche Weise und in welchem Ausmaß diese Vorstellungen realisiert werden, ist problematisch.

Wir können eine große Variationsbreite und einen geringen Konsens der Meinungen über Fragen erwarten, wie Tötung auf Verlangen, Schwangerschaftsabbruch, Sterilisation, Reproduktionstechniken, Gentechnik usw. Durch die Ärzteschaft werden, wie durch andere Gesellschaftsgruppen, in diesen Fragen scharfe Trennlinien gehen, weil es auch dort tiefe und schier unüberbrückbare Unterschiede in den religiösen und philosophischen Weltanschauungen gibt.

Vielleicht werden die größten Turbulenzen von der unterschiedlichen Interpretation dessen ausgehen, was einen Beruf ausmacht, insbesondere welcher Art persönlicher Verpflichtung die Medizin verlangt.

Eine Gruppe von Ärzten wird nach wie vor an einer ausdrücklichen Verpflichtung zum Wohl des Patienten als dem leitenden Prinzip der medizinischen Ethik festhalten. Diese Ärzte werden die Forderung akzeptieren, daß eine Hintanstellung ihres Eigeninteresses in gewissem Maße zum Schutz des Patientenwohls notwendig ist. Für sie sind Unternehmertum, gewinnorientierte Medizin, finanzielle Beteiligung an medizinischen Einrichtungen sowie Aktienkapital von Pharmafirmen, kommerziell betriebene Pflegeheime und dergleichen moralisch nicht vertretbar. Die Gesundheitsversorgung als Ware und das Arzt-Patient-Verhältnis als Vertrag zu begreifen, ist für die moralisch verwerflich.

Zahlreiche Ärzte wollen sich immer noch den alten Idealen verschreiben; wäre dies nicht möglich, würden sie nur ungern weiterarbeiten, aber dies wäre ein großer Verlust für den Berufsstand.

Eine andere Gruppe wird die ethische Legitimation der Medizin im geschäftlichen Erfolg suchen. Für sie sind alle Aspekte, von denen sich die erste Gruppe mit Verachtung abwendet, annehmbar, sogar wünschenswert. Das aufgeklärte Eigeninteresse des Arztes, das Gewinnstreben, die Konzeption der Gesundheitsversorgung als Ware, alle Formen ärztlichen Unternehmertums, von der Investition bis zum Eigentum, und gewinnorientierte „Gesundheitsfirmen" wären legitim. Die Ethik der freien Marktwirtschaft wäre vertretbar und gälte als die einzig realistische. Diese Gruppe wird argumentieren, daß auf lange Sicht das Eigeninteresse des Arztes nur zum Vorteil des Patienten gereichen wird.

Eine dritte Gruppe wird lieber den typischen Arbeitnehmerstatus für wünschenswert oder notwendig erachten; die Ärzte wären Angestellte eines Unternehmens, dessen Produkt Gesundheit und medizinische Versorgung ist. Gewerkschaftliche Organisation, Tarifverhandlungen, Streikrecht, Arbeitsbedingungen, Sozialleistungen, Löhne und Mitbestimmung wären die Hauptsorgen.

Viele Ärzte sind prädisponiert für die Ethik des Unternehmers oder die des Arbeitnehmers. Sie sind in ihrem moralischen Selbstverständnis genauso ehrlich wie diejenigen, die an den mehr traditionellen Werten festhalten. Man kann die ethische Gültigkeit ihrer Positionen anfechten, nicht aber ihre Aufrichtigkeit.

Gewiß gibt es noch andere Kategorien, Variationen und Kombinationen dieser drei Grundtypen. Sicher ist jedoch, daß unterschiedliche Werte und daher unterschiedliche ethische Normen für die Gesundheitsberufe motivierend sein werden, und daß ein absolut unangefochtener Kanon medizinethischer Normen nicht wieder herstellbar sein wird.

Infolge dessen muß jede Gruppe von Ärzten und jede Gesundheitsinstitution bereit sein, sich ausdrücklich öffentlich zu den moralischen Prinzipien und Werten zu bekennen, denen sie sich verpflichtet fühlt. Nur dann können die Patienten wissen, was sie erwarten können und wen sie meiden sollen. Der Patient kann nicht mehr davon ausgehen, daß sich jeder Arzt den moralischen Werten verpflichtet fühlt, die in der hippokratischen Tradition in ihrer angloamerikanischen Fortschreibung verankert sind.

Da dieser moralische Pluralismus aus unserer Gesellschaft nicht wegzudenken ist, können wir erwarten, daß die Patienten ihre Ärzte und medizinischen Einrichtungen genauso sehr nach deren moralischer Position wie nach deren technischem Können aussuchen werden. Dies gilt insbesondere für Schwangerschaftsunterbrechung, Euthanasie, Sterilisation, Abbruch lebenserhaltender Maßnahmen, Reproduktionstechnologien, genetische Beratung und andere ethische Fragen, die unsere grundlegendsten philosophischen oder theologischen Überzeugungen vom menschlichen Leben, seinem Sinn und seiner Bestimmung, berühren.

Diese Pluralität ethischer Bindungen verursacht unvermeidlich Spannungen innerhalb des Berufsstandes und mit der Gesellschaft. Wir müssen der Realität einer inhärentenUnvereinbarkeit in einigen ethischen Voraussetzungen ins Auge sehen. In einigen entscheidenden Punkten sind die Widersprüche so ernst, daß ihre friedliche Koexistenz unwahrscheinlich erscheint.

Die Aufgabe, eine medizinische Ethik aufzubauen, die mit der moralischen Heterogenität vereinbar ist, stellt sich uns heute in den USA besonders dringend. Die verschiedenen Berichte der President's Commission zeigen, daß ein Konsens über viele schwierige Fragen durch eine Betonung der Verfahrensethik möglich ist. Aber dieser Ansatz geht den grundsätzlichen normativen Fragen aus dem Weg, bei denen die Meinungen weiterhin stark auseinandergehen. Schließlich müssen auch diese angepackt werden, in den Vereinigten Staaten und andernorts.

Die internationale Dimension der bioethischen Diskussion

Bioethische Probleme machen nicht an den nationalen oder kulturellen Grenzen halt. Der rasante medizinische Fortschritt, die rasche Kommunikation zwischen den Ländern und der allgemeine Technologietransfer haben die Dilemmata der Bioethik in alle Länder gebracht. Die Herausforderungen sind überall gleich, die Antworten variieren von Kultur zu Kultur.

Die angloamerikanische analytische Verfahrensweise, die Ethik anzugehen, paßt z. B. nicht zu Kulturen des Ostens, wo man weniger rationalistische Formen des Diskurses pflegt. Die Kontinentaleuropäer wiederum sind eher geneigt, sich auf phänomenologische, hermeneutische oder klassische Ethikkonzepte zu berufen. Auch in Amerika ist die Lehre in der Bioethik weitgehend philosophisch und nichtreligiös ausgerichtet. Die religiösen und theologischen Quellen der Moral sind relativ schwächer entwickelt und weniger einflußreich als in anderen Ländern.

Es wirken also auf alle Kulturen zwar die gleichen Kräfte ein, doch unterscheiden sich die ethischen Antworten, Praktiken und politischen Entscheidungen von Land zu Land. Die jetzt im Rahmen einzelner Gesellschaften stattfindenden Diskussionen werden sich wohl im Weltmaßstab innerhalb einer Pluralität von kulturellen, philosophischen und religiösen Traditionen wiederholen. Internationale Konferenzen befassen sich bereits mit diesen transkulturellen Aspekten (Pellegrino 1985, S. 1–20). Mehrere „Gipfeltreffen" über bioethische Themen haben schon stattgefunden. Vereinigungen werden gebildet und Kontakte geknüpft, die den internationalen Konsens ebenso wie die Unterschiede offenbar werden lassen[14]. Alles deutet darauf hin, daß man sich nicht nur der Probleme, sondern auch der Notwendigkeit eines internationalen Dialogs bewußt wird.

Am Kennedy Institute of Ethics in Washington erachten wir diese internationale Dimension der bioethischen Diskussion als eine der wichtigsten Forschungsaufgaben, der sich zwei unserer Kollegen voll widmen. Hans-Martin Sass befaßt sich vor allem mit Westeuropa, Rihito Kimura betreut den asiatischen Bereich. Durch ihre Bemühungen ist ein Austauschbesuch mit Gelehrten aus Westeuropa und Japan zustandegekommen, und die Pflege von Kontakten mit ausländischen Universitäten und Forschungszentren ist Teil der Aktivitäten unseres Instituts. Das Library and Information Center des Instituts baut eine Sammlung von in anderen Sprachen erschienenen Publikationen auf und stellt in Zusammenarbeit mit Bibliotheken und Informationszentren im Ausland jährlich eine Bibliographie der Neuerscheinungen auf dem Gebiet der Bioethik zusammen.

Wenn auch die Probleme und Fragen in den Vereinigten Staaten am akutesten sind und unser Land eine prominente Rolle in der Entwicklung der zeitgenössischen Bioethik hat, so reagiert doch die ganze Welt auf die Herausforderung der Biotechnologie. Wie in anderen die Medizin und die Gesundheit betreffenden Fragen vereinigt die Bioethik alle in den Gesundheitsberufen Tätigen in einem gemeinsamen Bemühen, das sogar ideologische Trennwände übersteigen kann. Man kann risikolos voraussagen, daß die sich in jedem einzelnen Land auf der ganzen Welt vollziehenden Veränderungen in der Bioethik von den Historikern dereinst als Schlüsselereignisse der Medizin- und Menschheitsgeschichte gewertet werden.

---

[14] Siehe The International Summit Conference on Bioethics, Ottawa, Canada, 5.–8. April 1987.

Literatur

AAMC (1986) Integrating human values teaching programs into medical students' clinical education. Washington DC

Beauchamp TL, McCullough LB (1984) Medical ethics: The moral responsibilities of physicians. Prentice Hall, Englewood Cliffs/NJ

Beauchamp TL, Walters L (1982) Contemporary issues in bioethics. Wadsworth, Belmont/CA

CIOMS (1985) Health policy, ethics, and human values: An international dialogue. (18th Round Table Conference of the Council for International Organizations of Medical Sciences, Athens, Greece, 29th October–2nd November, 1984)

Engelhardt HT Jr (1986) The foundations of bioethics. Oxford Univ Press, New York

Frank JP (1779) System einer vollständigen medicinischen Polizey

Hippokrates (1972) Harvard Univ Press, Cambridge (Loeb Classical Editions)

MacIntyre A (1981) After Virtue. University of Notre Dame Press, Notre Dame

McAllan PG, Delgado R (1982) The moralist as expert witness. Boston Univ Law Rev 62

Novack DH, Plumer R, Smith RL et al (1979) Changes in physicians' attitudes toward telling the cancer patient. JAMA 241

Pellegrino ED (1982) Toward a reconstruction of medical morality. Cedar Lane Forum on Med Soc Feb 11

Pellegrino ED (1985) Preparing the groundwork and life, death and suffering from a Christian perspective. CIOMS (Manuskript)

Pellegrino ED (1986) Rationing health care: The ethics of medical gatekeeping. Contemp Health Law Policy 2

Pellegrino ED, McElhinney TK (1981) Teaching ethics, the humanities and human values in medical schools: A 10 year overview. Society for Health and Humanities, Washington/DC

Pellegrino ED, Thomasma DM (in press) For the patient's good: The restoration of beneficence in health care. Oxford Univ Press, New York

Percival T (1985) Medical ethics. Classics of Medicine Library, Birmingham

President's Commission for the Study of Ethical Problems in Medicine, Biomedical and Behavioral Research (1982 ff) Government Printing Office, Washington/DC

Starr P (1983) The social transformation of American medicine. Basic Books, New York

Veatch R, Solliffo S (1976) Medical ethics teaching: Report of a national survey. JAMA 235

Generelle Aspekte und Fragestellungen

1 Ethik, Bioethik, Medizinethik

1.1 Ethische Fragestellungen

In modernen pluralistischen und technisch wie wissenschaftlich hoch entwickelten Industrienationen werden sie zunehmend unvermeidbarer und fordern eine größere öffentliche und politische Berücksichtigung. Solche ethischen Diskussionen waren bisher besonders intensiv in natur- und ingenieurwissenschaftlichen Disziplinen, in Biologie und Medizin ([3],V). Die Gründe für die zunehmende Bedeutung normativer, ethischer und kultureller Analysen, Bewertungen und Entscheidungen sowohl beim einzelnen wie bei den Gruppen der Gesellschaft insgesamt sind:

a) das *Wirkungspotential der modernen Technik,* das dem einzelnen, den Gruppen und dem Staat mehr Optionen für das Handeln zur Verfügung stellt als frühere Generationen sie je hatten,

b) die *Pluralität der Wertvorstellungen* und individuellen Wertprioritäten und Lebensziele, die vom einzelnen in einer offenen Gesellschaft ein hohes Maß an Selbstbestimmung und persönlicher Verantwortung und Güteabwägung verlangen im Gegensatz zu geschlosseneren Gesellschaftsformen totalitären oder teiltotalitären Charakters in der Vergangenheit,

c) die *sozialen Risiken von Wertwandelprozessen* im Gefolge neuer Techniken zugleich mit den sie begleitenden Unsicherheiten der Vorhersage sozialer, kultureller und ökonomischer Wertwandelprozesse und der Verlagerung von Wertschöpfungspotentialen in einer internationalen Konkurrenzsituation.

Bei allen 3 Problemkreisen handelt es sich um unexakte Probleme, für die weder ethisch noch wissenschaftlich exakte Antworten verantwortet werden können nach der Analyse von Nikolaus Rescher [14]. Diese Prozesse sind nicht nur wegen ihrer Komplexität nicht steuerbar, sondern weil ihre Steuerung durch gesellschaftliche Zentraleinrichtungen zugleich die Basis der pluralistischen Gesellschaft und die Fortschrittsmöglichkeiten von Technik und Wissenschaft und ihre freie und mündige Benutzung untergraben würden.

Die 3 Faktoren zusammengenommen beschreiben die Situation einer Triage, d. h. einer strukturellen Unterversorgung mit wichtigen Ressourcen für eine erfolgreiche Analyse, Bewertung und Beherrschung der mit Technikentwicklung und Emanzipation zusammenhängenden normativen Herausforderungen: die Fähigkeit der ethischen Risikokompetenz des Bürgers, die Fähigkeit zu metatechnischen, d. h. ethischen und kulturellen Güterabwägungen in den Berufen und Berufsorganisationen sowie den Medien, der Politik und der öffentlichen Kultur insgesamt.

Normative Triage

Sie, d. h. die strukturelle Unterversorgung der pluralistischen und hochtechnisierten Gesellschaft, fordert den ethischen Diskurs stärker als zu früheren Zeiten, wo es weniger technische Optionen und geschlossenere Gesellschaften gab. Gefordert wird aber nicht ein verstärkter Rückgang zu klassischen Formen der ethischen Wertbegründung, seien diese nun naturrechtlich, kantisch, utilitaristisch, dialektisch oder auf den Offenbarungsglauben sich gründend. Ein solcher verzweifelter Versuch, neue Letztbegründungen für ein gemeinsames moralisches und kulturelles Handeln zu finden, wäre reaktionär und emanzipations- wie freiheitsfeindlich. Es würde die Mündigkeit des Bürgers und sein Selbstbestimmungsrecht zusammen mit seiner Selbstbestimmungsverantwortung nicht ernstnehmen und durch neue Formen von Heteronomie, wie sie noch in totalitären und teiltotalitären Gesellschaften herrschen, ersetzen. Was vielmehr gefordert ist, ist eine Wertdurchsetzungsdiskussion, die nicht auf Letztprinzipien, sondern auf mittlere Prinzipien, wie sie von den verschiedensten Letztprinzipien her begründet werden können, setzt und die im täglichen persönlichen und beruflichen Handeln eine Rolle spielen [3, 8, 16 etc.].

Mittlere Prinzipien

Hierbei handelt es sich etwa um gleiche Chancen für jedermann ungeachtet von Rasse, Geschlecht oder Weltanschauung, Vertragstreue, Reziprozität und Fairneß im persönlichen und gesellschaftlichen Leben, Respekt vor den Lebenszielen und Werten des anderen, Stärkung der Solidargemeinschaft, Ächtung des Schmarotzertums und der Ausnutzung von solidarischen Hilfen, Offenheit und Aufklärung in bezug auf technische Risiken, bei Weitergabe dieser Risiken, bei Verkauf von Produkten oder gemeinsamer Nutzung von Technik, Pflicht zur Expertise, zur Präzision und Sicherheit des eigenen Arbeitens, Verläßlichkeit, Pflicht zur Selbstverantwortung, Fürsorgeverantwortung für Hilfsbedürftige. Diese Liste ließe sich beliebig verlängern und konkretisieren. Entscheidend ist, daß sie solche sozialen Werte enthält, die von verschiedenen weltanschaulichen Positionen her unterschiedlich begründet werden und für die es im konkreten Zusammenleben einer pluralistischen Gesellschaft nicht auf diese jeweils unterschiedlichen Letztbegründungen anzukommen braucht.

Angewandte Ethik und klassische Ethik

Die angewandte Ethik unterscheidet sich also von der theoretischen oder klassischen Ethik dadurch, daß unter dem Primat der Anwendung – unter

Umgehung der Begründungsfragen – versucht wird, mittlere Prinzipien ethischen und kulturellen wertbezogenen Handelns zu analysieren, zu bewerten und konsensfähig zu machen. Der eine Feind der angewandten Ethik ist der *Dogmatismus* und der Ausschließlichkeitsanspruch jeder Sonderethik [15]. Während der Dogmatismus die Voraussetzungen autonomer und zugleich solidarischer Güterabwägungen verhindert, trägt der *Dilettantismus* in doppelter Weise zur Triagesituation im ethischen Risikomanagement bei, einmal weil er durch technische Inkompetenz oder Nachlässigkeit das Maß der technisch bereits verfügbaren Präzisionseffizienz und Berechenbarkeit unterläuft, also unnötige ethische Probleme durch technisches Versagen erst begründet und zum anderen, wenn er technokratisch-technisches Herrschaftswissen und Manipulationskönnen schon als hinreichend für berufliches Handeln ansieht.

In einer pluralistischen und durch hohen vielseitig zu nutzenden technischen Standard beschreibbaren Gesellschaft wird der bloß technische Sachverstand zum Dilettantismus, sofern er nicht außertechnische, d. h. ethische, kulturelle, ökonomische und politische Aspekte in das Berufshandeln mit einbezieht. Unter den Bedingungen der pluralistischen technischen Gesellschaft gehören *Expertise und Ethik* zusammen [4, 14]. Ethik ohne Expertise bleibt im abstrakten Wolkenkuckucksheim, Expertise ohne Ethik ist gesellschaftlich und kulturell unproduktiv, ja gefährlich, weil sie Wertprobleme der modernen Gesellschaft technizistisch und ökonomistisch mißversteht oder gar nicht versteht.

Die entscheidenden Herausforderungen der modernen Gesellschaft, die durch die Triagesituation bei den Instrumenten und Materialien für die ethische Güterabwägung beschrieben werden kann, sind also weder solche der reinen ethischen Theorie noch solche von Technik, Ökonomie und Politik. Es handelt sich vielmehr um genuine Fragestellungen der *angewandten Ethik* [4]. Von der reinen Ethik als Wertbegründungstheorie unterscheidet sich die angewandte Ethik durch den Primat der Wertdurchsetzung und durch die enge Verbindung mit der technischen Expertise, die erst eine effiziente Durchsetzung und eine konkrete ethische Analyse und Bewertung für die Anwendung von ethischen Prinzipien in konkreten Situationen erlaubt. Von der technischen, ökonomischen und politischen Risikoanalyse unterscheidet sich die Verbindung von Ethik und Expertise durch das Hineinholen von metatechnischen Kosten-Nutzen-Analysen und Bewertungen, d. h. durch normative Risikoabwägungen.

Angewandte Ethik im Vergleich zur Sonderethik

Die angewandte Ethik, die aus allgemeinen Grundsätzen abgeleitete mittlere Prinzipien menschlichen Handelns auf konkrete Situationen anwendet, muß sich deutlich und scharf von jeder Form von Sonderethik absetzen [1, 6], die für ihren Bereich exklusive Regeln aufstellen möchte, seien diese politisch-machiavellistische, kartellähnlich-mafiosische oder andere geheimbündlerische Gelegenheitsethiken. Alle Positionen der heutigen angewandten Ethik lehnen solche exklusiven Sonderethiken scharf und grundsätzlich ab. Es geht also in der angewandten Ethik nicht um Ausschließung von allgemein anerkannten Prinzipien für ein bestimmtes Berufsfeld, sondern um *Konkretion* einiger dieser allgemein anerkannten Prinzipien auf eine bestimmte Berufssituation hin. Für die modernen Dienstleistungsberufe wie Rechts-, Steuer-, Investitions- und medizinische Beratung lassen sich also z. T. gleiche Konkretisierungen im Verhältnis von Berater und Klient angeben, so z. B. Prinzipien wie Vertraulichkeit, Vertrauenswürdigkeit, Informationspflicht von beiden Seiten, Zustimmung des Klienten zum technischen Vorgehen nach genügender Information durch den Experten [1, 16]. Berufsethische Kodizes flankieren und stabilisieren für den Experten diesen Rahmen, innerhalb dessen allgemein anerkannte ethische Prinzipien in seine spezielle Berufs- und Verantwortungssituation übersetzt werden müssen. Sie liefern dem Klienten zugleich eine Art Gewährleistung für die Art und Weise, wie der jeweilige Berufsstand metatechnische Güterabwägungen in seine technischen Dienstleistungen einfließen läßt. All dies macht die angewandte Ethik zu einem Teil der komplexen Güterabwägungen und des Wertmanagements in der modernen Gesellschaft und steht damit in schroffem Gegensatz zu jeder Form von elitärer Sonderethik, die antidemokratische Privilegien und mentale wie moralische Vorbehaltung begründen könnte. Die American Association for the Advancement of the Sciences (AAAS) hat in einem Ausschuß Prinzipien analysiert und bewertet, die in einem technischen und wissenschaftlichen Dienstleistungsberuf als Rahmenprinzipien Verwendung finden können ([6], s. auch 1.3).

Die *Bioethik* ist eine der in der modernen Gesellschaft vielfältig vorkommenden Formen der Verbindung von Ethik und Expertise innerhalb eines konkreten Handlungszusammenhanges und für einen bestimmten Personenkreis, die im einzelnen anzugeben sind.

1.2 Bioethische Fragestellungen

Sie ergeben sich auf dem engeren Gebiet der Anwendung biologischer und medizinischer Kenntnisse und Fertigkeiten auf den Menschen, sei es in der akuten Krankenversorgung, in der vorbeugenden Gesundheitsvorsorge, in der Forschung am Menschen, aber auch in Fragen der Allokation von ökonomischen und personellen Ressourcen, der konkreten Ausgestaltung der Solidargemeinschaft in Form des öffentlichen Gesundheitssystems. Bioethische Fragestellungen sprengen also den engen Rahmen der berufsständischen Traditionen einer hippokratischen medizinischen Ethik, die im wesentlichen auf das Arzt-Patient-Verhältnis und die kollegialen Pflichten innerhalb des Berufsstandes sich beschränkte. Die Bioethik geht in ihren Fragestellungen insoweit über das ärztliche Ethos hinaus, als sie, auf dem technischen Wissen der medizinischen und biologischen Wissenschaften fußend, normative Problemstellungen von weitergehender Thematik im Spannungsfeld von Wissenschaft, Technik und Gesellschaft zu ihrem Gegenstand hat [7]. Sie schließt dabei Fragestellungen nach der konkreten Ausgestaltung von Menschenrechten und Bürgerrechten, die Problematik der Umwelt- sowie der Familien- und Bevölkerungspolitik und des Gesundheitssystems sowie der medizinischen und biologischen Forschung und der medizinischen Technikbewertung (Medical Technology Assessment) nicht aus [5].

Bereich der Bioethik

Für Beauchamp u. Childress [2] umfaßt biomedizinische Ethik:

a) die medizinische Praxis,
b) das System der Gesundheitsversorgung,
c) die Forschung,
d) die Gesundheitspolitik.

Veatch setzt der berufsständischen, sich am hippokratischen Ethos orientierenden Ärzteethik eine neue Form von Vertragsethik entgegen, gemäß der ein kompliziertes Vertrags- und Vertrauensverhältnis zwischen Bürgern und Patienten auf der einen Seite und medizinischen, ärztlichen und pflegerischen Berufen auf der anderen Seite mit unterschiedlichen Ebenen von gegenseitiger Loyalität, Vertrauen, Respekt und Fürsorge existiert [16]. Dabei will Veatch die Frage unbeantwortet lassen, was erkenntnistheoretische Basis eines solchen Vertrages sein könnte, die naturrechtliche, die kulturelle oder schlicht die kontraktionalistische Position. Entscheidend für ihn ist, daß alle beteiligten Handelnden von der Situation eines Vertrages ausgehen, der für jeden Pflichten und Rechte enthält. Normativ soll also das Vertragsmodell das Modell der berufsständischen Selbstbindung ablösen und eine Alternative zu den verschiedenen Formen der Ärztegelöbnisse sein. Kimura sieht in der Entprofessionalisierung der Bioethik als Abkopplung vom traditionellen Ärzteethos die entscheidende Wende weg von einer Standesethik hin zu einer, wie er es formuliert, Bürgerrechtsbewegung und einer neuen Form von Solidarität mit allen Formen von Leben. Für ihn ist Bioethik eine metainterdisziplinäre Wissenschaft [11]. Joseph Fuchs, S.J., sieht demgegenüber die Bioethik wieder näher in der Nähe der Verantwortungsethik der heilberuflich Tätigen als „verantwortliches Verfügen über Leben und menschliches Leben" [10]. Für Engelhardt [8] schließlich bildet sich Bioethik zwangsläufig und kompensatorisch heraus als das unvermeidbare Instrumentarium in einer pluralistischen und säkularen Gesellschaft, die für sich selbst und die in ihr heilberuflich und ordnungspolitisch Tätigen eine gemeinsame Sprache zur Meinungsbildung, Entscheidung und Durchsetzung verantwortlichen Handelns zur Verfügung stellt. Nach Engelhardt ist die Bioethik um so leistungsfähiger, je konsensfähiger sie für eine möglichst große Zahl unterschiedlicher ethischer und weltanschaulicher Standpunkte ist. Insgesamt ist die Bioethik in den USA konsensorientiert, nicht kontroversorientiert. Das gilt sowohl für die interdisziplinäre Kommunikation wie auch für den Dialog zwischen Vertretern verschiedener Weltanschauungen und religiöser Positionen. Wegen der paradigmatischen Bedeutung der beiden unterschiedlichen Ansätze der Bioethik, des Ansatzes der Standesethik und des Ansatzes der Vertragsethik, fügen wir diesem Kapitel in deutscher Übersetzung das von der US-Post und anderen Behörden entworfene

Modell eines Kodex für den öffentlichen Dienst und das der American Medical Association für den Ärztestand bei sowie das von Veatch vorgelegte Modell eines Vertrages zwischen den am Gesundheits- und Heilhandeln Beteiligten.

Bioethik und ärztliche Ethik

Wenn insgesamt die Problematik der Bioethik über die der ärztlichen Ethik im traditionellen Sinne hinausgeht, so bedeutet das nicht, daß die ärztliche Ethik in der Bioethik aufgehoben ist. Im Gegenteil, die traditionelle ärztliche Ethik erhält innerhalb und im Gefolge der Bioethik eine neue Rolle. Darauf reflektiert Pellegrino (s. „Einleitung"); er unterstreicht insbesondere die Notwendigkeit der flexiblen Erhaltung des ärztlichen Ethos auch gegen die kulturell und historisch unterschiedlichen Güterabwägungen und Prioritätssetzungen in der Bioethik (S. 4–12).

Terminologisch ist *Bioethik* breiter als der Begriff der traditionellen medizinischen Ethik [3, 5, 8, 12]. Der Begriff Bioethik wird teilweise synonym mit dem Begriff biomedizinische Ethik benutzt [2]. Nur Veatch, der gegenüber der hippokratischen Tradition den größeren Problemzusammenhang der Bioethik betont und entgegen den Tendenzen zu einer Neuformulierung von berufsethischen Prinzipien das Modell der Berufsethik insgesamt zugunsten eines neuen Sozialvertrages mündiger und gleichberechtigter Personen aufgeben will, von denen die einen Dienstleistungsanbieter (Ärzte und heilberuflich Tätige) und die anderen Dienstleistungsempfänger (Patienten) sind, bleibt bei dem traditionellen Begriff der medizinischen Ethik [16]. Auch eine von ihm im Jahre 1989 herauszugebende Aufsatzsammlung *Medical Ethics* (Oxford University Press) verwendet weiterhin den traditionellen Begriff der Medizinethik, ähnlich sein Positionspapier zur Ethik der Versorgung der geistig Behinderten (s. Kap. 13).

Wenn Bioethik der weitest mögliche Begriff für normative Fragestellungen zum Thema Gesundheit unter Einschluß der gesundheitspolitischen, forscherischen und ökonomischen Fragestellungen ist, dann sind Teilaspekte unter engeren Begriffen zu diskutieren, wie Ärzteethik, Patientenethik, Ethik der Heilberufe, Pflegeethik, Institutionenethik (des Krankenhauses oder der Versicherung beispielsweise), Ordnungsethik (bei gesetzlichem oder verordnendem oder steuerndem Eingriff in den Gesundheitsversorgungsbereich durch den Staat), Forscherethik, Ethik der klinischen Prüfung usw. Diese Differenzierung ist sinnvoll und hat sich auch terminologisch in den USA weitgehend durchgesetzt. Bioethik steht damit neben anderen Formen angewandter Ethik, wie Wirtschaftsethik, Verwaltungsethik, Umweltethik, Militär- oder Verteidigungsethik, die alle selbst wiederum nur z. T. generell Gegenstand angewandter Ethik sind, zum viel größeren Teil aber das Material und die Probleme für in ihrem Bereich vorkommende hochspezialisierte Probleme der Vermittlung von Ethik und Expertise darstellen.

In der Bundesrepublik hat ein Sonderheft der Zeitschrift *Mensch, Medizin, Gesellschaft* (Bd. 11, Heft 4, Dezember 1986) den Begriff Bioethik zum ersten Mal in 6 unterschiedlichen Positionen vorgestellt. Seidler macht dort den Vorschlag (S. 258–263) „bioethics" mit „Ethik der Heilberufe" zu übersetzen.

Das scheint nicht sinnvoll zu sein. So sehr anzuerkennen ist, daß Seidler damit den über die engere ärztliche Standesethik hinausgewachsenen Horizont medizinethischer Fragestellungen unterstreicht, kommt bei einer solchen Übersetzung doch der gesamte Bereich der Problemstellungen bei der Allokation, der Struktur und Finanzierung des öffentlichen Gesundheitssystems und normative Fragen der Gesundheitspolitik, zusammen mit den Problemen der klinischen und nichtklinischen Forschung, zu kurz. Da böte sich schon eher der Begriff medizinische Ethik oder biomedizinische Ethik an, wenn man auf die Übernahme des Begriffs „bioethics" verzichten will, der in der Tat insofern etwas unglücklich gewählt ist, weil man, wenn man ihn zum ersten Mal hört, eher an die Biologie als an die Probleme der Krankenversorgung und der Gesundheitsverantwortung denkt. Treffender wäre der Begriff *Gesundheitsethik.* Wie auch immer diese Frage sich im deutschen Sprachgebrauch lösen wird, mag dahingestellt bleiben. Man sollte jedoch aktiv zur Konkretisierung spezieller ethischer Herausforderungen im Rahmen der Gesundheitsethik oder Bioethik dadurch beitragen, daß problembezogene und handlungsträgerbezogene angewandte Ethik auch so bezeichnet wird, z. B. Krankenhausethik, Ethik der Diagnose, Ethik der Schmerzbehandlung, Verhütungsethik. Denn nichts macht die ethische Analyse und Bewertung konkreter Fälle schwieriger als ein zu generelles und daher nebulöses, nicht griffiges Vokabular.

Fragestellungen in näherer Zukunft

Für die gegenwärtige Diskussion und die Fragestellungen in der näheren Zukunft identifiziert Engelhardt die folgenden 5 strukturellen Problemkreise:

1) „Die höhere Wirksamkeit biomedizinischer Eingriffe;
2) die höheren Kosten medizinischer Maßnahmen sowohl für den einzelnen als auch für die Gesellschaft;
3) die größere Kunstfertigkeit der Medizin, das Leben des einzelnen in einer ausweglos erscheinenden Situation zu erhalten (z. B. bei einem irreversiblen Koma);
4) das öffentlich-politische Dilemma, das durch neue Formen medizinischer Eingriffe wie extrakorporale Befruchtung und Embryo-Implantation entstanden ist (wodurch etablierte rechtliche Kriterien von Mutterschaft und Vaterschaft in Frage gestellt werden);
5) die allgemein kulturellen Unsicherheiten, entstanden aus dem Geltungsverlust theologisch begründeter Anschauungen über Maßnahmen wie Empfängnisverhütung, Sterilisation und Abtreibung" ([9], S. 237).

Walters sieht die aktuellen Fragestellungen der Bioethik, für welche konsensfähige Antworten gesucht werden müssen, auf folgenden 6 Gebieten:

1) Gentherapie am Menschen,
2) künstliche Befruchtung und Embryoforschung beim Menschen;
3) inhaltliche Bestimmungen der angemessenen Versorgung und Fürsorge für unheilbar Kranke und Sterbende, Kinder wie Erwachsene,

4) Organverpflanzung,
5) Finanzierung und Schwerpunktsetzung im öffentlichen Gesundheitswesen,
6) Rolle der ethischen Komitees bei medizinischen Entscheidungen in Kliniken
   [17].

Für Fuchs, S. J., werden bei der Frage nach dem Verfügen über menschliches Leben die folgenden 4 Problemkreise im Zentrum der Auseinandersetzung stehen:

1) Sterbehilfe und Sterbenlassen,
2) extrakorporale Befruchtung,
3) Manipulation beginnenden Lebens,
4) Gentechnik [10].

Pellegrino sieht im Zeitalter einer breiten und öffentlich gewordenen bioethischen Diskussion die Aufgabe der medizinischen Ethik im engeren Sinne in der Vergewisserung und Rückgewinnung eines ärztlichen Ethos und eines neuen vertrauensvollen Arzt-Patienten-Verhältnisses angesichts der Spannung zwischen Patientenautonomie auf der einen Seite und ärztlicher Fürsorge auf der anderen, zwischen Gerechtigkeitsprinzipien und ökonomischen Zwängen, zwischen Institutionalisierung der Medizin im Krankenhaus und der Juridifizierung von Medizin im Gerichtssaal, zwischen Ökonomisierung der Allokationsdebatte und dem ärztlichen Ethos zu helfen und zu heilen. Er schreibt in der Einleitung zu diesem Band dem Unterricht in medizinischer Ethik eine besonders wichtige Rolle für die Zukunft des ärztlichen Berufes zu (S. 12–14).

1.3 Bioethik in den USA

Für unseren Bericht haben wir die folgenden inhaltlichen und methodischen Problemstellungen der Bioethik in den USA ausgewählt: Bioethik in Lehre, Forschung, Politikberatung und Dokumentation (Kap. 2); Methodenprobleme und Wertediskussion in der nachaufklärerischen Situation (Kap. 3); ethische Komitees und andere Beratungsformen (Kap. 4); genetische Diagnose und Gentherapie (Kap. 5 und 6); ethische Aspekte neuer Fertilisationstechniken (Kap. 7); Medizin am Lebensende, insbesondere bei Neugeborenen und alten Menschen (Kap. 8). Die Positionspapiere (Kap. 9 ff.) führender Bioethiker der USA befassen sich mit den Themen: Implementierung bioethischer Analyse und Bewertung in politische Maßnahmen; ethische und politische Probleme neuer Fertilisationstechniken; Genomanalyse, öffentliche Gesundheit und Gesundheitspolitik; der Stand der medizinischen Ethik in den USA und Probleme der Zukunft; Bioethik und das amerikanische „case law"; medizinische Ethik beim Sonderfall geistig behinderter Patienten; Gentherapie am Menschen, ethische und politische Herausforderungen. Die teilweise Überschneidung der Behandlung von Themen im Rahmen dieser Studie und in den Positionspapieren soll die Vielfalt der Positionen verdeutlichen. Nicht in diesen Bericht aufgenommen wurden so wichtige Fragen der Bioethik wie: ethische und soziale Bewertung und Behandlung von Aids, Mikroallokation und

Makroallokation im Gesundheitswesen; Biotechnologie; Forschung am Embryo; Gesundheitserziehung und Gesundheitsaufklärung; Gesundheitsforschung; Gesundheitsverantwortung; Internationalität bioethischer Problematik; Ethik der Behandlung von Krebskrankheiten; medizinische Versorgung von Ausländern; benachteiligte Patientengruppen im Zeitalter hochtechnisierter Medizin; Organersatz; Organtransplantation; Versuche am Menschen; Umweltethik.

1.4   Anhänge zu Kapitel 1

1.4.1 Ethischer Kodex für den öffentlichen Dienst

(Die 10 Regeln für ethisches Verhalten im öffentlichen Dienst finden sich als Flugblatt oder Poster in vielen Büros von Behörden und in den meisten Zweigstellen der Post; hier übersetzt nach Poster 73, Oktober 1981, United States Postal Service.)

„Ethische Regeln für den öffentlichen Dienst"

Jeder Angestellte im öffentlichen Dienst soll

1) Loyalität zum obersten moralischen Prinzip erheben und die Loyalität zum eigenen Land der Loyalität gegenüber Personen, Parteien und Einrichtungen der Regierung und Verwaltung voranstellen;
2) die Verfassung, Gesetze und Regeln des Staates achten und ehren und sie niemals verletzen oder umgehen;
3) für einen vollen Lohn auch einen vollen Tag arbeiten, sich ernsthaft bemühen und bei der Erfüllung der Pflichten mitdenken;
4) sich bemühen, produktivere und wirtschaftlichere Methoden zu entwickeln;
5) niemanden diskriminieren oder bevorzugen; sich niemals bestechen lassen und sich so verhalten, daß niemand behaupten kann, persönliche Interessen hätten das dienstliche Verhalten beeinflußt;
6) keine privaten Versprechen abgeben, die Dienstangelegenheiten zum Inhalt haben, denn der öffentliche Dienst kann sich nicht durch private Absprachen binden lassen;
7) sich weder direkt noch indirekt in Geschäfte mit dem Staat einlassen, die mit einer verantwortungsvollen Amtsführung unvereinbar sind;
8) niemals vertrauliche Informationen aus dem Dienstbereich zur persönlichen Bereicherung nutzen;
9) Korruption und Bestechung sofort öffentlich machen;
10) in dem Bewußtsein, daß der öffentliche Dienst auch öffentliches Vertrauen bedeutet, diese Prinzipien aufrecht erhalten.

Das zuständige Büro Ihrer Behörde und das Office of Government Ethics steht Ihnen bei Interessenkonflikten zur Verfügung."

1.4.2 Prinzipien medizinischer Ethik der American Medical Association   (Nach Beauchamp u. Childress, [2], S. 321 f.)

Prinzipien medizinischer Ethik (nach AMA 1980)

Der ärztliche Berufsstand hat seit langem eine Zahl von ethischen Kodizes entwickelt, die vor allem dem Wohl des Patienten dienen. Als ein Mitglied dieses Berufsstandes erkenne ich eine Verantwortung an nicht nur gegenüber dem Patienten, sondern auch gegenüber der Gesellschaft, anderen Angehörigen der Heilberufe und mir selbst gegenüber.

Die folgenden Prinzipien, beschlossen von der American Medical Association, sind keine Gesetze, aber Verhaltensregeln, welche die entscheidenden Prinzipien eines ehrenhaften ärztlichen Handelns beschreiben:

1) ein Arzt soll eine kompetente ärztliche Dienstleistung erbringen, mit Mitgefühl und Achtung vor der Menschenwürde;
2) ein Arzt soll im Umgang mit Patienten und Kollegen sich ehrenhaft verhalten; er soll solche Kollegen, die in Charakter oder Kompetenz ungenügend sind oder die stehlen oder betrügen öffentlich bloßstellen;
3) ein Arzt soll das Gesetz achten, sich aber auch verantwortlich fühlen, dort Änderungen anzustreben, wo die Regelungen nicht im besten Interesse der Patienten sind;
4) ein Arzt soll die Rechte von Patienten, Kollegen, anderen heilberuflich Tätigen achten und soll das Vertrauen der Patienten honorieren innerhalb der gesetzlichen Möglichkeiten;
5) ein Arzt soll sich weiterbilden, neue wissenschaftliche Erkenntnisse anwenden und weiterentwickeln, Patienten, Kollegen und die Öffentlichkeit angemessen informieren, sich beraten lassen und die Kenntnisse und Fähigkeiten anderer heilberuflich Tätiger in Anspruch nehmen, wo das erforderlich ist;
6) ein Arzt soll, außer in Notsituationen, frei sein in der Wahl seiner Patienten, bei der Zusammenarbeit sowie in der Wahl des Ortes seiner Praxis;
7) ein Arzt soll sich verpflichtet fühlen, aktiv mitzuarbeiten an der Verbesserung des Gemeinwesens.

1.4.3 Medizinisch-ethischer Bund zwischen Arzt und Patient
(Nach Veatch, [16], S. 327–330)

Medizinisch-ethischer Bund. Entwurf

Wir, Laien und Angehörige der Heilberufe, die wir die Bedeutung der Gesundheit als eines wichtigen Teils der menschlichen Wohlfahrt anerkennen, formulieren und bestätigen die folgende grundlegende Übereinkunft über unsere gegenseitige Verantwortung:

Der gemeinsame Ausgangspunkt unserer medizinisch-ethischen Verpflichtung ist die Anerkennung, daß wir alle Mitglieder einer allgemeinen moralischen Gemeinschaft vernünftiger Menschen sind, die mit Vernunft, Würde und gleichem moralischen Wert ausgestattet sind. Deshalb anerkennen wir gemeinsam folgende fundamentale ethische Prinzipien.

- Wir erkennen die moralische Notwendigkeit an, gegenseitig Versprechen und Zusagen einzuhalten, das schließt auch die Verpflichtungen dieses Bündnisses ein.
- Wir anerkennen die moralische Notwendigkeit, einander als freie Mitglieder der moralischen Gemeinschaft zu behandeln, die freie Entscheidungen treffen können, sofern diese nicht andere grundlegende ethische Forderungen verletzen.
- Wir anerkennen die moralische Notwendigkeit, ehrlich miteinander umzugehen.
- Wir anerkennen die moralische Notwendigkeit, aktiv und bewußt die Tötung von moralisch geschütztem Leben zu verhindern.
- Wir anerkennen die moralische Notwendigkeit des Gleichheitsprinzips bei der Bestimmung der individuellen Wohlfahrt und für ein gleiches Recht auf Zugang zur Gesundheitsversorgung; beides ist notwendig, um dem Gleichheitsgrundsatz im Gesundheitswesen soweit wie möglich Geltung zu verschaffen.
- Wir anerkennen die moralische Bedeutung, Gutes füreinander zu schaffen und einander mit Respekt, Würde und Barmherzigkeit zu behandeln, sofern dies mit anderen grundlegenden Prinzipien, an die wir auch gebunden sind, vereinbar ist.

Innerhalb dieser grundlegenden moralischen Übereinkunft gestehen wir bestimmten Mitgliedern das Privileg zu, durch die Gesellschaft und ihre Vertreter als heilberuflich Tätige formal anerkannt zu werden. Die heilberuflich Tätigen erkennen demgegenüber bestimmte Verantwortlichkeiten für sich an, die teils über die normalen moralischen Anforderungen hinausgehen, teils diese nicht einschließen. Im Gegenzug dazu erkennt der Rest unserer Gemeinschaft an, eine besondere Verantwortung für die jeweils eigene Gesundheit und für eine verantwortliche Behandlung der heilberuflich Tätigen zu übernehmen.

Wir sind uns dessen bewußt, daß viele Entscheidungen getroffen werden müssen, die in diesem Bündnis unberücksichtigt bleiben müssen. Solche Entscheidungen betreffen auf seiten der Laien die eigene Gesundheitsverantwortung und auf seiten der heilberuflich Tätigen die Entscheidung zur Einschränkung ihrer beruflichen Praxis. Solche Entscheidungen sollen von Laien und Fachleuten in separaten Bündnissen ausgearbeitet werden, welche die individuellen Beziehungen zwischen Laien und Fachleuten aufbauen und festigen.

Der Ausgangspunkt solcher Beziehungen soll ein Versprechen sein, das von Laien und Fachleuten als Mitgliedern der moralischen Gemeinschaft gegeben wird. Diese Verantwortlichkeiten schließen auch die ein, die in diesem Bündnis ausformuliert worden sind und alle anderen, die mit diesem Bündnis nicht unvereinbar sind und denen von den Beteiligten zugestimmt wurde. Das fachlich kundige Mitglied in dieser Beziehung stimmt zu, seine oder ihre berufliche Qualifikation zu erhalten und der Gesundheit des Patienten in dem Rahmen zu dienen, wie der Patient zustimmt und soweit dieser Dienst mit anderen Rechten und Verantwortlichkeiten, die in diesem Bündnis versprochen wurden, vereinbar ist. Der Laie stimmt zu, seine Pflichten so zu erfüllen, wie sie in diesem Bündnis ausformuliert sind und wie sie sich in der Absprache mit dem Fachmann ergeben.

– Indem sie das Prinzip anerkennen, gegebene Versprechen auch zu halten, versprechen die Fachleute alles, was ihnen vom Laien anvertraut wurde, auch vertraulich zu behandeln, sofern ein Vertrauensbruch nicht gesetzlich verlangt wird oder sofern er nicht notwendig wird, um andere Personen vor einer ernsthaften akuten Bedrohung ihres Lebens oder vor einem ernsthaften körperlichen Schaden zu schützen.
– Indem sie das Prinzip anerkennen, gegebene Versprechen auch einzuhalten, versprechen die Laien, Informationen, die sie möglicherweise über andere Patienten oder über das außerberufliche persönliche Leben der Fachleute erfahren, vertraulich zu behandeln, sofern Enthüllungen nicht notwendig sind, um andere Personen vor ernsthaftem körperlichen Schaden zu bewahren.

Laien und Fachleute versprechen, Termine, finanzielle Übereinkünfte und andere normale Absprachen innerhalb der Laien-Fachmann-Beziehung einzuhalten, sofern nicht Notfälle eine Neuformulierung dieser Übereinkünfte notwendig machen. In einem solchen Fall soll die andere Seite schnell und gewissenhaft informiert werden.

Indem sie das Prinzip der Autonomie und Selbstbestimmung anerkennen, streben die Fachleute nach voller aktiver Teilnahme des Laien an der Sorge für seine Gesundheit und an den damit verbundenen Entscheidungen. Das schließt auch Zustimmung nach Information zu allen experimentellen oder anderen Formen der Behandlung ein. Sofern nicht der individuelle Bund zwischen Laien und Fachmann andere akzeptierbare Übereinkünfte formuliert, denen entsprechend der Laie aber weniger Informationen möchte, wird dem Laien alles mitgeteilt, was ein vernünftiger Laie wissen muß, bevor er oder sie sich dazu entscheiden, eine Behandlung zu beginnen. Auf diese Einwilligung soll nicht etwa deswegen verzichtet werden, weil eine Behandlung Routine ist oder weil die Informationen beunruhigend sein könnten, sondern nur dann, wenn vernünftige Personen die Informationen nicht wissen wollen, bevor sie sich zu einer Behandlung entscheiden. Ebenso sollte der Fachmann alle ungewöhnlichen oder besonderen Lebensweisen oder Lebensziele des Laien akzeptieren; der Laie soll seinerseits dem Fachmann über solche Lebensweisen und Lebensziele informieren. Beide, Laie und Fachmann, können jederzeit in freier Selbstbestimmung die Zusammenarbeit beenden. Dabei muß jedoch gewährleistet sein, daß jederzeit adäquate Hilfe für den Laien erreichbar ist.

Sofern das individuelle Bündnis nicht anderes festlegt, soll der Laie das Recht auf freien Zugang zu seinen medizinischen Unterlagen haben. Das ist notwendig, um Offenheit und Vertrauen in der Laien-Fachmann-Beziehung zu festigen und auch wegen der Selbstbestimmung des Laien bei medizinischen Entscheidungen.

Laien erkennen an, daß das freie Streben nach Wissen für den Fachmann äußerst wichtig ist und daß er in solchem Streben nicht gebunden werden sollte, sofern er nicht mit anderen grundlegenden ethischen Prinzipien in Konflikt tritt.

Laien haben u. a. das Recht, folgendes zu erfahren:

– Vernünftige, vollständige und aktuelle Informationen, sowohl über Diagnose, Behandlung und Prognose als auch über vernünftige und verfügbare Alternativen;
– Informationen über finanzielle, schulmäßige und lehrende und andere Verpflichtungen derer, die sie behandeln und der Institutionen;
– Informationen über den Repräsentanten der heilberuflich Tätigen;
– Informationen über die Rolle, die andere heilberuflich Tätige oder Studenten haben können (insbesondere im Bereich der Chirurgie und in anderen Fällen, in denen der Laie nicht die Möglichkeit hat, solche beruflichen Beziehungen direkt zu beobachten);
– Information über Maßnahmen, die evtl. einen experimentellen Charakter haben.

Gemäß den moralischen Anforderungen dieses Bündnisses sollten Laien die Möglichkeit haben, heilberuflich Tätige frei unter denen auszuwählen, die bereit sind, ein solches Bündnis einzugehen. Gemäß den moralischen Anforderungen dieses Bündnisses sollten Fachleute frei entscheiden können über das Eingehen einer Laien-Fachmann-Beziehung mit solchen Laien, die ihrerseits bereit sind, ein solches Bündnis einzugehen.

Laien und Fachleute sollen über die medizinische Versorgung in den Medien (und auf anderen Wegen der Kommunikation) frei berichten können. Dies schließt auch Informationen über die Arten angebotener Dienstleistungen, Kosten und ethische sowie andere normative Aspekte dieses Dienstes ein. Werbung oder andere Formen der Kommunikation sollen präzise sein, dürfen keine falschen Hoffnungen wecken und müssen in Einklang stehen mit der Würde und Bedeutung des Laien-Fachmann-Verhältnisses.

Indem sie das Prinzip der Ehrlichkeit anerkennen, versprechen Laien und Fachleute ehrlich miteinander umzugehen, wobei der Fachmann den Laien über alles informiert, was er vernünftigerweise wissen will. Der Laie informiert seinerseits den Fachmann über alles, was er vernünftigerweise wissen will, sofern nicht ausdrücklich andere Absprachen getroffen wurden.

Fachleute, die das Tötungsverbot anerkennen, schwören besonders sorgfältig das aktive und wissentliche Beenden von moralisch geschütztem Leben zu verhindern, auch dann, wenn es aus Gründen der Barmherzigkeit geschehen sollte. Sie sollen von der Teilnahme an Exekutionen ausgeschlossen sein; Laien versprechen, Fachleute nicht um eine solche Teilnahme zu bitten.

Laien und Fachleute, die das Prinzip der Gerechtigkeit anerkennen, versprechen als Gruppen, das System der Gesundheitspflege so zu arrangieren, daß alle Zugang zur Gesundheitsversorgung haben, so daß das Gleichheitsprinzip soweit wie möglich durchgesetzt werden kann. Die beruflich Tätigen, als Mitglieder der moralischen Gemeinschaft, akzeptieren auch eine Einschränkung ihrer Bezahlung, sofern sie mit Gerechtigkeitserwägungen begründet werden kann. Sie akzeptieren, in Notfallsituationen dort eingesetzt zu werden, wo ihre besonderen Fähigkeiten zur Leistung menschlicher Hilfe benötigt werden.

Sie akzeptieren die Notwendigkeit von Anreizen für Struktur und Finanzierung medizinischer Ausbildung, damit in bezug auf Geographie, ethnische Zugehörigkeit, Rasse, Geschlecht und Fachrichtung eine faire Verteilung innerhalb des Berufs erreicht werden kann. Die Laien anerkennen demgegenüber, daß für den beruflich Handelnden ein Maximum an Freiheit, vereinbar mit dem Prinzip der Gerechtigkeit, erforderlich ist, selbständig die fachliche Spezialisierung, den Ort der Niederlassung und die Art der Praxis zu bestimmen.

Der einzelne heilberuflich Tätige soll von allgemeinen moralischen Anforderungen des Gerechtigkeitsprinzips ausgenommen werden, sofern diese die Planung der Gesundheitsversorgung und Kostenbegrenzung betrifft, weil er den Patienten in individuellen Laien-Fachmann-Beziehungen verpflichtet ist. Allerdings sollen aber auch die Pflichten gegenüber einem Patienten mit den anderen Patienten gegenüber abgewogen werden. Das betrifft auch die Abwägung von Bedürfnissen von Nichtpatienten, die in äußerster Not sind, gegenüber den weniger drängenden und schwerwiegenden Bedürfnissen von Patienten, jedenfalls für einen bestimmten Zeitraum. Wo immer das geschieht, sollte der Fachmann, falls möglich, die Zustimmung seines Patienten einholen, bevor er sich einem Nichtpatienten zuwendet.

Laien und Fachleute erkennen die Wichtigkeit dieses Bündnisses an und versprechen, es aufrecht zu erhalten, indem sie ungerechtfertigtes oder unethisches Verhalten derjenigen bloßstellen, die entweder nicht kompetent sind oder die so handeln, daß es mit diesem Bündnis nicht vereinbar ist. In diesem Geist der gegenseitigen Verantwortung versprechen wir gemeinsam dieses Bündnis als die Basis unserer medizinisch-ethischen Verantwortung anzusehen.

Literatur

1. Bayles M (1981) Professional ethics. Wadsworth, Belmont/CA
2. Beauchamp TL, Childress JF (1983) Principles of biomedical ethics, 2nd edn. Oxford Univ Press, New York
3. Beauchamp TL, Walters L (1982) Contemporary issues in bioethics. Wadsworth, Belmont/CA
4. Bowie NE (1982) Applied philosophy. Its meaning and justification. Appl Ethics 1:1–18
5. Callahan D (1973) Bioethics as a discipline. Hastings Center Stud 1:66–73
6. Chalk R, Frankel MS, Chafer SF (1980) Professional ethics projects. American Association for the advancement of Science, Washington/DC (AAS publication, no 80-r-4)
7. Clouser KD (1982) Bioethics. The Free Press, New York (Encyclopaedia of bioethics, vol 1, pp 115–127)
8. Engelhardt HT (1986) The foundations of bioethics. Oxford Univ Press, New York
9. Engelhardt HT (1986) Bioethik in der pluralistischen Gesellschaft. Mensch Med Ges 11:236–241

10. Fuchs J (1986) Verfügen über menschliches Leben. Mensch Med Ges 11:241–247
11. Kimura R (1986) Bioethik als metainterdisziplinäre Disziplin. Mensch Med Ges 11:247–253
12. Pellegrino: Beitrag in diesem Band (Einleitung); engl Ausg 1987: „Medical ethics in the United States. Present state and future prospects"
13. Riesenhuber H (1986) Technik und sozialer Wandel. Bulletin 128, 24. Oktober 1986 (Presse und Informationsamt der Bundesregierung, Bonn, S 1073–1076
14. Sass H-M (1985) Verantwortung unter Risiko. Alfer-Oedekoven, Koellen (Vorträge und Beiträge der Akademie Eichholz, Nr 1)
15. Sass H-M (1987) Methoden ethischer Güterabwägung in der Biotechnologie. Ethische und rechtliche Fragen der Gentechnologie. Schweitzer, München, S 89–110
16. Veatch RM (1981) A theory of medical ethics. Basic Books, New York
17. Walters L (1985) Biomedical ethics. JAMA 254:2345–238

2 Bioethik in Lehre, Forschung, Politikberatung und Dokumentation

2.1 Geschichte der Bioethik

Die kurze Geschichte der Bioethik, die weniger als 15 Jahre umfaßt, steht in einem umgekehrten Verhältnis zu ihrem medizinischen, akademischen und außerakademischen Einfluß in Forschung, Lehre und Politikberatung in den USA.

Fixpunkte der rasanten Entwicklung der Bioethik als einer akademischen Disziplin und als eines Instruments der Güterabwägung und Steuerung im gesellschaftlichen und politischen Raum sind:

1) Die Gründung der beiden wichtigsten Forschungs- und Beratungsinstitute auf dem Gebiet der Bioethik, des Institute of Society, Ethics and the Life Sciences in Hastings-on-Hudson, New York (Hastings Center) im Jahr 1969 und des Kennedy Institute of Ethics an der Georgetown-Universität in Washington D.C., zunächst unter dem Namen Kennedy Institute of Bioethics im Jahr 1971;

2) das Erscheinen der Zeitschriften *Hastings Center Report* seit 1971, *I.R.B. A Review of Human Subject Research* seit 1979 (beide vom Hastings Center herausgegeben) und des *Journal of Medicine and Philosophy* seit 1976 sowie des *Kennedy Institute News Letter,* zunächst unter dem Titel *Kennedy Institute Quarterly Report* 1975;

3) die Publikation der *Encyclopaedia of Bioethics,* herausgegeben von Warren Reich, 1978 in 4 Bänden (Copyright Georgetown University), die jährliche Publikation der *Bibliography of Bioethics* (Leroy Walters, Kennedy Institute of Ethics) seit 1975 und der durch das Medlars System weltweit zu erreichenden *On Line Service Bioethicsline* des Kennedy Institute of Ethics im Auftrage der National Library of Medicine seit 1974;

4) auf Bundesebene die National Commission for the Protection of Human Subjects of Biomedical and Behavioral Research 1974–1978, die President's Commission for the Study of Ethical Problems in Medicine and Behavioral Sciences 1980 und das Bioethical Advisory Committee, ab 1988/899;

5) die konsequente Einführung der Medizin als Unterrichtsfach in den 70er Jahren, die im Jahr 1980 bei 99 % der medizinischen Fakultäten abgeschlossen war;

6) die von H. T. Engelhardt und S. F. Spicker veranstalteten transdisziplinären Symposien „Philosophy and Medicine", deren Ergebnisse im Verlag

Reidel, Dordrecht, erscheinen und die demnächst mehr als 3 Dutzend
Bücher umfassen werden;

7) die Initiativen zur Gründung einer berufsständischen Vereinigung von Bioethikern („bioethicists") durch John Fletcher und andere seit 1986/87.

Zu den Rechenschafts- und Ausblicksarbeiten des Jahres 1986, in dem sowohl
das Hastings Center wie das Kennedy Institute ihr 15jähriges Bestehen feier-
ten:

Gorovitz S (1986) Baiting bioethics. *Ethics* 96/2:356–374; *Hastings Center
Report* (Oktober 1986) 16/5:8–17, mit Beiträgen von A. M. Capron, S. Bok, R.
McCormick, E. J. Cassell, R. M. Veatch, D. Callahan
Journal of Medicine and Philosophy (1986) 11/1, mit Beiträgen von H. T.
Engelhardt, E. D. Pellegrino, L. B. McCullouch, M. W. Wartofsky, A. L.
Caplan, S. F. Spicker

2.2 Lehre

Im Laufe der letzten 15 Jahre ist Bioethik fest integriert worden als fester
Bestandteil des Kernkurrikulums im medizinischen Studiengang sowie als
eigenständiger Studiengang im Hauptstudium und Aufbaustudium.

Für diesen Aufschwung der Medizinethik, die heute auf allen Gebieten der
medizinischen Ausbildung und Fortbildung zu einem festen und vertrauten
Bestandteil der Lehrpläne geworden ist, werden v. a. 2 Gründe genannt:

1) die Ausweitung der technischen Möglichkeiten moderner Medizin, die in
   ihren gesellschaftlichen, kulturellen und ethischen Konsequenzen das
   gesamte bisherige System von Wertorientierungen des medizinischen Ethos
   kritisch bestätigen muß;
2) die höheren Normbegründungsanforderungen und Normendurchsetzungs-
   kompetenzen, welche die pluralistische Gesellschaft von allen ihren Bürgern, insbesondere aber von den beruflich in Heil- und Pflegeberufen Tätigen fordert [6, 7].

Ein weiterer Grund schließlich, der weniger als die beiden anderen reflektiert
wird, sollte noch hinzugefügt werden:

3) die Notwendigkeit für den ärztlich Verantwortlichen, die ethischen Aspekte
   seines Berufes und Handelns im Einzelfall mehr als bisher in der Öffentlichkeit und im Patientengespräch verständlich zu machen. Im Gespräch mit
   dem Patienten um Alternativen der Therapie sowie in der Diskussion mit
   Kollegen über ethische und humanistische Güterabwägungen der verfügbaren Techniken wird vom Arzt eine höhere Kompetenz in der Analyse und
   Bewertung auch nichttechnischer, nichtwissenschaftlicher, eben ethischer
   und kultureller Normen und Werte gefordert.

Die auf die konkrete Situation des heilenden und pflegenden Handelns bezo-
gene angewandte Ethik und angewandte Philosophie lehrt logisches und dialek-

tisches Denken, informiert über die Geschichte intellektuellen Argumentierens und fordert in konkreter Einzelfalldiskussion das eigene Wertsystem heraus, sich zu erklären, zu verantworten, zu ändern und zu bereichern [6]. Damit leisten die Geisteswissenschaften in der Anwendung auf die konkrete Situation des biomedizinischen Falles zunächst einen Beitrag zur Persönlichkeitsbildung des ärztlich oder heilberuflich Tätigen, dann aber auch zur Analyse- und Entscheidungskompetenz im Einzelfall sowie darüber hinaus im Patientengespräch für die Gesundheitsmündigkeit des Bürgers [6, 9]. Erste Berichte und Untersuchungen über die bisherigen Ergebnisse bioethischen Unterrichts in den USA machen nicht nur deutlich wie schwierig es war, maßgeschneiderte Lehrpläne zu entwickeln, sondern auch die geeigneten Hochschullehrer zu finden und auszubilden. Erst jetzt, nach mehr als 10 Jahren, steht eine größere Zahl kompetenter Geisteswissenschaftler und Mediziner zur Verfügung, die neben der Beherrschung ihres eigenen Faches auch über die nötige Erfahrung im Verständnis des konkreten Einzelfalles und der erforderlichen ethischen Kosten-Nutzen-Analyse verfügen. Als ideal wird das „team teaching" angesehen, bei dem Mediziner und Ethiker Beiträge aus ihrem jeweiligen Fachgebiet leisten. Die Berichte weisen darauf hin, daß bei der Einführung der Medizinethik als eines seriösen und nunmehr fest etablierten Faches die studentischen Forderungen nach medizinethischen Kursen sowohl positive wie negative Wertungen zeigten. Der Durchbruch zur Anerkennung des neuen Faches ist im wesentlichen dem Einsatz und der Unterstützung prominenter Kliniker zu verdanken, deren persönliches Engagement an Einfluß und Bedeutung auch das der besten theoretischen Beiträge von Ethikern übertraf [6]. Einerseits wird festgestellt, daß der Kliniker in fortgeschrittenen Stadien der Einführung der Medizintechnik allein schon aus Zeitgründen und wegen mangelnder Spezialisierung Unterricht an den Ethiker abtreten muß, daß aber andererseits der Ethiker keine Autorität in Medizinethik erwirbt, wenn er nicht Hervorragendes in seiner eigenen Disziplin, im Regelfall der Philosophie und Ethik, geleistet hat und leistet [6]. Das wissenschaftstheoretische Verständnis der Medizin in diesem Zusammenhang ist das einer zwischen Naturwissenschaft und Geisteswissenschaft stehenden Erfahrungswissenschaft und Verantwortungspraxis mit hohen Ansprüchen an Wertfragenkompetenz und Entscheidungskompetenz. Für diese Kompetenzen sind die Kenntnis geisteswissenschaftlicher Methoden und Argumentationen ebenso unentbehrlich wie die Kenntnis von Methoden und Argumentationen der Naturwissenschaft [6].

Die organisatorische Eingliederung der Medizinethik in die ärztliche Ausbildung ist von Hochschule zu Hochschule unterschiedlich. Entweder ist sie Teil der Sozialmedizin („community medicine" oder „family medicine"), z. T. ist sie eine eigene und selbständige Abteilung für medizinische Geisteswissenschaften. Oft wird Medizinethik auch von einer Arbeitsgruppe, die direkt dem Dekan der Medical School zugeordnet ist, vertreten [6]. Beim Aufbau des Studiums wird empfohlen, örtlichen und pragmatischen Überlegungen den Vorzug vor systematischen Organisationsschemata und starren formalen Anforderungen an diejenigen, die Medizinethik unterrichten, zu geben.

Bioethik als Bestandteil des medizinischen Studiums

Als fester Bestandteil des medizinischen Studiums sind Bioethik, Medizinethik oder Geisteswissenschaften für Mediziner (Medical Humanities) an 126 von 127 medizinischen Fakultäten eingeführt. Im Jahre 1980 wurden insgesamt 156 Pflicht- und über 300 Wahlpflichtkurse angeboten, zu 62 % von Ethikern und Philosophen, zu 11 % von Medizinern und zu 13 % von Theologen. Von den 156 Pflichtkursen beschäftigten sich 16 mit Ethik, 31 mit klinischer Ethik, 34 allgemein mit menschlichen Werten; in weiteren 43 Kursen war Medizinethik ein wichtiger, zumeist der wichtigste Teil eines Kurses, der auch andere Bereiche der Geisteswissenschaften umfaßte. Für die Jahr 1974–1978, als Medizinethik noch nicht durchgehend eingeführt war, nahmen nur 77 % der Studenten in der vorklinischen Ausbildungsphase, 50 % in der klinischen und 50 % in der nachklinischen praktischen Ausbildung am Unterricht in Medizinethik teil. Heute dürften die Zahlen höher liegen, insbesondere was die klinische und praktische Phase des Studiums betrifft [6, 9].

Der Unterricht erfolgt entweder in kleinen Gruppen oder in Form einer großen Vorlesung, an die sich Kolloquiendiskussionen in Kleingruppen anschließen. Die große Vorlesung wird vorzugsweise von einem Kliniker angeboten; in den Kleingruppen werden die Inhalte der Vorlesung vertieft, aber auch selbständig und unabhängig von der Vorlesung Literatur und Fälle durchgearbeitet. In der großen Vorlesung, wenn sie von Klinikern gehalten wird, oft in Form von Ringvorlesungen, stehen ethische Falldiskussionen im Vordergrund, damit wechseln mehr systematisch vorgetragene Explikationen von Ethikern zu einem bestimmten eingegrenzten Problembereich möglicher Güterabwägungen ab. Gleichgültig, ob die mehr systematische Präsentation von Parametern für ethische Kosten-Nutzen-Analysen und Bewertungen oder die Bewertung eines einzelnen Falles im Vordergrund stehen, stets wird fallbezogen argumentiert und die Breite der Güterabwägung wird ausdrücklich offen gelassen, um einem vorschnellen und durchweg abgelehnten Moralisieren in der medizinischen Praxis vorzubeugen. Es soll also im medizinethischen Unterricht nicht um das moralisierende Vermitteln von Patentrezepten „richtigen" Handelns gehen, sondern um das Vorführen von und Einüben in Argumentations- und Abwägungsketten und in die Einübung der Anwendung ethischer Prinzipien auf konkrete Situationen medizinischen Handelns. Die Lehrbücher tragen diesem nichtdogmatischen Charakter der Bioethik als einer Sprache der säkularen Gesellschaft, in der diese sich über konsensfähige wertbezogene Handlungen verständigt, wie Engelhardt es formuliert hat (vgl. die Literaturangaben zu Kap. 1), dadurch Rechnung, daß sie grundsätzlich alle gesellschaftlich verbreiteten Positionen in die Diskussion einbringen.

Wir können 3 Arten des Umgangs mit Fallstudien unterscheiden:

1) entweder werden zu einem Fall nebeneinander 2–3 unterschiedliche Analysen und Bewertungen gestellt. Dies ist die Art und Weise, wie der *Hastings Center Report* Fälle vorstellt. Eine Sammlung der lehrreichsten vom *Hastings Center Report* veröffentlichten Fälle und Falldiskussionen ist zu einem

der am weitesten verbreiteten Unterrichtsbücher geworden (Levine, Veatch);

2) die meisten Lehrbücher gehen so vor, daß sie nach einem Überblick über verschiedene normative Ansätze in der Philosophie Kernbereiche angewandter medizinischer Ethik vorstellen; dabei leiten die Autoren kurz in die jeweilige Problematik ein, entfalten diese aber nicht selbst, sondern mischen 2–4 verschiedene Positionen und Argumentationen sorgfältig ausgewählter Beiträge anderer Autoren, aber auch Urteilsbegründungen von Gerichten miteinander ab. Beauchamp u. Walters beispielsweise behandeln das Problem des Schwangerschaftsabbruchs im größeren Rahmen der Frage nach der Definition des Lebens, Problemen der Lebensverlängerung und Sterbenshilfe. Nach einer Einleitung in die Problematik des Schwangerschaftsabbruchs, bei der die Themen Rechtfertigungsgründe, Fakten embryonaler Entwicklung, ontologische Bewertung der Fetalentwicklung, Schutz der Person oder Schutz des Lebens, Probleme der Grenzziehung in der fetalen Entwicklung, moralischer Status des Feten, Interessenkonflikte zwischen Fet, Mutter und Gesellschaft diskutiert werden, wird dann ein medizinethischer Text zur embryonalen Entwicklung, die Begründung der Rechtfertigung des Schwangerschaftsabbruches im Gerichtsfall „Roe gegen Wade", teils in befürwortenden, teils ablehnenden Argumentationen vorgeführt;

3) selbst ein durchgehend von den beiden Herausgebern selbstverfaßtes Lehrbuch, wie das von Beauchamp u. Childress gibt im Anhang, fast 25 % des Buchumfanges einnehmend, eine Liste von 35 Fällen wieder, ebenso standesethische Selbstbindungen, auf die im Text durchgehend verwiesen wird. Nicht nur wegen seiner weiten Verbreitung, sondern auch wegen seines Aufbaus und der Auswahltexte verschiedener Autoren dürfte das Lehrbuch von Beauchamp u. Walters besonders repräsentativ für die Art und Weise sein, wie Bioethik in den USA gelehrt wird und wie versucht wird, Güterabwägungen einzuführen und gleichzeitig heteronomes Moralisieren zu vermeiden.

Dies sind die wichtigsten Lehrbücher, die je eine leicht unterschiedliche Methode benutzen:

Levine C, Veatch RM (1984) *Cases in bioethics,* 2nd edn. Hastings on Hudson, New York (The Hastings Center);

Beauchamp TL, Childress JF (1983) *Principles of bioethics,* 2nd edn. Oxford Univ Press, New York;

Beauchamp TL, Walters L (1982) *Contemporary issues in bioethics,* 2nd edn. Wadsworth, Belmont/CA.

Die Ethics Library des Kennedy Institute verfügt über eine Sammlung von Curricula und Syllaby (Kursprogramme) von Kursen der meisten medizinischen Fakultäten.

Bioethik als selbständiges Studienfach

Bioethik als selbständiges Studienfach im Hauptstudium und Aufbaustudium wird nur an wenigen Stellen angeboten. In erster Linie ist hier das Kennedy Institute of Ethics an der Georgetown-Universität zu nennen, das ein „master's program" und ein „doctor's program" anbietet; beide werden in Zusammenarbeit mit dem Department für Philosophie und der Georgetown Medical School vertreten. Das Magister- und Promotionsstudium des Kennedy-Instituts ist eng mit dem des philosophischen Instituts verzahnt. Die Themen der schriftlichen Arbeit, zusätzliche Kurse in Bioethik und die Teilnahme an „ethical rounds" und Lehrveranstaltungen in der medizinischen Fakultät, ebenso wie ein mehrmonatiges Praktikum an der Medical School, das mit der schriftlichen Darstellung einer größeren ethischen Falldiskussion abschließt, sind die Charakateristiken dieses Programms. Absolventen des Studiengangs Bioethik im Hauptstudium und Aufbaustudium streben in der Regel einen Lehrberuf in Bioethik an, entweder in einer medizinischen Fakultät oder in einem philosophischen Institut, das gleichzeitig bioethische Serviceleistungen für Medizinstudenten erbringt; andere Absolventen sind in die Forschungsverwaltung, die Medizinverwaltung oder die öffentlichen Medien gegangen. Die Zahl der Studenten ist gering; sie umfaßt in der Regel nicht mehr als 20 oder 30. Jedem Studenten ist ein ständiges Mitglied des Kennedy-Instituts als Studienberater zugeordnet. Studiengänge, die zu einem Abschluß in Bioethik führen, bieten auch folgende Institutionen an: Brown University, Providence, Rhode Island, die State University of New York in Stony Brook, New York, und die University of Tennessee, Knoxville, Tennessee sowie in Kanada das Westminster Institute for Ethics and Human Values, Westminster College, London, Ontario. Gute und reiche Lehrangebote in Bioethik haben auch die University of Texas, Medical Branch at Galveston, das Baylor College of Medicine im Texas Medical Center in Houston, die University of Florida, Medical School at Gainesville, Florida [2, 3, 5].

Bioethische Kurse spielen aber auch eine Rolle im Rahmen von breiter angelegten Studiengängen der angewandten Philosophie („applied philosophy") und zwar neben Themen wie Wirtschaftsethik („business ethics", „corporate ethics"), Verwaltungsethik („ethics of regulation and deregulation"), Umweltethik („environmental ethics"), Ethik der Technik („ethics of engineering", „ethics of technology") oder generell im Rahmen eines Studiums in beruflicher Ethik („professional ethics"). Diese Studiengänge werden zumeist von philosophischen Instituten oder interdisziplinären Instituten angeboten; zu den einflußreichsten gehören: Center for the Study of Values, University of Delaware, Newark, Delaware; Department of Philosophy and Public Policy, University of Maryland, College Park, Maryland; Center for the Study of Applied Ethics, University of Virginia, Charlottesville, Virginia; Department of Philosophy, Bowling Green, State University, Bowling Green, Ohio; Rensselaer Polytechnic Institute, Department of Philosophy, Troy, New York [5].

Intensivkurse über Bioethik

Ein Intensivkurs in Bioethik (I.B.C., Intensive Bioethics Course) wird jährlich in der ersten Juliwoche vom Kennedy Institute of Ethics seit 1974 durchgeführt. Über 1000 Absolventen haben diesen Kurs bisher durchlaufen. Für die Jahre 1987, 1988 und 1989 hat die Stiftung Volkswagenwerk je 15 Stipendien für deutsche Hochschullehrer zur Teilnahme an einem speziell für diese deutschen Teilnehmer erweiterten Extended German Bioethics Course (E.G.B.C) bereitgestellt. Die Teilnehmer an den bisherigen Kursen sind zu 90 % Amerikaner, etwa zur Hälfte Mediziner, aber auch Theologen, Philosophen, Ökonomen, Politiker, Verwaltungsfachleute sowie in der Pflegeausbildung Tätige. Die Kurse, die von der American Medical Association als Beitrag zur Pflichtweiterbildung anerkannt sind, haben nicht nur eine Norm in bezug auf die Schwerpunkte und das akademische Niveau der Bioethik gesetzt; sie haben auch dazu beigetragen, daß Angehörige der unterschiedlichsten Berufe – von den Mitarbeitern des Office of Technology Assessment beim US-Kongreß bis hin zum Klinikseelsorger in Houston, von den Anästhesisten des Massachusetts General Hospital bis zu den Dekanen von medizinischen oder pflegeberufeausbildenden Fakultäten – daß sie alle sich qualifiziert zu Bioethik und einzelnen Themen der Bioethik äußern können und die bioethischen Aspekte in ihre Berufsarbeit einbringen. Für viele Absolventen des „I.B.C." war die Teilnahme eine berufliche Weichenstellung; insbesondere haben Kliniker, angeregt durch die Teilnahme an diesem Kurs, auch in ihren Publikationen Fragen der Bioethik fachbezogen aufgegriffen und weiterentwickelt. Studenten im Haupt- und Aufbaustudium haben keinen Zugang zu diesen Kursen. Neben dem Intensive Bioethics Course an der Georgetown-Universität gibt es eine größere Zahl oft 4wöchiger oder 8wöchiger Sommerkurse, die von Stiftungen wie dem National Endowment of the Humanities finanziert werden und teils interdisziplinären Studien dienen, teils Geisteswissenschaftler in den klinischen Alltag einführen (z. B. am Baylor College des Texas Medical Center in Houston, Texas).

Lehren und Lernen in der Bioethik

Lehren und Lernen in Form gemeinsamen Lernens findet in vielen Formen medizinischer und medizinethischer Kommunikation statt. Große und differenzierte medizinische Lehr-, Forschungs- und Versorgungseinheiten haben auch bereits hochdifferenzierte Formen berufsethischer Kommunikationen entwickelt. Sieht man einmal von den beratenden oder entscheidenden ethischen Komitees (Institutional Review Boards, I.R.B.) ab, dann stehen neben dem Unterricht in der Vorklinik und Klinik auch abteilungsinterne oder schwerpunktgebundene ethische Diskussionen, die Weiterbildungs- oder Kleingruppenforschungsgremien von Ärzten, Pflegepersonal und Ethikern entsprechen. Die Medical School der Georgetown University in Washington D.C. beispielsweise bietet vielseitige und unterschiedliche Veranstaltungen an: Monatlich eine Professorenkonferenz, in der klinische Studenten des 4. Jahres teilnehmen und in der Fälle vorgestellt und diskutiert werden; Teilnahme eines Ethikers an den wöchentlichen Lehrrunden in der Pädiatrie; monatliche Ethikkonferenz in der Pädiatrie für Mitarbeiter und Studenten der intensivmedizinischen Abteilung unter gemeinsamer Leitung und Vorbereitung eines Klinikers und eines Ethikers; monatliche ethische Konferenz über Fragen der Reproduktionsethik in der Abteilung für Gynäkologie und Frauenheilkunde; wöchentliches Seminar über Aspekte der Beratung in Fragen der pränatalen Diagnose und der Familienplanung. In der Intensivmedizin gibt es zusätzlich zu den bei Konsultationen stattfindenden Diskussionen monatlich eine Ethikkonferenz über aktuelle Fälle, in der Onkologie sind Philosophen an Arbeitsbesprechungen und Mitarbeiterkonferenzen beteiligt [8].

Das ethische Komitee, ohne entscheidende oder beratende Funktion, gleich ob nur von Ärzten besetzt oder interdisziplinär auf Abteilungsebene, ist ebenfalls in gewisser Weise ein Gremium gemeinsamen Lehrens und Lernens. Das gilt für die Institutional Review Boards der an Institutionen mit Ausbildungsfunktionen ebenso wie für die ethischen Komitees an den nicht ausbildenden Krankenhäusern oder Pflegeinstitutionen (vgl. unten: ethische Komitees und andere Beratungsformen).

Literatur

1. Brand U, Seidler E (1978) Medizinische Ethik in der Ausbildung des Arztes. Eine Umfrage. Ärztebl Baden-Württemberg 33:363
2. Clouser K, Danner (1980) Teaching bioethics: Strategies, problems resources. Hastings Center, Hastings on Hudson, (The teaching of ethics, vol VI)
3. EVIST (Ethics and Values in Science and Technology) (1978) Resource directory. American Association for the Advancement of Science, Washington/DC
4. Illhardt FJ, Seidler E (1979 unveröffentlicht) Kann man Ethik lehren und lernen. Eine Umfrage (Manuskript)
5. McElhinney TK (1981) Human values teaching programs for health professionals. Society for Health and Human Values, Philadelphia
6. Pellegrino ED, McElhinney TK (1981) Teaching ethics. The humanities and human values in medical schools. A ten year overview, Institute on Human Values in Medicine, Society for Health and Human Values, Washington/DC
7. Pellegrino ED et al (1984) Medical ethics. A survey after twelve years. JAMA 253:49–53
8. Pellegrino ED, Reich W, Walters B et al (1984) Bioethics. Georgetown Med Bull 73:3–30
9. Sass HM (1985) Medizinethik in den USA. MMW 127/34:799–801

2.3 Forschung

Forschung und Forschungsfortschritte auf dem Gebiet der Bioethik gehen Hand in Hand mit Fortschritten in der Qualität und Ausweitung der Lehre, der Qualität und Ausweitung der Politikberatung und der Einbeziehung von bioethischen Fragestellungen in Projekt der Forschung, der Klinik und der politischen und berufspolitischen Entscheidung. Weil Bioethik zu den Disziplinen der *angewandten Ethik* gehört, findet der Forschungsfortschritt nicht etwa bloß im innerphilosophischen Dialog statt, sondern in der Teamarbeit von ethischer Expertise, wissenschaftlicher und medizinischer Expertise sowie ökonomischer und politischer Expertise. Da es sich bei bioethischen Fragestellungen um solche über Lebensqualität, Leben, Leiden, Sterben und Heilen handelt, bei denen Experten Verantwortung im Einzelfall tragen, kommt zu der *Kompetenz der Expertise* in diesen Forschungsprozessen noch das Mandat oder die *Autorität der Verantwortung* hinzu. Die Autorität der Verantwortung kann eine ärztliche für den Einzelfall, eine politische für die Durchsetzung genereller Regelungen von Allokation oder Sicherheit sein; es kann auch das Mandat des Ethischen sein, das dazu verpflichtet, ethische, angewandte ethische und andere Problemstellungen im konkreten Einzelfall zu unterscheiden und dem Mißbrauch von verbal oder prozessual vertretenen ethischen Prinzipien vorzubeugen. Ein Beispiel für einen solchen Mißbrauch wäre etwa die Degradierung der Aufklärungspflicht des Arztes und der Notwendigkeit der Erlangung der Zustimmung des Patienten zu medizinischen Maßnahmen in der Form eines bloß zu unterzeichnenden Formulars, das dann schließlich nur juristischen Zwecken, v. a. denen des Ausschlusses von Haftungsfragen des Arztes oder des Krankenhauses, dient.

Ethik und Expertise also gehören in der Bioethik als einer Form der angewandten Ethik zusammen, und deshalb finden Forschung und Forschungsfortschritt auf verschiedenen Ebenen und in verschiedenen institutionellen und organisatorischen Rahmen statt. Neben der akademischen Forschung steht die interdisziplinäre Forschung, die institutionell vorgegebene Forschungspflicht im politischen und vorpolitischen Raum durch Kommissionen oder durch Fachleute in Behörden sowie schließlich die bioethische Forschung und Berücksichtigung bioethischer Fragestellungen in der medizinischen und biologischen Forschung und Gesundheitsversorgung. Im folgenden soll auf die im engeren Sinne akademische Forschung und auf die Forschung im politischen und vorpolitischen Raum noch detailliert eingegangen werden.

Akademische Forschung

Die im engeren Sinne akademische Forschung wird insbesondere von 2 großen Forschungszentren getragen, dem Institute of Society, Ethics and the Life Sciences in Hastings on Hudson, New York (Hastings Center) und dem Kennedy Institute of Ethics, Center for Bioethics an der Georgetown University, Washington D.C. (Kennedy Institute); hinzu kommt für Kanada das Westminster Institute for Ethics and Human Values, London, Ontario.

Das Hastings Center mit einem Jahresetat von ca. 1,5 Mio. DM konzentriert sich im wesentlichen auf 3 Schwerpunkte: a) die Publikation des *Hastings Center Report* und des *Institutional Review Board,* b) Forschungen zu ausgewählten Themen, v. a. in Teamarbeit, c) Konferenzen, Seminare sowie Publikationen. Das Hastings Center hat kein festes Lehrprogramm und ist auch nicht mit einer Universität oder medizinischen Fakultät verbunden. Die

Sommerseminare und Konferenzen, ebenso wie die hohe Zahl fördernder Mitglieder, deren Mitgliedschaft an den Bezug des *Hastings Center Report* gebunden ist, besonders aber die beiden Zeitschriften, die ebenso aktuell wie die nationale Diskussion bestimmend sind, geben dem Hastings Center einen großen akademischen und außerakademischen Einfluß. Das Hastings Center verfügt über eine gute Spezialbibliothek, hat einen Stab von etwa 10 Akademikern sowie ein Gastprofessorenprogramm.

Das Kennedy Institute of Ethics verfügt über 4 Schwerpunkte: Forschung, Lehre, Dokumentation, Beratung. Die Zeitschrift *Journal of Medicine and Philosophy* wird von Mitgliedern und ehemaligen Mitgliedern des Kennedy-Instituts herausgegeben. Die Ethics Library, die umfangreichste in der Welt mit über 12000 Büchern und 40000 Aufsätzen sowie 130 Periodika, gibt die jährliche *Bibliography of Bioethics* heraus und zeichnet auch verantwortlich für den Datenservice BIOETHICSLINE, das in der Bundesrepublik über DIMDI anwählbar ist. Im Gegensatz zum Hastings Center gibt es im Kennedy-Institut keine offizielle Teamarbeit oder von Teams vorgestellte Forschungsergebnisse, die eine Stellungnahme des Instituts bedeuten würden; die gemeinsame Autorschaft von Büchern und Aufsätzen ist bei Angehörigen des Kennedy-Instituts jedoch ebenso häufig wie bei denen des Hastings Center. Die etwa 2 Dutzend Forscher haben bisher über 150 Bücher und über 2500 Aufsätze zu Themen der Bioethik und angewandten Ethik veröffentlicht. Die besondere metadisziplinäre Stellung des Kennedy-Instituts kommt auch darin zum Ausdruck, daß bis auf 3 alle ständigen Mitglieder des Instituts nur zu einem Teil dort arbeiten, zum anderen Teil jedoch dem Department für Philosophie, der Law School oder der Medical School, dem National Institute of Health, dem Office of Technology Assessment beim US-Kongreß, der katholischen Bischofskonferenz oder ausländischen Universitäten (Kitisato-Universität, Tokio; Ruhr-Universität, Bochum) angehören. Dieses Arrangement sowie die geographische Nähe zu wichtigen Entscheidungsinstitutionen in der biomedizinischen Forschung und Politik in der Bundeshauptstadt Washington ermöglicht dem Kennedy-Institut eine optimale Information und Integration in bezug auf Weichenstellungen und Beratungen in der biomedizinischen Ethik und in anderen Formen angewandter Ethik.

Die Mitglieder beider Institutionen sind seit Jahren in allen wichtigen medizinpolitischen und nationalen politischen Beratungsgremien der biomedizinischen Forschung vertreten. Neben diesen beiden Institutionen, die mit Abstand, schon was die Zahl der Publikationen ihrer Mitglieder und die Zahl der Beratungsfunktionen betrifft, führend in der bioethischen Forschung sind, gibt es eine Vielzahl anderer Institutionen, die neben anderen Problemen auch denen der biomedizinischen Ethik oder der Gesundheitsökonomie ihr Interesse zuwenden. Hier sollen nur das Center for the Study of Values, Newark, Delaware, das Illinois Institute of Technology mit seinem Center for the Study of Ethics in the Professions, Chicago, Illinois und das Harvard Program in Ethics and the Professions erwähnt werden. Von den nicht universitätsaffiliierten Politikberatungsinstitutionen im Raum Washington haben die meisten sich zu Fragen biomedizinischer Ethik geäußert; dieser Hinweis aber leitet bereits über zu anderen Kategorien von Forschungsinstitutionen.

Außerakademische Forschung

Die außerakademische Forschung auf dem Gebiet der biomedizinischen Ethik zeichnet sich durch eine noch größere Nähe zum Prozeß politischer und forschungspolitischer Entscheidungen aus. Das bedeutet aber in keiner Weise, daß diese Forschungen, auch wenn sie Material für die aktuellen oder mittelfristig aktuell werdenden politischen Handlungsbedürfnisse aufbereiten, etwa weniger „akademisch", weniger wissenschaftlich wären. Auch Institutionen, die einer der beiden großen Parteien nahestehen, sind im Gegensatz zu ähnlichen Stiftungen in der Bundesrepublik von diesen Parteien nicht abhängig, weder politisch noch finanziell noch personell. Das gilt für das Brookings Institute, das American Enterprise Institute, die Heritage Foundation, das Ethics and Public Policy Center und das Washington Institute for Values in Public Policy in ähnlicher Weise. Zu dem Kreis der in Washington ansässigen politikberatenden Institutionen muß für das Gebiet der angewandten Ethik und Bioethik auch die American Association for the Advancement of Science und das Institute of Medicine der Akademie der Wissenschaften und diese selbst genannt werden. Themen dieser Institutionen waren in letzter Zeit vor allem ethische Fragestellungen der Biotechnologie und der Gesundheitsökonomie sowie der Gesundheitsforschung und Gesundheitserziehung. Neben den im engeren Sinne politikberatenden und den mehr akademischen Institutionen stehen die politikvorbereitenden Institutionen, die in ständige oder zeitlich terminierte Institutionen unterschieden werden können. Zu den ständig bioethische Forschung mit der Absicht der Politikvorbereitung und Politikberatung treibenden Institutionen gehört das Office of Technology Assessment (OTA) für die Legislative, die National Science Foundation, das National Endowment for the Humanities und das National Institute of Health je in eigenständiger Funktion und mit dem gemeinsam getragenen, jetzt aber im Umfang reduzierten Programm EVIST („Ethics and Values in Science and Technology"). Cook-Deegan beschreibt im Kapitel 9 „Bioethik und Politik" die Beteiligung der Bundesbehörden nicht nur am Prozeß der Politikvorbereitung, sondern am Fortschritt der biomedizinethischen Forschung selbst und vertritt mit Recht die These, daß diese Behörden, v. a. das Office of Technology Assessment und die verschiedenen Kommissionen auf nationaler Ebene über hoch qualifizierte Beamte verfügen oder verfügt haben, die es an akademischer Reputation und an forscherischer Leistung mit jedem Gelehrten in den Universitäten und universitätsnahen Instituten aufnehmen können. Cook-Deegan beschreibt im einzelnen die Geschichte, Funktion und Herausforderungen der Bioethik und angewandten Ethik in diesen Behörden sowie die Geschichte, Funktion und Leistungsfähigkeit der auf Zeit eingesetzten Kommissionen. Die beiden im Anhang wiedergegebenen Beiträge von Engelhardt (Kap. 10) und Faden (Kap. 11) beispielsweise basieren auf laufenden Projekten und sind Zwischenberichte zu Kommissionsarbeiten zur genetischen Diagnose und zur Unfruchtbarkeitsbehandlung. Die wichtigsten temporär berufenen Kommissionen waren die National Commission for the Protection of Human Subjects of Biomedical and Behavioral Research, die President's Commission for the Study of Ethical Problems in Medicine and Biomedical and Behavioral Research (Januar 1980–März 1983). Die letztere hielt im 2monatigen Rhythmus insgesamt 28 Sitzungen ab und erstellte die bei Cook-Deegan aufgeführten Reporte sowie einen eigenen Erfahrungsbericht [4]. Auf Arbeitsweise und Zusammensetzung der Kommission, die in gewisser Weise den Enquetekommissionen des Bundestages vergleichbar sind, soll unten im Abschnitt „Ethische Kommissionen und andere Beratungsformen" noch eingegangen werden. Schon hier aber soll unterstrichen werden, daß dem wissenschaftlichen Büro, hochqualifiziert besetzt, im wesentlichen die Qualität der Arbeit und die Akzeptabilität der Ergebnisse zuzuschreiben ist. Der Rechenschaftsbericht ([4], S. 1–11) geht im einzelnen auf die Vorgeschichte und Arbeitsweise der President's Commission ein, stellt die wichtigsten akzeptanzfähigen Ergebnisse zu Einzelforschungen vor (S. 13–63) und diskutiert übergeordnete ethische und politische Aspekte (S. 66–86). Insgesamt stellen die Ergebnisse dieser Kommission einen Meilenstein in der Geschichte der biomedizinischen Forschung dar, sowohl was die Analyse der ethischen Probleme in der Anwendung auf Fragen der Biomedizin und Gesundheitsökonomie betrifft als auch in Fragen der Akzeptanzdiskussion und ihrer Methodik.

Literatur

(vgl. auch die in Kap. 1 und Kap. 2 Dokumentation genannte Literatur)

1. Abram MB, Wolf SM (1984) Public involvement in ethical ethics. A model for government action. N Engl J Med 310:627–632
2. Cook-Deegan RM (1987) Ethical analysis and public policy. Bioethics in the Federal Government, siehe unter Kap. 9
3. Payne B (1982, unpublished) Educating policymakers to ethical issues. (Kennedy Institute Luncheon Paper)
4. President's Commission for the Study of Ethical Problems in Medicine and Biomedical and Behavioral Research (1983) Summing up. Government Printing Office, Washington/DC
5. Rich F (1982, unpublished) Studying public policy and the policymaking process. Positive and normative perspective. (Woodrow Wilson School of Public and International Affairs, Princeton University, seminar series)
6. Sass HM (1985) Verantwortung unter Risiko. Alfter-Oedekoven
7. Walters L (1985, unpublished) Commissions and consensus. From the national commission to the present. (Kennedy Institute Luncheon Paper)

2.4 Politikberatung, Politikvorbereitung

Expertise des Ethikers

Da viele der politisch zu entscheidenden Probleme mit Wertfragen zusammenhängen und nicht nur ökonomischer oder sozialwissenschaftlicher Natur sind, ist es beinahe selbstverständlich, daß die Expertise des Ethikers in der Beratung und Vorbereitung ordnungspolitischer Entscheidungen, nicht nur auf biomedizinischem und gesundheitspolitischem Gebiet, unerläßlich ist. Wo die ethische Problematik nicht direkt, sondern generell oder indirekt durch rechtliche, ökonomische oder sozialwissenschaftliche Aspekte vertreten wird, kann die Politik sich nicht langfristig an tradierten Werten orientieren und steht in der Gefahr, sich Mehrheiten zu beugen oder dem Druck der Tagespolitik nachzugeben. Das gilt einschränkungslos für alle Gebiete der Politik. Seit der 2. Hälfte der 70er Jahre ist die gesundheitsethische und bioethische Position bei allen Diskussionen auf dem Gebiet der Gesundheitspolitik, Forschungspolitik, ärztlichen Versorgung und Sozialpolitik mitvertreten und hat, wie der Bericht von Cook-Deegan zeigt, eine akzeptierte und unersetzliche Rolle in den USA eingenommen. Erste Meilensteine, deren inhaltliche Thesen immer noch gelten und Zeugnis für einen auch in pluralistischen Gesellschaften erreichbaren gesellschaftlichen und ethischen Konsens sind, sind die ersten Berichte der National Commission for the Protection of Human Subjects of Biomedical and Behavioral Research, der Vorläuferin der President's Commission. Die Themen der National Commission waren: Forschungen am Fötus (1975), an Inhaftierten (1976), an Kindern (1977), an Behinderten und Institutionalisierten (1978), ethische Komitees (1978), ethische Richtlinien für die Gesundheitspolitik des Bundesministeriums für Gesundheit, Erziehung und Soziales (1978) und schließlich der umfassende Belmont-Report zur Ethik der Forschung am Menschen (1978), (s. die Listen bei Cook-Deegan, Kap. 9). Mit diesen Themen sind auch die Inhalte angegeben, von denen aus sich dann die Bioethik in der Politikberatung und Politikvorbereitung auch in den 80er Jahren ausgebreitet hat: Forschungsfragen, Fragen des Gesundheitswesens und der gerechten Allokation, Einzelfragen der biomedizinischen Praxis und schließlich Fragen der Gentechnologie. Cook-Deegan vertritt die These, daß gerade in einer Zeit zunehmender Pluralisierung von Wertvorstellungen in der Gesellschaft und eines nachlassenden Grundkonsens die Etablierung von konsensorientierten Gremien, entweder temporär oder auf Dauer angelegt, komplementär und antizipatorisch das Vakuum füllen müssen, das in früheren Jahren durch selbstverständliche Autorität großer tragender religiöser oder weltanschaulicher Positionen besetzt war. Diese These des Praktikers Cook-Deegan wird im akademischen Raum unterstützt von Engelhardt (Foundations of Bioethics, 1986), der Bioethik als ein Instrument der Analyse, Bewertung und des Managements von bioethischen und gesundheitsbezogenen Werten in einer pluralistischen Gesellschaft beschreibt.

Bioethische Stellungnahmen und Institutionen

Zu den politisch relevanten und politikberatenden bioethischen Stellungnahmen und Institutionen gehören nicht nur die von Cook-Deegan zusammengestellten Studien der National Commission, der President's Commission und des Office of Technology Assessment. Was das Office of Technology Assessment betrifft, so enthält die Liste von Cook-Deegan im übrigen auch nur die im engeren Sinne bioethischen Schlußstudien, nicht aber Studien und Fallstudien zum „health technology assessment", wie z. B. die wichtigen Studien über die Intensivmedizin („intensive care units", *Health technology care study* 28, November 1984). Auch innerhalb der im engeren Sinne bioethischen Politikberatung des OTA gibt es sehr viel Material unterhalb der Schwelle des offiziellen Reports, wie z. B. die soeben vorgelegte Studie von Baruch A. Brody über „Religious and secular Perspectives about Infertility Prevention and Treatment", eine sorgfältige Analyse der weltanschaulichen Positionen verschiedener Konfessionen, Religionen und säkularen Positionen unter besonderer Berücksichtigung ihrer Konsensfähigkeit in bezug auf neue Möglichkeiten der Infertilitätsbehandlung beim Menschen.

Innerhalb des Department of Health and Human Services sind so unterschiedliche, bioethisch wichtige Publikationen erschienen wie die Hinweise für die Antragstellung und Planung der somatischen Gentherapie am Menschen („Points to consider . . .", *Recombinant DNA Technical Bulletin,* 9/4 Dezember 1986); der Bericht „Organtransplantation, issues and recommandations" (April 1986), die Studie über das künstliche Herz („Artificial heart and assist devices: Directions, needs, costs, societal and ethical issues", Mai 1985) sowie der Zwischenbericht (nach 5 Jahren) zu den Gesundheitszielen der Nation („The nineteenninety health objectives for the Nation. A midcourse review", 1986). Vom Institute of Medicine der National Academy of Science liegt neben den Studien zur Gentechnologie und anderen medizin- und gesundheitsethischen Arbeiten der Bericht „Confronting AIDS. Directions for public health, healthcare and research" (1986) vor.

Die American Fertility Society hat durch ihr ethisches Komitee Überlegungen zur neueren Reproduktionstechnologie (*Fertility and Sterility* 46/3, Suppl 1, September 1986) vorgelegt. Die Nennung dieser Institutionen und Themen ist nicht vollständig; sie soll nur zeigen, wie in unterschiedlichem Maße bei verschiedenen Institutionen der Gesundheitsforschung und Gesundheitsverwaltung, der akademischen Wissenschaft und der Berufsverbände bioethische Aspekte und Themen in Stellungnahmen einfließen. Soweit diese Arbeiten von der Seite der Gesundheitsforschung und Gesundheitsverwaltung kommen, sind sie alle in irgendeiner Weise entweder mit dem National Institute of Health oder mit dem Office of Technology Assessment verbunden. Im Rahmen dieses Berichts kann keine Bibliographie aller bioethisch relevanten oder ausschließlich bioethischen Themen gewidmeten Berichte, Gutachten und Vorschläge gegeben werden; die Zahl wäre zu groß. Statt dessen sei auf die angegebenen Hilfsmittel zur Dokumentation hingewiesen, insbesondere aber auf die Datenbank BIOETHICSLINE. Die einzelnen Teilgebiete würden zudem in ihrer besonderen Darstellung ihres Beitrages zur Forschung eigene ausführliche Darstellungen erfordern. In den folgenden Kapiteln wird aber auf den einen oder anderen Bericht noch im einzelnen eingegangen.

Verschiedene Modelle von Beratungsformen

Unterschiedliche Beratungsformen sind für unterschiedliche politische Zielsetzungen und Problemstellungen erforderlich. Wir folgen in der Aufzählung verschiedener Modelle auf der nationalen Ebene und ihrer möglichen Funktion den Zielsetzungen, die Cook-Deegan angegeben hat und unterteilen mögliche Zielsetzungen nach seinem Vorschlag in 8 Kategorien:

1) Konsensfeststellung: Gerade bei neuen Technologien kann es aus Gründen der Technophobie und allgemeinen Unsicherheit im Umgang mit den neuen Möglichkeiten leicht zu unnötigen öffentlichen Ablehnungen und Kontroversen kommen, die aus Überzeichnung oder Unkenntnis gewisser Aspekte der modernen Technik bestanden. In solchen Fällen ist es sinnvoll, auf einen möglichen Konsens aus den verschiedensten in der Gesellschaft existierenden weltanschaulichen Positionen zu verweisen und die – nicht von der Technik selbst, sondern vom menschlichen Umgang mit ihr veranlaßten – guten oder schlechten Folgen aufzuzeigen. Cook-Deegan nennt den Fall der Gentherapie an somatischen Zellen als ein Musterbeispiel dafür, wie durch Konsensfeststellung der öffentliche Dialog angeleistet und ihm Qualität und Güterabwägungshilfsmittel vorgegeben werden können. Man könnte aber auch den Definitionswandel Herzkreislauftod–Hirntod anführen. Wo ein in der Gesellschaft schlummernder Kompromiß nur bestätigt und festgestellt zu werden braucht, wird das nach dem Vorschlag von Cook-Deegan am besten durch nationale Kommissionen mit hoher Prominenz getan, um die entsprechende gewünschte Öffentlichkeitswirksamkeit zu erreichen.

2) Suche nach Konsens: Die Suche nach Konsens, auch nach Konsens zu in pluralistischen Gesellschaften außerordentlich umstrittenen Themen wie Schwangerschaftsabbruch oder der Intensität der medizinischen Versorgung am Lebensende, ist allemal dem öffentlichen Streit der Positionen, welcher künftigen Konsens nur noch schwieriger macht und dem Verdecken von nicht vorhandenem Dissens durch illusorischen Konsens – erzielt etwa in legislativen Mehrheitsentscheidungen über Schwangerschaftsabbrüche – überlegen. Die Suche nach Konsens gehört zu den politischen Führungsaufgaben der Legislative wie der Exekutive. Eine Bemühung um den Konsens muß alle beteiligten Seiten einer offenen Gesellschaft zur Präzisierung der je eigenen Argumente und zur gemeinsamen Güterabwägung zwingen und Hilfen bereitstellen, auch institutionelle, die die Einübung in konsensorientierte Dialoge und Diskussion ermöglicht.

3) Zukünftige Herausforderungen: Die Antizipation künftiger Herausforderungen ist eine der wichtigsten Aufgaben politischer Führungsverantwortung. Die möglichst frühzeitige Identifizierung neuer Wertprobleme und Güterabwägung ermöglicht dem Politiker, sich mittelfristig und nicht erst in Form eines permanenten Krisenmanagements mit neuen Herausforderungen zu befassen und seine Position deutlich zu machen und festzulegen. Für die Gesellschaft insgesamt ist die antizipatorische Diskussion künftiger ethischer Herausforderungen von hohem Bildungs- und Persönlichkeitswert, weil sie kurzschlüssigen Verweigerungen oder voreiligen Akzeptanzen neuer Techniken vorbeugt.

4) Öffentliches Diskussionsforum: Es gibt ethische Herausforderungen, bei denen entweder die Technik so neu oder die kontroversen Positionen innerhalb der Gesellschaft so weit auseinanderliegen, daß es unerläßlich ist, die Diskussion ohne politischen Entscheidungsdruck zu beginnen und Thematik und Qualität durch hervorragend besetzte Kommissionen vorzugeben, die weder die Aufgabe haben, Empfehlungen zu erarbeiten, noch ausgewählten Einzelpositionen eine größere Öffentlichkeit zur Darstellung ihrer partikularen Meinung zur Verfügung zu stellen. Cook-Deegan weist darauf hin, daß für große öffentlichkeitswirksame Kommissionen eher Ethiker und andere Akademiker als Politiker und Verbandsvertreter als Mitglieder in Frage kommen. Themen wie Homosexualität, Gastmutterschaft, Embryonenforschung könnten und sollten zunächst in solchen Gremien öffentlich beraten werden, bevor voreilig Kommissionen Empfehlungen erarbeiten oder voreilig gesetzgeberische Zulassungen oder Verbote ausgesprochen werden.

5) Implementierung: Die Umsetzung von konsensgetragenen Güterabwägungen in gesetzliche, verordnende und medizinische Praxis muß nicht unbedingt etablierten Instanzen überlassen bleiben, sie kann auch von einer ad hoc gebildeten Kommission durchgeführt werden mit dem Vorteil, daß unkonventionell und gegen die Beharrungskräfte und egoistischen Interessen bestehender Institutionen oder ihrer Teile eine solche Implementierung erfolgen kann.

6) Überprüfung von Verwaltungs- und Rechtspraxis: Die praktische Handhabung von Güterabwägungen in Verordnungen und Gesetzen kann in sich widersprüchlich sein, den ursprünglichen ethischen Vorstellungen nicht mehr völlig entsprechen oder ihnen gar widersprechen. Gegen solche bürokratische, rechtlichen oder verordnenden Verhärtungen und Unzulänglichkeiten kämpft die Verwaltung und Rechtsprechung selbst am schlechtesten. Verwaltungsvereinfachung, Verwaltungsgerechtigkeit, Verwaltungsvereinheitlichung lassen sich durch kompetent besetzte, ad hoc gebildete Kommissionen von außen initiieren; insbesondere werden, wie im Falle der Empfehlungen der President's Commission, die angesprochenen Behörden in einer kurzen Frist um Stellungnahme gebeten. Cook-Deegan gibt hierfür Beispiele; für das allgemeinere Thema der Verwaltungsvereinfachung und Verwaltungseffizienz wäre an die positiven Rückwirkungen der offiziell sowohl legislativ wie exekutiv folgenlos gebliebenen „Grace Reports" zu erinnern, die allein durch ihre Existenz und dadurch, daß sie Übelstände des Bürokratismus, der Inkompetenz und Vergeudung in vielen Abteilungen der Bundesverwaltung in den USA, inklusive der forschungsverwaltenden und forschenden Behörden beschrieben, diese zu einer höheren Effizienz anspornten.

7) Unterstützung in der Rechtsfindung: Aus Gründen der technischen Kompliziertheit neuer Fälle oder wegen zu genereller oder unpraktischer gesetzlicher Regelungen kommt es oft zu Rechtsfortschreibungen durch die Gerichte. Viele der Berichte der President's Commission haben in Rechtsentscheidungen, die der Herausbildung neuer Rechtssprechungspraxis dienen, aber auch in der Verfahrensweise und Argumentation von ethischen Komitees sowohl in Krankenanstalten wie in Forschungsinstitutionen oder aber bei der Landesgesetzgebung und Landesverordnung der einzelnen Bundesstaaten in den USA nachweislich große Hilfe geleistet und wichtigen Einfluß ausgeübt. Kompetent zusammengesetzte interdisziplinäre, nationale, ad hoc gebildete Kommissionen können auf diesem Gebiet der sozialen und rechtlichen Güterabwägung vereinheitlichend, ausgleichend, kompetenzfördernd und normbildend wirken.

8) Einübung von verfügbarem Expertenwissen: Die pluralistische Gesellschaft lebt von der Verfügbarkeit des Expertenwissens auch für den politischen und vorpolitischen Raum. Zu diesem Expertenwissen gehört – und wird in Zukunft immer mehr gehören – die Expertise auf dem Gebiet der angewandten Ethik, in unserem Zusammenhang der biomedizinischen Ethik. Wenn nationale Kommissionen keine andere Funktion haben als die, als Übungsfeld für Experten auf dem Grenzbereich zwischen Politik, Wissenschaft, Berufsstand und Ethik zu dienen, diese Experten heranzuziehen, zu schulen und verfügbar zu halten, dann bleibt als wichtigstes Ergebnis wenigstens eine größere Zahl getesteter Experten von Güterabwägung zurück, auf die kurz- und mittelfristig zurückgegriffen werden kann. In der akademischen Philosophie und Ethik der Bundesrepublik gibt es nur ganz wenige Experten, die in der Lage sind, sich kompetent mit Fragen der angewandten Ethik, insbesondere den sehr speziellen der Bioethik, zu befassen. Die gleiche Funktion könnte aber auch durch dem EVIST-Programm oder den Programmen der National Science Foundation nachgebildete Einladungen und aktive Werbung für Anträgen zur Forschungsförderung auf dem Gebiet der angewandten Ethik erfüllt werden. Auch auf diesen Wegen der Vergabe von Einzelforschungen auf dem Gebiet der angewandten Ethik und Bioethik lassen sich mit einem Auftrag 2 Ziele erreichen: ein inhaltliches Produkt und die Qualifizierung oder wiederholte Qualifizierung eines Experten.

Gegenwärtige Diskussion

Die gegenwärtige Diskussion über die Rolle der bioethischen Politikberatung in den USA ist auf der Bundesebene gekennzeichnet durch die sehr langsamen Prozesse der Einsetzung der schon 1984 und 1985 beschlossenen Bioethics advisary Commission (BEAC). Zwei Aufträge warten auf die Kommission: Embryoforschung und Gentechnologie am Menschen. Es ist aber nicht ausgeschlossen, daß sie, falls ihre Arbeit auf Zustimmung des Kongresses stößt, auch weitere Themen bearbeiten wird mit dem Ziel, konkrete gesetzgeberische oder verordnende Maßnahmen vorzuschlagen. Die Zusammensetzung und Arbeitsweise der BEAC werden poltisch sein und im Netzwerk politischer Einflüsse und Interessen stehen, während die bioethischen Arbeiten des Office of Technology Assessment (OTA), wenn einmal in Auftrag gegeben, weitgehend politischen Einflüssen in bezug auf Schwerpunktsetzung und Orientierung entzogen sind. Traditionell war es Aufgabe des OTA, politisch vorbereitend *Optionen* aufzuzeigen, und das hat das Office of Technology bisher auch bei seinen Arbeitsergebnissen vorbildlich getan. Zum Inhalt dieser bisherigen Arbeiten vergleiche z. B. die bei Cook-Deegan angegebene Liste (s. Kap. 9).

Cook-Deegan unterstreicht den scharfen Unterschied zwischen *Aufarbeitung von Optionen* in Fragen kontroverser und komplexer ethischer und gesellschaftlicher Güterabwägungen und *Lösungsvorschlägen.* Cook-Deegan hebt die Vorzüge des Aufzeigens von Optionen gegenüber direkten Vorschlägen hervor: Die Nichtpräjudizierung von Güterabwägungen der Legislative und Exekutive gegenüber, die Verbesserung der Transparenz und des Verstehens der notwendigen Güterabwägungen, das Offenhalten von informellen und pragmatischen

Entscheidungen durch dafür zuständige Behörden, den Gesetzgeber, Standesorganisationen oder den mündigen Bürger. Demgegenüber sieht er die Vorzüge einer empfehlenden Kommission nur dort, wo ein „schlafender Kompromiß" in der Gesellschaft bereits vorhanden ist, aber nicht zum Tragen gekommen ist aus Gründen der Nachlässigkeit, der Unkenntnis oder aus bürokratischem Egoismus oder Gründen, die in einem mangelnden öffentlichen Dialog über diese Probleme begründet sein können. Man könnte der Argumentation von Cook-Deegan hinzufügen, daß die bloße Existenz von Aufarbeitungen von ethischen und politischen Optionen schon einen großen Vorzug gegenüber der Nichtexistenz solcher Analysen und Optionsdarstellungen darstellt. Solche Modelle setzen ein argumentatives Niveau, zeigen die ethischen und sozialen Kosten und den Nutzen der jeweiligen Optionen auf und erziehen damit Bürger wie politische Entscheidungsträger zu präziseren Güterabwägungen und Argumentationen als das ohne solche Aufarbeitungen der Fall wäre. Auch in die öffentlichen Medien, die Rechtsprechung, die akademische Diskussion und die im engeren Sinne politikvorbereitenden und politikausführenden Instanzen kann die kompetente Zusammenstellung und Abwägung von Optionen hilfreich und wirksam einfließen. In der Bundesrepublik ist die Kernenergiediskussion teilweise den Weg des Aufzeigens von Optionen gegangen, auch wenn die meisten der Beteiligten beim Aufzeigen der 4 möglichen Pfade des gesellschaftlichen Nutzens von Kernenergie ihre eigene Position einer weitgehenden Ablehnung von Kernenergie nicht verhehlten. Die Enquetekommission zur Gentechnologie, v. a. aber die Benda-Kommission, ist eher den Weg von Empfehlungen gegangen, ohne daß das Für und Wider der Vorschläge angemessen und nachvollziehbar dargestellt worden wäre; dazu waren beide Kommissionen wohl auch zu wenig von der aktuellen Tagespolitik abgeschirmt und damit nicht allein auf die Qualität ihrer Abwägungen zur Anerkennung ihrer Arbeit zurückgeworfen, wie es die Studien des Office of Technology Assessment oder die Studien des Mitarbeiterstabes der President's Commission gewesen sind.

Neben der Spannung zwischen Optionsaufarbeitung und Empfehlung gibt es in der bioethischen wie in jeder anderen politikberatenden Güterabwägung noch eine andere Spannung, die zwischen *Wertbegründung und Wertdurchsetzung*. Callahan, der Direktor des Hastings Center, kritisierte, daß die President's Commission mehr nach den potentiellen Subjekten von notwendigem Handeln („Who should decide?") gefragt habe, statt die Frage nach der Bewertung („How should we think about it?") gestellt zu haben. Dem antwortet der Praktiker Cook-Deegan, daß das Theoretisieren wohl eher in den akademischen Raum, das Durchsetzen von allen Positionen gemeinsamen Werten aber in den politischen Raum gehöre. Wie auch unser Bericht zeigt, ist ja gerade die Orientierung am Konsens in der pluralistischen Gesellschaft durchgehendes Merkmal der Hauptströmungen der angewandten Ethik und der Bioethik.

Das 3. Problem der bioethischen Politikberatung ist die *Managementstruktur der Beratung*, die, sofern sie innerhalb einer staatlichen Verwaltung angesiedelt ist oder innerhalb eines universitätsbenachbarten Forschungsinstituts, der Gefahr der Verkrustung und Bürokratisierung erliegen kann (vgl. Cook-Deegan, Kap. 9). Andererseits hat der innerhalb der politischen Verwaltung angesiedelte Sachverstand zugleich die Funktion eines notwendigen und unentbehrlichen institutionellen Gedächtnisses. Solche Erfahrungen, auch solche bisheriger Enquetekommissionen, sollten institutionell, sowohl was die Personen wie auch was das Material betrifft, mit Sorgfalt behandelt werden, damit neue Probleme schnell und effektiv auch auf der Basis einer institutionalisierten Routine angegangen werden können. Cook-Deegan schlägt als Ausweg vor, wie es auch im Office of Technology praktiziert wird, innerhalb einer stabilen Managementstruktur für jede neue Aufgabe die Teams neu zusammen zu stellen.

2.5 Dokumentation

In Anbetracht der erst 15jährigen Geschichte der Bioethik ist die Situation der Dokumentation ausgezeichnet und gut überschaubar. Die gute Dokumentationslage reflektiert natürlich auch die politische, akademische und öffentliche Aktualität der Bioethik, die erst den Markt für die ausgezeichnete Dokumentationslage geschaffen hat. Gerade wegen des öffentlichen und politischen Interesses, v. a. an Problemen innerhalb der USA, ist die Dokumentation konzentriert auf amerikanische Literatur; sie schließt aber andere englischsprachige Literatur, vor allem die Englands, Australiens und Kanadas ein, nur zu einem sehr geringen Teil aber anderssprachige Literatur, wie z. B. die deutsche. Die Internationalisierung der bioethischen Problematik und die zunehmenden akademischen wie politischen Verflechtungen haben jedoch ein stärkeres Interesse an komparatistischen Studien oder zumindest zunächst an Informationen über Entwicklung in anderen Ländern wachsen lassen; dieser Trend dürfte sich verstärken. Nachfolgend sind die wichtigsten wissenschaftlichen Dokumentationen genannt. Diese Übersicht ist betont kurz gehalten, da sie in keiner Weise die genannten Quellen auch nur annäherungsweise ersetzen kann.

Datenbank

BIOETHICSLINE, ein „on-line service" für bioethische Literatur seit 1987, im Auftrage der National Library of Medicine von der Ethics Library des Kennedy Institute of Ethics erstellt, umfaßt ca. 40 000 Angaben, z. T. mit Abstracts. Die Daten werden etwa alle 2 Monate komplettiert; sie umfassen nicht nur die wichtigsten akademischen Veröffentlichungen, sondern enthalten auch Kommentare und Darstellungen wichtiger Tageszeitungen, von Gesetzesvorbereitungen, Gesetzen, Regelungen von Standesorganisationen und Informationen aus der Rechtsprechung. Die Informationen der jährlichen *Bibliography of bioethics* sind Bestandteil von BIOETHICSLINE. Für die individuelle Suche in BIOETHICSLINE ist der 47 Seiten starke *Bioethics thesaurus* (1986) unentbehrlich.

Der Datendienst ist seit April 1988 über D.I.M.D.I. (Köln) direkt anwählbar; vgl. auch das (an der Ruhr-Universität) demnächst erscheinende Heft

Nr. 18 der *Bochumer Materialien zur Medizinethik:* „Der medizinethische Informationsdienst ‚bioethicsline' bei DIMDI.

Bibliographien

Walters L et al (eds) *Bibliography of bioethics,* erscheint seit 1973 jährlich (Bd. 1–6 bei Gale Research 1973–1979; seit Bd. 7 bei Free Press). Die Bände führen, nicht additiv, in 82 Gruppen unterteilt, die englischsprachige Literatur auf und erstreben Vollständigkeit.

The Hastings Center bibliography of ethics, biomedicine and professional responsibility, letzte Auflage 1982, 109 Seiten: The Hastings Center. Die Bibliographie ist absichtlich nicht vollständig; sie wählt die Informationen nach Aktualität und Qualität aus; alle 2–5 Jahre soll eine neue, nach diesen Kriterien veränderte Auflage erscheinen, in die nur die inzwischen klassisch gewordenen Beiträge aus früheren Auflagen übernommen werden.

Goldstein D (1982) *Bioethics.* A guide to information sources. Gale Research, Detroit/MI, 366 pp. Eine recht umfangreiche und gut gegliederte und annotierte, sehr kundige Bibliographie von der Chefbibliothekarin der Ethics Library des Kennedy-Instituts.

Shmavonian N (ed) *Human values in medicine and healthcare. Audiovisual resources.* Yale Univ Press, New Haven, enthält über 400 Informationen über audiovisuelles Material in biomedizinischer Ethik.

Lexika

Reich W (ed) *Encyclopaedia of bioethics,* 4 vols. Free Press, New York (copyright Georgetown University). Eine umfangreiche und erschöpfende Darstellung des gesamten Fachgebiets auf dem Stand von 1982, enthält auch gute Bibliographien zu den einzelnen Beiträgen. Viele Großartikel haben gleichzeitig den Rang eigenständiger Forschungsbeiträge. Eine Neuauflage ist in Vorbereitung, die in großem Maße die inzwischen international gewordene Diskussion berücksichtigen wird.

Zeitschriften

Hastings Center Report, seit 1971 vom Hastings Center, Hastings on Hudson, New York 10706, hrsg. im Jahr 1987 im 17. Jahrgang. Jährlich erscheinen 6 Hefte im Umfang von 44–50 Seiten. Diese führende Zeitschrift ist das aktuelle Diskussions- und Informationsorgan der Bioethik. Jedes Heft enthält Schwerpunktthemen und eine Fallstudie, von Zeit zu Zeit Sonderbeilagen zu Schwerpunktthemen.

I.r.B. A review of human subjects research, 1979 ff. Hrsg. Hastings Center, Hastings on Hudson, 10 Heftchen pro Jahr. I.R.B. ist das führende Organ für

Strukturfragen, Entwicklungsfragen und Erfahrungsaustausch der ethischen Komitees und Institutional Review Boards, der Krankenhäuser und Forschungsinstitutionen.

Journal of Medicine and Philosophy, seit 1976, 4 Hefte pro Jahr, Reidel, Dordrecht. Die Hefte sind meist als Schwerpunkthefte angelegt und decken insgesamt den ganzen Bereich der Bioethik ab.

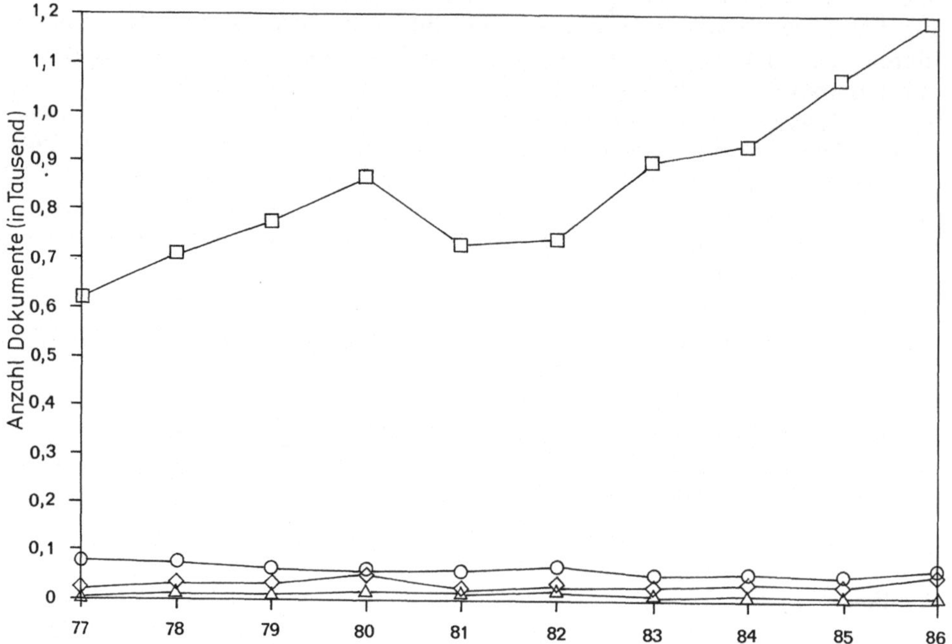

Abb. 1. Literatur zu ethischen Fragen; □ englisch, ○ französisch, ◇ deutsch, △ spanisch. (Nach *Medline* 1977–1986).

3 Methodenprobleme und Wertdiskussion

3.1 Methodenprobleme der nachaufklärerischen Ethikdiskussion

Die Methodenprobleme und die Wertediskussion in der amerikansichen Philosophie, v. a. aber in der angewandten Ethik, von der die Bioethik ein Teil ist, unterscheiden sich von der kontinentaleuropäischen Tradition durch 2 Voraussetzungen:

1) die Einsicht in das Scheitern der Aufklärungshoffnung nach einer einheitlichen humanistischen Wertewelt, die die dogmatisch-theologische ablösen sollte;
2) durch den Versuch, konsensorientiert und fallbezogen dennoch zu vertretbaren Regeln moralischen Handelns innerhalb einer pluralistischen Gesellschaft zu kommen.

Das Scheitern der Aufklärungshoffnungen ist besonders eindrucksvoll in den einflußreichen Büchern von Buchanan [3], McIntyre [8], Nozik [12] und Rawls [16] reflektiert worden; für das engere Gebiet der medizinischen Ethik setzen Engelhardt [6] und Veatch [19] diese Diskussion voraus.

Philosophische Analysen zur möglichen Wertediskussion

In der Bundesrepublik am einflußreichsten ist bisher nur Rawls geworden, dessen analytische und konsenstheoretische Explikation des Begriffs von Gerechtigkeit und Fairneß eine breite Literatur über die Explikation und Präzision von Fairneßprinzipien anregte. Die Komfortabilität des Rawls-Ansatzes lag darin, daß seine Fairneßprinzipien von verschiedenen möglichen weltanschaulichen Positionen her akzeptiert werden konnten. Man kann also in einer pluralistischen Gesellschaft an Rawls weiterbauen, weil – anders ausgedrückt – sein Ansatz die verschiedenen unterschiedlichen, miteinander konkurrierenden oder sich ausschließenden Letztbegründungen philosophischer oder theologischer Positionen unterlief und sie damit obsolet machte. Rawls macht 2 Voraussetzungen, die eng miteinander zusammenhängen:

1) Ein Konsens ist möglich über die Prioritäten von sozialen Gütern;
2) unter solchen Gütern sind die gesellschaftlichen und gemeinsamen den privaten und persönlichen vorzuordnen.

Diese beiden Annahmen werden von Nozik bestritten, der dem entgegenhält, daß – auch unter empirischer Verwertung der geschichtlichen Erfahrungen mit Theorie und Praxis von Fairneß eine solche inhaltliche Gerechtigkeitsaussage nicht möglich ist und daß auch nicht einsehbar ist, warum gemeinsame Ziele den persönlichen Zielen übergeordnet sein sollen. Fair und gerecht wäre es nach Nozik dagegen, wenn der Staat sich aus den Freiheits- und Fairneßbemühungen der Bürger heraushalten würde. Viel wäre nach ihm auch erreicht, wenn die ungleichen Ausgangssituationen und Zielsetzungen der einzelnen Bürger, die natürlicherweise vorhanden sind und die die jeweilige Unverwechselbarkeit und Individualität von Personen ausmachen, nicht von staatlichen Eingriffen über Gebühr beeinflußt werden. Permanente staatliche Redistribution von Gütern und Chancen ist nach Nozik ungerecht und unfair; natürliche Unterschiede bei Gesundheit, Begabung, Glück, Karriere sind für ihn zwar unglücklich, aber nicht unfair.

Der theoretisch nicht überbrückbare Gegensatz zwischen dem, was Engelhardt ([6,], S. 353 f.) inhaltsorientiertes (Rawls) und freiheitsorientiertes (Nozik) Gerechtigkeitsverständnis nennt, ist unübersehbar. Beide Positionen arbeiten noch mit einer von einer bestimmten weltanschaulichen Position geprägten Begrifflichkeit zum Verständnis von Welt und Person, einmal einem Konzept von Sozialbindung, einmal einem mehr anarchischen Freiheitsbegriff.

Nach McIntyre sind beide Positionen zusammen mit anderen in der pluralistischen Diskussion und das Scheitern ihrer jeweiligen allgemeinen Durchsetzbarkeit verbunden mit dem Scheitern der jeweiligen Aufklärungshoffnung, allgemeine normative Regelungen aus Offenbarung durch allgemeine normative Regelungen aus Vernunft zu ersetzen. Das Abenteuer der aufklärerischen Revolution war auf den ersten Blick nur zur Hälfte erfolgreich: Es befreite vom heteronomen Gesetz göttlicher oder vorgeblich göttlicher Gebote, aber es etablierte keine neuen naturrechtlichen Gebote von gleicher Verbindlichkeit, sondern hinterließ die Menschen mit einer Vielzahl von auf verschiedene Weise begründeten, ersehnten oder erstrebten Zielen und Werten, von denen die meisten auf vielfältige Weise plausibilisiert, rationalisiert oder „begründet" wurden, – anarchisch, leninistisch, sozialistisch, thomistisch, phänomenologisch usw. Auf den zweiten Blick aber ist diese Situation nicht bedauerlich; sie ist erfreulich, weil sie verhindert, daß sich irgendein weltanschauliches System als legitimes Erbe der vormals einheitlichen Weltanschauung begründen könnte. Das ganze Verfahren der Begründung von Werten, Normen und Tugenden auf letzte Einsichten soll nach McIntyre ersetzt werden durch das Verfahren der Begründung von Normen und Werten auf Verabredung, Vertrag, sozialen Konsens, Kompromiß und Toleranz.

Buchanan kommt von anderen Voraussetzungen ausgehend, nämlich der ökonomischen Analyse staatlicher Handlungsabläufe und Manipulationsmechanismen, zu einer ähnlichen Diagnose wie McIntyre: nichts anderes als Spielregeln und Normen regieren seiner Meinung nach unser persönliches wie gesellschaftliches, staatliches und ökonomisches, aber auch ethisches Handeln. Die Regeln, die wir bewußt verabreden, unbewußt übernehmen, feierlich propagieren oder traditionell akzeptieren, sind es, die dem einzelnen die Sicherheit seiner Handlungsstabilität und der Gesellschaft den Zusammenhang und das gegenseitige Vertrauen geben. Es ist nicht das Scheitern der Aufklärung, sondern das in der Aufklärung noch nicht generell für möglich gehaltene Vernunftvermögen des Menschen, die Spielregeln selbst zu bestimmen und einigermaßen fair zu verabreden, was die Basis für zivilisiertes und kultiviertes Zusammenleben ausmacht. Diese Basis ist nicht das vernünftige Vermögen, die „natürlichen" Gesetze zu finden, sondern das vernünftige Vermögen, Regeln zu entwerfen, zu modifizieren, einzuhalten und durchzusetzen, die „menschlich", die human sind. Die klassische Tradition der modernen Staatstheorie findet sich in den philosophischen Theorien von McIntyre und den ökonomischen und politökonomischen von Buchanan verstärkt und bekräftigt, insofern beide davon ausgehen, daß der Mensch „im Chaos eine Ordnung finden" muß und sich nicht auf vorgebliche göttliche oder natürliche Ordnungen berufen kann, daß aber auch „dieselben Kräfte, die Grenzziehungen notwendig werden lassen ..., wenn man ihnen freien Lauf läßt, menschliche Freiheit über das notwendige Maß hinaus einschränken" ([13], S. XI). Maßgebliche Sachkenner der derzeitigen Diskussion um die 200jährige Tradition der amerikanischen Verfassung sind der Meinung, daß diese Positionen bereits von einflußreichen Teilnehmern der Verfassungsberatungen wie Madison und anderen in die damaligen Überlegungen eingeflossen sind, ohne daß sie explizit in der Verfassung vorgestellt wurden.

Konsequenzen für die biomedizinsiche Ethiktheorie

Die beschriebene methodische und inhaltliche Situation der Wertediskussion in der pluralistischen Gesellschaft kann als der zweite und eigentliche Schritt des Aufklärungsprozesses oder aber auch als nachaufklärerisch bezeichnet werden. Wie auch immer die sprachliche Bezeichnung der neuen Situation ausfällt, es handelt sich philosophisch und unter dem Gesichtspunkt des Praktischwerdens von Philosophie um eine total andere Situation als die traditionelle – oder zumindest um eine andere als die in der Theorie und akademischen Philosophie und Lehre traditionell gewordene Position der jeder Wertdurchsetzung vonanzugehenden Wertbegründung. Eine Ausnahme macht hier die utilitaristische Position angelsächsischer Prägung, die allerdings sich selbst in der Geschichte unterschiedlich begründet hat, so daß die erwähnten neueren Positionen nicht schlechthin unter den traditionellen Utilitarismus subsumiert werden dürfen. Vielmehr handelt es sich bei den gegenwärtigen Positionen um Begründung angewandter Ethik in einer pluralistischen Gesellschaft, um Prolegomena zu einer noch zu entwickelnden Methode und Sprache der Werteverabredung und Wertesicherheit in einer kulturpluralen Welt, die für die verschiedensten Gebiete des persönlichen und des öffentlichen Lebens von Relevanz sind.

Für das engere Gebiet der biomedizinischen Ethik bedeutet dies eine Abkehr von der allgemeinen Gültigkeit der standesethischen Selbstbindung im Gefolge der hippokratischen Tradition. Diese Selbstbindung wird nicht aufgehoben, aber sie wird integriert, und sie wird ein wesentlicher Teil eines größeren Arsenals zur Sicherung und Vergewisserung wertbezogenen Handelns im biomedizinischen Bereich, worauf Pellegrino u. Thomasma aufmerksam machen [13]. Wie auch immer im konkreten Fall entschieden wird, die Begründung der Bioethik muß nach anderen Spielregeln erfolgen als es der Offenbarungsglaube und dann im ersten Schritt der Aufklärung die inhaltliche Uniformität der Vernunft- oder Naturgesetze suggerierte. Ein neuer „Bund" („covenant") zwischen den Beteiligten (Arzt, Patient, und beide zusammen mit anderen als Bürger) wie Veatch es ausdrückt [19] oder eine neue Sprache, die die neue Situation buchstabiert und den bioethischen Diskurs zur Software, zum Medium und gleichzeitig zur Basis von Wertdurchsetzung macht, wie Engelhardt es fordert [6], ist erforderlich. Wie auch immer sich der einzelne und die Gemeinschaft der einzelnen zusammen mit den Verbänden und Institutionen entscheiden, ob in die eher egalitäre Richtung von Veatch oder Rawls oder in die mehr freiheitlich und selbstbestimmungstheoretisch orientierte Position von Engelhardt und Nozik, beide Positionen sind nur ein Beispiel für die veränderte methodische und inhaltliche Diskussionslage.

Daß diese Diskussionen nicht bloß im akademischen Raum bleiben, dafür gibt es viele Beispiele in der politikberatenden und politikbegleitenden Literatur. Als willkürlich herausgegriffenes Beispiel mag die Diskussion der President's Commission for the Study of Ethical Problems in Medicine and Biomedical and Behavioral Research zum Thema „access to health care" ([14] Bd. 1, S. 36 f.) über den Begriff von „angemessener" Gesundheitsversorgung gelten. Die Kommission stellt zunächst fest, daß sowohl der Stand der Technik wie die Pluralität der Begriffe von Gesundheit, Krankheit und Lebensinhalt keine allgemein verbindliche Definition von „Angemessenheit" zulassen, und daß eine solche Definition auch im Interesse der Selbstbestimmung der Bürger nicht wünschenswert sei. Wohl aber wäre es sinnvoll und erforderlich, Übereinkunft über ein angemessenes Minimum („decent minimum") oder über eine minimale Angemessenheit („minimum adequate amount") zu finden. Die Antwort auf diese Frage, so die Kommission , ist im wesentlichen durch demokratische Prozesse zu geben und durch die Kräfte des Marktes: „In einer Demokratie müssen die Werte, die die Konsequenzen von politischem Handeln abstützen sollen, durch demokratische Prozesse sowie durch die Kräfte des Marktes geschaffen werden." Beide Parameter, Markt und demokratischer Entscheidungsprozeß, sind jedoch nicht sinnvoll und wirkungsvoll einzusetzen ohne ein drittes, nämlich das des vernünftigen und anerkannten Standards von Medizin und medizinischer Forschung („sound medical practice"). Aber auch diese Standards sind, wie die Kommission unterstreicht, nun ihrerseits von der Veränderung durch technische, kulturelle und ethische Entwicklungen bei denen, die über sound medical practice sich angemessen und mit Autorität äußern können, abhängig.

Im folgenden soll die neuere methodische und inhaltliche Situation der anwendungsbezogenen Analyse und Bewertung von Werten näher charakterisiert werden a) durch eine Beschreibung der Fallstudienmethode und b) durch eine Beschreibung der ethischen Technologiefolgenabschätzungsmethode.

3.2 Die Fallstudienmethode in der Bioethik

Geschichte der Fallstudienmethode

Sie ist in der neueren normativen Diskussion etwas über 100 Jahre alt. In den
70er Jahren des vorigen Jahrhunderts führte Christopher C. Langdell die Fallstudienmethode an der Harvard Law School ein. Die Ersetzung von Textsamm-
lungen durch Fallsammlungen sollte in sokratischer oder dialektischer Weise
den Studenten vermitteln, wie Prinzipien, Werte und Regeln allgemeiner Art
sich in konkreten Fällen wiederfinden, wie weit sie bei der Anwendung auf
andere Fälle tragen und wie sie angemessen oder unangemessen angewandt
werden ([1], S. 2 ff.). Vom Studium konkreter Fälle lassen sich im englisch-
amerikanischen Rechtswesen vorhandene Prinzipien ableiten und ihre Reich-
weite abmessen. Außerdem gibt das Fallstudium den Studenten Erfahrung in
der argumentativen Bewegung zwischen der theoretischen Argumentation auf
der einen und der Anwendung auf der anderen Seite, Routine also im Wechsel
zwischen Generalisierung und Konkretisierung. Anfang dieses Jahrhunderts
hielt die Fallstudienanalyse Einzug in die Harvard Business School. Ging es in
der Diskussion von rechtlichen Fällen darum, die Anwendung von traditionellen Prinzipien zu lernen und neue Fälle in dieses normative Rasterwerk einzufü-
gen, so sollte die Fallstudie in den Wirtschaftswissenschaften die Studenten zum
Auffinden von Problemen und zur innovativen und kreativen Lösung von
Herausforderungen anregen, weil Lebensklugheit und wirtschaftlicher Erfolg
wegen der Komplexheit der Probleme nicht lehrbar seien. Deshalb gibt es in
den Wirtschaftswissenschaften im Gegensatz zur Rechtswissenschaft, wo es um
richtige und falsche Urteile geht, nach Gragg keine „singuläre und beweisbar
richtige Antwort auf ein geschäftliches Problem" ([9], S. 6 ff.). Beauchamp, der
beide Methoden miteinander vergleicht [1], unterstreicht ihren jeweiligen theoretisch und didaktisch unterschiedlichen Ansatz. Der eine Ansatz ist „authority
based", basierend auf der Autorität anglo-amerikanischer Rechtstradition, der
andere ist „problem based", ist sich um kreative und neue Lösungen von
vorgegebenen Problemen bemühend. Philosophische Fallstudienanalyse rückt
Beauchamp in die Nähe der wirtschaftswissenschaftlichen, insofern im konkreten Fall die Innovation der ethischen Konfliktlösung gefordert wird. Die relativ
kurze Geschichte der ethischen Fallstudien in Wirtschaftsethik, Medizinethik,
Umweltethik, Ingenieurethik und Verwaltungsethik spricht nicht gegen ihre
methodischen Vorzüge. Beauchamp faßt die Erfahrungen vieler Ethiker der
letzten 10 Jahre zusammen, wenn er die Fallstudienmethode in der Philosophie
„nicht als Begründung für Generalisierungen, aber als Test von Begründungen
und Generalisierungen" versteht ([1], S. 11). Daß keine ethische Begründung
ohne die Anwendungsperspektive auskommt, dafür zitiert er zustimmend R.
W. Perry: „Studenten Ideen zu vermitteln, ohne ihnen gleichzeitig zu vermitteln, wie man aus ihnen Schlußfolgerungen zieht, ist wie wenn man ihnen
Anspitzer gibt ohne ihnen zu zeigen, wie man angespitzte Werkzeuge
gebraucht" ([1], S. 10). Hinter dieser vor mehr als 30 Jahren gemachten
Aussage steht die These, daß die Anwendung der Geisteswissenschaft in der
persönlichen und gesellschaftlichen Praxis selbst ein Problem von Forschung

und Lehre ist, das in der geisteswissenschaftlichen und ethischen Forschung und Lehre bisher sträflich vernachlässigt wurde und zu kurz kam.

Die Fallstudie zeigt auch die Grenzen der Anwendung generalisierender Prinzipien auf konkrete Fälle und macht damit das Problem der Güterabwägung in der ethischen Entscheidung und die Existenz eines wirklichen moralischen Dilemmas überhaupt erst sichtbar. In konkreten Situationen geht es eben sehr selten um die Durchsetzung eines einzigen ethischen Prinzips (das sind die leichtesten und einfachsten Fälle), sondern um die Abwägung zwischen verschiedenen Prinzipien und Gütern, die nicht alle gleichzeitig maximal bedient werden können, die aber doch alle ihr Recht und ihre Berechtigung haben. Im Extremfall führt daher die ethische Güterabwägung in das unlösbare Dilemma, in das, was Beauchamp die „harten Fälle" nennt. Für solche Fälle empfiehlt er verschiedene Strategien des Ausweichens. Zu diesen Ausweichstrategien gehören: a) teilweise lösbare Teilprobleme sollen gesondert behandelt werden; b) Strategien zur Verringerung der Anzahl oder gar der Vermeidung des Entstehens von harten Fällen; schließlich, wie in jeder Fallstudie, die kreative und innovative Erfindung von optimalen Strategien zur Konfliktlösung oder Konfliktreduktion. Das Faktum, daß Philosophen bisher weniger die Existenz von ethischen Dilemmata zugegeben haben als Richter oder Ökonomen, begründet Beauchamp damit, daß die Philosophen in der Regel eine relativ größere Ferne zur alltäglichen Praxis haben und sie sich daher den Luxus der Leugnung der realen Existenz des ethischen Dilemmas leisten können. „Fälle schockieren die Intuition und ändern den Glauben. Gegensätzliche Auffassungen reduzieren sich dann weitgehend auf Argumente, warum denn einige Glaubensinhalte und Prinzipien angepaßt werden sollten (ought to be readjusted). Fallstudien können brutale Instrumente sein, die Notwendigkeit solcher Anpassungen zu untermauern" ([1], S. 14).

Ethische Fallstudie

Sie analysiert also die normativen Werte und Prinzipien eines einzelnen Falles unter mehreren Gesichtspunkten: dem direkten Gesichtspunkt der Lösung dieses einzelnen Falles, der Prüfung der Tragweite von bestimmten Werten für die Lösung eines oder vergleichbarer Fälle, die Abwägung von Werten, die miteinander im Konflikt liegen, gegebenenfalls auch die Erstellung von Leitlinien für die Behandlung vergleichbarer Fälle. Dabei steht in der Medizin traditionell der Einzelfall im Vordergrund. Wenn es aber um die Anwendung von Werten auf eine größere Zahl von Fällen geht, dann tritt der Einzelfall in gewisser Weise zurück vor Fairneß- und Gerechtigkeitsüberlegungen. Kein Fall ist deshalb identisch mit einem anderen. Nicht nur wechseln die im Fall vorkommenden und abzuwägenden Werte, auch die Verantwortung des Abwägenden und das Subjekt des Abwägenden sowie der organisatorische und institutionelle Rahmen, in dem die Abwägung zu erfolgen hat, sind von ausschlaggebender Bedeutung. Thomasma nennt die Einmaligkeit des Falles den kontextualen Problemzusammenhang. Im kontextualen Problemzusammenhang werden die Güterabwägungen jeweils so unterschiedlich beeinflußt, daß man von einer moralischen Regel des kontextualen Problemzusammenhanges sprechen kann: im einzelnen werden Fälle unterschieden: a) nach der Schwere der medizinischen Intervention und der Ernsthaftigkeit der Krankheit, also von der vorbeugenden und beratenden Medizin bis hin zur Intensivmedizin; hierbei sollen zunehmend die Werte von Autonomie und Selbstbestimmung an Gewicht verlieren und die Werte von Benefizienz, Hilfestellung und Fürsorge an Gewicht gewinnen; daneben werden b) Fälle nach der Zahl der beteiligten Personen unterschieden; Nierendialyse mit hohen Kosten, aber einer zu vernachlässigenden weil extrem geringen Zahl von Patienten wäre anders abzuwägen als eine sehr hohe Zahl von Patienten, die diese aufwendige Behandlungsmethode in Anspruch zu nehmen wünschen. Die ethische Güterabwägung würde nach Thomasma je nach Fall einmal dem Gesichtspunkt der Patientenautonomie, ein andermal dem Prinzip der sozialen Gerechtigkeit, ein drittes Mal dem Prinzip der ärztlichen Verantwortung ein Übergewicht zusprechen. Auch wenn jeder Fall anders liegt, so gibt es doch nach Thomasma eine leitende Tendenz bei der Abwägung von Prioritäten: Patientenautonomie über paternalistische ärztliche Entscheidung setzen; vorbehaltlose Aufklärung über therapeutisch begründbares Verschweigen von Diagnose; Verantwortung für den konkreten Patienten mit Vorrang vor allgemeinen Überlegungen zur sozialen Gerechtigkeit. Wo immer möglich, wird dem Werteprofil und der Lebensansicht des Patienten eine entscheidende Rolle zugesprochen; deshalb auch die zunehmende Intensität, mit welcher Versuche unternommen werden, die Wertewelt des Patienten kennenzulernen oder auf andere Weise in die Entscheidung einbeziehen zu können. Indirekte Formen der Einbeziehung der Selbstbestimmung des Patienten in eine Güterabwägung wären die Modelle eines vom Patienten designierten Entscheidungs- und Beratungspartners für den Arzt und das Krankenhaus, Patientenverfügungen (Patiententestament) über das Unterlassen möglicher intensivmedizinischer oder wiederbelebender Methoden.

Für die ethische Fallstudie werden unterschiedliche Arbeitsbögen an die Hand gegeben, die im wesentlichen die folgenden 4 Schritte begleiten:

1) Beschreibe die ethischen Probleme des konkreten Falles;
2) beschreibe und diskutiere mögliche Alternativen für die Behandlung;
3) wähle eine der Alternativen;
4) rechtfertige deine Entscheidung.

Wir geben im Anhang zu diesem Kapitel als Beispiel 2 Arbeitsbögen für die Fallstudienanalyse, wie sie von Wright ([21], S. 60 f.) vorgeschlagen und wie sie von Studenten des Kennedy Institute of Ethics benutzt werden. Beide Arbeitsbögen sprechen für sich selbst und unterstreichen die Einzelfallbezogenheit, die Notwendigkeit, innerhalb einer angemessenen Zeit zu einer Entscheidung zu kommen und die enge Verflechtung von technischen und ethischen Aspekten in der Güterabwägung. Wright weist darauf hin, daß Werte sowohl die Voraussetzung für die Problemstellung sind, daß Werte erst alternative Handlungsmöglichkeiten aufzeigen und daß Werte schließlich auch entscheidend sind bei der endgültigen Ausbalancierung der Güterabwägung. Der bewußte und kritische Umgang mit den Werten und ihrem Verhältnis zum konkreten Fall und zum bestimmten Patienten ist die Bedingung der Möglichkeit einer guten Einzelfallentscheidung. Unter einer guten Einzelfallentscheidung wird eine solche Entscheidung verstanden, die nicht mißbräuchlich moralisiert und technisch-medizinische Möglichkeiten bevormundend paternalisiert, sondern eine Entscheidung, die die technischen Möglichkeiten, welche für sich führerlos sind, wertbezogen einsetzt.

Die ethische Güterabwägung wird unterschiedlich ausfallen können, je nachdem auf welcher *institutionellen Ebene* sie angestellt wird. Man unterscheidet eine Ebene der Makroentscheidung, der Mikroentscheidung und die der persönlichen Entscheidung. Zur Makroebene gehören gesellschaftliche Entscheidungen über das öffentliche Gesundheitswesen, aber auch die reale Existenz des Krankenhauswesens, des Versicherungswesens und die faktisch vorhandene Lage der Finanzierung von Gesundheitsposten gehören zur Makroebene. Die Mikroebene wird repräsentiert durch die medizinische Institution, das Krankenhaus oder das Ärzteteam im Verhältnis zur Gesellschaft, die einzelne medizinische Abteilung im Verhältnis zum Krankenhaus, die Familie des Patienten im Konflikt mit der Gesellschaft oder der gesundheitsversorgenden Institution. Auf der persönlichen Ebene schließlich geht es um das Ethos des Patienten, des Arztes, des Pflegers usw. So kann es zu unterschiedlichen Ausprägungen z. B. des Prinzips von Gerechtigkeit und Allokation kommen: Während die Gesellschaft fordert, daß jeder ein Recht auf gute Gesundheitsfürsorge haben solle, formuliert die Richtlinie des Krankenhauses, daß alle potentiellen Patienten vor ihrer Aufnahme den Nachweis der Finanzierbarkeit der Dienstleistungen erbringen müssen; gleichzeitig ist auf der individuellen und persönlichen Ebene der Abteilungsarzt verpflichtet, jedem zu helfen, der seine Hilfe braucht. Die Spannungen zwischen gesellschaftlicher Forderung, ärztlichem Ethos und Krankenhauspolitik sind oft unvermeidbar und fordern doch in jedem Einzelfall eine gute Lösung im Interesse des/der Patienten. Ein anderes Beispiel wäre die Intensität medizinischer Behandlung: Während es in den Leitlinien eines Krankenhauses heißen kann, daß alle Patienten gleich behandelt werden, würde die Ausformulierung dieser Leitlinie auf der Mikroebene der onkologischen Abteilung bedeuten, daß Leben nicht mit allen Mitteln verlängert werden soll, wenn seine Verlängerung nur Leiden bedeutet, und in der individuellen Ethik des Pflegers und des Arztes würde diese Leitlinie bedeuten, daß der Tod nicht zu bekämpfen sei, wenn der Patient leidet und durch Behandlung dieses Leiden nicht verringert oder sogar verstärkt würde. Eine religiöse Forderung auf der Makroebene könnte lauten, daß außergewöhnliche Interventionen zur Lebensverlängerung ethisch nicht gefordert werden können, dennoch kann es einen Konflikt in der Entscheidung der Ärzte geben, wenn auf der einen Seite die Familie fordert, daß alles getan wird, um das Leben des Patienten zu retten und andererseits der Patient mehr oder weniger deutlich gemacht hat, daß er nicht wünscht, mit außergewöhnlichen Mitteln am Leben erhalten zu werden ([21], S. 47).

Die jeweiligen Güterabwägungen sind nicht nur je nach individuellem Fall unterschiedlich, der individuelle Fall wird auch durch unterschiedliche Institutionen zu unterschiedlichen Güterabwägungen geführt. Es ist wichtig zu sehen, daß in einer neonatologischen Intensivabteilung andere Güterabwägungen vorgenommen werden als in einer normalen Geburtshilfestation; ebenso sind die Güterabwägungen über Intensivmedizin am Lebensende in einem „hospice" anders als in einem hochspezialisierten Forschungskrankenhaus. Die Entscheidung über die Wahl der medizinischen Institution durch den Patienten oder durch die für ihn stellvertretend Entscheidenden ist selbst schon ein güterabwägender Schritt von großer Tragweite, auch wenn er oft nicht bewußt getan wird oder die Notlage eine Auswahl unter Institutionen mit unterschiedlichem technisch-ethischem Profil nicht möglich macht. Markttransparenz der Gesundheitsversorgungsanbieter und Patientenmündigkeit vorausgesetzt, ist die medizinethische Profilierung von Krankenhäusern oder Ärzteteams durch selbstgegebene und auch bekanntgegebene Leitlinien ein gutes Mittel, auf Wertpluralitäten in pluralistischen Gesellschaften angemessen zu antworten. Die Furcht vor der High-Tech-Medizin ist z. B. einer der Gründe für den relativen Erfolg der „hospices" und der Krankenhäuser mit niedriger technischer Ausstattung in großen Städten in unmittelbarer Nähe von technikintensiven Krankenhäusern. Wir werden diesen Sachverhalt im nächsten Abschnitt unter dem Stichwort der Subsidiarität und der entlastenden Funktion von Subsidiarität für generelle und allgemeine ethische Fallstudien aufgreifen.

3.3 Die Methode der ethischen Risikoanalyse

Der Fallstudienanalyse vergleichbar, nur sprachlich und wissenschaftsgeschichtlich anders orientiert, ist die Methode der ethischen Kosten-Nutzen-Bewertung („moral cost-benefit assessment"). Ähnlich wie die Fallstudienmethode konzentriert sich die Methode der Abwägung von ethischen Kosten und ethischem Nutzen sowohl an technischen wie an ethischen Kriterien, die den konkreten Einzelfall bestimmen. Vorbildlich für diese Methode ist die technische Risikoanalyse auf der einen und die ökonomische Kosten-Nutzen-Kalkulation auf der anderen Seite [4, 17, 20]. Das ökonomische Modell kann formal deswegen für ethische Güterabwägungen Vorbild sein, weil es dort wie hier bei der Abwägung von Werten um eine tragbare Balance und im idealen Fall um einen eindeutigen Gewinn und das Überwiegen des Nutzens über die Kosten geht; denn auch in der angewandten Ethik geht es ja nicht um die Durchsetzung nur eines einzigen Prinzips, sondern um die Abwägung verschiedener Prinzipien, die im konkreten Fall vorkommen. Das Modell der technischen Risikoanalyse und der Technikfolgenabschätzung kann deshalb formal vorbildlich sein, weil es auch hier um die ins einzelne gehende und möglichst präzise Analyse und Bewertung von Teilaspekten von Risiken geht, ihren Folgen und den Folgen von Risikoentscheidungen. Gerade die Pflicht zum Detail und die Notwendigkeit sauberer Analyse und nachfolgender Bewertung bei beiden Methoden setzt sich gut von der traditionellen generalisierenden Verfahrensweise der Ethik als Normbegründung ab. Die Abkehr von der generalisierenden Normbegründung und die Anwendung einer einzelfallbezogenen und mehrere Werte sowie verschiedene technische Möglichkeiten miteinander abwägende Methode ermögliche es erst der Ethik, konkret zu werden und für Probleme der Biomedizin, der Wirtschaft, der Politik und andere für güterabwägende Bereiche brauchbar zu werden. Das soll hier jetzt nicht im einzelnen begründet werden [20]. Die ethische Risikobewertung setzt also auch die oft diskutierte Spannung zwischen dem technischen Risikobegriff und dem kulturell-ethischen Risikobegriff voraus und versucht, in Bewertung und Aufnahme von beiden zu einer angemessenen Güterabwägung konkreter und dringender Fälle zu kommen.

Die ethische Kosten-Nutzen-Methode geht in 3 Schritten vor nach dem Modell des „technology assessment":

1. Analyse ethischer Risiken („moral risk analysis");
2. Bewertung ethischer Risiken („moral risk assessment");
3. Management ethischer Risiken („moral risk management").

Dabei entspricht die Analyse den ersten beiden Schritten von Wright und die Bewertung den beiden letzten. Das „moral risk management" gehört nur noch z. T. in den Hörsaal, aber voll in die Güterabwägung am Krankenbett. Dort schließt es sich unmittelbar an den 2. Schritt an, ebenso wie in der Güterabwägung bei Fällen der Festlegung von Handlungsrichtlinien auf einer Krankenstation, für ein Krankenhaus, für ein diagnostisches oder therapeutisches Forschungskonzept usw. Auch diese Situation des unmittelbar folgenden Managements unterscheidet die angewandte Ethik von der reinen oder theoretischen, wie schon des öfteren unterstrichen wurde [4].

In einem ersten Schritt („moral risk analysis") werden die moralischen und die technisch-sachlichen Aspekte im einzelnen analysiert und beschrieben. Im Fall des barmherzigen Samariters waren das z. B. die Gefahr für Leib und Leben des Helfenden, der Zeitverlust, eventuelle finanzielle Kosten sowie die Heilungsaussichten.

In einem 2. Schritt („moral risk assessment") werden nun die verschiedenen ethischen oder sachlichen Güter gegeneinander abgewogen. Auch hier bewegen wir uns ausschließlich auf der Ebene der mittleren Prinzipien, die schon oben in der Beschreibung der Fallstudienanalyse genannt worden sind. Die Wertbegründungsproblematik kommt erst in einem 2. Schritt – und hier nur hilfsweise – nämlich als Mittel zum Zweck und nicht als Selbstzweck vor. Wertbegründungsüberlegungen, sowohl in ihrer historischen Entfaltung wie in ihrer systematischen Begründbarkeit, werden hilfsweise beigezogen, um eine der an der Güterabwägung gemeinsam teilnehmenden Positionen besser verstehen zu können oder aber um die Plausibilität und Konsistenz ihrer Argumentation zu unterminieren. Um z. B. die Position der römisch-katholischen Kirche in bezug auf den Schwangerschaftsabbruch besser ermessen zu können ist es sinnvoll, sowohl historisch wie systematisch die traditionelle thomistische und neothomistische Lehre von der Animation des Föten am 40. bzw. 80. Tag nach der Empfängnis zu studieren. Die jahrhundertelange Gültigkeit der Animationstheorie, die die These vertritt, daß erst sehr spät in der embryonalen Entwicklung durch Gottes direkten Eingriff Körper und Seele (Gottes Ebenbildlichkeit) von Gott im Menschen miteinander verknüpft werden, zeigt auf, daß von der Tradition her und auch von der Möglichkeit konsequenter Argumentation die römisch-katholische Position durchaus andere Optionen in der ethischen Güterabwägung vertreten könnte als die des grundsätzlichen und generellen Verbots der Beendigung von Schwangerschaft. Die Bewertung ethischer Risiken orientiert sich konsequenterweise ausschließlich am vorliegenden Fall und versucht nicht, ihn zum Extremfall hin zu extrapolieren. Die Argumentation vom Extremfall her und der Rückschluß, daß die Möglichkeit des Extremfalles das Verbot einer Technik insgesamt begründet, ist Inhalt der schon erwähnten defensiven Ethik [7]. Vielmehr wird auch bei der allgemeinen Frage der Einführung einer neuen Technik, der Gentechnologie beispielsweise, zunächst von ethisch sehr einfachen Fällen ausgegangen, danach zu ethisch komplizierteren Fällen übergegangen und erst in einem 3. Schritt werden zusätzliche Fälle diskutiert, für deren Lösung nicht die neue Technik entworfen wurde, sondern die an die nunmehr zur Verfügung stehende Technik sich anhängt. Im Normalfall darf davon ausgegangen werden, daß bei den technisch einfacheren Fällen der ethische Vorteil die ethischen Kosten weit übersteigt, daß bei den ethisch komplizierten Fällen der ethische Nutzen nicht so eindeutig ist und außerdem ethische Kosten und Folgelasten nicht unerheblich sind. Die Bewertung ethischer Risiken bei Einführung einer neuen Technologie kann sowohl antizipatorisch wie begleitend erfolgen; das Beispiel für die begleitende ethische Risikobewertung der Einführung einer neuen Technologie ist eine Untersuchung von Baruch A. Brody für das Office of Technology Assessment (OTA) über „Religiöse und säkulare Perspektiven über Unfruchtbarkeitsbehandlung". Verschiedene religiöse, konfessionelle und philosophische Positionen werden analysiert in bezug auf die Fragestellung, wie sie auf die Einführung der neuen Technik reagieren könnten in Ansehung ihres bisherigen Werteprofils und der in ihnen traditionellerweise vorkommenden Prioritäten in der Güterabwägung. Als die ethische Risikobewertung entlastend gelten neben dem antizipatorischen Vorlauf von ethischen Risikoanalysen die Benutzung und Einführung des Prinzips der Subsidiarität, das es erlaubt, auf den regelnden generellen Eingriff zu verzichten, solange und soweit Individuen und Einzelne notwendige Risikobewertungen selbständig und autonom für sich vornehmen. Eine andere Möglichkeit, die Risikobewertung im Einzelfall zu entlasten und zu erleichtern ist diejenige, schon technisch die Möglichkeit des Mißbrauchs neuer Techniken entweder durch technikinterne Regelungen oder durch Selbstbindungen der Techniker zu erschweren oder auszuschließen. So ist in der ethischen Risikobewertung die Versetzung von Schlafmitteln mit magenunfreundlichen Substanzen weitgehend gerechtfertigt worden mit dem Argument, daß Schlafmittel nicht die Funktion haben, leicht und bequem für den Freitod oder Selbstmord eingesetzt zu werden. Als ethische Kosten dieser technikinternen Risikobegrenzung werden leichte Magenreizungen durch das Schlafmittel in Kauf genommen. Auf der Negativseite einer solchen technikinternen Risikobegrenzung steht dann aber auch die Verantwortung oder die Teilverantwortung dafür, daß man dem Freitodwilligen nunmehr schmerzvollere oder ineffizientere Methoden übrig läßt, den Freitod zu begehen mit allen sich daraus ergebenden zusätzlichen technischen und ethischen Problemen. Der ethischen Vorsorge durch den Experten sind also im Gesundheitsschutz und Konsumentenschutz Grenzen gesetzt; diese liegen nicht so sehr in der technischen oder ökonomischen Realität, sondern in der Zumutungsgrenze, schon von vornherein für den mündigen Bürger die Möglichkeit von Güterabwägungen einzugrenzen oder sich Güterabwägungen von Berufsverbänden, Standesorganisationen oder durch den Gesetzes- und Verordnungsgeber vorschreiben zu lassen.

Wenn wir abschließend noch einmal nach den möglichen *Subjekten der Güterabwägung* fragen, so können das folgende sein: der Patient und Bürger, der Arzt und Praktiker, Institutionen der Gesundheitspflege wie Krankenhäuser und Versicherungen, schließlich der Staat. In der Diskussion in den USA wird insgesamt dem Bürger und Patienten ein sehr hohes Maß an Verantwortungsrecht und Verantwortungspflicht zugemutet. Das Primat der Entscheidung des mündigen Patienten ist aber nicht verständlich ohne die Beiordnung der ärztlichen und medizinischen Verantwortung, einmal in Form von allgemeinen Risikosicherungen durch standesethische Kodizes oder institutionsspezifische Leitlinien, dann zweitens in Form von technikinternen Sicherungen, die Benutzermißbrauch ausschließen sollen und schließlich drittens in der bei Bedarf, dessen Feststellung in der ureigensten Verantwortung des Arztes liegt, erforderlichen paternalistischen Entscheidung des Arztes gemäß dem Prinzip der Benefizienz. Ein ähnlicher Konflikt wie zwischen Patient, Arzt, Pfleger und Versorger der Institution ist vorprogrammiert zwischen Arzt, Patient und Institution auf der einen Seite und den finanzierenden Kräften (privaten oder Pflichtversicherungen, Steuermitteln) und den gesetzgeberischen und verordnenden Eingriffen des Staates. Was den Staatseingriff betrifft, so wird die indirekte Steuerung durch ordnungspolitische Rahmenbedingungen für Gesundheitsmündigkeit, das Funktionieren eines Marktes von Anbietern und die Sicherstellung von Basisversorgung eher akzeptiert als direkte staatliche Verantwortung für Gesundheitsfürsorge (Verbot des Rauchens, Pflichtuntersuchungen, Vorschriften für Lebensweise und Ernährung). Insgesamt kann jedoch das komplexe System der Verantwortungszurechnung im Gesundheitswesen in der biomedizinischen Praxis nicht nur unter dem Aspekt der Bürgermündigkeit und Patientenmündigkeit diskutiert werden und wird es auch nicht. Das ist der Grund dafür, daß formale einzelfallbezogene Methoden, wie die ethische Güterabwägung und die Fallstudienmethode, so außerordentlich fruchtbar in pluralistischen Gesellschaften für notwendige Abwägungen und Entscheidungen sind. Sie sind es insbesondere deshalb, weil sie so relativ wenig an wertbegründender Metaphysik, Ontologie oder Dogmatik voraussetzen. Beide Modelle unterscheiden sich ja im übrigen wohl auch eher durch ihre Sprache als durch ihren Inhalt und Methode. Beide Methoden sind auch Ausdruck eines offensiven und vorwärtsgerichteten ethischen Verantwortungsprinzips, das sich von der eher defensiven und rückwärtsgerichteten, weitgehend technikfeindlichen Position unterscheidet, die z. B. von Hans Jonas zuerst mit großem Erfolg in der Bundesrepublik und gleichzeitig und danach mit zu vernachlässigendem Ergebnis in den USA vertreten wurde [7]. Die Position von Jonas spielt in der amerikanischen Diskussion eine völlig untergeordnete Rolle, sie ist in keiner Weise typisch für Methode und Inhalt biomedizinischer Ethikdiskussionen oder für die Diskussion der Technikbewertung in den USA. Der Grund dafür mag darin liegen, daß die Position von Jonas nach dem Staat in seiner Funktion als Obrigkeit zu Zwecken der Technikfolgeabschätzung und Finalisierung von Wissenschaft ruft, ein für die politische, intellektuelle und ethische Diskussion in den USA unerträglicher Gedanke.

3.4 Anhänge zu Kapitel 3

3.4.1 Ethische Situationsanalyse [Wright RA (1987) Human values in health care. The practice of ethics. McGraw-Hill, New York, pp 60 ff.]

1) Problembeschreibung
  a) *Auflistung der wesentlichen Daten.* Wie sind die technischen Fakten? Wie sehen technische Fakten aus? Wie sehen relevante nichttechnische Fakten aus? Gibt es wichtige Fakten, die unbekannt sind? Welche zusätzlichen Informationen braucht man und warum braucht man sie? Sind die Grundkonzepte klar?
  b) *Herausarbeitung signifikanter menschlicher Teilaspekte.* Alter, soziale und ökonomische Situation, familiäre Situation usw.
  c) *Bestimmung und Beurteilung von Wertaspekten.* Welche bestimmbaren Werte bestimmen die Situation, z. B. religiöse, ökonomische, soziale, ethische und rechtliche?
  d) *Bestimmung der Werte, die mit dem Problem zusammenhängen oder es verursachen.* Welcher besondere Wert innerhalb einer Wertkategorie beeinflußt die Situation besonders? Gibt es mehr als ein Problem, nachdem einmal die problematischen Werte identifiziert worden sind? Gibt es möglicherweise unterschiedliche Probleme, je nachdem die Sachverhalte des Falles auf die Schlüsselwerte bezogen werden?

2) Entwicklung von Handlungsalternativen
  a) *Auflistung der vernünftigen Handlungsmöglichkeiten.* Welche Handlungsmöglichkeiten gibt es? Welche Handlungseinschränkungen sind relevant? Welche Mittel würden andere Leute benutzen, um das Problem zu lösen? Wie wollen die betroffenen Parteien das Problem lösen?
  b) *Bestimmung von ethischen Prinzipien, die für die jeweilige Alternative gelten müssen.* Welche ethischen Prinzipien müssen für jede gewählte Alternative berücksichtigt werden? Welche Auswirkungen würde ein alternatives Prinzip auf die Verteilung der Option haben? Gibt es Prinzipien, die in jeder der Alternativen miteinander in Konflikt stehen? Gibt es einen Konflikt zwischen Prinzipien, wenn verschiedene Alternativen verglichen werden?
  c) *Bestimmung der ethischen Vorannahmen, die für die jeweilige Alternative notwendig sind.* Was muß als richtig gelten, damit eine Handlung akzeptabel ist? Gibt es widersprüchliche Vorannahmen für unterschiedliche Entscheidungen? Gibt es widersprüchliche Vorannahmen zwischen den verschiedenen Möglichkeiten?

d) Bestimmung der ethischen Probleme, die bei der Wahl von Alternativen zusätzlich entstehen. Werden durch die Wahl dieser Alternative mehr Probleme geschaffen? Können diese zusätzlichen Probleme vermieden werden? Erlauben sie die Wahl eines geringeren Problems als des ursprünglichen?

3) Lösung des Problems durch die Wahl einer der Alternativen

4) Rechtfertigung der Entscheidung

a) Begründung des Handelns im einzelnen. Welche Gründe können angeführt werden, um die Entscheidung zu stützen, bzw. die Richtigkeit der Entscheidung nachzuweisen? Ist diese Begründung so systematisch und logisch wie möglich aufgebaut? Ist diese Begründung klar und präzise? Ist die Begründung hinreichend und angemessen? Warum wurden die anderen Alternativen abgelehnt?

b) Darlegung der ethischen Grundlagen für die Argumentation. Welche ethischen Prinzipien, Regeln oder Kodizes stützen die Argumentation? Welche ethischen Werte werden in der Entscheidung benutzt? Warum wurden speziell diese Werte gewählt? Wurden die wichtigen ethischen Voraussetzungen genannt und verdeutlicht?

c) Einsicht in die Unzulänglichkeiten der Rechtfertigung. Warum wurden andere Alternativen abgelehnt? Inwieweit ist die Rechtfertigung noch vorläufig? Entstehen durch die gewählte Lösung neue ethische Probleme?

d) Vorwegnahme der Einwände gegen die Rechtfertigung. Inwieweit könnte jemand, der seiner Entscheidung eine andere ethische Theorie zugrunde legt, die Rechtfertigung kritisieren? Inwieweit könnte die eigene Rechtfertigung fehlerhaft sein? Kann die Antwort auf bestimmte Kritiken die Rechtfertigung stützen?

3.4.2 Ethischer Arbeitsbogen   (Kennedy Institute of Ethics)

1) Bestimmung der technischen Fakten

Wie lauten Diagnose und Prognose? Ist der Patient sterbenskrank, hirntod oder in einem vegetabilen Status? Welche Behandlung kann angeboten werden? Wie sind die Erfolgsaussichten – mit oder ohne die vorgeschlagenen Behandlungsmethoden?

2) Was ist im besten Interesse des Patienten?

a) Wird der Patient medizinisch von der Behandlung profitieren? Wird die Behandlung die Prognose verändern? In welchem Umfange? Wird die Behandlung dem Patienten schaden? In welchem Umfange? Wie sind Schaden und Nutzen abzuwägen?

b) Wie sind die Wertvorstellungen des Patienten? Wird die Behandlung diesen Wertvorstellungen widersprechen oder mit ihnen im Einklang sein?

3) Bestimmung deiner Pflichten

Was sind deine Pflichten als Pfleger oder anderweitig heilberuflich Tätiger gegenüber dem Patienten, gegenüber Dritten, gegenüber dem eigenen Glaubenssystem? Stehen diese Pflichten in Konflikt miteinander? Wie würdest du diesen Konflikt lösen?

4) Bestimmung und Bewertung der ethischen Prinzipien

Welche ethischen Prinzipien sind mit der Entscheidung verbunden? Wie löst du deinen Konflikt, der eventuell zwischen den ethischen Prinzipien entsteht? Welche Gründe gibt es für die Entscheidung?
Wie lautet deine Entscheidung?

Literatur

1. Beauchamp TL (1984) Case studies in business, society and ethics. Englewood Cliffs, New York
2. Beauchamp TL, Childress JF (1983) Principles of biomedical ethics, 2nd edn. Oxford Univ Press, New York
3. Buchanan JM (1984) Die Grenzen der Freiheit. Zwischen Anarchie und Leviathan. Mohr, Tübingen
4. Childress JF (1978) Risk. The Free Press, New York (Encyclopaedia of bioethics, vol 4, pp 1516–1522
5. Delkeskamp-Hayes C (1988) Justice as fairness. In: Massey RM, Sass HM (eds) Health-care systems. Reidel, Dordrecht
6. Engelhardt T (1986) The foundation of bioethics. Oxford Univ Presss, New York
7. Jonas H (1979) Das Prinzip Verantwortung. Suhrkamp, Frankfurt am Main
8. McIntyre A (1981) After virtue. Notre Dame Univ Press, Chicago
9. McNair MP (ed) (1954) The case method at the Harvard Business School. McGraw-Hill, New York
10. Milewski EA (1985) Development of a points to consider document . . .
11. Noble CN et al. (1982) Ethics and experts. Hastings Center Rep 12/3:7–15
12. Nozik R (1974) Anarchy, state and utopia, Basic Books, New York
13. Pellegrino E, Thomasma DC (1981) A philosophical basis of medical ethics. Oxford Univ Press, New York
14. The President's Commission for the Study of Ethical Problems in Medicine and Biomedical and Behavioral Research (1983) Securing access to health care, 3 vols. Government Printing Office, Washington
15. The President's Commission for the Study of Ethical Problems in Medicine and Biomedical and Behavioral Research (1983) Summing up. Government Printing Office, Washington
16. Rawls J (1971) A theory of justice. Harvard Univ Press, Cambridge/MA
17. Sass H-M (1987) Methoden ethischer Güterabwägung in der Biotechnologie. In: Braun V et al. (Hrsg) Ethische und rechtliche Fragen der Gentechnologie und der Reproduktionsmedizin. Schweitzer, München, S 89–110
18. Thomasma DC (1984) The context as a moral rule in medical ethics. J Bioethics 2:63–78
19. Veatch R (1981) A theory of medical ethics. Basic Books, New York
20. Wilson R (1984) Risks and their acceptability. Sci Tech Human Values 9:11–22
21. Wright RA (1987) Human values in health care. The practice of ethics. McGraw-Hill, New York

4 Ethikkommissionen und andere Beratungsformen

Die ethischen Aspekte biomedizinischer Tätigkeit in Forschung, ärztlicher Versorgung des einzelnen Patienten und in Organisation und Durchführung der Krankenversorgung werden in ethischen Komitees, Institutional Review Boards oder Ethical Boards beraten. Beratungsgegenstände sind der Entwurf von Leitlinien, die gemeinsame Ausbildung ethischer Kompetenz der Mitglieder und die Beratung in konkreten Einzelfällen. Die ethischen Komitees oder Institutional Review Boards stellen somit eine wichtige Institution innerhalb des Zuständigkeitsgefüges biomedizinischer Verantwortung dar. Der beruflich qualifizierte Bioethiker als Gutachter oder Berater, Kommissionen der öffentlichen Hand sowie berufsständische Organisationen sind Alternativen zu den ethischen Komitees und ergänzen sie. Die gemäß Verordnungen der Bundesregierung arbeitenden ethischen Komitees, die v. a. für die Forschung am Menschen zuständig sind, werden weitgehend Institutional Review Boards genannt, die nicht gesetzlich vorgeschriebenen Komitees der Krankenhäuser ethische Komitees; aber der Sprachgebrauch ist nicht einheitlich ([11], S. 11 f.).

4.1 Rechtliche Voraussetzungen

Spezielle interdisziplinär zusammengesetzte Kommissionen zur Beratung komplexer ethischer Fragen im Zusammenhang mit Sterilisationsentscheidungen hat es in den USA in den 20er Jahren, solche im Zusammenhang mit Schwangerschaftsabbruch in den 50er Jahren schon gegeben und seit etwa 20 Jahren gibt es die verschiedensten, meist in Zusammensetzung und Aufgabenbereich in Verordnungen festgelegten Komitees in der biologischen, medizinischen und Verhaltensforschung. Die Existenz der ethischen Komitees und ihre Zuständigkeiten beruhen auch auf folgenden rechtlich relevanten Entscheidungen:

Rat eines „Ethics Committee"

Im Gerichtsurteil im Falle der komatösen Karen Anne Quinlan hat im Jahre 1976 der oberste Gerichtshof des Staates New Jersey gefordert, daß Krankenhaus und Familie den Rat eines Ethics Committee begehren sollten zur Beantwortung der Frage, ob die Apparate abgeschaltet werden dürften oder sollten, die Frau Quinlan am Leben erhielten und ob in ihrem Fall eine berechtigte Hoffnung auf Besserung bestünde [2]. Das Gericht ging davon aus, daß ein solches Komitee die Frage beantworten solle, ob im Fall Quinlan eine Genesungschance bestehe und daß es solche Komitees bereits in großer Zahl gebe. Letzteres war nicht der Fall. Im Gefolge der öffentlichen und gesundheitsethischen Diskussion, die sich an den Fall Quinlan anschloß, richteten dann viele Krankenhäuser solche ethischen Komitees ein, zuerst zentral für das gesamte Krankenhaus, dann zunehmend auch dezentral für einzelne Abteilungen. Die Antizipation möglicher gerichtlicher Auseinandersetzungen, in denen wieder wie im Fall Quinlan auf Entscheidungen ethischer Komitees Bezug genommen werden könnte, spielten dabei durchaus eine wichtige Rolle. Im Jahre 1982 hatten in den USA weniger als 15 % aller Krankenhäuser ein ethisches Komitee; in Kanada hatten 1983 29 % der 38 größten Krankenhäuser ein ethisches Komitee, 34 % nutzten andere bestehende Gremien auch zur Diskussion anstehender ethischer Fragestellungen ([15], S. 439–457). 1985 hatten 59 % aller Krankenhäuser (67 % aller Lehrkrankenhäuser) ein ethisches Komitee. Die American Hospital Association schätzt, wie das *Wallstreet Journal* am 6. März 1987 (S. 1 und 15) berichtet, daß heute bei 80–90 % aller großen medizinischen Zentren und in etwa 60 % aller Krankenhäuser entweder ein ethisches Komitee oder fest angestellte Einzelpersonen für bioethische Beratung vorhanden sind. Kurze Zeit nach dem Urteil im Fall Quinlan entschied ein Gericht in Massachusetts im Fall Saikewicz [3] unter ausdrücklichem Bezug auf den Fall Quinlan, daß in Fragen von Leben und Tod eines Patienten einem ethischen Komitee kein Recht zu so weitgehenden Entscheidungen zustehe; vielmehr erfordern solche Entscheidungen „einen Prozeß einer distanzierten, aber mitfühlenden Untersuchung und Entscheidung" und sollten daher vom öffentlichen Rechtswesen gemäß der Gewaltenteilung politischer Verantwortung übernommen werden. Von diesen beiden konkurrierenden Positionen her hat sich die des Gerichts von New Jersey durchgesetzt. Eine offene Frage ist nach wie vor, inwieweit Ratschläge oder gar Entscheidungen von ethischen Komitees in nachfolgenden Rechtsverfahren gewertet werden können und sollen: sollen sie überhaupt in der Rechtsfindung berücksichtigt werden, sollen die rechtlichen Überlegungen von ihnen ausgehen oder sollen die Erwägungen des Gerichts Verfahren und Ergebnisse von ethischen Komitees wie alle anderen Fakten als Teilaspekte des Problems erwägen [23]? Es scheint sich eine Rechtssprechung abzuzeichnen, die in jedem Einzelfall die Rolle des ethischen Komitees von neuem bewertet, ohne sich festlegen zu lassen in bezug auf die ethische oder rechtliche Verbindlichkeit von Beratungen ethischer Komitees. Die an den Fall Quinlan sich anschließende ethische und rechtliche Diskussion bestimmte ausschließlich ethische Komitees, die auf *freiwilliger* Basis von Institutionen der Krankenversorgung eingesetzt worden sind. Veatch zeigt in seinem Buch „The Foundations of Justice" (1986) und in seinem Positionspapier über die Fürsorge für geistig Behinderte (s. Kap. 13) die besonders komplizierten rechtlichen Probleme auf, die sich bei dem Wegfall des für die amerikanische Rechtssprechung so wichtigen Prinzips der persönlichen Autonomie und Selbstbestimmung ergeben. Er unterstreicht auch insbesondere die Spannung zwischen der Güterabwägung im Fall Quinlan und

Saikewicz, zieht aber noch eine Menge anderer Fälle hinzu, die insgesamt das Feld der stellvertretenden Entscheidung für geistig Behinderte sehr deutlich darstellen. Pinkard (s. Kap. 12) geht ebenfalls in seiner Analyse des Einflusses der amerikanischen Rechtssprechung auf die ethische und bioethische Diskussion beim Fall Saikewicz ein.

Institutional Review Boards

Anders als die ethischen Komitees in Krankenhäusern, Altersheimen und „hospices" sind die Institutional Review Boards zu bewerten, die aufgrund von staatlichen Verordnungen entstanden. Das sind seit 1985 die ethischen Komitees, die über Fortsetzung oder Abbruch von lebenserhaltenden Maßnahmen und ärztlicher Versorgung bei schwerstbehinderten oder sterbenden Neugeborenen zu befinden haben [19]; diesen Richtlinien waren 1984 Erlasse vorausgegangen, die verlangten, daß alle diese Fälle bei Gericht zu melden seien und von Gerichten entschieden werden müßten. Wenn auch die Verordnungen nur halbherzig und nicht mit letzter Konsequenz zurückgenommen wurden, ist insgesamt die Einrichtung von Infant Care Review Committees als die ethisch und medizinethisch akzeptablere Lösung begrüßt worden. Schon im Jahre 1966 verlangte der Surgeon General, daß alle biomedizinische Forschung am Menschen, die mit öffentlichen Mitteln des Public Health Service arbeitet, ein Institutional Review Board haben müsse. Dieser Beschluß wurde 1974 im National Research Act des US-Kongreß in Gesetzesform überführt (Public Law 93-348) und in die Verordnung 45 CFR 46 übersetzt, die am 8. März 1983 letztmals revidiert wurde (vgl. die letzte Fassung in [13] Appendix 1). 1981 erließ das Department of Health and Human Services [18] und die Food and Drug Administration [20] je eine eigene Richtlinie; die Unterschiede beider Verordnungen, die insbesondere die Meldepflicht an die obere Behörde und Modalitäten der Zustimmung des Probanden nach Information betreffen, sind von Fletcher zusammengestellt worden ([13], Appendix 3). Die President's Commission, vor allem aber das Office for the Protection from Research Risks Office (OPRR) waren bei der Formulierung der Richtlinien des Health and Human Service beteiligt. Die weitere beratende Hilfe und Kontrolle der Arbeit der Institutional Review Boards liegt in den Händen des OPRR, die zusammen mit der President's Commission ein ausführliches Handbuch herausgegeben hat [14], auf das noch im einzelnen einzugehen sein wird. Diese 4 erwähnten rechtlichen und verordnungsrechtlichen Voraussetzungen bestimmen in unterschiedlicher Weise die Arbeit der verschiedenen Institutional Review Boards und ethischen Komitees, sofern sie von der Bundesgesetzgebung oder durch Verordnungen vorgeschrieben sind.

4.2 Zusammensetzung und Autorität von Ethikkomitees

Zusammensetzung und Autorität ethischer Komitees soll am Beispiel der Regelungen innerhalb des National Institute of Health (NIH) erläutert werden [13]. Die Verordnung 45 CFR 46 verlangt mindestens 5 Mitglieder für ein

Institutional Review Board. Das National Institute of Health, in seinen internen Richtlinien, hat die Zahl auf 10 Mitglieder heraufgesetzt wegen der Komplexität der dort zu diskutierenden medizinisch-technischen und ethischen Sachverhalte. Insgesamt gibt es 10 selbständige Komitees, für jedes Forschungsgebiet eines. Die Komitees müssen sowohl Männer wie Frauen enthalten und eine interdisziplinäre Repräsentanz darstellen. Ebenso sollen Mitglieder in den Komitees vorhanden sein, die nicht selbst im öffentlichen Dienst stehen und solche, die nicht Fachwissenschaftler sind, aber deren Beruf sie darauf vorbereitet hat, ethische Fragestellungen angemessen beurteilen zu können (Juristen, Ethiker, Geistliche, öffentliche Verantwortungsträger, Lehrer usw.), schließlich mindestens 1 Mitglied der sonstigen Berufe am Clinical Center des NIH (Pfleger, Apotheker, Sozialarbeiter) ([13], S. 6). Ethisch oder technisch Sachverständige können als Gäste oder Gutachter geladen werden. Die Institutional Review Boards oder, wie im Falle des NIH Institute Clinical Review Subpanels (ICRS) stellen also kein fachwissenschaftliches Kollegialorgan von Ärzten dar, gegebenenfalls unter Einschluß von Wissenschaftlern oder Technikern, sondern sie sind nicht nur interdisziplinär, sondern absichtlich auch mit sog. „Laien" besetzt. Mit dieser Art der Besetzung hat sich eine Argumentation von Veatch aus dem Jahre 1975 durchgesetzt [21], die vorträgt, daß technisch-medizinischer Sachverstand nicht notwendigerweise ethischen Sachverstand einschließt. Die Repräsentanz von Vertretern anderer Berufe, in denen normativ argumentiert wird und die allgemeine Prinzipien auf konkrete Fragen anzuwenden gelernt haben, wird als ebenso unerläßlich angesehen wie auf der anderen Seite die Repräsentanz technischen und biomedizinischen Sachverstandes und Urteilsvermögens. Nach Reich soll ein ethisches Komitee nicht nur interdisziplinär zusammengesetzt sein; es soll auch die Pluralität der Gesellschaft repräsentieren, um eine möglichst offene und breite normative Diskussion möglich zu machen. Reich spricht von „community values", Werten also, die in Gesellschaft und Nachbarschaft vorkommen und die auch in den Beratungen von Institutional Review Boards eine Stimme finden sollen [16]. Wenn Gesetzgebungsorgane, wie Schöffengerichte beispielsweise, repräsentativ zusammengesetzt sind, dann kann für die Zusammensetzung von Gremien, die über die Anwendung von allgemein anerkannten Normen auf konkrete Fälle zu beraten haben, nichts anderes gelten. Die Thesen von Veatch sind auf breite Zustimmung gestoßen.

Das Problem der ethischen Komitees in ihrer Multidisziplinarität besteht also zunächst einmal darin, eine gemeinsame Sprache und gemeinsame Methoden des Argumentierens zu finden und einzuüben. Insofern sind die ethischen Komitees nicht nur Mittel zum Zweck der Klärung von komplexen ethischen Sachverhalten; sie sind auch ein Zweck in sich selbst, nämlich eine Gruppe von Personen der pluralistischen Gesellschaft, die in gemeinsamer Verantwortung an einer biomedizinischen Abteilung daran arbeiten, einen ethischen Diskurs zu erbringen und gemeinsame Sprache und Methoden zur Klärung und Harmonisierung kontroverser Positionen zu finden.

Während die erzieherische und selbsterzieherische Funktion der Institutional Review Boards unbestritten ist, ist ihre Autorität und Rolle in der Entscheidungsfindung bei konkreten Fällen umstritten. Die Institutional Review Boards, die in der Forschung gemäß 45 CFR 46 vorgeschrieben sind, haben zwar offiziell eine beratende Funktion, aber die Finanzierung von Forschungsvorhaben erfolgt nicht ohne eine positive Zustimmung des Institutional Review Board oder nach von dem IRB vorgeschlagenen Veränderungen des „research design" entsprechend von Anregungen oder Vorschlägen des IRB. In den Krankenhäusern und anderen nicht auch der Forschung dienenden Institutionen ist es allgemein üblich, den ethischen Komitees nur eine beratende Rolle in Einzelfällen zuzusprechen. Fost u. Cranford [7] betonen, daß die meisten der IRB, die von ihnen untersucht wurden, die beratende, gutachtende, informelle und konsensorientierte Aufgabe betonten. Sie kommen zu dem Schluß, daß ethische Komitees in Krankenhäusern zunehmend an Entscheidungsprozessen teilnehmen, die lebensverlängernde Maßnahmen bei unheilbar Kranken zum Gegenstand haben. Sie unterstreichen, daß obwohl die IRB keine abschließende Autorität haben, faktisch aber eine solche Autorität durch das starke Gewicht besteht, das das ethische Komitee auch gegenüber denjenigen Ärzten und Pflegeteams ausspielen kann, die den Überlegungen des IRB nicht zustimmen können und gern „in eigener Verantwortung" den betreffenden Patienten weiter behandeln würden. Die Umfrage der President's Commission im Jahre 1982 und diejenige von Fost u. Cranford bestätigen, daß faktisch 31 % der IRB abschließende Entscheidungen über lebensverlängernde Maßnahmen fällen, 69 % ihre Rolle in der Beratung und Unterstützung des Arztes sehen, 38 % vorwiegend allgemeine Leitlinien ethischer und sozialer Art aufstellen, 56 % Entscheidungen in individueller Patientenbehandlung begleiten oder überprüfen und 25 % interdisziplinär sich an der Prognosestellung für Heilungsaussichten beteiligen.

Reich [16] unterscheidet 5 mögliche Formen von Autorität, mit denen ein ethisches Komitee ausgestattet werden kann oder die seinen Beratungen Gewicht verleihen: rechtliche, ethisch-argumentative, kirchliche, medizinische und faktische Autorität. Er ist kritisch gegen die angemaßte rechtliche, kirchliche, medizinische Autorität von IRB und lehnt eine de facto vorhandene Autorität rundweg ab. Er argumentiert, daß ausschließlich moralische Überzeugbarkeit die Autorität von ethischen Komitees begründen kann. Die für ihn allein akzeptable ethisch-argumentative Autorität kann nur durch die behutsame, konkret erfolgende und nachvollziehbare Präsentation von ethischen Güterabwägungen, insbesondere zu den 3 wichtigen Prinzipien der Selbstbestimmung des Patienten („autonomy"), der Wohlfahrt des Patienten und der Fürsorgepflicht des Arztes („beneficence") und der sozialen Gerechtigkeit („justice" erfolgen.

Während im Falle der zentralen ethischen Komitees oder abteilungsspezifischer Institutional Review Boards in Krankenhäusern theoretisch zumeist nur beratende Funktionen bestehen, so ist doch das faktische Gewicht der Äußerungen ethischer Kommissionen unübersehbar. Es fehlt nicht an Stimmen, die aus diesem Grunde die Zuständigkeit von ethischen Komitees für Einzelfallentscheidungen kategorisch ablehnen [1]; auch die American Medical Association möchte insbesondere hier in ihren Richtlinien die Zuständigkeit von ethischen Komitees einschränken (*Journal of the American Medical Association* 253, 1985, p. 2698 f.).

In Fällen der ethisch-medizinischen Abwägung der Behandlung oder Nicht-behandlung schwerst behinderter oder sterbender Neugeborener [19] ist die Unterlassung einer Behandlung ohne ausdrückliche Billigung des ethischen Komitees nicht möglich. Im Falle der forschungsbegleitenden IRB [18, 20] ist die Zustimmung des IRB Voraussetzung für die Mittelbewilligung und über-haupt für die Durchführung der Forschung und der Zustimmung des klinischen Direktors. Mit Recht hat man daher die IRB auch als „institutionelles Gewis-sen" bezeichnet und zwar in der Absicht, das Spannungsverhältnis zum „indivi-duellen Gewissen" des Arztes, des Pflegers oder des stellvertretend für den Patienten entscheidenden Familienmitglieds beschreiben ([8], S. 9). Insgesamt kann für alle Formen von ethischen Komitees, v. a. auch für die in Kranken-häusern, eine Definition von Cranford gelten ([7], S. 2687), daß es sich bei ethischen Komitees um eine „multidisziplinäre Gruppe von heilberuflich Täti-gen innerhalb einer gesundheitspflegenden Institution handelt, die ausdrücklich zu dem Zweck eingesetzt wurde, ethische Fragestellungen zu behandeln, die in dieser Institution vorkommen". Diese Definition ist allerdings in denjenigen Fällen zu eng, in denen entsprechend den von Reich und auch von Veatch vorgetragenen Argumenten auch solche Ethiker, Theologen oder Vertreter der Gesellschaft vertreten sind, die nicht täglich innerhalb der Institution auch in anderen Aufgabenbereichen arbeiten.

4.3 Aufgaben

Während also de facto die IRB in Fällen der Richtlinien zur Behandlung oder zum Behandlungsverzicht bei Neugeborenen und in Fragen biomedizinischer, pharmakologischer und verhaltenswissenschaftlicher Forschung schon ange-sichts der Verordnungs- und Gesetzeslage praktisch für Fragen der ethischen Akzeptanz und Zulassung volle Autorität haben, ist die Rolle der ethischen Komitees in Krankenhäusern noch offen und die Gefahren, die durch die Etablierung einer neuen Entscheidungsebene im ethischen Komitee bestehen, durchaus bewußt. Wir können mit Reich 5 mögliche Modelle unterscheiden, nach denen ein ethisches Komitee arbeiten kann [16]: a) Erziehung, Ausbil-dung und Einübung im ethischen Argumentieren; b) Unterstützung; c) Bera-tung; d) Entscheidung; e) Leitlinienkompetenz.

Die wichtigste Funktion hat nach Reich die *erzieherische* und *selbsterzieheri-sche* Tätigkeit des ethischen Komitees, die Einübung einer gemeinsamen Sprache und Arbeitsmethode zwischen Verantwortungsträgern mit unter-schiedlicher Ausbildung und unterschiedlicher eigener beruflicher Erfahrung und Verantwortung. Die Bildungsfunktion des ethischen Komitees ist ebenso Selbstzweck wie unbedingte Voraussetzung für alle weiteren möglichen Funk-tionen, wie sie unter b) bis e) genannt sind. Zu den Bildungsaufgaben des ethischen Komitees gehört es zunächst, sich eine Methode anzueignen und mit ihr vertraut zu machen, die es erlaubt, allgemeine Prinzipien verschiedener Positionen der pluralistischen Gesellschaft auf einen konkreten Fall anzuwen-den und dabei die rechtlichen, medizinischen, ethischen, ökonomischen und gesellschaftlichen Einzelaspekte abzuwägen oder aber für die Institution insgesamt oder einzelner ihrer Arbeitsbereiche Leitlinien aufzustellen. Das geschieht gemäß den Erfahrungen der seit Jahren mit der Arbeit von IRB Vertrauten, wenn die IRB anfangs und dann immer wieder sich mit Problemen befassen, deren Lösung nicht dringend ist, ja die in der eigenen Institution nicht vorzukommen brauchen, um sich eine solche Einübung und Vertrautheit in der Analyse und Bewertung ethischer Probleme zu erarbeiten. Da es bei solchen Fällen auch keine Probleme des Schutzes der Intimsphäre bestimmter Patienten gibt, können selbst solche Sitzungen institutionsöffentlich oder abteilungsöffentlich sein und so einen noch weitergehenden Effekt der Einübung in und der Erfahrung mit ethischen Güterabwägungen erzielen. Ethische Komitees machen oft auch die allgemeine oder die abteilungsspezifische (Perinatalogie, Onkologie, Intensivmedizin) oder die personengruppenspezifische (Ärzte, Pfleger, Schwestern, Verwaltungsangestellte, sonstige Mitarbeiter) bioethische Bildung und Weiterbildung zu einem bevorzugten Teil ihrer Arbeit. Ein gutes Beispiel dieser Bildungs- und Selbstbildungsfunktion ist die Geschichte des IRB für die Gentherapie am Menschen bei National Institute of Health. Die Mitglieder dieses ethischen Komitees waren etwa 2 Jahre lang vor seiner offiziellen Einrichtung als Beratungsgremium für das Department of Health and Human Services tätig und haben während dieser Zeit grundsätzliche Fragen der Gentherapie am Menschen diskutiert und als Ergebnis ihrer Arbeit einen Arbeitsbogen(„points to consider") aufgestellt, der Fragen enthält, die zur Beantwortung der ethischen Akzeptanz jeden künftigen Antrags auf Forschungsförderung und Zulässigkeit bei der somatischen Gentherapie am Menschen als wichtig gelten sollen.

Die 2. Funktion eines ethischen Komitees ist die der *Unterstützung,* insbesondere der psychologischen und güterabwägenden Unterstützung von Ärzten und Pflegepersonal in Streßsituationen und in Situationen von Spannungen zwischen Ärzten und Mitarbeitern. Unterschiede in der ethischen Bewertung von allgemeinen Grundsätzen des Umgangs mit Patienten und insbesondere in Einzelfallsituationen führen oft zu Spannungen innerhalb der Teams, die auf unterschiedlicher ethischer Bewertung durch den einzelnen beruhen. Hier hat das ethische Komitee eine vermittelnde und unterstützende Aufgabe. Es soll und kann als Ausgangsgremium dienen, in dem die Argumente und nicht so sehr die Dienststellung der Beteiligten ihr Gewicht haben. Die Gelegenheit einer solchen Gesprächsform entspannt nicht nur oft personalisierte Konflikte auf der Abteilungsebene; sie gibt auch die Möglichkeit, sich innovativ mit tatsächlich vorhandenen Mißständen und Fehlbeurteilungen auseinanderzusetzen. Die Beiträge von Schwestern und Pflegern können und sollen als wichtig in die Überlegungen zur Änderung der Behandlung eines einzelnen Patienten oder gar von Leitlinien einer Abteilung einfließen. Im übrigen trägt auch eine solche Aussprache zum gegenseitigen Verständnis der Standpunkte der Beteiligten bei und schafft ein offeneres und vertrauensvolleres Arbeitsklima auf der Station, das letztlich auch den Patienten zugute kommt.

Das *Beratungsmodell* geht über die beiden ersten Modelle insofern hinaus, als es entweder direkt einen Rat erteilt oder indirekt auf Prinzipien oder Argumente hinweist, die für eine Entscheidung nicht übersehen werden dürfen. Der Rat kann in der Aufstellung von Arbeitsbögen, Listen von „points to consider" bestehen, die den einzelnen Fall nicht vorweg einengen, sondern vielmehr den Beteiligten Hilfsmittel an die Hand geben, die wesentlichen für den Fall oder für die Fallkategorie wichtigen Aspekte nicht zu übersehen und in die Güterabwägung einzubeziehen. Weitergehend kann dann auch in besonders schwierigen Einzelfällen in dem Sinne beraten werden, daß die Güterabwägungen für eine oder mehrere Optionen weiterer Behandlung oder Nichtbehandlung nebeneinander gestellt werden. Die direkte Empfehlung einer und nur einer dieser Optionen durch das ethische Komitee wird in der Literatur eher kritisiert als empfohlen. Langfristig hat auch dieses 3. Modell, ebenso wie die beiden ersten, erzieherische und Güterabwägungen einübende Funktionen. Deshalb sollten, v. a. auf der Abteilungsebene, solche Beratungen für andere Mitglieder der Institutionen offen sein, die mit ähnlichen oder denselben Problemen ethisch-medizinischer Art ringen. Die Beratung und periodische Wiederberatung über wichtige bioethische Fragen in den konkreten Zusammenhängen einer Krankenhausabteilung kann nicht nur zur Klarheit über die verschiedenen abzuwägenden ethischen Prinzipien führen; sie wird auch den Teamgeist und das Bewußtsein gemeinsamer Verantwortung stärken. Zu den Aufgaben beratender ethischer Komitees gehört die Pflicht periodischer Wiedervorlage der Fälle, die es ermöglicht, zu prüfen, ob eine Änderung der Güterabwägungen erforderlich ist.

Das *Entscheidungsmodell* für ethische Komitees ist im Gegensatz zu den ersten dreien außerordentlich umstritten. Über das Verständnis der eigenen Autorität und die de facto eintretenden Wirkungen von „Beratungen" ethischer Komitees wurde schon berichtet. Die American Hospital Association und die American Medical Association lehnen einen direkten Rat des ethischen Komitees bei konkreten Fällen ab. Eine solche abschließende Kompetenz wäre einmal rechtlich für das Komitee und die es einsetzende Institution bedenklich, dann aber würde sie unzweckmäßigerweise die Ebene der Verantwortungskompetenzen durch eine zusätzliche anreichern und die ärztliche Verantwortung im Einzelfall entweder auf bequeme Weise entlasten oder auf ärgerliche und konfliktreiche Weise beeinträchtigen und mit ihr in Konkurrenz treten. Die Praxis bringt es aber mit sich, daß das ethische Komitee oft in Fällen eines Dissens zwischen Ärzten und Pflegepersonal oder zwischen dem Behandlungsteam auf der einen Seite und Familienangehörigen oder der Krankenhausverwaltung auf der anderen Seite in einer Art Schiedsrichterfunktion angerufen wird. Auch für solche Fälle werden „abschließende" Stellungnahmen als bedenklich angesehen. Wieder aber wird auf die wichtige Funktion hingewiesen, die das ethische Komitee als Helfer in der Herbeiführung von konsenstragenden Güterabwägungen zwischen den Beteiligten erbringen kann. Gleichgültig ob Außenstehende, wie Familienangehörige oder andere Vertreter oder Beauftragte des Patienten, an den Beratungen des ethischen Komitees teilnehmen, was nur in den allerseltensten Fällen zugelassen wird, oder nicht, der behandelnde Arzt kann in solchen Beratungen seine und die Argumente der anderen Seite prüfen und testen und wird im Regelfall mit einem reiferen Urteil aus der Beratung herauskommen. Die IRB für die Behandlung oder dem Behandlungsverzicht von Neugeborenen haben allerdings, wie schon erwähnt, die Funktion, Entscheidungen zu treffen, gegen die der behandelnde Arzt oder das Stationsteam nicht handeln dürfen [19]. Auch für andere vergleichbare Fälle ist dieses Modell mit der Begründung empfohlen worden, daß ein solches Komitee sachkompetenter, patientennäher und aktueller entscheiden könne als ein Gericht ([15], S. 164; [16], S. 13).

Eine *Leitlinienkompetenz* des ethischen Komitees kann auf doppelte Weise realisiert werden. Entweder stellt eine Institution Leitlinien auf, die für das Wertverständnis und den besonderen Auftrag des Trägers dieser Institution typisch sind. Das wäre z. B. im Falle eines katholischen Trägers die Festlegung des Verbots des Schwangerschaftsabbruchs in allen oder in bestimmten Fällen. Für ein anderes Krankenhaus oder Pflegeheim wäre es der ausdrückliche Verzicht auf den Einsatz von medizinischer Hochtechnik in allen oder in bestimmten, im einzelnen zu beschreibenden Fällen. Bei generellen Entscheidungen zu Fragen der Nichtwiederbelebung („do not resuscitate"), zu Fragen der Zulässigkeit und der Modalitäten des Sterbebeistandes, zum Unterlassen weiterer intensivmedizinischer Behandlung in Fällen mit infauster Prognose und bei Sonderkomplikationen oder Regeln der Schmerztherapie sind solche Leitlinien für alle Institutionen wünschbar ([15], vgl. hierzu auch Kap. 8). Solche Regeln würden, gegebenenfalls in zentralen Leitlinien zusammengefaßt und Mitarbeitern wie Patienten bekannt, zur ethischen Profilierung und Identifizierung der Unverwechselbarkeit einer Institution beitragen. Policy Setting Committees werden nicht nur als akzeptabel, sondern als erwünscht bezeichnet.

Ein anderer Weg, Leitlinien oder gar Richtlinien zu erarbeiten, ist der, daß von einer Abteilung der Wunsch an das ethische Komitee herangetragen wird, Vorschläge für stationsspezifische Regeln zu beraten, vorzulegen oder zu sanktionieren. Nirgendwo in der Literatur wird einem Träger das Recht abgesprochen, in kontroversen Fragen die eigene ethisch-medizinische Verantwortung festzulegen und durchzusetzen. Eine solche in Richtlinien oder Leitlinien festgelegte „moral policy" muß allerdings auch öffentlich bekanntgegeben werden und jedermann zugänglich sein, sonst würde sie gegen das Recht auf Information und Selbstbestimmung des Patienten verstoßen, der erst nach seiner Einlieferung von den generell schon erfolgten Güterabwägungen der Institution erfährt, die seinen eigenen möglicherweise widersprechen. Auch Angehörige der Heilberufe würden im Fall einer solchen medizinethischen Profilierung von Institutionen die Arbeit in solchen Institutionen vorziehen, die ihren eigenen Wertvorstellungen näher liegen als die von anderen. Insgesamt trägt also ein bioethisches Profil einer Institution zur Konfliktreduzierung bei und optimiert die ethisch verantwortliche und erwünschte Kooperation zwischen Träger, Ärzten, Behandlungsteam und Patienten.

Robertson (*Quality Review Bulletin,* January 1984, pp. 6–10) unterscheidet anders als Reich 4 mögliche Modelle von ethischen Komitees:

1) freiwillig-freiwillig, bei der weder die Beratung des ethischen Komitees verbindlich noch die Anrufung eines ethischen Komitees verlangt wird;
2) freiwillig-verpflichtend, bei dem zwar niemand verpflichtet ist, das ethische Komitee anzurufen, sich aber seinen Ratschlägen anschließen sollte, falls es solche ausspricht;

3) verpflichtend-freiwillig, bei dem die Konsultation verpflichtend ist, aber nicht das Befolgen des Rates des ethischen Komitees;

4) verpflichtend-verpflichtend, bei dem Anrufung und Befolgung des Rates des ethischen Komitees verpflichtend ist. Diese Einteilung wird in der nachfolgenden Literatur häufig zitiert ([11], S. 11), scheint aber weniger hilfreich zu sein als die von Reich, die noch nicht veröffentlicht ist.

Selten kommen alle 5 von Reich unterschiedenen Funktionen eines ethischen Komitees in reiner Ausprägung vor. Die Reflexion auf die verschiedenen Rollen, die ein ethisches Komitee spielen kann, ist aber selbst ein unerläßlicher Schritt für das Selbstverständnis eines solchen Komitees und für seine Akzeptanz und Profilierung innerhalb der Institution. Große Zentren der Krankenversorgung haben nicht nur ein zentrales ethisches Komitee, sondern stationsspezifische. Auch sind Richtlinienkomitees oft getrennt von dem zentralen ethischen Komitee. Daneben gibt es sehr häufig nach wie vor ärztliche Arbeitskreise.

4.4 Methoden

Die Arbeitsweise sowohl der in der therapeutischen wie nichttherapeutischen Forschung arbeitenden IRB wie auch die der ethischen Komitees der Krankenhäuser ist fast ausschließlich die in diesem Kapitel vorgestellte Methode der moralischen Abwägung von Nutzen und Risiken [2, 3, 14, 15, 18, 19, 20]. Die 3 wichtigsten Prinzipien, die in keiner dieser Abwägungen verletzt werden sollen, sind: *Freiwilligkeit* des Probanden oder *Zustimmung* des Patienten; *Nutzen* für den Patienten oder für den Fortschritt medizinischer Forschung und schließlich *Minimalisierung von Risiken*. Die eher allgemein gehaltenen Kodizes von Nürnberg und die Helsinki-Tokyo-Deklaration sind zu unpräzise, um im konkreten Fall praktikabel angewandt werden zu können. Im Fall der ethischen Diskussion von konkreten Einzelfällen werden oft Arbeitsbögen, wie sie in Kap. 3 im Anhang vorgestellt wurden, angewandt oder Fragenkataloge („points to consider lists"), die problemspezifisch oder stationsspezifisch aufgestellt wurden.

Abwägung von Nutzen und Risiken

Für alle Institute Clinical Review Subpanels (ICRS) des National Institute of Health gelten die folgenden 3 Ziele der Güterabwägung ([13], S. 6 f.):

1) Bewertung des Verhältnisses von Nutzen und Risiken unter Einschluß von Empfehlungen oder Auflagen, das Verhältnis von Nutzen und Risiken zu verbessern;

2) Schutz der Rechte und des Wohlergehens des Probanden/Patienten; dieser Schutz muß die Zustimmung nach Information und die Gewährleistung

eines Schutzes des Patienten/Probanden während der Dauer der Behandlung einschließen;

3) Sicherstellung des höchstmöglichen wissenschaftlichen Standards der Untersuchung oder Intervention; das schließt die Prüfung von Alternativen und die Erlangung der Zustimmung anderer Gremien ein, die zu dem geplanten „research design" oder der Behandlungsmethode rechtlich, sachlich oder ethisch etwas beizutragen haben.

Die allgemeinen Vorschläge der President's Commission und des Office for the Protection from Research Risks (OPRR) lassen sich in 6 Punkten zusammenfassen ([13], 6 A):

1) Präzisierung der Risiken, die mit der vorgeschlagenen Vorgehensweise verbunden sind im Vergleich mit anderen Behandlungsarten, gleichgültig, ob diese Gegenstand der Forschung sind oder nicht;
2) Durchführung von Risikominimalisierungsüberlegungen;
3) Präzisierung von möglichem Nutzen;
4) Abwägung, ob die Risiken vernünftigerweise eingegangen werden können in Ansehung entweder des Nutzens für den Patienten oder des Erkenntnisfortschritts;
5) Sicherstellung, daß die Patienten/Probanden genaue, freie und faire Information über die Risiken, Unannehmlichkeiten und den erhofften Nutzen bekommen;
6) Bestimmung der automatischen und routinemäßigen Überprüfung der ethischen Güterabwägungen und der therapeutischen oder forschungsorientierten Strategie.

Der Schutz der Intimsphäre des Patienten soll auf allen Ebenen gesichert sein. Auf der Kostenseite ist insbesondere der Minimalisierung oder dem Ausschluß von *Schaden* für den Patienten Beachtung zu schenken. Unter körperlichem Schaden werden aufgezählt: Benommenheit, Unwohlsein, Schmerzen, vorübergehende oder dauernde Schädigungen geringerer oder größerer Art. Zu psychologischen Schäden werden Streß, absichtliche Unwahrhaftigkeit dem Patienten/Probanden gegenüber, unberechtigte und unnötige Verletzung der Intimsphäre, Erzeugung von Schuldgefühlen genannt. Sozialer oder gesellschaftlicher Schaden kann hervorgerufen werden, wenn Probanden/Patienten als tatsächlich oder potentiell einer sozial nicht akzeptierten Gruppe zugehörig stigmatisiert werden, z. B. als süchtig, homoerotisch, schizophren oder geisteskrank. Für die Krankenhaussituation im besonderen unterstreicht Reich [16], daß das ethische Komitee auf die möglichste Einhaltung folgender Prinzipien achten sollte: nicht töten, Schutz des Lebens, Einhalten von Versprechen, Wahrheit am Krankenbett, Mitgefühl, persönliche Integrität, Vertrauen dem Patienten gegenüber. Zusammen mit den 3 allgemeinen Prinzipien von Patientenautonomie, medizinischer Fürsorgepflicht und Gerechtigkeit sollen diese Prinzipien sich auch in einem Arbeitsbogen zusammenfassen lassen. Außerdem gehört die Harmonie der beruflichen Zusammenarbeit hierher als ein hoher ethischer und medizinischer Wert, der insbesondere dann, wenn es auf Teamarbeit, wie in der Intensivstation, bei der Pflege von Neugeborenen oder unheilbar Kranken und Sterbenden ankommt, unverzichtbar ist. Für ethische Komitees kommen im Einzelfall immer wieder auch die schwierigen Güterabwägungen hinzu, die dann notwendig werden, wenn das Prinzip der Patientenautonomie durch indirekte und stellvertretende Entscheidungsträger (Patiententestament, Familienangehörige, Vormund, vom Patienten bestellte Beauftragte) ersetzt werden muß. Veatch geht in seinem Positionspapier auf die besonderen Probleme ein, mit denen ethische Komitees im Falle der Güterabwägung und der Akzeptanz stellvertretender ethischer Urteile bei der Behandlung geistig Behinderter konfrontiert werden. In Kap. 8 unseres Berichts werden wir auf diese Problematik näher eingehen.

Die President's Commission und das Office for the Protection from Research Risks faßt die allgemeinen Kosten-Nutzen-Überlegungen in folgendem Fragenkatalog („points to consider") zusammen ([14], 6, 6 A):

1) Wurde beides, Risiken und erwarteter Nutzen präzise analysiert, bewertet und beschrieben?
2) Wenn die Forschung die Bewertung einer Therapie zum Gegenstand hat, sind die Forschungsaspekte und Forschungsinterventionen separat von den Therapieaspekten und Therapieinterventionen abgewogen worden?
3) Ist angemessene Sorgfalt aufgewandt worden, Risiken zu minimalisieren und Aussichten für den Nutzen zu maximieren?
4) Gibt es Personen- oder Bevölkerungsgruppen, für die die Risiken besonders groß sein könnten und die deshalb von den Versuchen ausgeschlossen bleiben sollten?
5) Gibt es angemessene Vorkehrungen dafür, daß die Ausgewogenheit von Nutzen und Risiken ständig überprüft wird? Sollte es ein spezielles Komitee geben, das Daten und Sicherheit überprüft? In welchen Abständen sollte das IRB das Projekt überprüfen?

Ethische Fragenkataloge

Da die Methode der Güterabwägung in Kapitel 3 schon vorgestellt wurde, soll hier nur noch auf die Beschreibung der Kosten-Nutzen-Methode für ethische Komitees bei Beauchamp u. Childress (Literaturverzeichnis zu Kap. 3; [2], S. 160–168) und auf die von Robert J. Levine (1981: *Ethics and regulation of clinical research*. Urban & Schwarzenbach, Baltimore 1981) vorgestellten Abwägungen von Nutzen und Schaden in klinischen Güterabwägungen hingewiesen werden. Auf die Güterabwägungen in konkreten Einzelfällen bei dem Einsatz der Medizin und Intensivmedizin am Lebensende, mit der ethische Komitees befaßt werden, werden wir im Kapitel 8 eingehen; im Kapitel 7 wird der ethische Fragenkatalog zu Problemen der Gentherapie diskutiert.

Zu Zwecken der Verdeutlichung der formalen Methode der ethischen Güterabwägung sollen hier noch 2 der Fragenkataloge des IRB-Handbuchs vorgestellt werden. Andere Fragenkataloge gibt es zu ethischen Fragestellungen der Medikamentenprüfung [14] (4 B 3), der Impfforschung (4 C 3), der

Erprobung neuer technischer Apparate (4 D 3), in der Radiologie (4 E 3), in der Einholung von Zustimmung nach Information (5 L 2, 6 B 6), bei der Auswahl der Probanden/Patienten (6 C 2), beim Schutz der Persönlichkeit und der Intimsphäre (6 D 5), bei der Beurteilung von Vergünstigungen für den Patienten bei neuer Therapie oder für den Probanden (6 E 2), in der Forschung und Behandlung von Schwangeren und Stillenden (7 B 3), der Behandlung von Kindern (7 C 2), von geistig Behinderten (7 D 3), von Gefängnisinsassen (7 E 2), von Unfallpatienten (7 F 2) sowie Versuchen an Leichen (7 H 2).

Der Fragenkatalog zur Forschung an Embryonen und zur In-vitro-Fertilisationsmethode [14] (7 A 3) hat 8 Fragen:

1) Sind Tierversuche angemessen? Sind sie durchgeführt worden?
2) Ist die Information, die die Forschung ermitteln soll, so wichtig, daß sie gegen Risiken für den Embryo aufgewogen werden kann?
3) Ist das Risiko für den Embryo minimal?
4) Sofern es sich um Forschungen an einem Embryo außerhalb des Mutterleibes handelt, wird die beabsichtigte Intervention den natürlichen Prozeß des Absterbens verkürzen oder verlängern?
5) Sind die an der Forschung Beteiligten in irgendeiner Weise an Entscheidungen über einen Schwangerschaftsabbruch beteiligt, der im Zusammenhang mit der Forschung steht?
6) Gibt es irgendwelche Ermutigungen zum Schwangerschaftsabbruch zu Forschungszwecken?
7) Bei Forschungen zur Methode des Schwangerschaftsabbruches gibt es Möglichkeiten, daß die Leibesfrucht überlebt?
8) Gibt es einschlägige Bundes-, Landes- oder lokale Gesetze, die solche Forschung einschränken?

Der ethische Fragenkatalog zur Forschung an unheilbar Kranken [14] (7 G 2) enthält ebenfalls 8 Punkte:

1) Muß die Forschung, um zu den angestrebten Ergebnissen zu kommen, auch an unheilbar Kranken durchgeführt werden?
2) Gibt es eine eindeutige Begründung dafür, daß der unheilbar Kranke für die Teilnahme an dieser Studie die Voraussetzungen erfüllt?
3) Sind andere spezifische Behandlungsalternativen, inklusive der Option, nicht zu behandeln, dargestellt worden?
4) Sind mögliche Nutzen und Risiken (und ihre Probabilität) realistisch und klar aufgeführt worden?
5) Sind die verschiedenen Möglichkeiten, wie die Tatsache, daß die Teilnahme an der Studie den Lebensstil des Patienten beeinflussen könnte, klar beschrieben worden („Sie müssen jeden Monat für 5–7 Tage ins Krankenhaus")?
6) Ist dem Patienten versichert worden, daß er jederzeit die Teilnahme an der Studie abbrechen kann und dennoch die beste zur Verfügung stehende Standardbehandlung bekommen kann? Falls der Abbruch der Teilnahme die

Verlegung von der Forschungsstation nach sich ziehen würde, hat man auch
das dem Patienten mitgeteilt?

7) Sollte ein Zeuge oder ein Vertreter des Patienten während der Verhand-
lungen zum Zweck der Zustimmungserteilung anwesend sein?

8) Gibt es Gründe, die verlangen würden, daß der Arzt des Patienten nicht
auch gleichzeitig derjenige ist, der die klinische Forschung durchführt?

4.5 Ethische Bewertung

Die Gefahr, daß die Existenz von ethischen Komitees zu einer Aushöhlung von
ärztlicher Verantwortung, zu einem Mittel zur Vermeidung von Prozessen und
rechtlicher Auseinandersetzung und zu einem Mittel der Administration zur
Kostensenkung und zur „Effizienz" werden könnte, ist vielfältig beschrieben
worden ([8, 11, 16], S. 26 f; [17], S. 22 f.). Fost u. Cranford [7] wollen, um die
Verantwortung am Krankenbett durch eine anonyme Verantwortung einer vom
Krankenbett entfernten Gruppe zu ersetzen, nämlich die des ethischen Komitees, die Unterscheidung zwischen der bloßen Existenz von ethischen Komitees
und derjenigen der Einzelfallberatung oder Entscheidung machen. Siegler
bestreitet jedoch, daß eine solche Unterscheidung mehr als eine bloße sprachliche Bedeutung hat und stellt 5 Punkte zusammen, die gegen „Entscheidung
durch Bürokratie", also gegen einen maßgeblichen Einfluß von ethischen Komitees sprechen:

1) es werden Regeln aufgestellt, die den Verantwortungsrahmen des verantwortlichen Arztes einengen;

2) ärztliche Entscheidungen werden nachträglich beraten, evtl. in der ausgesprochenen Absicht, sie zu rechtfertigen oder zu mißbilligen;

3) bei der Einzelfallberatung ist die Autorität eines solchen Gremiums einfach
nicht wegzudiskutieren;

4) sofern das ethische Komitee als Schiedsinstanz in manchen Fällen agiert,
entzieht es dem Arzt die Autorität;

5) durch das Gewicht der Gruppe und durch moralische Überredung beeinflußt
es den Arzt in Richtung auf die „richtige" Entscheidung ([17], S. 23).

Siegler bestreitet insbesondere sowohl die ethische wie medizinische Kompetenz von großen und zentralen ethischen Komitees und schlägt, als ethisch und
medizinisch eher zu rechtfertigen, kleine informelle Beratungsgremien auf Stationen mit hohem ethischem Risiko vor, z. B. auf Verbrennungsstationen, der
Onkologie, der Neurochirurgie, in gewissen Intensivabteilungen, in der AIDS-
Station, der Unfallstation, auf Transplantationsstationen.

Beauchamp u. Childress (s. Literaturliste Kap. 3; [2], S. 168) unterstreichen
demgegenüber die Wichtigkeit und Unvermeidbarkeit möglichst genauer ethischer Kosten-Nutzen-Erwägungen in komplizierten medizinisch-ethischen Problemen: „Nach unserem Verständnis gibt es eine größere Zahl von ethischen
Prinzipien, die für Forschung, Medizin und Gesundheitspflege relevant sind,

diese schließen das Prinzip der Nützlichkeit ('utility') ein. Was wirklich 'nützlich' ist, kann oft mit größerer Präzision durch systematische Studien zum Verhältnis von Kosten und Nutzen bestimmt werden." Gilson u. Kushner stellen für die Arbeit von ethischen Komitees eine Prioritätenabfolge mit absteigender Wichtigkeit vor:

1) Einübung und Ausbildung von bioethischer Argumentation;
2) Erstellung von Leitlinien („policy development") und erst danach
3) Beratung im Einzelfall („case consultation") ([8], S. 10).

Levine zählt folgende positiven Hilfestellungen auf, die allein von ethischen Komitees erbracht werden können ([11], S. 10):

1) Konzentration auf ethische Aspekte sowohl des allgemeinen Betriebes wie des konkreten Einzelfalles im Gegensatz zur Konzentration auf medizinisch-technische, rechtliche, ökonomische Aspekte;
2) Ermöglichung von Kommunikation und Ausräumung von Vorurteilen und Mißverständnissen, die auf Unkenntnis oder unangebrachtem Gebrauch ethischer Prinzipien beruhen;
3) Unterstützung für Pflegeteams und Familienangehörige bei komplexen ethischen Problemen;
4) Erstellung von Leitlinien für wiederkehrende ethische Situationen (Wiederbelebungsrichtlinien, Patientenzustimmung; Behandlungsverzicht);
5) bioethische Bildung und Weiterbildung.

Auch Reich sieht Vorteile in der Existenz von ethischen Komitees, v. a. auf dem Gebiet der Einführung und Weiterführung eines auf Werte bezogenen und nicht nur Technik anwendenden medizinischen Handelns und in der Funktion, die ethische Komitees über ihren eigenen Rahmen hinaus bei der Einübung von bioethischen Güterabwägungen und der Erstellung von Leitlinien haben können ([16], S. 26 ff.). Die Sisters of Mercy Health Corporation (zit. nach [8], S. 11) unterstreicht die unverzichtbare Rolle von ethischen Komitees in pluralistischen Gesellschaften und die Notwendigkeit, dialogisch und gemeinsam zu bioethischen Güterabwägungen zu kommen und damit einsame, oft emotional bedingte und nicht reflektierte Entscheidungen zu ersetzen: „Jedes ethische Komitee repräsentiert eine Bewegung weg von dem privaten und ideosynkratischen Weg, auf dem meine eigenen Gründe und Rationalisierungen meine persönliche Integrität befriedigen, hin zu einem Weg, auf dem Gründe, Überlegungen, Meinungen und Bewertungen auch Gegenstand der Reflektion von anderen mit ähnlichen Bedenken sind. In allen ethischen Komitees bewegt sich die ethische Überlegung weg vom privaten Urteil hin zum Diskurs und zu gemeinsamer Beratung."

4.6 Der Bioethikgutachter und andere Beratungsformen

Bioethikgutachter

Der Bedarf an medizinethischer Kompetenz im Krankenhaus wie in der Forschung und Allgemeinpraxis ist unübersehbar. Die Kompetenz, verbunden

mit einem Erziehungs- und Wertebildungsauftrag, ist bei der Einrichtung von
ethischen Komitees und von IRB Gremien übertragen worden. Es ist aber
auch eine Wahrnehmung dieser Expertise durch einen gut ausgebildeten und
erfahrenen Bioethiker als Angehörigen eines fest umschreibbaren Berufsstandes denkbar. In der Tat hat das National Institute of Health seit 1977 einen fest
angestellten Bioethiker, der im Büro des Direktors des klinischen Zentrums
angesiedelt ist und die Aufgabe hat, mit den verschiedenen spezialisierten
ICRS in Kontakt zu bleiben, für individuelle Beratung zur Verfügung zu
stehen, den Direktor bei der abschließenden Genehmigung von Forschungs-
protokollen zu beraten und sich für bioethische Bildung und Fortbildung innerhalb des National Institute of Health verantwortlich zu fühlen. Die Rollen also
des Lehrers und Beraters sind wichtige Funktionen in dieser Stelle [6]. In
einem Bericht im *Wallstreet Journal* (6. 3. 1987, S. 1 und 15) wird darauf
hingewiesen, daß die Hemmschwelle, den professionellen Bioethiker aufzusu-
chen, wesentlich niedriger liegt als der Gang ins ethische Komitee. Auch wird
hier keine neue Ebene der Verantwortung geschaffen, wie das bei der Einrichtung eines IRB in unerwünschtem Maße der Fall sein könnte. Dem Bioethiker
kommt in einem größeren Krankenhaus oder in einem Forschungsbetrieb
keine andere Hilfsfunktion zu, wie sie auch die Verwaltung, die Apotheke, der
Anästhesist, der Röntgenologe, die Küche oder der Geistliche haben. Oft gibt
es auch beide Institutionen nebeneinander, das ethische Komitee und die
Berufstätigkeit eines einzelnen Bioethikers. In den USA und Kanada gibt es
zur Zeit etwa 250 hauptamtlich tätige und als solche bezahlte Bioethiker mit so
unterschiedlichem beruflichen Hintergrund wie Ethik, Theologie, Medizin,
Recht, Krankenpflege. Im Oktober 1985 fand in Bethesda, Maryland, eine
erste Konferenz von 53 beratenden Bioethikern statt, die zur Gründung der
Gesellschaft für bioethische Beratung (Society for Bioethics Consultation)
führte.

Zu den 4 Zielen der Gesellschaft gehören:

1) die Durchführung von Konferenzen zum Studium und zur Verbesserung der
   bioethischen Beratung;
2) die Herausgabe eines Rundbriefes für Mitglieder und die Förderung der
   Zusammenarbeit und Berufsfortbildung;
3) die Beratung von Institutionen der Gesundheitspflege bei der Einrichtung
   und Bewertung von bioethischen Fortbildungsveranstaltungen;
4) die Einwerbung von Mitteln zur Unterstützung von bioethischen Kursen in
   Kliniken und von bioethischen Praktika für Personen, die sich für die
   Laufbahn eines bioethischen Beraters qualifizieren wollen.

Vom Herbst 1987 an werden 1/4jährlich in verschiedenen Teilen des Landes
Konferenzen über Bioethikberatung abgehalten. Dem Berufsstand eines Bio-
ethikspezialisten in Krankenhaus, Forschungsklinik, Pharmaforschung, Politikberatung und Berufsverband sind angesichts der zunehmenden Bedeutung der
bioethischen Aspekte und angesichts der verschiedenen Vorbehalte gegen die
Anonymität von ethischen Komitees wichtige Aufgaben zuzusprechen. Entscheidend wird sein, ob es der Gesellschaft gelingt, professionelles Niveau und
persönliche Integrität unter ihren Mitgliedern zu garantieren und zu fördern.

Andere Beratungsformen und Beratungsgremien

Neben den IRB, die in Forschungsangelegenheiten unter den Regeln der erwähnten staatlichen Verordnungen operieren, den ethischen Komitees in Krankenanstalten, „hospices" und Pflegeheimen und dem Bioethiker als Gutachter und Berater gibt es viele andere Beratungsformen und Beratungsgremien für die ethischen Probleme in der Biologie und Medizin. Hierzu gehören die Kollegialorgane der American Medical Association, der Ärztevereinigungen auf Landesebene, auch Kollegialorgane verschiedener anderer heilberuflicher und biologischer oder medizinischer Organisationen sowie Gremien bei staatlichen Institutionen, wie das Office of Technology Assessment beim US-Kongreß, Gremien bei der Food and Drug Administration, der Environmental Protection Agency, dem OSHA, dem NIH und OPRR, um nur einige aufzuzählen, über deren Zusammensetzung und Arbeitsweise zu berichten in diesem Zusammenhang zu weit führen würde.

Literatur

1. American Hospital Association (1984) Hospital committees on biomedical ethics. American Hospital Association, Chicago
2. Court Decision (1976) In re Quinland 70 NJ 10, 355 A 2d. 647 (NJ)
3. Court Decision Superintendent of Belchertown vs. Saikewicz 373 Mass 728, 370 NE 2d. 417
4. Cranford RE, Doudera AE (eds) (1984) Institutional ethics committees and health care decisionmaking. Health Administration Press, Ann Arbor/MI
5. Fleischman AR, Murray TH (1984) Ethics committees for infants doe? Hastings Center Rep 13/6:5–9
6. Fletcher JC, Bovermann M (1983) Evolution of the role of an applied bioethicist. Research ethics. Liss, New York, pp 131–158
7. Fost N, Cranford R (1985) Hospital ethics committees. JAMA 253/18:2687–2692
8. Gilson JM, Kushner TK (1986) Ethics committees: Will the conscience of an institution become society's servant. Hastings Center Rep 16/3:9–11
9. I.R.B. (1979 ff) A review of human subject research. Institute of Society, Ethics and the Life Sciences, Hastings on Hudson/NY (10 Hefte pro Jahr)
10. Kennedy Institute of Ethics, Bioethics Library (1987) Scope Note Nr 3: Ethics Committees (Juni 1987)
11. Levine C (1984) Questions and answers about hospital ethics committees. Hastings Center Rep 14/3:9–12
12. National Commission for the Protection of Human Subjects (1978) The Belmont Report and appendices. Government Printing Office, Washington/DC. Neben dem Belmont Report hat die National Commission spezialisierte Berichte über Forschungen und die Rolle der ethischen Komitees bei besonderen Bevölkerungsgruppen, wie Kindern, Behinderten, Gefangenen, sowie an Föten veröffentlicht.
13. National Institute of Health (1983) Orientation manual for the institute clinical review subpanel. National Institute of Health, Bethesda/MD
14. President's Commission for the Study of Ethical Problems in Medicine and Biomedical and Behavioral Research; Office for the Protection from research Risks (O.P.R.R.), (1983) I.R.B. Guide Book, Bethesda/MD
15. President's Commission for the Study of Ethical Problems in Medicine and Biomedical and Behavioral Research (1983) Deciding to forego life-sustaining treatment, 2 parts and appendices. Government Printing Office, Washington/DC

16. Reich WT, (1986, unpublished) Why ethics committees? A moral assessment of the models. International Symposium: Hospital Ethics Committees
17. Siegler M (1986) Ethics committees. Decision by bureaucracy. Hastings Center Rep 16/3:22–24
18. U.S. Department of Health and Human Services (1981) Rules and regulations on institutional review boards. Federal Register 46/16:8366–8392
19. U.S. Department of Health and Human Services (1985) Model guidelines for health care provisions to establish infant care review. (Eigenverlag)
20. US Food and Drug Administration (1981) Food and drug rules and regulations. Federal register 46/17:8942–8980
21. Veatch RM (1975) Human experimentation committees. Professional or representative. Hastings Center Rep 5:31–40
22. Veatch: Beitrag in diesem Buch (Kap. 13); engl. Ausg. 1987: Medical ethics and mental retardation
23. Wolf SM (1986) Ethics committees in the courts. Hastings Center Rep 16/3:12–16

5 Genomanalyse

Genetische Diagnose („genetic screening") und Gentherapie („gene therapy") sind ausgezeichnete Beispiele dafür, wie neue Methoden die Wirkungsmöglichkeiten traditionellen medizinischen Handelns enorm verbessern können, damit aber gleichzeitig bereits bekannte Formen der Güterabwägung ethischer Prinzipien in biomedizinischer Klinik und Forschung ebenfalls zu höherer Effizienz und Akzeptanz herausfordern. Zu diesen traditionell bekannten ethischen Güterabwägungen zählen im Falle der Diagnose die Intensität und Breite der Aufklärung im Patientengespräch, der Versuch, den Patienten zur aktiven Mitarbeit an der Therapie zu gewinnen, die relative Unsicherheit der Prognose und der dennoch bestehende Zwang zum Handeln, die Vertraulichkeit der Beratung und der Datenschutz, die Entscheidung über einen eventuellen Handlungsverzicht oder Schwangerschaftsabbruch. Im Falle der Therapie zählen zu diesen Güterabwägungen die Garantie der Sicherheit der Methode und der Ausschluß oder die Minimierung eventueller Begleiterscheinungen, die Heilungsaussichten und die Zustimmung des Patienten zur gewählten Behandlung. Bei der genetischen Diagnose kommt als neues Problem die Verschärfung der Problematik des Schwangerschaftsabbruches durch sehr frühe und sehr präzise diagnostische Hinweise, die mögliche berufliche Diskriminierung bei langfristig vorher voraussagbaren Krankheiten oder Krankheitsprädispositionen und schließlich die Bewältigung von sehr langfristiger diagnostischer Prognose in Persönlichkeitsentwicklung und Lebensgestaltung hinzu. Bei der Gentherapie stellt sich die neue ethische Problematik insbesondere dort, wo bei künftig möglich werdenden therapeutischen Maßnahmen in der Keimbahn nicht nur der Patient, sondern auch seine potentiellen Nachkommen mit „therapiert" werden; bei beiden Formen der Gentherapie, der somatischen wie der in der Keimbahn, ergeben sich im übrigen die auch schon traditionell diskutierten 2 Formen von „Therapie", Linderung oder Beseitigung von Krankheiten auf der einen und Verbesserung der Möglichkeiten und Leistungsfähigkeiten auf der anderen Seite.

Auf beiden Gebieten ist die ethische und politische Diskussion in den USA sehr weit fortgeschritten; ja sie hat, im Sinne einer offensiven Behandlung ethischer Probleme im Gefolge neuer Technik, einen Vorlauf vor den technischen Möglichkeiten genommen. Das gilt insbesondere für die ethische Theorie und bioethische Praxis der Gentherapie. Dieses Faktum an sich ist schon bemerkenswert und vorbildlich, unabhängig von der Beantwortung der Frage, wie und ob inhaltliche Stellungnahmen von Ethikern oder politikberatenden Gremien in den USA auf andere Länder übertragbar sind oder nicht. Zu beiden Themenbereichen hat die President's Commission Stellung genommen und das Office of Technology Assessment des US-Kongreß Berichte vorgelegt. Im Falle der Gentherapie haben ethische Diskussionen und politische Entscheidungsprozesse zur Einsetzung eines zentralen ethischen Komitees geführt, das schon seit 2 Jahren einen Arbeitsbogen erarbeitet hat, anhand dessen die ersten Anträge einer medizinethischen Bewertung unterzogen werden. Für die genetische Diagnose wird für das Frühjahr 1988 ein umfangreicher Bericht des Office of Technology erwartet.

Im folgenden soll nun nicht etwa auf die seit der Konferenz von Asilomar 1975 geführten grundsätzlichen Diskussionen über technische und ethische Akzeptanzen der DNA-Manipulation eingegangen werden [9, 11, 16]. Es soll lediglich über einige Aspekte des langfristigen ethischen Managements neuer und langfristiger Diagnose und auf den derzeitigen Stand der Diskussion zur Gentherapie am Menschen (Kap. 6.2) eingegangen werden. Im übrigen wird auf die Beiträge von R. Faden und L Walters hingewiesen werden, die beide den Stand der derzeitigen Diskussion in den USA sehr gut wiedergeben und einen Blick hinter die Kulissen der derzeitigen Diskussion sowie auf die Entwicklung künftiger ethischer und politischer Problemstellungen erlauben.

5.1 Neue Diagnoseformen und Gesundheitsverantwortung

Ethische Herausforderungen durch neue Diagnoseformen

Diese Herausforderungen, insbesondere durch die Genomanalyse, können noch kaum in ihrer enormen Bedeutung für Lebensstil und Gesundheitsverantwortung des einzelnen, für das öffentliche Gesundheitssystem, für die Sicherheit am Arbeitsplatz, aber auch für Fälle beruflicher wie persönlicher Diskriminierung und Erpressung auf der einen und der Prävention sowie Lebensplanung auf der anderen Seite ermessen werden. Wenn der Satz „Wissen ist Macht" stimmt, dann gilt er insbesondere für das Gebiet der neuen Diagnostik. Diese Techniken zeichnen sich v. a. durch einen oft erheblichen zeitlichen Vorlauf der Diagnose vor dem Krankheitseintritt, im Falle von degenerativen Krankheiten, wie der Huntington-Krankheit oder der Alzheimer-Krankheit, durch einen Vorlauf zwischen 40 und 70 Jahren aus. Im Falle der vorgeburtlichen Diagnose kann auf die Diagnosestellung entweder

- ein Abbruch der Schwangerschaft bei schwersten unheilbaren Krankheiten wie Trisomie 21 oder Lisch-Nyhan folgen,
- eine Therapie wie im Falle von PKU-Proteinunverträglichkeit,
- eine sehr frühzeitige Information über einen sicheren Eintritt einer schrecklichen Krankheit nach mehreren Jahrzehnten oder
- eine unsichere Prognose z. B. bei einer X-Chromosomen-Anomalie, die zwischen eindeutiger Geisteskrankheit und leichten Lern- oder Lesestörungen liegen kann.

Die Diskussionen um die ethischen und gesellschaftlichen Konsequenzen der mittelfristigen Diagnosemöglichkeit bei HIV-positiven Trägern zeigt im Falle der Aids genannten Krankheit, welche enormen Güterabwägungen auf den einzelnen und die Gesellschaft durch die Langfristigkeit von gesundheitlichen Prognosestellungen zukommen. Wie Walters betont, ist diese Herausforderung noch kaum in das Bewußtsein von Bürgern, Ärzten, Politikern oder der Öffentlichkeit gedrungen [15]; anders als im Fall der Gentherapie wäre hier also eine Beschleunigung der Analyse und Bewertung ethischer und gesellschaftlicher Implikationen der neuen Techniken auch im öffentlich-ethischen Diskurs dringend angezeigt.

Die President's Commission stellt 5 Kriterien zum allgemeinen Umgang mit den neuen Techniken auf:

1) Vertraulichkeit der Information und Datenschutz, außer in Fällen, bei denen Dritte schwer geschädigt werden können;
2) Freiwilligkeit der Tests, außer in solchen Fällen, in denen nur durch Pflichtuntersuchungen Unschuldige oder Gefährdete geschützt werden können, die anderweitig nicht zu schützen sind;
3) Schutz der Testpersonen vor diskriminierenden Ergebnissen, v. a. wenn diese zufällig gefunden werden, wie der Nachweis der Nichtverwandtschaft zwischen Vater und Kind oder ein XY-Chromosom bei einer Frau;
4) Gesundheit und Wohlfahrt des Patienten, d. h. saubere und eindeutige Diagnosestellung und routinemäßige Möglichkeiten der Abfolge von Diagnose und gegebenenfalls Therapie; im Falle der heterologen Insemination soll die Mutter Zugang zu den vollen Informationen der Genomanalyse des Samenspenders haben;
5) gleicher Zugang zu den neuen Informationsmethoden für alle: „Die Zeit ist gekommen für die Überprüfung der Routinepraxis, daß nur Schwangere im Lebensalter von über 30 Jahren einem Amnicocentesetest unterzogen werden" ([13], S. 24 ff.; [12]).

Insgesamt bewertet die President's Commission die Möglichkeit der neuen Diagnosetechniken als außerordentlich positiv für Gesundheitspflege und Wohlbefinden des einzelnen. Ein für das Frühjahr 1988 erwarteter Bericht des Office of Technology Assessment wird die besonderen Probleme, die die Möglichkeiten der Genomanalyse für die Arbeitsplatzsicherheit, aber auch die Diskriminierung auf dem Arbeitsmarkt mit sich bringen, analysieren und bewerten und Optionen für politische Entscheidungen vorlegen.

Im folgenden wollen wir die bioethischen Positionen und Güterabwägungen, die sich schon jetzt bei der Anwendung der neuen Diagnoseformen abzeichnen, kurz Revue passieren lassen und zwar im einzelnen:

1) für die individuelle Gesundheitsverantwortung und Lebensplanung;
2) für die pränatale Diagnose;
3) für die Berufswahl und die Gesundheitssicherheit am Arbeitsplatz;
4) für die Prävention;

5) für das Versicherungswesen;
6) für das Rechtswesen und Haftungsfragen bei Diagnosestellung;
7) für die Gesundheitsforschung und das öffentliche Gesundheitswesen.

Persönliche Gesundheitsverantwortung

Diese Verantwortung sowie das Recht und die Pflicht zur Lebensplanung, Freizeitgestaltung und Berufsausübung werden durch den Zuwachs an Information durch die neuen Diagnosetechniken, v. a. die Genomanalyse, nicht nur quantitativ sondern auch qualitativ verändert. Spielten früher Todesursache, Lebensalter von Eltern und Großeltern und die Gesundheitsgeschichte der Familie bei der ärztlichen Anamnese, aber auch bei verantwortlichem Setzen persönlicher Lebensziele für den einzelnen durchaus eine Rolle, so ist die Vielzahl der möglichen Informationen über unvermeidbare oder vermeidbare Krankheiten oder Prädispositionen zu Krankheiten demnächst sehr viel größer. Vor dieser Möglichkeit gibt es kein Ausweichen. Der Staat könnte ein Verbot der neuen Techniken wirksam nicht durchsetzen; Testpackungen und Selbsttestpackungen werden schnell auf den Markt kommen. Erst recht aber könnte der Staat ein Verbot sittlich nicht rechtfertigen, da Verhinderung von Krankheiten, Prävention, gesundheitsangemessene Berufstätigkeiten und Freizeitgestaltungen dem mündigen Bürger ein höheres Maß an Lebensqualität und Selbstbestimmung geben dürfte, als seine Unwissenheit und das Ausgeliefertsein an die „Lotterie der Natur". Das „Recht, nicht zu wissen" wird eine der Optionen ethischen Umgangs mit der neuen Technik sein. Früher war das Schicksal, nichts zu wissen – und deshalb nichts tun zu können – für alle gleichermaßen gegeben [12]. Die einzige Möglichkeit einer ethisch und kulturell optimalen Auseinandersetzung mit den neuen Möglichkeiten dürfte eine erhöhte Kompetenz für Gesundheitsrisiken beim Bürger sein, die den konkreten Diagnosefall einbettet in ein insgesamt höheres Niveau von Gesundheitsverantwortung und öffentlichem Bekanntheitsgrad von Ergebnissen und Zielen von Gesundheitsforschung und Gesundheitspflege.

Angesichts der neuen Diagnosetechniken sind die Zeiten für eine nur beim Arzt liegende hippokratische Ethik gezählt; die Arztethik muß durch eine Patientenethik aufgeklärter und mündiger Bürger (Engelhardt [6] im Verzeichnis zu Kap. 3) oder den von Veatch vorgeschlagenen Bund zwischen Ärzten, Patienten und ihren Gruppen ([20] im Verzeichnis zu Kap. 3) ergänzt werden. Deshalb wird immer wieder gefordert, unbeschadet der Erfordernisse des Datenschutzes, den Betroffenen soweit wie möglich alle Informationen zu vermitteln. Die Verarbeitung der Informationen über langfristige Prognosen wird je nach Persönlichkeit und Gewicht der Informationen unterschiedlich sein. Das Gewicht einer Prognose von Huntington-Krankheit ist sicher viel schwerer als eines über Arthritis oder leichte Stoffwechselanomalien. Bei degenerativen Krankheiten, die erst in der späteren Lebensphase eintreten, haben wir keine Erfahrungen, wie ihre Kenntnis sich auf Lebensstil und Lebensziele des Patienten auswirkt. Das Faktum jedoch, daß wir Menschen alle sterblich sind, ist uns immer schon bekannt; ein Nachweis dieser Kenntnis auf Lebensweise oder die Einhaltung von Klugheitsregeln jedoch nur schwer feststellbar, so daß sich auch von hierher keine Parallele ziehen läßt. Immerhin gibt es andererseits zwischen der Geburt und dem 4. und 5. Lebensjahrzehnt eine große Zahl von Gesundheits- und Lebensrisiken, die teils altersspezifisch sind (Suizid, Drogen, Verkehrstod bei Jugendlichen) oder auch nicht (Unfälle, tödliche Infektionen). Die Aussicht, in fortgeschrittenem Alter eher an Huntington als an Krebs oder Herzinfarkt zu sterben, dürfte nicht schwerer, aber auch nicht leichter zu verarbeiten sein, als die Information, daß wir alle sterben müssen und daß einige von uns sehr plötzlich und ohne darauf eingestellt zu sein oder vorgewarnt zu sein, sterben werden; faktisch entlastend und erleichternd ist natürlich die Information, daß, insbesondere bei Vermutung einer erblichen Belastung, in der Tat keine Anlage auf Huntington-Krankheit, Arthritis oder Krebsanfälligkeit in nachweisbarem Maße vorliegt. Das Wissen um die eigenen Prädispositionen und die Abwesenheit anderer Prädispositionen dürfte insgesamt wohl nicht weniger belastend sein, als die völlige Ungewißheit; ethisch und kulturell werden die neuen Diagnosetechniken also keine leichtere, wohl aber eine veränderte Ausgangsbasis für Güterabwägungen und die Bestimmung von Lebenszielen und Lebensaufgaben mit sich bringen, aber auch mehr Verständnis und Toleranz für die Schwächen des anderen einschließen müssen. Wenn nicht schon in anderen Kapiteln unseres Berichts von der immer notwendiger werdenden unerläßlichen Hilfestellung zur Gesundheitserziehung und zur Ausbildung von Gesundheitskompetenz beim einzelnen und in der Gesellschaft insgesamt gesprochen worden wäre, müßte hier ausführlich diese Forderung begründet werden. Hilfsweise können aber auch Instrumente wie die „Portable Value History" oder sehr gezielte und konkrete langfristige Beratungen ins Auge gefaßt werden. Die neuen Diagnosetechniken werden auch die Rolle des Arztes vom Krisenmanagement in akuten Fällen zu langfristiger und individualisierter Gesundheitsberatung verschieben.

5.2 Pränatale Genomanalyse

Die pränatale Genomanalyse, zusammen mit anderen sehr frühen und sehr präzisen Diagnose- und Prognosemethoden, wird in den nächsten 2–10 Jahren eine sehr große Zahl erblicher Krankheiten und erblicher Prädispositionen zu Krankheiten, z. T. mit großem Verlauf vor ihrem Ausbruch, nachweisen können [2, 4]. Es besteht Einigkeit darüber, daß die Diagnosemöglichkeiten die Therapiemöglichkeiten übersteigen werden, daß die Informationen über Diagnose und Prognose zu eingeschränkten Lebenszielen und Berufsentscheidungen, ja zu Diskriminierungen führen können. Die traditionelle Familienberatung („genetic counseling") hat schon immer in Fällen von vererbbaren schweren und schwersten Anomalien nach den Mendel-Gesetzen und anhand von in der Familienplanung anerkannten Regeln [14] Beratung angeboten. Die Güterabwägung des Verzichts auf Nachkommen gehörte immer zu den Optionen einer Beratung in solchen Fällen. Fortschritte in der pränatalen Diagnose (Amniozentese, Ultraschalldiagnostik, Tests auf PKU und Neuralrohrdefekte, Chorionbiopsie) haben nun auch in zunehmendem Maße zu einer

Möglichkeit einer frühzeitigen Behandlung der wenigen behebbaren Anomalien (PKU) geführt, mehr aber noch zu einer Art der Prävention von krankem menschlichen Leben, dem Abbruch der Schwangerschaft nämlich.

Das in Kalifornien und anderswo kostenlos angebotene Testprogramm auf α-Fetoprotein, das Neuralrohrdefekte von anenzephalen Zuständen bis hin zu leichten Spina-bifida-Erscheinungen nachweist [9], hat besonders 2 Fragen in der bioethischen Diskussion aufgeworfen: Unsicherheit der Interpretation der Ergebnisse und Schwangerschaftsabbruch als legitimes Instrument zur „Prävention" eines kranken Menschen. Die President's Commission [12] wie auch Faden in unserem Beitrag (Kap. 11) machen auf die Wichtigkeit und Unverzichtbarkeit einer präzisen Prognose aufmerksam. Die Durchführung des Massentestprogramms in Kalifornien war begleitet von einer in verschiedenen Sprachen erhältlichen Broschüre, die in Ausdrucksweise und Wortwahl von 12jährigen die Ziele und möglichen Ergebnisse der Tests erläuterte. Außerdem gab es ein Formblatt, das den zu Testenden weitere Erläuterungen gab und ausdrücklich ihre Zustimmung zum Test einforderte („informed consent from"). In diesem Formular heißt es: „Ich verstehe, daß es der Zweck des AFP-Testprogramms von Kalifornien ist, Neuralrohrdefekte wie Spina bifida und Anenzephalie zu entdecken. Das Programm kann auch andere Anomalien entdecken; es gibt aber viele Anomalien, die dieses Programm nicht entdecken kann. Ich verstehe, daß viele Neugeborene mit offener Spina bifida einige schwere lebenslange Behinderungen haben werden. Einige Kinder werden geistig behindert sein. Es wird allerdings auch Kinder geben, die mit normaler Intelligenz und nur geringem körperlichen Schaden aufwachsen werden. Einige Formen der Spina bifida können behandelt werden. Beinahe alle Kinder mit Anenzephalie werden vor oder kurz nach der Geburt sterben. Ich verstehe, daß ich allein entscheiden kann, ob ein Schwangerschaftsabbruch vorgenommen werden soll, falls eine Anomalie diagnostiziert wird. Meine Teilnahme an dem Testprogramm ist freiwillig. Ich kann jederzeit den Test ablehnen" (zit. in [9], S. 7). Als Ergebnis dieser Tests, aber auch aus anderen, noch unbekannten Gründen, ist in diesem Jahrzehnt die Zahl der Geburten mit Spina bifida und Anenzephalie zurückgegangen. Sehr bald wird es andere Tests für die wichtigsten Erbkrankheiten im traditionellen Sinne geben. Aber es wird auch Tests geben für nicht traditionell zu den Erbkrankheiten gezählte Prädispositionen, wie solche für Arthritis im Alter, Schwermut, Herzschwäche und Stoffwechselanomalien [4, 16].

Auf die Problematik des Schwangerschaftssabbruchs soll hier nicht eingegangen werden. Die Entscheidung zum Schwangerschaftsabbruch fällt jedoch um so leichter, je früher die Diagnose und je früher damit ein Abbruch erfolgen kann; Chorionbiopsie und sehr frühe Genomanalyse haben daher entscheidende ethische Vorzüge gegenüber Diagnosemethoden, die zu späteren Zeiten der Embryonalentwicklung erfolgen [3, 8]. Für Fälle wie die Huntington-Krankheit, schwere Trisomie oder andere schwerste Erbleiden mit entweder frühem oder auch sehr stark verzögertem Krankheitsausbruch ermöglicht die pränatale Diagnose nunmehr einen relativ frühen Abbruch einer vorhandenen Schwangerschaft und den Versuch einer erneuten. Bei Fällen, zu denen schon die Huntington-Krankheit gehört, aber mehr noch Prädispositionen von weniger schrecklichen degenerativen Leiden im Alter, ist wegen der Verzögerung des Krankheitsausbruchs und der relativ langen Zeit eines „unbelasteten" Lebens die Entscheidung zum Schwangerschaftsabbruch schon eine viel schwierigere Güterabwägung, zumal wenn künftig alle möglichen kleinen oder größeren „Defekte" oder Prädispositionen diagnostizierbar sein sollten. Rosenfeld argumentiert im Falle der Huntington-Krankheit dafür, daß bei Schwangerschaft ein pränataler Test angezeigt ist, aber nicht in jedem Fall die Pflicht zum Test von Erwachsenen oder jungen Erwachsenen besteht, wenn diese „es nicht wissen wollen" [7].

Faden fragt, was angesichts der vielen möglichen Fälle, die den Rahmen der Erfahrungen der traditionellen Familienberatung sprengen, politisch zu tun sei. Sie stellt 5 Thesen vor:

1) Zugang zu den neuen Technologien gleichberechtigt für alle;
2) Schutz des Föten (z. B. vor Verletzungen bei der Diagnose);
3) Respektierung der elterlichen Entscheidung;
4) Respekt vor der Menschenwürde von Behinderten und von Risikogruppen nach der Geburt;
5) gerechte Verteilung der öffentlichen Mittel zwischen pränataler Diagnose, anderen pränatalen Behandlungsformen und Beratung, anderen Programmen vorbeugender Intervention, Therapie und Betreuung von Behinderten.

Die Problematik für die Gesundheitspolitik und Rechtspolitik besteht nach ihr nicht darin, einen in der Gesellschaft nicht vorhandenen Konsens über verschiedene Formen des Tests und v. a. über die Konsequenzen aus dem Test zu ersetzen, sondern angesichts eines solchen fehlenden Konsens durch die 5 genannten Prinzipien Gerechtigkeit, sozialen Frieden und freie Entscheidungen zu ermöglichen.

5.3 Genomanalyse am Arbeitsplatz

Die Genomanalyse am Arbeitsplatz („occupational health screening") war Gegenstand der Untersuchungen der President's Commission [9] der Anhörungen im Kongreß [10] und wird demnächst Gegenstand eines Berichts des Office of Technology Assessment des US-Kongreß voraussichtlich Frühjahr 1988 sein. Zwischen Gewerkschaften und Wirtschaftsunternehmen war die Anwendung umstritten; nur wenige Unternehmen, v. a. der holzverarbeitenden und chemischen Industrie, wenden derzeit vorsorgende Tests oder Tests vor der Einstellung an. Die President's Commission [12] schlägt einen sehr eingeschränkten, sehr spezifischen Einsatz der Technik unter Wahrung von Persönlichkeits- und Datenschutz vor, sieht allerdings sowohl die positiven (gesundheitsschützenden und vorbeugenden) wie die negativen (berufliche und soziale Diskriminierung) Seiten solcher Testprogramme. Seit im Koreakrieg entdeckt wurde, daß einige Soldaten mehr als andere gegen Primaquine als Antimalariamittel allergisch waren, ist die G6 PD-Prädisposition einer Superempfindlichkeit gegen bestimmte chemische Substanzen beschrieben worden.

Inzwischen sind die Forschungen auf diesem Gebiet allerdings nicht übermäßig weit vorangekommen. Forscher wie Omen (*Journal of Occupational Medicine* 24, 1982, S. 369–374) und Lappé (*Journal of Occupational Medicine* 25, 1983, S. 797–808) sehen allerdings bei weiterem diagnostischen Fortschritt sinnvolle Anwendungen sowohl in periodischer Untersuchung und Nachuntersuchung am Arbeitsplatz wie auch bei Bewerbungen um einen Arbeitsplatz. Wieviel allerdings noch diagnostisches und prognostisches Wissen auf der einen Seite und rechtliche Akzeptanz auf der anderen auseinanderklaffen können, hat Anas am Beispiel der Erfahrungen bei den vorgeburtlichen Tests in Kalifornien beschrieben (*Hastings Center Report* 15/7, 1985, S. 16–18).

Am Beispiel des Drugtesting am Arbeitsplatz, dessen ethische Implikationen teilweise auf die Genomanalyse übertragbar sein können, haben Panner u. Christakis [6] Vorteile und Nachteile ausführlich beschrieben. Die Nachteile liegen v. a. in den Möglichkeiten einer persönlichen Diffamierung, der Beeinträchtigung des beruflichen Aufstiegs durch nicht leistungsrelevante Testergebnisse sowie in oft unsicherer Aussagequalität von Tests. Sie schlagen einen sehr restriktiven Gebrauch von Drogentests am Arbeitsplatz vor und verlangen, daß bei solchen Tests zumindest folgende 4 Schutzmaßnahmen im Interesse des Arbeitnehmers gewährleistet sein sollten:

1) Tests sollten nur bei dringendem Verdacht durchgeführt werden;
2) ein Arbeitnehmer sollte nicht allein aufgrund der Testergebnisse disziplinarisch behandelt werden;
3) der Test sollte Teil einer größer angelegten Untersuchung sein;
4) Arbeitnehmer sollten Gelegenheit zur Stellungnahme haben ([6], S. 11).

Auf genetische Belastungen am Arbeitsplatz angewandt würde dies bedeuten, daß Testverfahren und ihre Prognose sicher sein sollen, eine mögliche Gefährdung am bisherigen Arbeitsplatz sollte nicht zur Entlassung, sondern zu einer eventuellen Umsetzung führen, das Testen sollte nur Teil eines größeren gesundheitspolitischen und umweltpolitischen Konzeptes des Unternehmens sein, die Entscheidung über Arbeitsplatz und Risiken sollten mit dem Arbeitnehmer, der die Risiken ja ebenso wie das Unternehmen kennt, gemeinsam beraten werden. Murray [5] macht darauf aufmerksam, daß die neuesten Testverfahren es uns gestatten aber uns auch zugleich verpflichten, zwischen biologischer und gesetzlicher Ungleichheit auf der einen und rechtlicher und verfassungsrechtlicher Gleichberechtigung aller Bürger auf der anderen Seite zu unterscheiden. Diese Unterscheidung berücksichtigend darf nach ihm jedoch die Anwendung der neuen Technik nicht zur Diffamierung führen, sondern muß ein Teil und ein Instrument für die notwendigen Entscheidungen werden, gerade angesichts unserer biologischen und gesundheitlichen Unterschiede unsere rechtliche, kulturelle und moralische Gleichwertigkeit zu behaupten und zu bestärken. Mit den gleichen Argumenten schließt auch Faden ihren Beitrag. Im Frühjahr 1988 wird das Office of Technology Assessment einen ersten Bericht über Möglichkeiten politischer Einflußnahme und einen möglichen politischen Handlungsbedarf auf diesem Gebiet vorlegen. Es ist nicht anzunehmen, daß die dort vorgestellten Handlungsmöglichkeiten außerhalb des Rahmens der hier vorgelegten Positionen liegen werden. Faden weist darauf hin, daß die vermutlich recht kurze Zeit bis zur Entwicklung effizienter Tests genutzt werden sollte, die komplexen ethischen, politischen und arbeitsmarktlichen Probleme der Gesundheitssicherheit am Arbeitsplatz und des Diskriminierungsausschlusses im Beruf und Alltag zu analysieren und insbesondere auch die Öffentlichkeit auf die neuen Probleme aufmerksam zu machen. Auch auf diesem Gebiet werden Datenschutzsicherungen zu entwickeln sein. Die Möglichkeiten von Sozialpartnern, zu optimalen Anwendungen zu kommen und die Möglichkeiten des Staates, das Individuum in seiner Vertragsfreiheit zu schützen, werden jedoch angesichts der vielen neuen Möglichkeiten der Diagnose und Prognose nicht ausreichen. Die unmoralische Anwendung und die Diffamierung von benachteiligten Personengruppen wird nicht grundsätzlich auszuschließen sein, wenn Möglichkeiten existieren, die, wie das *New England Journal of Medicine* am 26. 7. 1984 berichtete, schon durch die Analyse von Hautzellen gewisse Prädispositionen für Schwermut und manische Depression nachweisen lassen.

5.4   Ethik der Versicherungstechnik und des Rechts

Versicherungstechnische Konsequenzen langfristiger Diagnose

Sie haben zum ersten Mal am Beispiel von Aids in verschiedenen Bundesstaaten der USA zu politischen Verboten der Tests auf Aids vor der Aufnahme in eine private Krankenversicherung geführt (*Wallstreet Journal*, 4. 3. 1987). Drei Bundesstaaten haben solche Tests untersagt, unter ihnen der District of Columbia; daraufhin haben prominente Privatversicherer unverzüglich die Aufnahme neuer Versicherter aus dem District of Columbia beendet und ihre Büros geschlossen. Andere Versicherungen bieten in anderen Staaten „High-risk"-Versicherungen an, die ohne oder nach vorhergehenden Tests um 125 % bis 400 % höhere Prämien verlangen und dann auch das Aidsrisiko mit abdecken. Andere Risikoprämien wurden schon früher von Versicherungen gefordert und vom Versicherten auch bezahlt. Die besonderen Risiken für Raucher werden derzeit auf etwa 200 % über dem Durchschnitt, diejenigen für Aidsgefährdete auf etwa 2600 % höher eingeschätzt. Lappé berichtet, daß immer mehr Stimmen laut werden, zumindest in der Entscheidung im Anschluß an die pränatale Diagnose nicht nur den Gesichtspunkt des Einflusses der Behinderung auf das Individuum und die menschliche und ökonomische Belastung der Eltern und der Familie, sondern auch die Belastungen für die Gesellschaft und den Einfluß der Kosten für Gesundheitspflege und Versorgung zu berücksichtigen und in die ethische Güterabwägung einfließen zu lassen ([4], S. 21). Das führt zu der Frage, ob die Entscheidung gegen den Abbruch der Schwangerschaft mit der Bereitstellung der sehr hohen vermutlichen Mittel für Pflege und Behandlung von Schwerstkranken und von Schwerstbehinderten verbunden sein muß. Sollte man einen solchen Schritt gehen, würden arme Leute schwerer getroffen als sehr reiche. Andererseits nähert sich nach Lappé die Medizin einem technischen Stand, der extrem hohe Kosten bei sehr langen

Behandlungen und Betreuungen verursacht, so daß diese angesichts anderer Aufgaben in der Gesellschaft nicht mehr finanzierbar sind; das wiederum führt zur Diskriminierung der Behinderten durch Vorenthaltung dessen, was technisch möglich wäre. Das *Wallstreet Journal* plädiert dafür, dem Markt die Entscheidung über Prämien und abgedeckte Risiken zu überlassen. Ein Blick in das englische Gesundheitssystem zeigt ziemlich überzeugend, daß staatliche Unterscheidung und Definition von behandlungswürdigen und behandlungsunwürdigen Krankheiten soziale Ungerechtigkeit nicht vermindert sondern erhöht.

Neue Probleme im Rechtswesen

Sie treten v. a. bei der Gewährleistungspflicht für Diagnose und Prognose auf. Capron hat ansatzweise einige dieser Probleme beschrieben [1]. Aber nicht nur Haftung für die Güte der Information, auch für den Schutz der Information und Regelungen z. B. zwischen Sozialpartnern zur gemeinsamen vertraulichen Nutzung von Information werfen viele neue rechtliche Probleme auf [1, 16]. Kompliziert würde die Situation zusätzlich dann noch, wenn von staatlicher Seite Pflichttestprogramme großen Stils gefordert würden und gleichzeitig die Qualität solcher Tests und ihre Vertraulichkeit nicht absolut gewährleistet werden können. Die Diskussion um die Aidstests in der Bundesrepublik hat bereits die meisten der hier zu diskutierenden ethisch-rechtlichen Probleme aufgegriffen, die auch beim Einsatz der Genomanalyse im Rahmen von Pflichtuntersuchungen bewertet werden müßten.

5.5 Gesundheitspolitische Konsequenzen

Die Folgerungen aus den neuen Diagnosetechniken sind noch weitgehend unklar. An die Gesundheitsforschung, Gesundheitsaufklärung und an die Schutzaufgabe des Staates für den Bürger, sowohl vor Gesundheitsgefährdungen wie auch vor Diskriminierungen, werden hohe Anforderungen gestellt. Auf der einen Seite, so wird argumentiert ([6], S. 10) hätte ein Staat, der routinemäßig Straßenkontrollen auf Alkoholmißbrauch bei Autofahrern veranstaltet, kein Recht, arbeitsplatzadäquate Tests zur Vermeidung von Gesundheitsrisiken in Unternehmen zu verbieten. Auf der anderen Seite ist es Aufgabe des Staates, darauf hinzuwirken und zu garantieren, daß unsere biologischen und gesundheitlichen Ungleichheiten kein Grund dafür sind, am Prinzip der unbedingten Gleichberechtigung aller Bürger zu rütteln.

Literatur

1. Capron M (1979) Tort liability in genetic counseling. Columbia Law Rev 79:618–684
2. Faden R: Beitrag in diesem Band (Kap. 11); engl Ausg 1987: „Genetic testing, public health and health policy"

3. Fletcher JC (1985) Ethical aspects of a controlled clinical trial of chorion biopsy approach to prenatal diagnosis. Prog Clin Biol Res 177:213–248
4. Lappé M (1984) The predictive power of the new genetics. Hastings Center Rep 14/5:18–21
5. Murray TH (1984) The social context of workplace screening. Hastings Center Rep 14/5:21–23
6. Panner MJ, Christakis NA (1986) The limits of science on the job drug screening. Hastings Center Rep 16/6:7–12
7. Rosenfeld A (1984) At risk for Huntington's disease: Who shall know what or when. Hastings Center Rep 14/3:5–8
8. Sass H-M (1987) Moral dilemmas in prenatal medicine and the quest for large scale embryo research. J Med Philos 12:75–86
9. Steinbrook R (1986) In California. Voluntary mass prenatal screening. Hastings Center Rep 16/5:5–7
10. US Congress, Committee on Science and Technology (1981) Hearings on genetic screening and the handling of high risk groups in the workplace. US Congress, Washington/DC
11. US Congress, Office of Technology Assessment (1983) The role of genetic testing in the prevention of occupational disease. US Congress, Washington/DC
12. US President's Commission for the Study of Ethical Problems in Medicine and Biomedical and Behavioral Research (1983) Genetic screening and counseling. Government Printing Office, Washington/DC
13. US President's Commission for the Study of Ethical Problems in Medicine and Biomedical and Behavioral Research (1983) Summing up. Government Printing Office, Washington/DC
14. Vogel WFF (1969) Genetic counseling. Springer, New York
15. Walters L (1987) Limited attention payed by ethicists to genetic testing. Kennedy Institute of Ethics Newsletter 1/8 (Februar-März):3f
16. Waltz JR, Thigpen CR (1975) Genetic screening and counseling: The legal and ethical issues. North Western Univ Law Rev 68:696–768

6 Gentherapie

6.1 Entwicklung der Diskussion

Die Entwicklung der ethischen Diskussion zu Fragen der Gentherapie am Menschen kann als ein Bilderbuchbeispiel für einen verantwortlichen und gelungenen Vorlauf ethischer Argumentation und Güterabwägung vor den technischen Ermöglichungen von Gentherapie oder anderen Formen gezielter und präziser Manipulation menschlicher genetischer Informationen dienen. Im Gegensatz etwa zur Nukleartechnologie, bei der in den westlichen Industrienationen die ethische und soziale Akzeptanzdiskussion weitgehend im Nachlauf zur technischen Einführung erfolgte, und zwar mit erheblichen ethischen und ökonomischen Kosten, hat es seit der Konferenz von Asilomar im Jahre 1975 [16] eine ausführliche internationale ethische Diskussion unter den beteiligten Wissenschaftlern gegeben. Diese Diskussion betraf vor allem 2 Fragenkomplexe: die ethischen Aspekte der Sicherheit der neuen Technik und die ethischen Aspekte der Grenzen menschlichen Manipulationshandelns.

Heute, ein Dutzend Jahre nach der Konferenz von Asilomar, haben beide Probleme sich verändert, z. T. stark reduziert: Sicherheitsprobleme haben sich vorwiegend auf die Detailfragen der großtechnischen Anwendungssicherheit, die Entlassung neu geschaffener Mikroben in die Umwelt und die garantierte Fixierung von Genen in solchen Zellen, in die sie auch eingeführt wurden, konzentriert. In bezug auf die Grenzen der Manipulation von Natur durch den Menschen hat sich inzwischen bei der Therapie an somatischen Zellen die Diskussion weitgehend auf die ethischen Fragen des gleichen und gerechten Zugangs zu möglichen Behandlungen und auf Fragen der Sicherheit der Methode konzentriert; auch der zunächst gemachte große qualitative Unterschied zwischen einer somatischen Zelltherapie und einer Therapie in der Keimbehandlung hat sich weitgehend verwischt [18–21]. Insgesamt kann Altimore [1] in einem Rückblick auf ein Jahrzehnt bioethischer Diskussion um die genetische Manipulation feststellen, daß die gesamte Kontroverse teilweise ein Produkt der Medien und einer unsicheren intellektuellen Öffentlichkeit war und nur z. T. aus inneren Faktoren einer ethischen Begleitung von Wissenschaftsfortschritt begründet werden konnte. Aus dem gleichen Grund sind insgesamt auch die früheren extrem hohen Sicherheitsvorschriften nach vieljähriger Erfahrung und die dadurch gewonnene Sicherheit im Umgang mit den neuen Techniken enorm zurückgeschraubt worden. Es wäre Altimore jedoch zu entgegnen, daß es insgesamt positiv ist, daß die generelle ethische Diskussion *vor* der technischen Machbarkeit geführt wird und daß solche Unsicherheiten, die aus fehlender Erfahrung im Umgang mit neuen Technologien herrühren, nur durch eine breite, möglichst präzise und konkret geführte Diskussion aufgehoben werden können. Von den ersten sehr generellen Warnungen und Rufen nach staatlichem Verbot [1, 14, 16] bis hin zu den technischen Normen und Verordnungen und den Arbeitsbögen ethischer Komitees aus den letzten Jahren [12, 17–19] war es ein weiter, aber insgesamt nötiger und erfolgreicher Weg (vgl. [21], Appendizes d und e und den Arbeitsbogen des National Institute of Health, Appendix b). In konkreten Anwendungsfragen der genetischen Manipulation wird jetzt weitgehend nicht mehr das generelle Für und Wider der Genmanipulation diskutiert, sondern Durchführbarkeit und Prognose ganz bestimmter Einzelmanipulationen von erblich bedingten Krankheiten, für die es keine andere Therapie gibt (vgl. die inzwischen erweiterungsbedürftige Liste 10 solcher Krankheiten [18], S. 13); vgl. auch [17, 19]. Auch bei einer künftig möglich werdenden therapeutischen Behandlung von Anomalien, die sich durch mehr als 1 Genom ausdrücken, dürfte dieser Zug zur ethischen Detailanalyse sich fortsetzen. Und Gleiches kann wohl auch für die dann noch später möglich werdende Beseitigung von Anomalien in der Keimbahn gelten; man wird also sehr wohl unterscheiden müssen und auch unterscheiden wollen zwischen der ethischen Verpflichtung der Beseitigung von schwersten erblich bedingten Geisteskrankheiten und anderen, wünschbaren oder nicht wünschbaren Manipulationen zur „Optimierung" von Gesundheit, Musikalität, Aggression oder Friedfertigkeit [5, 21].

6.2 Ethos der Manipulation und Therapie

Das Ethos der Manipulation und Therapie auch der menschlichen Natur mit Hilfe der neuen zellverändernden Techniken war zuerst 1975 von dem katholischen Moraltheologen Häring [9] ausführlich begründet und verteidigt worden. Häring sieht es als Bestandteil des göttlichen Auftrages an den Menschen an, den Menschen und die Welt menschlicher und heiler zu machen und schließt bei diesem Auftrag auch diese neuen Techniken nicht aus. Er fordert jedoch eine Verstärkung des Heilswissens (ethische Ziele), welche das Herrschaftswissen (technische Möglichkeiten) leiten und führen sollen ([9], Schlußkapitel). Die gegensätzliche Position wird vor allem von J. Rifkin [10] vertreten. Rifkin und seine Gefolgsleute vertreten die These, daß bei Anwendung der enorm leistungsfähigen genetischen Manipulationstechniken im Endeffekt vom Menschen und seiner Natur nichts übrig bleibt: Das Wissen darum, daß wir uns manipulativ verändern können, sollte für uns Anlaß sein, zu bestätigen, daß wir auch, so wie wir sind, ganz wertvoll und schützenswert sind. Rifkin u. Howard machen neben Argumenten der Sicherheit und des Forschungsrisikos vor allem solche Argumente geltend, die sich auf „die Natur" des Menschen gründen. Sie finden mit dieser Begründung v. a. Anklang bei den fundamentalistisch orientierten konservativen christlichen Gruppen in den USA, die auch nach wie vor den Unterricht über die Entwicklungstheorie Darwins in Staatsschulen ablehnen. Engelhardt [5] weist auf die unauflösbaren erkenntnistheoretischen und argumentativen Probleme hin, die entstehen, wenn man auf leerformelhafte Begriffe wie „Natur" oder „Menschenwürde" rekurriert und ganze Technologiebereiche von solcher Argumentation her entweder ablehnt oder akzeptiert. Engelhardt unterstreicht, daß, ähnlich wie der in der Bundesrepublik rechtlich fixierte Begriff „Menschenwürde", auch der Begriff „Natur", wenn er in ethisch-normativen Diskussionen Verwendung finden soll, vorher rechtlich und normativ bestimmt werden muß und daß ein bloßes Rekurrieren auf die biologische oder natürliche Basis von Natur und Menschenwürde nur Verwirrung stiftet und im übrigen auch logisch unredlich ist. Wenn aber diese Begriffe, um in moralischen Diskursen brauchbar zu sein, normative Informationen schon mitbringen sollen, dann ist es nicht einzusehen, warum diese normativen Inhalte nicht in demokratischen und pluralistischen Gesellschaften in eben diesem Diskurs gemeinsam erarbeitet werden sollen. Die angeblich naturrechtlich oder gottesrechtlich vor einem Diskurs von einer oder mehreren Parteien vorweg fixierte inhaltliche Ausfüllung von Begriffen wie „Natur" oder „Menschenwürde" widerspricht den Spielregeln mündiger Bürger in demokratischen Gesellschaften. Engelhardt unterzieht den in der Bundesrepublik in diesen Diskussionen häufig benutzten und im Grundgesetz verankerten Wert der „Menschenwürde" derselben Kritik wie er sie am nebulösen Gebrauch des Begriffs von Natur äußert. Diese säkulare Argumentation Engelhardts trifft sich mit der Kritik auch des Moraltheologen Häring an einem nur biologisch, d. h. scheinwissenschaftlich fixierten Begriff von „der Natur" des Menschen. Anderson [3] argumentiert vom ärztlichen Ethos her dafür, daß es wissenschaftlich und ethisch als unmenschlich und verwerflich gelten solle, wenn hilfreiche Therapien, zum Beispiel Gentherapien, bei der Behandlung von Kindern nicht eingesetzt werden. Walters betont in seinem Beitrag für unseren Band [21] mehrfach, daß die künftige Diskussion um ethische und soziale Akzeptanz von gentherapeutischer Forschung und Behandlung sich mehr an einzelnen technischen Problemen und einzelnen Krankheitsbildern orientieren wird und daß sie nicht mehr generell geführt zu werden braucht. Aus diesem Grunde hält er es auch für einen ethisch unbedingt gebotenen Weg, immer wieder die Vorläufigkeit einer Akzeptanzdiskussion angesichts von nicht vorhersehbaren technischen Entwicklungen zu betonen. Bestehen bleibt natürlich die grundsätzliche Frage nach den Grenzen menschlichen Manipulationshandelns [14]. Aber das ist eine alte menschliche Problematik, die nicht nur in der Gentechnologie, sondern in der ethischen und kulturellen Selbstbestimmung des Menschen, menschlicher Gesellschaften und politischer Prozesse eine zentrale Rolle spielt. Die in Kapitel 2 und 3 unseres Berichts erwähnten Diskussionsmodelle können und müssen in der offenen Gesellschaft verstärkt auch die Ethik und Grenzen der Manipulation, und hier im speziellen Fall der genetischen Manipulation am Menschen, aufgreifen. Aber die vielen kleinen Fortschritte auf dem Gebiet der Gentherapie werden, wie andere therapeutische Fortschritte und Möglichkeiten, künftig Gegenstand von ethischen Einzelfallberatungen oder Akzeptanzdiskussionen in bezug auf einzelne sehr konkrete Techniken sein.

6.3 Therapie an somatischen Zellen

Die Therapie an somatischen Zellen und ihre ethische Begleitung hat sich als ein solches konkretes Arbeitsgebiet mit nunmehr vielen einzelnen technischen, allokativen, klinischen und ethischen Problemen entwickelt. Walters [21] und Milewski [12] beschreiben sehr anschaulich den Weg, der seit 1976 zunächst zu einem DNA Recombinant Advisary Committee beim National Institute of Health führte und dann, seit 1984, zu einer „Working Group on Human Gentherapy". Die Arbeitsgruppe hat im Vorlauf von künftigen Anträgen den schon erwähnten Arbeitsbogen: Fragenkatalog zu Entwurf und Vorlage von Therapievorschlägen an menschlichen Körperzellen („Points to Consider in the Design and Submission of Human Somatic Cell Gene Therapy Protocolls" entworfen [21], Appendix b). Der Arbeitsbogen wird bei den bald zu erwartenden ersten Anträgen zur Forschungsförderung von Gentherapie an Körperzellen als Leitfaden von der Arbeitsgruppe benutzt, die sich in diesem Fall zu einem ethischen Komitee zur Einzelfallbewertung umfunktioniert. Der Arbeitsbogen, den wir unten in seiner letzten Fassung vom September 1986 wiedergeben, soll hier nicht im einzelnen analysiert werden.

Im wesentlichen werden 5 Problemkreise behandelt:

1) Ziel und Planung des Projekts;
2) Forschungsplanung, vermutliche Risiken und Nutzen für den Patienten,
   – Struktur und Charakteristiken des biologischen Systems,
   – vorklinische Studien,
   – klinisches Vorgehen und Beobachtung des Patienten,
   – gesundheitspolitische Aspekte,
   – Qualifikation von Forscherteam und sonstigen technischen Voraussetzungen;
3) Auswahl der Patienten;
4) Zustimmung des Patienten nach Information;
5) Schutz der Intimsphäre des Patienten und Schweigepflicht ([20], S. 22b).

Es fällt auf, daß die ethische Problematik teils im technischen Detail, teils auch in sonst bei neuer Therapie oder neuen technischen Methoden vorkommenden Problemen liegt. Insofern ist der Arbeitsbogen, der formal wie viele andere Arbeitsbögen beim National Institute of Health aufgebaut ist (vgl. auch Kap. 14: ethische Komitees, S. 147), in keiner Weise sensationell. Die Arbeitsgruppe geht im übrigen davon aus, daß nach den ersten Benutzungen dieser Arbeitsbogen selbst überarbeitet wird. Walters, der Vorsitzende der Arbeitsgruppe, hofft [21], daß nach einiger Erfahrung mit den neuen Methoden der Arbeitsbogen auf 4–5 wichtige Problemkreise reduziert werden kann. Wie Walters in unserem Band ausführt, ist der Formalrahmen innerhalb des National Institute of Health seit 1 Jahr vorhanden, den ersten Antrag auf somatische Zelltherapie ethisch optimal zu begleiten. Bei den ersten Behandlungen wird v. a. auch der Schutz des Patienten vor verständlichem Interesse der Medien und der Öffentlichkeit zu gewährleisten sein; Walters spricht von der zirkusähnlichen Atmosphäre, die manche Herztransplantationen umgeben hat und die ein Risiko für die Gesundheit des Patienten sind [21].

Die technisch einfachste Form der Gentherapie ist die, durch eine Retrovirenbehandlung ein Gen mit den gewünschten Eigenschaften in eine Zelle hineinzuschleusen und die neu kombinierte Zelle neben die anomale, schädliche oder leistungsunfähige zu stellen. Die sich dabei ergebenden technischen Schwierigkeiten haben Anderson u. Fletcher [2] 1970 wie folgt zusammengefaßt: a) das Gen muß in die Zelle gebracht werden und es muß sicher sein, daß es in der Zelle verbleibt; b) es muß in der Zelle mitreguliert werden; c) es darf der neuen Zelle nicht schaden. Diese Kriterien sind aus technischen Gründen vorerst wohl nur bei der Einzelgeneinführung in eine Zelle gegeben; man rechnet mit ersten Anträgen zur Therapie entweder bei der Lisch-Nyhan-Krankheit oder einer anderen am X-Chromosomen liegenden Anomalie. Die Form der Therapie ist heute eher durch die technischen Probleme denn durch ihre ethische Akzeptanz gekennzeichnet.

Walters unterscheidet neben den Methoden zur Beseitigung einer Krankheit aber auch solche Methoden möglicher somatischer Zelltherapie, die Fähigkeiten verbessern können. Als Gedankenexperiment stellt er die Möglichkeit einer Verdopplung des Langzeitgedächtnisses durch somatische Zelltherapie [21] vor. Hierfür gibt es zwar z. Z. noch keine konkreten Projekte, dennoch ist nicht ausgeschlossen, daß eine einmal bestehende Technik nicht nur zu therapeutischen Zwecken im traditionellen und engeren Sinne benutzt wird, sondern auch zur Prävention und zur Verbesserung von Wohlbefinden und Leistungsfähigkeit.

Während bei der somatischen Gentherapie mit patienteneigenen Zellen, die durch retrovirale Manipulation verändert wurden und dem Patienten wieder zugeführt werden, gearbeitet wird, könnte man aber zur somatischen Zelltherapie noch eine andere Methode rechnen, diejenige nämlich, bei der patientenfremde Zellen (manipuliert oder nichtmanipuliert) neben die anormalen oder dysfunktionalen Zellen gesetzt werden. Beim Menschen sind bereits gewebeverträgliche Rückenmarkszellen verpflanzt worden; bei Primaten ist es gelungen, fetales Hirngewebe auf mit M. Parkinson infizierte Primaten zu übertragen und die Ausfallerscheinungen zu beseitigen (*Hastings Center Report* 17/1, 1987, S. 9 f). Auch die Übertragung von Zellen bestimmter Organe in andere Organe, im Falle von M. Parkinson beispielsweise von der Nebenniere in die Substantia nigra des Zwischenhirns (*New England Journal of Medicine* 316, 1987, S. 831 ff.) kann im weiteren Sinne zur Therapie mit Hilfe von (diesmal nicht manipulierten) Körperzellen gerechnet werden.

Walters und andere weisen darauf hin, daß die Zukunft der technischen und ethischen Weiterentwicklung gentherapeutischer Behandlung eng mit der Ermöglichung der Forschung am Embryo oder an embryonalem Gewebe zusammenwachsen wird. Das demnächst beim Kongreß der USA einzuberufende Bioethics Advisary Committee hat seit langem unter den Fragen der ethischen und politischen Akzeptanz die Forschung am Embryo als 1. Punkt auf der Liste der in Angriff zu nehmenden Projekte. Die Arbeitsgruppe zur Gentherapie beim National Institute of Health beschränkt sich jedoch ausschließlich auf die ethische Problematik von Genmanipulation und anschließendem Zelltransfer, also auf die erste von uns skizzierte Methode. Da fähigkeitenoptimierende Gene noch nicht bekannt sind, stellt sich derzeit auch nicht die von Walters angesprochene ethische Problematik der Verbesserung von Gesundheit, Leistung oder Lebensfreude mit Hilfe einer weitergefaßten somatischen Gentherapie. Es ist aber ganz im Sinne der antizipatorischen Strategie der Bioethik, daß solche Fragestellungen schon jetzt – und zwar unabhängig von der ethischen Begleitung des derzeit Möglichen – in die Diskussion eingeführt werden.

6.4 Therapie an Keimbahnzellen

Die Therapie an menschlichen Keimbahnzellen ist derzeit nicht möglich. Erst eine präzise und geprüfte Kartierung der Genomkarte des Menschen und weitere Durchbrüche bei Methoden der DNA-Manipulation werden solche Eingriffe möglich machen. Wegen der Vererbbarkeit der neu konstruierten Information wird die Gentherapie in der Keimbahn heute weitgehend pauschal abgelehnt, so auch in der Bundesrepublik. Aber diese Ablehnungen sind zu pauschal und ethisch unakzeptabel und können keinen Hinweis auf die Behandlung konkreter Anomalien oder Krankheiten im Einzelfall geben. Nach der Argumentation von Walters wird sich bei näher abzeichnenden technischen Möglichkeiten im übrigen wohl auch eine präzisierte ethische Diagnose und Prognose vornehmen lassen, wie sie schon Häring [9] vorschlug. Zu den akzeptablen, ja vermutlich gebotenen Keimbahnmanipulationen dürfte die Korrektur von schwersten und am Geschlechtschromosom liegenden Geisteskrankheiten gehören, zu den am wenigsten konsensfähigen solche, welche Eigenschaften optimieren. In der Mitte dürften solche Anomalien liegen, die entweder nicht zu den allerschwersten gehören, die nur prädisponierend für degenerative Krankheiten sind oder bei denen später durch traditionelle Therapie Heilungs- oder Linderungserfolge möglich sind. Walters will daher auch die strikte Trennung der ethischen Argumentation zwischen den Methoden der somatischen Gentherapie und der Therapie in der Keimbahn nicht mehr gelten lassen. Er unterscheidet auch bei Keimbahnmanipulationen zwischen der Möglichkeit der Heilung von Krankheiten und der Förderung und Verbesserung von Fähigkeiten und Anlagen [21]. Während Positionen wie die von Rifkin [10] jede Keimbahnmanipulation ablehnen, sehen Häring vom katholisch-theologischen Standpunkt [9] und Engelhardt von einem konsequent säkularen Standpunkt her [5] die moralische Pflicht zur Güterabwägung über Einsatz oder Nichteinsatz der neuen Technik, falls sie und sobald sie verfügbar und sicher ist.

Entscheidungen über Einsatz oder Nichteinsatz der Technik sind nach Häring in erster Linie vom ärztlichen Ethos her zu bewerten. Allerdings dürfe es niemals dazu kommen, daß Kommerzialisierungsinteressen Interventionen rechtfertigen, die „zum Beispiel die Liebesfähigkeit, den Sinn für Freiheit und Würde und ähnliche Werte in Gefahr bringen könnten" ([9], dt. Ausg., S. 223). Hier, aber auch nur hier, dürfte auch eine Handlungspflicht politischer Instanzen liegen. Allerdings steckt, wie Engelhardt ausführlich nachweist, der Teufel im Detail, und es ist für den Gesetz- und Verordnungsgeber außerordentlich bedenklich, Verbote aufzustellen, die die freie Selbstbestimmung mündiger Bürger bevormunden oder einschränken. Ein rein formeller Bezug auf Leerformelbegriffe wie „Menschenwürde" hält Engelhardt bei solchen Begründungen für ungeeignet [5].

Im übrigen sollte noch angemerkt werden, daß die heute üblichen Methoden genetischer Manipulation wohl die Neukonstruktion von Zellen durch Einführung eines Gens mit erwünschten Eigenschaften erlauben, nicht aber die Liquidation, oder Unschädlichmachung oder totale Reparatur von Zellen mit abnormen Genen. Bei Benutzung der heute verfügbaren Methoden würde also, wie Cook-Deegan ([4], Appendix b) an seiner Analyse des „Benda Report" ausführt, die Therapie der Keimbahn nicht zu einer ewigen Fixierung der neu kombinierten Information für alle weiteren Generationen von Nachkommen führen, sondern nur zur Unterdrückung der nicht erwünschten Information beim behandelten Patienten. Der Patient würde also in gewisser Weise zum Träger einer „rezessiven" Anomalität. Die chromosomalen Regeln der Vererbung würden im übrigen dann sowohl den neu kombinierten wie den „natürlich" vorhandenen abnormalen Erbinformationen gleiche Chancen einräumen. Aus diesem Grunde kritisiert Cook-Deegan auch die Argumentation des Benda-Reports als unberechtigt, weil er unlogisch in der Akzeptanz der somatischen aber Ablehnung der Keimbahntherapie ist. Neben der prätentiösen und schwer verständlichen Sprache des Benda-Reports findet er ferner verschiedene Unkorrektheiten und Unklarheiten in der Argumentation nicht vorbildlich, die dann insgesamt zu den unterschiedlichen Bewertungen von Therapie an somatischen und Keimbahnzellen führt. Das soll aber hier im einzelnen nicht noch einmal referiert werden (vgl. Kap. 14). Wie Walters [21] ausführt, sind beide Formen der Therapie (der somatischen wie der Keimbahntherapie) demnächst wohl für beide Formen medizinischer Intervention benutzbar, für die Bekämpfung von Krankheiten im engeren Sinne wie auch für die Verbesserung von Gesundheit und Wohlbefinden; darauf sollte sich die bioethische Bewertung der neuen Technik im konkreten Einzelfall schon jetzt einstellen.

Literatur

1. Altimore M (1982) The social construction of a scientific controversy. Sci Tech Human Values 7/41:24–31
2. Anderson WF, Fletcher JC (1980) Gentherapy in human beings. When is it ethical to begin. N Engl J Med 303:1293–1297
3. Anderson WF (1985) Human gene therapy. Scientific and ethical considerations. J Med Philos 10:275–291
4. Cook-Deegan RM: Beitrag in diesem Buch (Kap. 9); engl. Ausg. 1987: „Ethical analysis and public policy"
5. Engelhardt HT (1987) Gentherapie an menschlichen Keimbahnzellen. In: Braun et al. (Hrsg) Ethische und rechtliche Fragen der Gentechnologie und Reproduktionsmedizin. Schweitzer, München, S 255–262
6. Fletcher JC (1974) The ethics of genetic control. Ending reproductive roulette. Doubleday, Garden City New York/NY
7. Fletcher JC (1983) Moral problems and ethical issues in prospective human gentherapy. Virginia Law Rev 69:515–546
8. Grobstein M, Flower M (1984) Gentherapy. Proceed with caution. Hastings Center Rep 14/2:13–17

 9. Häring B (1975) Ethics of manipulation. Seabury, New York (dt. Ausg. 1977: Styria, Graz)
10. Howard T, Rifkin J (1977) Who should play God. The artificial creation of life and what it means for the future of the human race. Dell, New York
11. Kass LR (1972) Making babys – The new biology and the old morality. The Public Interest 26:18–56
12. Milewski EA (1985) Development of a „Points to consider". Document for human genetic celltherapy. Recombinant DNA Tech Bull 8/4:176–179 (s. auch unten Nr. 21)
13. Morano JD (1983) Private gens and public ethics. Hastings Center Rep 13/55:5f
14. Sass H-M (1987) Philosophical and moral aspects of manipulation and risk. Swiss Biotech 5/2a:50–55
15. Steinbrook R (1986) In California. Voluntary mass prenatal screening. Hastings Center Rep 16/5:50–56
16. Stetten D Jr et al. (1984) The road to asilomar. Reminiscences of the recombinant DNA story. Bio-Essays 1:41f, 82f, 135f, 185f, 231f, 281f
17. US Congress of Technology Assessment (1984) Human gentherapy (background paper). US Government Printing Office, Washington/DC
18. US Department of Health and Human Services, National Institute of General Medical Sciences (1984) The new human genetics. How gensplitting helps researchers fight inherited disease. (NIH Publication Nr 84–662)
19. US President's Commission for the Study of Ethical Problems in Medicine and Biomedical and Behavioral Research (1983) Splicing life. The social and ethical issues of genetic engineering with beings. Government Printing Office, Washington/DC
20. Walters L (1986) The ethics of human gentherapy. Major 302:225–227
21. Walters: Beitrag in diesem Buch (Kap. 14); engl. Ausg. 1987: „Human gen-therapy. Ethical issues and public policy"

7 Neue Fertilisationstechniken

7.1 Entwicklung der Diskussion

Die Entwicklung der bioethischen Diskussion neuer Fertilitätstechniken am Menschen begann vor 1 Jahrzehnt, seit der Geburt der Louise Joy Brown, dem ersten IVF-gezeugten Menschen, dem inzwischen etwa 4000 weitere gefolgt sind. Fragen der Zulässigkeit der Forschung zu Fertilitätsmethoden am Menschen, des Schutzes des neuen Lebens und der Sicherheit der Methoden für die Mutter sowie die Verbesserung der Methode standen zunächst im Vordergrund der ersten Beratungen in der National Commission ([12], 1975), der dann 1979 Anhörungen im Kongreß sowie ein Richtlinienentwurf folgten [18, 19]; es wurde jedoch nie ein Gesetz oder eine Richtlinie unterzeichnet.

Das Ethics Advisory Committee des Ministeriums für Health, Education and Welfare faßte seine Vorschläge in 5 Punkten zusammen:

1) IVF und ET im Tierversuch sind förderungswürdig;
2) IVF- und ET-Forschungen am Menschen sind ethisch akzeptabel, wenn bestimmte Kriterien berücksichtigt werden können;
3) bei Forschungsförderung zur IVF sollten bestimmte ethische Auflagen gemacht werden;
4) weltweit sollen Information und Kooperation zu Methode und Akzeptanz von IVF und ET gefördert werden;
5) Rahmenrecht sollte eventuell entwickelt werden, um den Status von Kindern, die durch IVF und ET gezeugt und geboren wurden, zu klären. Ein Appendix von 24 Seiten faßte die ethischen, wissenschaftlichen und rechtlichen Probleme zusammen ([18]; vgl. auch Engelhardt [5] in der Einleitung sowie Kap. 10).

Engelhardt vergleicht Schwerpunktsetzung und Sprache dieser Beratungen von 1978–1979 mit der Stellungnahme des Ethikkomitees des American College of Obstetrics and Gynecology vom Jahre 1986 und stellt in letzterem, nach fast 10 Jahren Erfahrung in klinischer und ethischer Verantwortung mit den neuen Methoden, eine nunmehr viel sicherere und ruhigere Sprache fest. Die Methode selbst gilt inzwischen als ethisch völlig unumstritten; nur auf den folgenden Gebieten gibt es nach der Stellungnahme des American College of Obstetrics and Gynecology noch teils vorübergehende, teils grundsätzliche ethische Unsicherheiten:

1) das technisch-ethische Problem der Einpflanzung von einem oder mehreren Embryonen zur gleichen Zeit;
2) die Verwendung überzähliger Embryonen;
3) die ethische Problematik, die darin liegt, daß die Kosten bei der neuen Methode weder von privaten noch öffentlichen Versicherungen übernommen wird;
4) der wachsende Wunsch, die Methode auch bei anderen Personen als verheirateten Ehepaaren einzusetzen und die Notwendigkeit unabhängig vom Familienstand, „das Beste" für das Kind zu ermöglichen;
5) die Notwendigkeit der Verbesserung der Methode und des Setzens von anerkannten Mindestnormen für Ausstattung von Kliniken und Ausbildung von Mitarbeitern und Ärzten;
6) Embryotransfer, bei dem einer der Eltern nicht gleichzeitig mit dem Embryo verwandt ist, ist der Adoption vergleichbar (Ethical Issues in Human IVF and Embryo Placement, Juli 1986, vgl. Engelhardt [5]).

Ähnliche Positionen nimmt die American Fertility Society ein:

1) IVF beim Menschen ist voll akzeptabel;
2) die Anwendung beim Ehepaar als Fertilitätstherapie ist Routinepraxis, andere Indikationen oder Geschlechtsselektion sollen als klinisch experimentell verstanden werden;
3) Ei-, Samen- und Präembryonenspende sind ethisch akzeptabel;
4) Kryokonservierung ist ethisch akzeptabel und sollte im Fall der Kryokonservierung von Präembryonen weiter vervollkommnet werden;
5) Embryonenforschung ist im Interesse der Gesundheitsforschung, wenn Information und Ergebnisse anderweitig nicht beschafft werden können;
6) Ersatzmutterschaft könnte ethisch in der Reproduktionsmedizin eine Funktion haben; von der Surrogatmutterschaft ohne medizinische Indikation Gebrauch zu machen, wird jedoch abgeraten. Insgesamt soll die Surrogatmutterschaft z. Z. höchstens als ein klinisches Experiment betrachtet werden, d. h. sie soll im Einzelfall erwogen werden, gesetzlich nicht reguliert, aber auch nicht generell angewandt werden;
7) Qualitätsstandards beim Angebot der neuen Technik sind unerläßlich, die American Fertility Society wird hierzu Initiativen entwickeln [1].

Zwei Gallup-Umfragen vom Jahr 1978 (Geburt von L. J. Brown) und vom Jahre 1987 (Fall des Streites des von einer Surrogatmutter geborenen Baby M) haben sowohl die grundsätzliche Akzeptanz der Methode wie auch die Einhaltung von vertraglichen Vereinbarungen zwischen verschiedenen Parteien bestätigt. Im Jahre 1978 bejahten 60 % der Befragten den Einsatz der Methode bei einem Ehepaar als Sterilitätsbehandlung, 27 % sprachen sich dagegen aus; von den zustimmenden Personen hatten 74 % einen Hochschulabschluß, 61 % einen Oberschulabschluß, einen anderen Schulabschluß 30 % (von dieser Personengruppe waren 51 % gegen die Behandlung), 61 % der Protestanten und 59 % der Katholiken sprachen sich für die Benutzung von IVF und ET als Sterilitätsbehandlung aus ([7], S. 270). Im Führjahr 1987 wurde der Fall des Baby M in der US-Presse ausführlich diskutiert. In diesem Fall hatte ein

Ehepaar, bei dem die Frau an multipler Sklerose litt, einen Vertrag mit einer anderen Frau abgeschlossen, demgemäß diese ein Kind, dessen Vater der Ehemann war, austragen und an das Ehepaar abliefern sollte; 61 % der Befragten sprachen sich dafür aus, daß das Kind den Eltern zustand, die den Vertrag initiiert und für die Austragung bezahlt hatten; 61 % der Frauen und 58 % der Männer sprachen sich für die Einhaltung des Vertrages aus; 22 % der Frauen und 28 % der Männer wollten es der austragenden Mutter zusprechen, je 17 % bzw. 14 % enthielten sich einer Stellungnahme. Soeben erschien eine Übersicht von Walters über den Stand der Diskussion zu IVF und ET sowie zur Embryonenforschung und Surrogatmutterschaft, in der er international 74 Stellungnahmen, davon 10 ausführlich analysiert [22]. Zusammen mit dem Bericht von Engelhardt, der Vorsitzender eines Beratungsgremiums beim Office of Technology Assessment des US-Kongreß ist, dessen Bericht im Frühjahr 1988 zur Sterilitätsbehandlung erschienen ist, repräsentiert die Zusammenstellung von Walters den aktuellen internationalen Stand der ethischen Diskussion. Übereinstimmungen in den Stellungnahmen der Arbeitsgruppen und Komitees signalisieren relativ einfach ethische und weitgehend akzeptierte Güterabwägungen; Unterschiede signalisieren relativ schwierige Abwägungen.

Wir werden im folgenden die Analysen von Engelhardt und Walters nicht weiter referieren, sondern sie voraussetzen und auf folgende 4 Aspekte noch speziell eingehen, von denen die ersten 3 auch von Walters als für die zukünftige bioethische Diskussion besonders wichtig hervorgehoben werden:

1) die Ethik der Manipulation an der natürlichen Fortpflanzungsfähigkeit des Menschen;
2) die ethischen Kontroversen um die Surrogatmutterschaft;
3) die Forschung an Embryonen und der moralische Status des Embryo;
4) die Bewertung von Stellungnahmen einzelner Gruppen, z. B. der römisch-katholischen Kirche, bei Güterabwägungen innerhalb einer pluralistischen Gesellschaft.

7.2 Ethos und Grenzen von In-vitro-Fertilisation und Embryotransfer

Ethos der Manipulation und ethische Grenzen der Manipulation liegen eng beieinander; dennoch ist es die Eigenart (und Gottes Ebenbildlichkeit, wie die Theologen sagen) des Menschen, daß er auf Manipulation nicht verzichten und ohne Manipulation nicht überleben könnte. Nicht alles, was natürlich ist, ist menschlich, unterstreicht Engelhardt [5] und auch katholisch-theologische Positionen ([13], vgl. auch Häring [9], Kap. 6). Die neuen Techniken erfordern mehr Routine und Erfahrung im Umgang mit Güterabwägungen im Zusammenhang mit neuen Formen von Manipulationshandeln [5, 9, 23]. Von allen Themen der Bioethik, so unterstreicht Walters [22], haben die Fertilitätstechniken die größte öffentliche Aufmerksamkeit gefunden. Walters führt das auf die große Zahl von etwa 15 % unfruchtbarer Ehepaare zurück. Auch Engelhardt argumentiert, daß die neuen Techniken diesem großen Personenkreis zur Erfüllung des Kinderwunsches, sofern dieser bestehen sollte, verhelfen können [5]. Man könnte aber auch argumentieren, daß gerade dieser Manipulationseingriff, der Befruchtungsakt und Sexualakt voneinander trennt, ebenso wie die Empfängnisverhütungstechniken es mit genau entgegengesetzter Zielrichtung tun [17], eben wegen der zentralen Rolle der Geschlechtlichkeit im menschlichen Leben eine so prominente Rolle in der öffentlichen Diskussion gefunden hat. Beides ist „unnatürlich" im biologischen Sinne, die Empfängsnisverhütung ebenso wie die Empfängnisermöglichung durch technische Manipulation. Beides muß aber als natürlich angesehen und auch bewertet werden, wenn das Manipulationshandeln an der Natur, mit Engelhardt und Häring verstanden, als zur Natur, zum Recht und zur Pflicht des Menschen gehörig ist. Nur wenn man die Selbstverständlichkeit des Manipulationshandelns von uns Menschen auch auf allen anderen Gebieten unseres Handelns begreift, kann man im übrigen auch verstehen, warum so relativ schnell Kontrazeption und auch In-vitro-Fertilisation für die meisten Fälle akzeptiert worden sind, was auch die von Walters vorgelegten Tabellen eindrucksvoll zeigen [22]. Engelhardt unterstreicht, daß die naturrechtlichen Argumentationen über „natürlich" und „unnatürlich" oder „pervers" niemals wissenschaftliche, biologische oder medizinische Urteile, sondern immer bewertende Urteile fällen und daß es eben das Ethos der pluralistischen Gesellschaft ist, sozialen Frieden und ethische Kooperation und Toleranz in solchen unlösbaren normativen Fragen zu ermöglichen ([5], vgl. insbesondere seine Ausführungen zu „The Unnatural and the Perverse"). Die weiteren Anwendungen der Methode über die Sterilitätsbehandlung beim Ehepaar hinaus sind teils medizinisch, teils lebensstilbezogen oder kulturell motiviert. Heterologe Insemination, Embryonenspende, Surrogatmutterschaft, Einfrieren von Samen und Embryonen, Embryonenbänke, alles kann von beiden Aspekten her motiviert sein [9]. Walters sieht angesichts der komplexen ethischen Situation eher einen Handlungsbedarf für Kommissionsarbeit zu Detailfragen als für Gesetzgebungsmaßnahmen [22]; ähnlich argumentiert auch die American Fertility Society [1]. Grobstein [9] schlägt sorgfältige staatliche Beobachtung der technischen Entwicklungen und der mit ihnen realisierten Güterabwägungen vor, ebenfalls ohne auf aktuelle Gesetzgebungsmaßnahmen zu drängen.

7.3 Surrogatmutterschaft

Die ethische Diskussion um die Surrogatmutter hat im Falle des Baby M, das nach dem Austragen durch die genetische Gastmutter entgegen dem geschlossenen Vertrag nicht an die „ethischen" Eltern herausgegeben wurde, ein weltweites Echo gefunden. Das US-Gericht hat den geschlossenen Vertrag als nicht sittenwidrig angesehen und seine Einhaltung angeordnet; allerdings schwebt das Verfahren noch bei einem Obergericht. Die Rechtsentscheidung entsprach auch der Mehrheit der Befragten in einer Umfrage, die schon im Januar dieses Jahres vor dem Urteilsspruch erfolgte. In der amerikanischen ethischen Kultur hat die Einhaltung einmal geschlossener Verträge einen sehr hohen moralischen Stellenwert, ebenso das Prinzip der Unerwünschtheit staatlicher Einflüsse in die Vertragsfreiheit mündiger Bürger. Beide Prinzipien spielten eine wichtige Rolle in der von Engelhardt und Walters beschriebenen relativen Akzeptanz der Surrogatmutterschaft. Die American Fertility Society akzeptiert Gastmutterschaft als experimentelle klinische Behandlung. Das britische Verbot der Gastmutterschaft wird als „hastig" beschrieben [4, 5]. Die mögliche Schädigung von Eltern, Babys und Surrogatmüttern durch unmoralische Geschäftemacher wird jedoch überall als ethisch bedenklich angesehen, sollte sich ein solcher Mißbrauch entwickeln. Diesem möglichen Mißbrauch einer neuen Technik könnte und sollte durch staatliche Regelung, nicht durch das Verbot der Surrogatmutterschaft begegnet werden, wie Anas [2] fordert. Zu den bisherigen Regelungsvorschlägen vergleiche auch Walters ([22] Tafel 4).

Im Herbst 1985 wurde folgender Fall von Gastmutterschaft kontrovers diskutiert [6], der die möglichen Argumente pro und contra Gastmutterschaft recht anschaulich macht: Eine in zweiter Ehe verheiratete 46jährige Frau hat gemeinsam mit ihrem Mann den Wunsch nach einem Kind. Die klinische Beratung ergibt die Unmöglichkeit der Erfüllung dieses Wunsches wegen des Alters der Frau. Der behandelnde Arzt schlägt eine Surrogatmutterschaft vor, für die der Ehemann den Samen spenden soll. Die Ehefrau jedoch wünscht, daß das Kind mit beiden verwandt ist. In dieser Situation bietet die 25jährige Tochter der Frau aus erster Ehe eine Eispende an. Das in vitro zu zeugende Kind wäre auf diese Weise mit dem Ehemann und der Ehefrau genetisch verwandt, was v. a. für die Ehefrau wichtig bei dem Kinderwunsch ist. Lory B. Andrews spricht sich für die vorgeschlagene Behandlung aus.

Als Nutzen zählt sie auf:

1) das Kind ist mit beiden Ehepartnern genetisch verwandt;
2) die Tochter bietet aus Liebe zu ihrer Mutter eine altruistische Tat an;
3) alle Formen des Eltern-Kind-Verhältnisses haben ihre eigenen Probleme, aber auch bei anderen Problemen hält der Staat sich weitgehend unter Respektierung dieses Intimverhältnisses zurück.

An möglichen Risiken erwähnt sie:

1) die technischen Risiken für die Familie bei der Laparoskopie und dem Embryotransfer, die aber extrem gering sind;
2) Risiken, die aus der emotionalen Beteiligung dreier naher Verwandter sich ergeben und die in der Familienberatung ausführlich angesprochen werden müssen; diese Beratung sollte aber unbeeinflußt erfolgen und sie sollte insbesondere auch die kulturelle Norm des Inzestverbotes in vivo mitdiskutieren.

Die Verantwortung des behandelnden Arztes erlischt nicht mit der Durchführung der Behandlung; er hat eine weitere Beobachtungsverantwortung für das Gelingen der familiären Beziehungen, auch schon aus Gründen des Wissensfortschrittes für künftige Familienberatung in ähnlichen Fällen, in denen die

Surrogatmutter in familiärer oder freundschaftlicher Beziehung zum (ethischen) Elternpaar steht.

Hans O. Tiefel lehnt die Surrogatmutterschaft für diesen Fall ab, weil die emotionalen Beziehungen der Tochter (als genetischer Mutter) nicht prognostizierbar sind und weil ebenso die emotionalen Belastungen für das Kind, das über die Umstände seiner Zeugung informiert werden wird und das beide, seine genetische und seine ethische Mutter kennen wird, nicht voraussagbar sind (zu wem soll das Kind „Mom" sagen?). Hilfsweise führt Tiefel als Gegenargumente zur Durchführung der Behandlung an, daß die „ethische" Mutter schon 62 Jahre als sein würde und ihr Ehemann 65, wenn das so gezeugte Kind gerade erst das Alter von 15 Jahren erreicht. Außerdem gäbe es genügend bedürftige Kinder, die adoptiert werden könnten, behinderte, gemischtrassige, vernachlässigte. Die American Fertility Society steht eher auf der Seite von Frau Andrews, wenn sie im Einzelfall eine Surrogatmutterschaft als experimentell klinische Behandlung zulassen will, aus der dann auch Erfahrungen für die Zukunft dieser Methode und für die Familienberatung gezogen werden können. Bundes- und Landesgesetzgebung in den USA haben auf gesetzliche Regelung der Surrogatmutterschaft verzichtet. Da dies im Vergleich mit Ei-, Samen- und Embyronenspende von den komplizierteren Fällen des Einsatzes von IVF und ET der komplizierteste ist, ist auch bei den anderen 3 Fällen nicht mit baldigen gesetzlichen Maßnahmen zu rechnen. Das ist, wie der katholische Moraltheologe McCormick betont, auch nicht sehr sinnvoll in einer Gesellschaft, die sich gerade eben nicht durch einen vorhandenen Konsens bei wesentlichen Prinzipien der Güterabwägung dieser neuen Technik definiert ([13], Anm. 12). Keane [11], der als Jurist die umfangreichsten Erfahrungen mit Gastmutterschaftverträgen hat, gibt in seinem Buch eine Vielzahl technischer und ethisch durchdachter Hinweise und Beispiele.

7.4 Forschung an Embryonen

Die Forschung am Embryo und die ethische Bewertung des frühen Embyro gehören nicht direkt zu den im engeren Sinne mit der Fertilitätsethik zusammenhängenden Probleme. Vom Anfang an aber war die Forschung am Embryo zur Erprobung und Verbesserung von IVF und ET und zur Kryokonservierung Teil der ethischen Diskussion, wie Walters [22] und Engelhardt [5] unterstreichen. Die ethische Diskussion um den frühen Embryo und um die Ermöglichung von Forschungen am Embryo wird sich als eines der großen ethischen Themen der Zukunft aus der Fertilitätsdiskussion heraus entwickeln (vgl. Tafel 5 bei Walters [22] und die dort bisher vorgestellten verschiedenen Regelungsvorschläge). Die meisten Stellungnahmen empfehlen oder akzeptieren die Forschung an Embryonen bis zum 14. Tag nach der Befruchtung. Die American Fertility Society führt für den frühen Embryo bis zum 14. Tag die Bezeichnung Präembryo, Vorembryo, ein, um ethische und technische Überlegungen auf diesen Zeitraum beschränken zu können. Beide Bezeichnungen entsprechen im übrigen nicht den traditionellen medizinischen Begriffen, aber das ist in diesem Zusammenhang belanglos. Für die Forschung am Embryo gelten, sofern staatliche Forschungsmittel in Anspruch genommen werden, in der Praxis die vom HEW-Ministerium vorgeschlagenen Regelungen; andere Institutionen haben diese übernommen oder auch eigene entworfen. Engelhardt unterstreicht das Faktum, daß angesichts eines völlig fehlenden regulierenden staatlichen Verordnungseingriffs in die Forschung an Embryonen in den USA bisher keine „unmoralischen" oder „unmenschlichen" Versuche vorgenommen oder bekannt wurden [5]. Extensive Versuche an Embryonen könnten Fertilitätsmethoden verbessern, aber weit darüber hinaus auch Aufschluß über die embryonale Entwicklung und die Charakteristika des fetalen Gewebes geben sowie zu neuen diagnostischen und therapeutischen Verfahren führen [16]. Aus diesem erweiterten Grunde wäre es ethisch sehr wünschenswert, wenn es einen breiten Konsens über die Akzeptanz der verbrauchenden Forschung an frühen Embryonen geben könnte. Das bisher ungelöste Problem einer von weiten Kreisen der pluralistischen Gesellschaft akzeptierten ethischen Bewertung des Status des frühen Embryo und des solidarischen und ethischen Respektes vor ihm ist hiermit angesprochen.

In früheren Jahrhunderten war die Frage, ob und wann die menschliche Person rechtlich schützenswert und ethisch akzeptabel sein soll, eine relativ theoretische Frage. Frühgeburten waren entweder lebensfähig oder waren nicht überlebensfähig; Schwangerschaftsabbrüche wurden aus der unterschiedlichen Risikolage für die Schwangere eher in früheren Stadien der Gestation durchgeführt als in späteren. Erst die neuen Techniken machen eine präzise normative Verständigung über den Anfang der menschlichen Person erforderlich sowie auch erst Fortschritte in der Transplantationstechnik und Intensivmedizin eine kulturell und ethisch akzeptable normative Verständigung über das Ende des achtenswerten und schützenswerten personalen Lebens erforderten und in der Hirntoddefinition auch lieferten. Die meisten Regelungen beschränken sich derzeit auf die Akzeptanz von Experimenten bis zum 14. Tag nach der Fertilisation. Aber schon die Frage, ob Embryonen eigens für Forschungszwecke „produziert" werden dürften oder ob die Forschung sich mit überzähligen Embryonen begnügen müsse, hat bei unterschiedlichen Antworten jeweils unterschiedliche Antworten auch zur Frage des moralischen Status des frühen Embryo zur Voraussetzung. Es ist auf den ethischen Doppelstandard hingewiesen worden, der besteht, wenn einerseits der Schwangerschaftsabbruch aus Gründen des Selbstbestimmungsrechtes zugelassen wird oder die Beendigung von lebenserhaltenden Maßnahmen bei Hirntoten und gleichzeitig die Forschung an frühen Embryonen ohne Hirnleben zu Zwecken des Fortschritts von Medizin und Gesundheitsforschung nicht akzeptiert wird [16]. Engelhardt argumentiert, daß bei weit auseinanderliegenden Positionen in einer pluralistischen Gesellschaft die optimale ordnungsethische Lösung darin liegen müsse, zwischen „Tolerierung" und „Befürwortung" von Embryonenforschung oder anderen umstrittenen Techniken und Methoden zu unterscheiden. Ein Staat, der Embryonenforschung nicht verbietet, sondern sie der Selbstregelung von Forschern und Medizinern überläßt, gestattet damit denjenigen, die über Embryonen zu Reproduktions- und Forschungszwecken verfügen wollen, die Einlösung ihrer Ziele aus der jeweils konkret vorgenommenen Güterabwägung, während er andererseits auch die Güterabwägung derjenigen anerkennt, welche aus religiösen oder säkularethischen Gründen gegen die Benutzung der neuen Technik oder gegen die Forschung am Präembryo sind; es kommt nur darauf an, daß der Staat weder die eine noch die andere Seite in ihren ethischen Güterabwägungen ausdrücklich bestätigt („endorsement") [5]. Auch Engelhardt benutzt den Begriff Präembryo zur Eingrenzung der ethischen Problematik auf die ersten 14 Tage post fertilisationem. Andererseits wurde vorgeschlagen, daß eine normative Hinausschiebung des Schutzes des Embryos bis kurz vor Beginn des Hirnlebens analog der Entziehung der Solidarität und des rechtlichen Schutzes nach dem Ende des Hirnlebens, d. h. bei Eintritt des Hirntodes, für die Forschung, v. a. für die therapeutische, von hohem wissenschaftlichen und ethischen Nutzen sein könnte, mit einem (dem Hirntod vergleichbaren) zu vernachlässigenden ethischen Schaden; es wurde der 36. Tag post fertilisationem vorgeschlagen [16]. Das demnächst vom US-Kongreß einzusetzende Bioethics Advisory Board wird sich als einer der ersten Aufgaben der ethischen Akzeptanz der Embryonenforschung zuwenden. Allen Beteiligten an der US-Diskussion ist klar, daß Biologie und Medizin keine Antwort auf normative Fragen der Solidarität unter Menschen und des rechtlichen Schutzes von Personen geben können und daß die zu suchenden Lösungen von der kulturellen Tradition und vom Ethos des solidarischen Umgangs miteinander abgestützt werden müssen.

7.5 Ethische Bewertung der römisch-katholischen Position

Die Position der römisch-katholischen Kirche zu Fragen von IVF, ET und Embryoforschung und des politischen und kulturellen Verhaltens zu ihr kann als Fallstudie zum ordnungsethischen und ordnungspolitischen Umgang mit einzelnen weltanschaulichen Positionen innerhalb einer pluralistischen Gesellschaft benutzt werden und ist, z. B. von Engelhardt, auch genau zu diesem Zweck diskutiert worden. Engelhardt schlägt die schon erwähnte Toleranzlösung als die moralisch bessere und den Unterstützungs- oder Ablehnungslösungen überlegen vor. Auch der katholische Theologe McCormick hat darauf hingewiesen, daß es verfehlt wäre, durch Recht und Politik einen fehlenden moralischen Konsens ersetzen oder erzwingen zu wollen ([13], Anmerkung 12). In einer pluralistischen Gesellschaft gibt es kein wissenschaftliches oder erkenntnistheoretisches Instrument, das der einen oder der anderen Position moralisches oder unmoralisches Handeln nachweisen kann. Die Toleranz und die Achtung vor der Gewissensentscheidung jedes einzelnen als Basisprinzip der Demokratie erfordern, andere Positionen als Ergebnisse anderer Güterabwägungen und anderer Prioritätensetzungen innerhalb der Gruppe ethisch allgemein akzeptierter und akzeptabler Werte anzusehen und zu respektieren. Das neue vatikanische Dokument zu Fragen der menschlichen Reproduktion vom März das Jahres 1987 hat unter Nichttheologen, besonders aber auch von seiten römisch-katholischer Theologen aus eben den erwähnten Gründen Ablehnung und Kritik erfahren. Das Dokument lehnt die neuen Techniken insgesamt fast pauschal ab, wie schon früher die Benutzung von Kontrazeptiva. Daniel Maguire, Moraltheologe in Milwaukee, stellt fest, daß der Vatikan seine „Autorität aufs Spiel setze auf einem Gebiet, für das er weder privilegiertes Wissen noch privilegierte Expertise habe" [8] und fügt hinzu, daß seiner Meinung nach der Vatikan hinter der Entwicklung der katholischen Theologie hinterherhinke, die nicht mehr das ethische Entweder-Oder in Fragen der Bioethik, sondern die konkrete Güterabwägung im Einzelfall fordere und anwende. Der Theologe William Gallagher stimmt dagegen den Ermahnungen des Vatikans zu: „Viele Eltern meinen, sie hätten ein Recht auf ein Kind. Das Dokument weist dieses Verständnis zurück. Die Ehe gibt ihnen das Recht zum Vollzug sexueller Akte, aber nicht zu einem Kind" [8]. Pater McCormick hält das Dokument für „nicht überzeugend": „Das Dokument sagt, daß ein Kind nur aus einem sexuellen Akt entstehen kann. Was man aber höchstens sagen kann ist, daß das Kind innerhalb einer Ehe aus einem Liebesakt entstehen soll. Der sexuelle Beischlaf ist aber nicht der einzige Liebesakt" [8]. Das vatikanische Dokument [20] der Glaubenskongregation fordert die Regierungen der Welt auf, entsprechend diesen normativen naturphilosophischen Vorstellungen Gesetze und Verordnungen zu erlassen und die heterologe Insemination, Surrogatmutterschaft und auch homologe Insemination bei solchen Ehepaaren zu verbieten, die keinen, wenn auch unfruchtbar bleibenden, Geschlechtsakt biologisch vollziehen können [8, 20]. Nicht der Inhalt solcher kirchlicher Ermahnungs- und Aufforderungsdokumente, sofern er für die Anhänger dieser Kirche bestimmt ist, sondern die Forderung, diese Ermahnungen zur Grundlage von Gesetz und Ordnung in pluralistischen Gesellschaften zu machen, erweckt auch die Kritik säkularer Positionen. Engelhardt sieht in diesen und anderen Positionspapieren der römisch-katholischen Kirche ein grundsätzliches Unvermögen, die Grundlage pluralistischer, demokratischer Gesellschaften zu verstehen, sie zu respektieren und die schwieriger und komplizierter gewordene Begründungsproblematik normativer Entscheidungen in solchen Gesellschaften für den einzelnen und für die Gesellschaft zu verstehen [5]. Für den Staat und die Diskussion in der offenen Gesellschaft kommt erschwerend hinzu, daß sich die Positionen von kirchlichen Autoritäten, so auch in diesem Fall, oft unerklärlich und nicht nachvollziehbar ändern [16]. So hat z. B. die römisch-katholische Kirche und ihr Kirchenrecht Jahrhunderte lang die These von der Animation des fötalen Körpers am 40. bzw. 90. Tage nach der Befruchtung vertreten, während sie nunmehr seit etwa 100 Jahren die These vertritt, daß der Mensch vom Zeitpunkt der Befruchtung an vollständige Person und Gottes Ebenbild ist ([16], Anm. 4 und 11; [15]; Anm. 30–43 und Text). Das macht gegenwärtig vertretene Positionen kirchlicher Autoritäten nicht nur unberechenbar in bezug auf ihre künftige Stabilität, sondern untergräbt auch ihre Überzeugungskraft. Engelhardt faßt seine ordnungspolitischen und ordnungsethischen Empfehlungen wie folgt zusammen: Das ordnungspolitische Rahmenwerk weltanschaulich neutraler Politik sollte sich nicht durch partikulare Gemeinschaften und ihre moralischen und metaphysischen Meinungen durcheinander bringen lassen. Welche Relevanz offizielle kirchliche Äußerungen im übrigen für eine politische konsensorientierte Politik in pluralistischen Gesellschaften hat, ergibt sich auch aus einer Umfrage unter nordamerikanischen

Katholiken, von denen im November 1985 73 % für Scheidung und Wiederheirat von Katholiken, 68 % für die Benutzung von Empfängnisverhütungsmitteln, 63 % für das Recht von Priestern auf Eheschließung und 52 % für den Zugang von Frauen zum Priesteramt votieren ([8], S. A 17).

7.6 Ordnungsethische Konsequenzen in einer offenen Gesellschaft

Ordnungsethische Konsequenzen aus einer von Individuen und Gruppen einer offenen Gesellschaft unterschiedlich beurteilten normativen Situation ergeben sich insofern, als Gesetze und Verordnungen den fehlenden Konsens nicht ersetzen oder erzwingen dürfen. Die Klärung der normativen Situation durch Gerichtsprozesse hat auch Nachteile, weil solche Prozesse oft hinter der technischen Entwicklung und der ethischen Konsensbildung mehrere Jahre zurückliegen; die Arbeit in Komitees, in denen die Gesellschaft in ihren wichtigsten Schattierungen vertreten ist, könnte besser und effektiver Prioritäten für einen möglichen politischen Handlungsbedarf formulieren; das ist jedenfalls die Meinung von Walters am Ende seiner Übersicht über mehr als 70 Komiteevorschläge zu dieser Thematik [22]. Grobstein plädiert für ein „Oversight Gremium" auf der bundesstaatlichen Ebene, für das unterschiedliche Organisationsformen denkbar wären ([9], S. 132). Baron schlägt konsensorientierte Kompromisse für eventuelle Gesetzgebungsmaßnahmen vor, die den meisten Positionen und ihren Güterabwägungen gerecht werden können [3]. Brahams [4] würde eine rechtliche Nichteinklagbarkeit von Verträgen zum Beispiel über Surrogatmutterschaft einem ausdrücklichen Verbot der Surrogatmutterschaft vorziehen.

Literatur

1. American Fertility Society (Ethics Committee) (1986) Ethical considerations of the new reproductive technologies. Fertil Steril 46/3 [Suppl 1]
2. Anas G (1986) The babybroker boom. Hastings Center Rep 16/3:30–31
3. Baron CH (1983) Legislative regulation of fetal epxerimentation. In: Milewski A, Anas G (eds) Negotiating compromise in situations of ethical pluralism, genetics and the law, vol 3. Plenum, New York, pp 431–445
4. Brahams D (1987) The hasty British ban on surrogacy. The Hastings Center Rep 17/17/1:16–19
5. Engelhardt: Beitrag in diesem Buch (Kap. 10); engl. Ausg. 1987: Human reproductive technologies. Moral issues and public policy implications
6. Fassler D, Andrews LB, Tiefel HO (1985) When baby's mother is also grandma – and sister. Hastings Center Rep 15/3:29–31
7. Gallup GH (1979) Testtube baby procedure (Survey 1086, August 4–7, 1978). Scalarly Resources Incorporated Ing, Wilmington/DE
8. Goldman AL, Surow R (1987) Vaitcan asks governments to curb birth technologies and to outlaw surrogates. New York Times, March 11, 1987, A1, A15
9. Grobstein C, Flower M, Mendeloff J (1983) External human fertilization. An evaluation of policy. Science 222:127–133
10. Hyer M (1987) Vatican bans many birth technologies. The Washington Post March 11, 1987, A1, A14

11. Keane NP, Breo DL (1981) The surrogate mother. Everest House Publisher, New York
12. The Newsweek Poll (1987) Surrogate mothers. A newsweek poll, Newsweek January 19, p 48
13. Ozar DT (1985) The case against thawing unused frozen embryos. Hastings Center Rep 15/4:7–12
14. Robertson JA (1986) Embryos, families and procreative liberty: The legal statue of the new reproduction. South California Law Revue 59:942–1041
15. Robertson JA, Krimmel HT (1983) Surrogate mothers. The case for and against. Hastings Center Rep 13/5:28–39
16. Sass HM (1987) Moral dilemmas in perinatal medicine and the quest for large scale embryo research. J Med Philos 12:75–86
17. Sass HM (1987) Responsibilities in human reproduction and population policy. In: Bondeson B, Engelhardt HT, Spicker SF (eds) The contraceptive ethos. Reidel, Dordrecht, pp 135–161
18. US Department of Health, Education and Welfare (Ethics Advisory Board) (1979) HEW Support of research involving human in vitro fertilization and embryo transfer. US Government Printing Office, Washington/DC
19. US Department of Health, Education and Welfare (1979) Protection of human subjects. HEW Support for Human IVF and ET, Federal Register 44 (June 18, 1979), 35033–35058
20. Vatican Congregation for the Doctrine of the Face (1987) Instruction on respect for human life and its origin and the dignity of procreation
21. Walters L (1979) Human IVF. A review of the literature. Hastings Center Rep 9/4:23–43
22. Walters L (1987) Ethics and the new reproductive technologies. Hastings Center Rep 17/3
23. Walters W, Singer P (eds) (1982) Testtube babys. A guide to moral questions, present technics and future possibilities. Oxford Univ Press, New York

8 Medizin am Lebensende

8.1 Ethik des Behandlungsverzichts

8.1.1 Ethische Überlegungen zum Behandlungsverzicht und die Herausforderungen an die Geriatrie

Technische Fortschritte

Die technischen Fortschritte der Biomedizin haben gegen fast jede Krankheit oder Anomalie Techniken entwickelt, die das Leben, damit aber auch gegebenenfalls Leiden, verlängern können. Die lebensverlängernde Technik ist damit selbst zum Gegenstand einer ethischen Bewertung geworden, und in bestimmten Fällen wird der Nichteinsatz von zur Verfügung stehender Technik als moralisch höherwertig gegenüber dem Einsatz dargestellt. Das betrifft insbesondere den Einsatz von medizinischer Hochtechnik bei 2 Personengruppen: defektgeborenen Neugeborenen und alten Menschen. Die Diskussion um den Fall des Baby Doe (vgl. [18, 22]) und der Bericht der President's Commission über „Entscheidungen zum Verzicht auf lebensrettende Maßnahmen" [17] sowie der jüngste Report des Office of Technology Assessment des Kongresses „Lebenserhaltende Technologien und der alte Mensch" [19] vom Juli des Jahres 1987 haben eine ganze Reihe von Fragen aufgeworfen, so zur weiteren Gültigkeit der hippokratischen Tradition, zur Verantwortung des Arztes dem Leben gegenüber sowie zu ökonomisch-ethischen Aspekten der Allokation beschränkter Ressourcen, zu Fragen nach der Qualität des Lebens, nach der Wertewelt des alten Menschen und dem Recht mündiger Bürger, Umstände und Art des Sterbens nach Möglichkeit mitbestimmen zu können. Insulin, Antibiotika, Wiederbelebungstechniken, Chemotherapie, Dialyse und Organverpflanzung haben, was früher weitgehend als eine Frage des Schicksals oder des Willens Gottes hingenommen wurde, nunmehr in die Hand des Menschen gegeben und Güterabwägungen erforderlich gemacht, bei denen eine der Optionen die Nichtanwendung bestehender Interventionsmöglichkeiten ist. Erschwerend kommt in all den Fällen der Anwendung der Medizin am Lebensende hinzu, daß Patienten, für die mit diesen Methoden das Leben verlängert werden kann, nicht entsprechend ihrer eigenen Wertewelt und den Prinzipien der Autonomie an der Entscheidung beteiligt werden können, wie das ebenso bei Neugeborenen, Komatösen, Schwerstkranken oder geistig nicht

mehr voll zurechnungsfähigen Menschen der Fall ist ([17], S. 31). Der oft zu
beobachtende rückhaltlose Einsatz lebenserhaltender Techniken wird als Ausdruck einer defensiven Ethik beschrieben, die, statt Güterabwägungen anzu-
stellen, diese unter Konzentration auf das rein Technische der Interventionsmöglichkeiten und des Aufrechterhaltens oder des Ersatzes von Körperfunk-
tionen verdrängt. Die hier angesprochenen Fragen sind also nicht nur Gegenstand für die Ärzteethik oder die Bioethik im engeren Sinne. Es sind Herausforderungen für den Bürger und die Gesellschaft insgesamt, sich mit der eigenen und der Wertewelt der Gesellschaft auf vernünftige und verantwortliche
Weise auseinanderzusetzen und nicht erst in Krisensituationen, in denen dann
möglicherweise für den einzelnen eingeschränkte Selbstbestimmungsfähigkeit
vorliegt. Das Thema der künstlichen Lebensverlängerung ist damit auch ein
Thema für medizinische und ethische Aufklärung der breiten Öffentlichkeit.
Bedauert wird v. a., daß die ethischen Probleme indirekt medizinisch-tech-
nisch, aber auch rechtlich oder ökonomisch umgangen oder ausgeklammert
werden [14, 18, 19, 22]. Im folgenden wird im wesentlichen auf die ethischen
Aspekte, die sich aus dieser Situation für die Geriatrie ergeben, eingegangen;
nur am Rande soll auf ethische Diskussionen über den Behandlungsverzicht bei
Neugeborenen berichtet werden.

Geriatrischer Imperativ

Er ist ein von Sommers geprägter und von Harvey aufgenommener Begriff
([8], S. 273), der die Dringlichkeit der speziellen Bedürfnisse der älteren
Mitbürger nach Wohnung, Gesundheitsversorgung, Zuwendung und sozialer
Integration wie auch die ständig zunehmende Zahl der Älteren innerhalb der
Gesamtbevölkerung unterstreichen soll. In den USA waren im Jahre 1900 4 %
der Bevölkerung über 65 Jahre alt, im Jahr 2000 werden es 13 % sein. Arztbe-
suche bei Älteren werden von 165 Mio. im Jahr 1980 auf 230 Mio. im Jahr 2000
ansteigen; die Kosten für die Unterbringung in Alters- und Pflegeheimen wird
von 16 Mrd. $ auf 23 Mrd. $ für 23 Mio. Alte ansteigen; die Alten werden 1/3
aller Kosten für Gesundheit ausgeben. Schon jetzt wird fast die Hälfte aller
Krankenhausausgaben erst in den letzten 2 Monaten des Lebens verausgabt.
Nicht diese ökonomischen Fakten sind erschreckend und bedrängend, drän-
gender sind vielmehr noch die ethischen Probleme und das völlige Fehlen eines
Bewußtseins des Alterns als eines normalen Prozesses sowie die Begrenztheit
der öffentlichen Mittel, durch staatliche Fürsorge ein würdiges Leben zu
„garantieren" und Gesundheit im Alter zu „gewährleisten". Auch der Wandel
der Familienstruktur wird beklagt; dennoch wird betont, daß auf die Aufgaben
der Familie [7], der Nachbarschaft und des Freundeskreises nicht verzichtet
werden kann und für die Zukunft neue Formen des Miteinanderlebens und der
Fürsorge gefordert. Auch für die Geriatrie als Wissenschaft und ärztliche und
fürsorgerliche Praxis wird das Experimentieren mit unterschiedlichen Modellen
vorgeschlagen, die die gegenwärtigen unbefriedigenden Attitüden und Behandlungen und ihre schlichte Extrapolation in die Zukunft ablösen sollen ([8], S.

276). Aus der Diskussion wird deutlich, daß die Erneuerung der Wissenschaft und Weisheit vom Altern kein ökonomisches, sondern ein zutiefst ethisches und kulturelles Problem ist [8, 14, 19, 20].

8.1.2 Ethische Wertungen beim Behandlungsverzicht

Überlegungen und Empfehlungen der President's Commission

Die President's Commission faßt ihre Überlegungen und Empfehlungen zu einem ethisch akzeptablen Verzicht auf lebenserhaltende Maßnahmen im Jahr 1983 in 7 Punkten wie folgt zusammen ([3], S. 3 f., S. 43–90):

1) Der Patient, sofern er in der Lage ist, seine Situation und die Behandlungsoptionen zu verstehen, ist der primäre Entscheidungsträger für den Abbruch oder Verzicht auf lebenserhaltende Interventionen. Um die Entscheidungskompetenz des Patienten zu optimieren, sollen Arzt und Patient bei der Herbeiführung des Entscheidungsprozesses zusammenarbeiten. Die Entscheidung des Patienten über den Einsatz von lebenserhaltenden Interventionen oder ihren Nichteinsatz soll ebenso ernstgenommen werden wie seine Entscheidungen in bezug auf andere Optionen im Rahmen medizinischer Behandlung.

2) Sollte eine Entscheidung des Patienten nicht vorliegen oder nicht zu erlangen sein, so gehen die ärztlichen und pflegerischen Teams mit Recht davon aus, daß Leben erhalten werden soll.

3) Einschränkungen der freien Selbstbestimmung des Patienten kann es jedoch auf 3 Ebenen geben: der Arzt oder die medizinische Institution können aus eigenen Güterabwägungen denen des Patienten nicht zustimmen; in diesem Fall sollte der Patient nach Möglichkeit in eine andere Institution verlegt werden können. Das Krankenhaus kann Gründe haben, teure und limitierte Behandlungsformen zu verweigern aus Gründen einer effektiveren Nutzung der Ressourcen oder aus Gerechtigkeitserwägungen. Schließlich kann auch die Gesellschaft mit den gleichen Begründungen bestimmte Patienten von bestimmten Behandlungsformen ausschließen. Aber über alle 3 Formen von möglichen Beeinträchtigungen der Selbstbestimmung des Patienten soll offen gesprochen werden und die Rechtfertigungen dafür ausführlich dargelegt werden.

4) Bei der Sterbebegleitung sollen alle Beteiligten, staatliche Stellen, Krankenhäuser, Ärzte und Pfleger, die Öffentlichkeit, alles Erdenkliche tun, um medizinisch nützliche Optionen für Sterbende zu verbessern. Respekt, Mitgefühl und kompetente Hilfe sollen insbesondere denen gegeben werden, die auf lebensverlängernde Maßnahmen verzichten oder für die solche Maßnahmen nicht zur Verfügung stehen.

5) Die Unterscheidung zwischen normaler und außergewöhnlicher („extraordinary") medizinischer Behandlung ist sowohl ärztlich wie technisch umstritten; sollte die Unterscheidung angewandt werden, so ist sie in dem Sinne zu verwenden, daß alles, was vom Patienten als Last oder mehr als Nachteil denn als Vorteil angesehen wird, als außergewöhnliche Intervention zu

verstehen ist. Es gibt keinen ethischen Grund, dem Patientenwunsch nicht zu folgen, wenn er fordert, solche außerordentlichen Maßnahmen zu unterlassen (S. 88 f.).

6) Um medizinisch-ethisch gute und nachvollziehbare Entscheidungen zum Unterlassen von lebensverlängernden Maßnahmen treffen zu können, brauchen keine Gesetze oder Verordnungen geändert zu werden; die Kommission bestreitet, daß Anwälte, Ärzte und Richter und die Öffentlichkeit sich berechtigterweise auf bestehendes Recht berufen, wenn sie Patienten zwingen wollen, gegen ihren Willen Behandlungen über sich ergehen zu lassen, die ihr Leiden vergrößern. Ja, die Kommission geht noch weiter und stellt fest, daß es auch sogenannte normale Interventionen wie Transfusionen, künstliche Ernährung oder Antibiotikabehandlung gibt, die nicht „universal verlangt werden können und deshalb der Patient verpflichtet ist, sie zu akzeptieren" (S. 90).

7) Schließlich stellt die Kommission fest, daß die letzte Verantwortung für das Unterlassen oder die Beendigung von lebenserhaltenden Maßnahmen beim Arzt liegt, der aber, wie schon oben gefordert, dem Patientenwunsch höchste Geltung zusprechen soll. Krankenhäuser sollen in Einzelfällen keine Entscheidungen fällen, aber sie sollen Leitlinien haben, die zur ethischen und rechtlichen Sicherheit der Ärzte, des Pflegepersonals und der Patienten und ihrer Familien beitragen und die selbstverständlich öffentlich gemacht werden sollen (S. 117). Insbesondere soll das jeweils unterschiedliche ethische Profil und Selbstverständnis unterschiedlicher Institutionen (Krankenhaus, Altersheim, „hospice") klar und deutlich unterscheidbar sein (S. 106–118).

Besondere Aufmerksamkeit wird von der Kommission der das Sterben unterstützenden und die Beschwerden erleichternden medizinischen Versorgung (S. 275–297) gewidmet. Insbesondere wird die ethische Pflicht betont, den Patienten so anzunehmen wie er ist, nicht versuchen zu wollen, ihn zu ändern und die „Begleitumstände" des Sterbens (Schmerzen, Angst, Spannungen) zu lindern oder zu beseitigen. Im Einzelfall wird aufgezählt, welche Dosen von Morphium, Valium, Atropin und anderen Interventionen für die Linderung verschiedener Symptome des Todeskampfes eingesetzt werden können. Insbesondere bei der Behandlung agonaler Symptome soll keine Aufrechnung des Nutzens der Linderung von Schmerzen, Krampf- und Angstzuständen gegen eine mögliche Verlängerung des Lebens oder eine Suchtgefahr erfolgen. Auch die Angehörigen sollen, wie der Patient, das Recht auf ärztlich-ethische Symptombeseitigung haben, so daß der Tod in Frieden und unter Wahrung des Schutzes der Intimsphäre des Patienten („peace and privacy") eintreten kann. Die Kommission setzt sich auch mit der ihrer Meinung nach nur sehr bedingt tragbaren Unterscheidung zwischen aktiver und passiver Sterbehilfe, Abbruch oder Nichtbeginn von lebenserhaltenden Maßnahmen auseinander. Sofern es um die Linderung von Symptomen geht, die selbst lebensverkürzend sind, soll der Arzt sich nicht als „Verursacher" des Todes durch palliative Behandlungen verstehen; besser soll man von „Voraussehbarkeit" einer Verkürzung des Lebens und damit auch des Sterbens durch diese oder andere Maßnahmen sprechen (S. 62–82; ähnlich [1], S. 124–130).

Ethische Problematik der stellvertretenden Entscheidung

Im Falle der vorübergehenden oder ständigen Unfähigkeit des Patienten zu autonomen Entscheidungen ist die ideale Situation, die oben unter a) beschrieben wurde, nicht gegeben. Ersatzweise werden Patiententestamente („durable power of attorney") entweder mit inhaltlichen Bestimmungen über die Zustimmung oder Nichtzustimmung zu bestimmten möglichst genau und situationsbezogen beschriebenen Interventionen diskutiert; man denkt auch an die Benennung eines Vertreters für stellvertretende Entscheidungen (S. 91–94, 389–437). Dafür kämen auch die Familie oder das beratende Team oder der Arzt in Frage (S. 91–95). Die Kommission unterstreicht aber eher die Nachteile stellvertretender Entscheidungen durch Familie, Freunde und Behandelnde ohne ausdrückliche Ermächtigung durch den Patienten, weil auch dieses wieder eine Verletzung der „privacy" (Schutz der Intimsphäre, Recht auf Selbstbestimmung) sei.

Damit greift die Kommission eine Diskussion auf, die seit den Auseinandersetzungen um den Quinlan-Fall (s. Kap. 4) immer wieder in der Literatur diskutiert wurde. Arnold Relman hatte die Gerichtsentscheidung im Falle Saikewicz zum Anlaß genommen, für das Primat der ärztlichen Entscheidung einzutreten. Charles Baron hatte dagegen die Zuständigkeit der Gerichte für letzte Entscheidungen über Leben und Tod betont. Allen Buchanan plädiert gegen beide Positionen für das Recht der engsten Familienangehörigen, letzten Endes stellvertretende Entscheidungen zu treffen, da diese mit großer Wahrscheinlichkeit das Werteverständnis und den Lebensstil des Patienten am besten beurteilen und zur Grundlage einer Entscheidung machen könnten [3], ähnlich argumentieren Beauchamp u. Childress ([1], S. 143). Indem die Kommission eine „durable of attorney" favorisiert, versucht sie, dem Dilemma der Kontroverse der 3 Positionen zu entgehen und dem Patienten eine über den Verlust oder die Einschränkung seiner Urteils- und Entscheidungskompetenz hinausgehende Möglichkeit der Einwirkung, zumindest in der Bestimmung der stellvertretenden Entscheidungsträger, zu geben. Die Kommission greift damit einen Vorschlag von Sissela Bok vom Jahre 1976 auf, mit dem sie ein Formular mit Behandlungsleitlinien für das Lebensende vorstellt [2]. Die Theologen Paris u. McCormick [15] sprachen sich 2 Jahre später auch vom Standpunkt der römisch-katholischen Theologie für solche letztwilligen Verfügungen („living will") aus und widerriefen damit eine früher von McCormick und Hellegers vertretene Position, die solche „living wills" nicht anerkennen wollte. McCormick u. Paris unterstreichen, daß ein solcher „living will" auch die Heiligkeit des Lebens und die Rechte des einzelnen besser schützen könne als der ausschließlich technisch orientierte Einsatz von medizinischer Hochtechnik auf der einen Seite oder das von außen in das Arzt-Patient-Verhältnis eingreifende Gerichtsurteil oder der Spruch eines ethischen Komitees. Sie sprechen sich auch für die von Bok vorgeschlagenen Formulierungen aus, weil diese allgemein und breit gehalten sind und die Autorisierung von Personen vorsehen, die im konkreten Fall diese Hinweise präzisieren können.

Eine neue Entwicklung in dieser Diskussion bedeutet die von McCullough u. Lipson [14] vorgeschlagenen Wertprotokolle für Patienten. Diese Protokolle sollen wie ein „chart" lesbar und gut gegliedert von jedem behandelnden Arzt angelegt werden und zusammen mit den medizinisch-technischen Unterlagen den Patienten von Arztwechsel zu Arztwechsel begleiten („portable value history"), vergleichbar einer Anamnese. Sie sollen in Krisenfällen benutzt werden, die mutmaßliche Entscheidung des Patienten zu ermitteln. Erste Versuche mit der Erstellung solcher Wertdiagnosen und der Entwicklung von formalisierten Verfahren dazu werden zur Zeit in Washington und Baltimore durchgeführt.

Einstellung von Ernährung und Flüssigkeitszufuhr

Diese Maßnahme ist besonders heftig diskutiert worden. Die President's Commission ([17], S. 90) hat sich klar dafür ausgesprochen, daß bei Sterbenden oder Leidenden, die dem Tode nahe sind, auch normale Behandlung inklusive Nahrungs- und Flüssigkeitszufuhr nicht generell als ethisch selbstverständlich angesehen werden können. Lynn u. Childress argumentieren ähnlich, daß die künstliche Nahrungs- oder auch nur Flüssigkeitszufuhr eine Belastung sein kann, die sehr häufig zu körperlichen Fixierungen und Schmerzen und Unannehmlichkeiten führt und daß kein Nutzen darin gesehen werden kann, wenn durch solche medizinischen Interventionen die Prozesse von Leiden, Angst, Unpäßlichkeiten und Sterben verlängert werden ([11], S. 19). Sie bestreiten noch stärker als die President's Commission, daß es sinnvoll ist, einen Unterschied zwischen Abbruch und Nichtbeginn von Maßnahmen zu machen. Eine solche Unterscheidung könnte auch die Überlegungen zum Ersteinsatz von Maßnahmen wie Beatmung oder Flüssigkeitszufuhr beeinträchtigen und dazu führen, daß solche Maßnahmen nur sehr zurückhaltend durchgeführt würden. Nahrungs- und Flüssigkeitszufuhr gelten traditionell als ein Symbol für das Minimum von mitmenschlicher Solidarität und Fürsorge. Aber in außergewöhnlichen Situationen gibt es keine allgemeinen Regeln, sie in jedem Fall für medizinische Versorgung zur Verfügung zu stellen. Der Maßstab für diese Wertaussage orientiert sich an der menschlichen Würde und Verletzlichkeit des Menschen und will über die technischen Optionen hinaus auch Nahrungs- und Flüssigkeitszufuhr in die Güterabwägungen einbeziehen. Hinzu kommt, daß manche Patienten auch mehr oder weniger direkt sich zu solchen Maßnahmen vorweg geäußert haben; in solchen Fällen sollte dem Wunsch des Patienten Folge geleistet werden. Lynn u. Childress sehen in der medizinischen Intervention der Zufuhr von Nahrung oder Flüssigkeit keine andere Qualität als sie andere Interventionen auch haben, deren Initiierung oder Abbruch im Rahmen einer solchen das Beste für den Patienten abwägenden Bewertung erfolgt ([11], S. 21).

Callahan kritisiert die formale Konsequenz der Argumentation von Lynn u. Childress und beharrt auf der Sonderstellung der Nahrungs- und Flüssigkeitszufuhr als eine der wenigen letzten auch in ethischen Güterabwägungen nicht frei verfügbaren „moralischen Emotionen" und eines vermutlich „notwendigen sozialen Instinkts" ([4], S. 22). Der Bericht des Office of Technology Assessment [19] erwägt das Für und Wider beider Positionen und verweist als mögliche Konsequenz auf die Akzeptanz der Position von Lynn u. Childress im Zusammenhang mit Allokationszwängen darauf, daß eine neue ethische Situation die alte ablöse, nämlich eine neue Form ethisch „begründeter" Unterbehandlung statt Überbehandlung. Das OTA unterstreicht auch den symbolischen Wert wenigstens der Flüssigkeitszufuhr als Ausdruck der Fürsorge und des Mitgefühls ([19], S. 4–15). Das OTA zitiert Siegler und Weisbard, für die der Entzug von oder der Verzicht auf Flüssigkeitszufuhr eine letzte Grenze sei, die aus klinischen, psychologischen und sozialen Gründen nicht überschritten werden sollte. Auch McCullough u. Lipson stellen als die zentrale ethische Frage die nach dem Charakter der medizinisch-technischen Nahrungs- und Flüssigkeitszufuhr: Handelt es sich um medizinische Behandlung oder schlicht um menschliche Fürsorge? Sie stellen in Abwägung der Argumente beider Seiten fest, daß keine der beiden Positionen abschließend konklusiv argumentiert ([14], Kap. 57).

Für die Einzelfallentscheidung fügen sie aber einige zusätzliche Überlegungen hinzu:

- Die Tatsache, daß ein älterer Patient Nahrungs- und Flüssigkeitszunahme ablehnt, ist nicht schon in sich ein Zeichen mangelnder Selbstbestimmung und sollte entsprechend vom versorgenden Team beantwortet werden. Die Wertdiagnose und Wertgeschichte des Patienten kann hierzu wichtige Aufschlüsse geben.
- Andererseits ist die Versorgung mit Nahrung und Flüssigkeit ein starkes Bindeglied zwischen dem sorgenden Arzt und dem versorgten Patienten, das nicht voreilig durchschnitten werden sollte.
- Die Einstellung von Nahrungs- und Flüssigkeitszufuhr ist niemals und darf niemals als Einstellung der ärztlichen und menschlichen Betreuung und Zuwendung verstanden werden. Die Einstellung von Nahrungs- und Flüssigkeitszufuhr kann daher nur als in paternalistischer Verantwortung erfolgende fortdauernde Fürsorge im Rahmen einer Abwägung von Nutzen und Schaden für den Patienten gerechtfertigt werden.
- Eine solche aus ärztlicher Fürsorge erfolgende Einstellung von Nahrungs- und Flüssigkeitszufuhr kann mit der Politik der Institution oder mit Pflichten gegenüber oder Ansprüchen von seiten der Familie kollidieren. In beiden Fällen sind nur solche Argumente für den Abbruch durchschlagend, die diese Einstellung als im Rahmen einer breit gefaßten palliativen und das ausschließliche Wohl des Patienten im weitesten Sinne berücksichtigenden Behandlung und Begleitung begründen.
- Besondere Pflichten erwachsen im Falle der Terminierung von Nahrungs- und Flüssigkeitszufuhr auch im Verhältnis von Pflegeteam und Arzt, da beide emotional stark engagiert sein können. Die ethischen Gründe für die Fortsetzung der Nahrungs- und Flüssigkeitszufuhr aber auch für deren Beendigung müssen kollegial und mit Respekt und Sympathie ausführlich diskutiert werden. Wer immer sich solchen Entscheidungen nicht anschließen kann, sollte sich von der Behandlung des Einzelfalles zurückziehen dürfen.

Ähnliche Argumente wie im Fall alter Menschen sind auch bei der Frage nach dem Für und Wider der Nahrungs- und Flüssigkeitszufuhr bei Schwerstbehinderten oder sterbenden Neugeborenen vorgetragen worden [17, 18, 22]. Auch hier wird das eine Gut, die menschliche Zuwendung und Solidarität, für welche die Elementarversorgung Ausdruck ist, abgewogen gegen ein anderes Gut, die Verkürzung des Leidens.

Im folgenden soll auf 2 spezielle Probleme eingegangen werden, dasjenige der Behandlung schwerstgeschädigter oder sterbender Neugeborener und das der medizinischen Behandlung und Begleitung alter Menschen. Die besonderen Probleme im Zusammenhang mit der Behandlung geistig Behinderter werden von Veatch (Kap. 13) diskutiert; einige Aspekte der klinischen Entscheidung der Behandlung von komatösen Patienten sind im vorhergehenden Abschnitt mit angesprochen worden.

8.2 Interventionsverzicht bei Neugeborenen

Die Entscheidung zu intensivmedizinischer Behandlung oder Nichtbehandlung von schwerstbehinderten Neugeborenen (verschiedene Formen von XY-Anomalien, Anenzephalie, Lesch-Nyhan-Krankheit, Tay-Sachs-Krankheit, extrem niedriges Geburtsgewicht oder eine Kulmination von Behinderungen) kann nicht auf die Selbstbestimmung des Neugeborenen rekurrieren, sondern muß nach einer Lösung in stellvertretender Entscheidung suchen. Es handelt sich bei all diesen Fällen um echte stellvertretende Entscheidungen, zu denen Ärzte, Stationsteams, Eltern, Gesetzgeber und Öffentlichkeit aufgerufen sind. Auswege früherer Zeit, solche Kinder als Teufelsgeburten zu diffamieren oder ihre Nichtbehandlung zu einem christlichen Gebot zu machen – oder wie bei dem afrikanischen Stamm der Nuir, sie als versehentlich beim Menschen geborene Nilpferdbabys zu bezeichnen – stehen einer zu rationaler ethischer und technischer Argumentation verpflichteten nachaufklärerischen pluralistischen Gesellschaft nicht zur Verfügung ([1], S. 131 f.).

Allgemeine Güterabwägungen

Diese Abwägungen werden von dem Gegensatz von „Schaden zufügen" und „Nichtschaden" („nil nocere") geprägt. Die Zulässigkeit dieser Güterabwägung ist unter säkularen Positionen in keiner Weise umstritten. Sie wird auch von der römisch-katholischen Morallehre akzeptiert. Pius XII. äußerte sich auf einem internationalen Kongreß von Anästhesisten dahingehend, daß bei diesen Fällen nur normale, keine außergewöhnlichen medizinischen Versorgungen erfolgen sollten, zu messen an den äußeren Umständen von Ort, Zeit, Kultur und beteiligten Personen. Außergewöhnliche Maßnahmen werden von Pius XII. als zu lastenreich für die meisten Beteiligten beschrieben (zit. bei Engelhardt [2], S. 235 und 248, im Verzeichnis zu Kap. 3).

Die ethischen Güterabwägungen werden jedoch zusätzlich durch die technischen Probleme einer guten Prognose kompliziert. Die ethisch-technischen Unsicherheiten, die sich bei einem Behandlungs- oder Interventionsverzicht ergeben, werden unterschiedlich gewertet und führen zu unterschiedlichen

Entscheidungen. Die President's Commission hat Zahlenmaterial aus den Jahren 1975 und 1977 bereitgestellt, das über klinische Entscheidungen von Kinderärzten und Kinderchirurgen Auskunft gibt. In der Frage der Behandlung von mit Down-Syndrom behinderten Neugeborenen wollen, die Zustimmung der Eltern vorausgesetzt, nur 17 % aller Befragten alles tun, um ein durch Down-Syndrom geschädigtes Neugeborenes mit Anomalien im Magen-Darm-Trakt zu retten, während 61 % der Befragten nur normale Pflege gewähren würden. Im Falle von Down-Syndrom mit angeborenem Herzfehler äußerten 85 % der Kinderchirurgen und 65 % der Kinderärzte, daß sie tun würden, was immer die Eltern entscheiden würden. Eine andere Umfrage ergab, daß 51 % von Kinderärzten in Massachusetts keine Operation empfehlen würden bei einer Blockade des Verdauungstraktes eines Down-Syndrom-geschädigten Neugeborenen ([17], 207f.).

Die President's Commission unterscheidet 3 Formen von Prognose: eindeutig nützlich, unklar, sinnlos. In allen 3 Fällen soll der Arzt den ersten Vorschlag zur Entscheidung machen und diesen mit den Eltern beraten. Sollten im 1. Fall die Eltern der Behandlung nicht zustimmen, so sollte während eines Prozesses der Auseinandersetzung und Diskussion, der Beratung im ethischen Komitee beispielsweise oder im äußersten Fall der Anrufung von Gerichten, das Neugeborene weiter behandelt werden. Im 2. Fall sollte entsprechend dem Willen und der Entscheidung der Eltern verfahren werden. Im 3. Fall soll, sofern keine unzumutbaren (?!) Leiden für das Neugeborene zu befürchten sind, dem Elternvorschlag gefolgt werden; dabei hofft man, daß die Eltern sich im Laufe der weiteren Behandlung entschließen, dem Behandlungsabbruch zuzustimmen. Arzt und Pflegeteam sollen jedoch in diesem Fall das Recht zur Übergabe des Falles an ein anderes Team haben ([17], S. 218f.). Die Problematik der Güterabwägung wird also nicht nur durch die enge Verschränkung von ethischen und technischen Aspekten kompliziert, sondern auch durch die allgemein und abschließend wohl kaum zu lösende Frage der Zuständigkeit der Verantwortung.

Zusätzliche Probleme der Unsicherheit ergeben sich auf technischem Gebiet durch die enormen Fortschritte der Technik, auf ethischem Gebiet dadurch, daß die stellvertretenden Vorstellungen von der möglichen Qualität von Leben und sozialer Integration und Lebenserfüllung des zu rettenden Neugeborenen nur sehr vage sein können. Die President's Commission erinnert an das Faktum, daß schwerstbehinderte Kinder und Jugendliche oft im Leben eine Nische für sich entdecken, indem sie in ihren Möglichkeiten eigene Lebenserfüllung realisieren können.

Ein dritter Aspekt der Güterabwägung ist der mehr institutionelle. So ist z. B. die Verlegung eines Neugeborenen mit unsicherer bis aussichtsloser Prognose in die Intensivstation eine Vorentscheidung für eine aggressivere Intervention und Güterabwägung als die Entscheidung für den Verbleib dieses bestimmten Neugeborenen auf der normalen Neugeborenenstation, bei der im wesentlichen nur Pflege und unterstützende medizinische Behandlung angeboten wird. Die institutionelle Abwägung wird in einem solchen Fall also auf der normalen Station lauten: normale Pflege und Zufuhr von Nahrung und Flüssigkeit; auf der Intensivstation aber bedeutet sie den Einsatz der verfügbaren

Möglichkeiten unter Einschluß chirurgischer Interventionen. Die President's Commission weist darauf hin, daß die Ethik innerhalb der Intensivmedizin sich von der Ethik der Beurteilung des Falles in einem größeren Rahmen medizinischer und gesellschaftlicher Verantwortung unterscheidet. Während die intensivmedizinethischen Überlegungen im engeren Sinne auf die Rettung des Lebens des Neugeborenen abzielen, haben darüber hinausgehende Güterabwägungen auch die nach einer erfolgreichen intensivmedizinischen Intervention für das Neugeborene und seine Umwelt entstehenden Nutzen und Kosten gegeneinander abzuwägen und Chancen für die Lebenserfüllung und Lebensfreude des erfolgreich Behandelten im späteren Leben mit zu berücksichtigen (S. 228 f.). Für die direkte Verbesserung der Voraussetzungen aller Güterabwägungen dieser Art schlägt die President's Commission v. a. eine Verbesserung der Kommunikation zwischen Eltern und Ärzten/Pflegeteam vor. Viele Fälle können ethisch angemessener gelöst oder zumindest erleichtert werden, wenn dem Ziel einer möglichst optimalen Kommunikation und einer Offenheit des Gesprächs höchste Priorität gegeben wird.

Auch soll der Prozeß der Beratung im Pflegeteam, mit Spezialisten, im ethischen Komitee usw. höchsten formalen und auch inhaltlichen Ansprüchen genügen (S. 224 f.). Engelhardt betont den Aspekt der geduldigen und intensiven Güterabwägung aller Beteiligten: „Patienten, Ärzte, Schwestern und andere heilberuflich Tätige müssen entscheiden, wie sie miteinander umgehen wollen in gemeinsamem Verstehen und Handeln. Der Kontext der Gesundheitsfürsorge ist ein Gebiet, auf dem eine wichtige Gemeinschaft des Verstehens existieren muß" ([2], Kap. 3, S. 243).

Komplikationen in der rechtlichen Güterabwägung

Sie kommen zusätzlich zu den ethischen Güterabwägungen hinzu und komplizieren sie; das gilt insbesondere für die zum Teil sehr heftig geführten Diskussionen und Eingriffe staatlicher Verordnungen im Gefolge der Baby-Doe-Diskussion. Die verschiedenen Verordnungen versuchten eine aggressive medizinische Intervention bei der Versorgung von Neugeborenen, zumindest aber die faire Versorgung mit Nahrung und Flüssigkeit zu sichern (vgl. [17], S. 223–228; vgl. S. 467–492; ferner [2], S. 233–236, im Verzeichnis zu Kap. 3). Diese Diskussionen führten definitiv zur weitgehenden Einsetzung von ethischen Komitees (vgl. hierzu v. a. Kap. 4). Auch die ärztlichen Standesorganisationen waren gespalten. Während die American Academy of Pediatricians mehr auf der Seite der staatlichen Verordnungsgeber stand, plädierte die American Medical Association für das Recht der Eltern auf Entscheidung über die schwierige Frage nach der Prognose für Lebensfreude und Lebensinhalt bei Einstellung der intensivmedizinischen Behandlung. Die President's Commission sah, wie schon in Kapitel 3 erwähnt, in den wenn auch häufig schwierigen und kaum lösbaren Güterabwägungen zwischen Eltern und Krankenhaus oder den Beratungen im ethischen Komitee eine angemessenere Form zur Wahrung der Interessen des Neugeborenen, als es der Ersatz solcher Güterabwägungen durch staatliche Verordnungen war, die bestimmten: „Absichtliches Unterlassen von Nahrungszufuhr und Pflege bei behinderten Kindern in dieser Institution ist durch Bundesgesetz verboten . . . Jede Person, die Kenntnis davon hat, daß einem behinderten Kind Nahrung oder normale Pflege vorenthalten wird, soll unverzüglich folgende Notrufnummer anrufen . . ." [Interim Final Rule (Amended) 45 CFR, § 84. 61 (Amended); vgl. [17], S. 473 f.].

Zusätzliches ethisches Dilemma

Ein letztes ethisches Dilemma bleibt bestehen, auch in Fällen einvernehmlicher stellvertretender Entscheidung, nämlich die nicht nur philosophische Frage, ob ein Behandlungsverzicht in bestimmten Fällen ethisch geboten oder bloß ethisch akzeptabel ist. Beauchamp u. Childress ([1], S. 131) argumentieren dafür, daß der Interventionsabbruch als „permissible", als erlaubt, angesehen werden soll, weil er einerseits die Pflicht, niemandem Schaden zuzufügen, nicht verletzt und andererseits eine Reihe weiterer Gerechtigkeitsvorteile mit sich bringt. Engelhardt dagegen folgert, daß in solchen Fällen das Prinzip des Nichtschadenzufügens („nil nocere") so auszulegen sei, daß eine Pflicht bestehe, das Leben nicht zu verlängern ([1, 15]; [2], Kap. 3, S. 223–236). Beide Positionen werden mit vergleichbar guten Argumenten vertreten und lösen das Dilemma nicht auf, das auch in der Kontroverse über Zufuhr und Entzug von Nahrung bei Sterbenden und Schwerstkranken in der Diskussion zwischen Lynn u. Childress auf der einen und Callahan auf der anderen Seite nicht aufgelöst werden konnte und auch wohl nicht auflösbar ist (vgl. Kap. 8). Die Vorschläge, dieses Dilemma zusammen mit anderen ethisch-technischen komplexen Güterabwägungen mit pragmatischen und formalen Schritten zu erleichtern, enthalten nach dem Vorschlag der President's Commission die folgenden: Verbesserung der Kommunikation aller Beteiligten; rückhaltlose und vollständige Aufklärung der Eltern nicht nur über die Diagnose, sondern auch über die Optionen für Interventionen und ihre kurz- und langfristigen Konsequenzen; Erstellung präziser und formaler Richtlinien für Beratungs- und Entscheidungsprozesse; wenn das „beste Interesse des Kindes" erkennbar werden kann, soll es Vorrang vor allen anderen Überlegungen haben; falls das „Interesse des Kindes" nicht zweifelsfrei festgestellt werden kann, sollen die Eltern darüber entscheiden; kommt es zu einem Disput über eine solche Elternentscheidung mit den Ärzten oder dem Pflegeteam, so sollen andere Gremien, im äußersten Fall auch das Gericht angerufen werden können, insbesondere um dem Elternwillen dort entgegenzutreten, wo er nicht im besten Interesse des Kindes entscheidet oder zu entscheiden scheint ([17], S. 7).

8.3 Neue Positionen in der geriatrischen Ethik

Bericht des Office of Technology Assessment

Dieser Bericht des US-Kongreß – „Life-sustaining Technologies and the Elderly" [19] – faßt den Stand der ethischen Diskussion und medizinethischer Ziele der Geriatrie als einer ärztlichen Spezialdisziplin sowie die besonderen

Probleme des Einsatzes von intensivmedizinischer Behandlung am Lebensende zusammen und stellt Optionen für politische und gesellschaftliche Entscheidungen nebeneinander. Dabei werden in diesem Bericht vom Juli 1987 sowohl die philosophischen Grundlagen für jede der möglichen Optionen, die Aspekte der Selbstbestimmung und Wertewahl durch den alten Menschen, Fragen der stellvertretenden Entscheidung und Gerechtigkeitsüberlegungen zur Allokation von begrenzten ökonomischen und personellen Mitteln vorgestellt und zur Entscheidung für „policy options" vorbereitet.

Von besonderem Interesse ist die philosophische Diskussion um die *Wertung des Alters* als eines Aspekts der ausgleichenden Gerechtigkeit. Das breit und solide angelegte 4. Kapitel des Berichts stellt zunächst die verschiedenen Theorien ausgleichender Gerechtigkeit vor: Liberalismus, Utilitarismus, Egalitarismus und das Maximierungsinteresse für die Ärmsten der Armen, für die das Gerechtigkeitskonzept von Rawls genannt wird. Sodann werden diese Theorien befragt, wie sie sich zur Bewertung oder Nichtbewertung des Faktors Alter bei Bevorzugung, Gleichbehandlung oder Benachteiligung alter Menschen am System öffentlicher Gesundheitsfürsorge stellen. Im einzelnen wird geschildert, wie jede dieser Positionen in bezug auf die Anwendung kostspieliger und oft unangenehmer intensivmedizinischer Methoden beim alten Menschen antworten würden. Das Altern kann als ein direktes argumentatives Kriterium zum Ausschluß von oder zum Anspruch auf bevorzugte medizinische Versorgung benutzt werden. So kann man z. B. mit technischen Begründungen Herzverpflanzungen und Dialyse für ganz junge und ganz alte Menschen als wenig aussichtsreich beschreiben, ein Unternehmen, das aber sowohl von Technikern wie von Ethikern als unangemessen kritisiert worden ist. Dann hat man den indirekten Einfluß des Alters auf den Wert (in Zeit von Lebensjahren gerechnet) zu bestimmen versucht, den beispielsweise eine Antibiotikabehandlung für einen 60jährigen im Gegensatz zur Antibiotikabehandlung bei einem 80jährigen bedeuten würde. Bei Antibiotikabehandlung der Lungenentzündung beispielsweise sind der Allgemeinheit möglicherweise erwachsende Kosten nicht so hoch, daß Gerechtigkeitserwägungen Allokationsentscheidungen erzwingen müßten; solche Überlegungen spielen aber ganz eindeutig eine Rolle bei der Ablehnung anderer in dem Bericht diskutierter intensivmedizinischer Interventionen wie der Nierendialyse, der Wiederbelebung, der künstlichen Beatmung und der künstlichen Ernährung. Solche Gerechtigkeitsüberlegungen dürften im englischen Gesundheitswesen die Begründung dafür sein, daß die Nierendialyse für alte Menschen abgelehnt wird. Ein anderer Weg, dem Kriterium Alter indirekt eine Rolle bei der Verteilung von knappen Ressourcen zuzusprechen, ist die Bewertung von „im Lauf des Lebens" in Anspruch genommenen Gelegenheiten zu ausgleichender Gerechtigkeit und Lebenserfüllung. Während erstere in ökonomischen Zahlen möglicherweise zusammenstellbar wäre, ist das zweite, die Lebenserfüllung, nicht direkt meßbar. Aber auch das Messen und Vergleichen von Summen von empfangener ausgleichender Gerechtigkeit setzt voraus, daß sonst alles andere gleich sei und man daher die unterschiedlichen Zuwendungen seitens der Gesellschaft an den einzelnen gegeneinander abwägen könne; auch dieser Versuch führt schließlich in ein ethisches Dilemma.

Der Report beschreibt 4 mögliche Argumente, das Alter als eines der Kriterien bei der medizinischen und v. a. intensivmedizinischen Versorgung in die Güterabwägung einfließen zu lassen:

1) Das Alter verdient Respekt. Dies war in vielen Gesellschaften traditionell ein hoher Wert, der in seiner konkreten Anwendung auf die Allokationsproblematik dazu führen könnte, daß die letzte Blutkonserve in einer Klinik eher einem 65jährigen als einem Neugeborenen zur Verfügung gestellt würde.

2) Das Alter als Zeugnis von angehäuftem Nutzen im Leben. Diese Position würde Alter eher als negativ, wegen der schon höheren Zahl von Erfolgen und Nutzen im Leben gegenüber den Interessen eines Neugeborenen, werten. Von utilitaristischen Positionen her allerdings könnte geurteilt werden, daß die Verlängerung des Lebens von älteren und erfahrenen Menschen für die Gesellschaft von größerem Nutzen sein könnte als die Rettung des Lebens von jüngeren und unausgebildeten Mitbürgern; dies wäre das Argument des „social worth", das meist utilitaristisch wertend in nichtdemokratischen Gesellschaften angewandt wird. Nützlichkeitserwägungen schließlich können dazu führen, alle ausnahmslos zu einer Intervention zuzulassen oder aber alle Interventionsmöglichkeiten, die zu teuer sind, generell für alle nicht zur Verfügung zu stellen.

3) Das Alter als Akkumulation von lebenslang angehäuftem Lebensinhalt („well being"). Dieser Maßstab ist bei großen Altersunterschieden in grober Weise benutzbar. Er versagt allerdings, wenn die Altersgrenze zwischen 2 Bewerbern um die eine zur Verfügung stehende Behandlung gering ist oder wenn der etwas ältere vermutlich wesentlich weniger an Lebensinhalt, gemessen in Lebensfreude und Lebenserfüllung, erfahren hat als der etwas jüngere. Dieses Abwägungsmodell führt allerdings auch in ein Dilemma, weil es bei konsequenter Anwendung eine Konzentration auf medizinische Versorgung am Lebensanfang und eine sogleich nachfolgend einsetzende Reduktion von ausgleichender Gerechtigkeit in allen anderen Stufen des Lebensalters nach sich ziehen würde.

4) Das Alter ist eingebettet in einen (ausgesprochenen oder nicht ausformulierten) Generationenvertrag. Das Allokationsproblem würde hier darin bestehen, jeweils neu zu entscheiden, wie weit eine Generation gerechterweise für das Alter ausgibt oder spart. Wenn dieses Prinzip angewandt wird, dürfte es in seinen verschiedenen Ausbildungen eine mögliche Reduktion von teuren Behandlungsformen für den alten Menschen bedeuten. Es wird auch auf die Möglichkeit hingewiesen, zwischen den bestimmten Formen teurer Behandlung und einer flexiblen Einteilung des Alters in junge Alte, alte Alte und sehr alte Alte Korrelationen herzustellen.

Andere ethische Argumente sprechen dagegen, das Alter überhaupt nicht als Kriterium der Allokation von Mitteln zu betrachten. Zu diesen Argumenten zählen:

1) Die Zuordnung der ärztlich-ethischen Betreuung soll sich am augenblicklichen Zustand und der Schwere des Falles orientieren und nicht am zufälligen Alter des Patienten.

2) Eine liberale Position fordert, daß allein die finanziellen Mittel eines Patienten oder die seiner Versicherung darüber entscheiden sollen, wie und wie teuer Behandlungen sein dürfen. Da höheres Alter oft die Gelegenheit einschließt, mehr Geld als Jüngere zur Verfügung zu haben, wäre Alter hier ein direkter Maßstab.

3) Das Leben ist heilig. Dieses Argument wird in seiner Fassung, daß Leben in allen seinen Stufen und Formen unverletzlich sei, dazu führen, daß es in allen Formen und Stufen gleichmäßig zu behandeln ist.

4) Benutzung von soziologischen Argumenten. Solche Argumente sind gegen die Diskriminierung bestimmter Bevölkerungsgruppen aus Gründen der Rasse oder des Geschlechtes in den USA üblich und geläufig. Da Alter ebensosehr ein Teil eines bestimmten Menschen ist wie sein Geschlecht und seine Rasse, darf auch das Alter nicht generell diskriminiert werden. Es wäre höchstens an solche indirekten Ausschließungen zu denken, wie sie auch aus pragmatischen Gründen bei gesundheitsspezifischen Risiken oder Berufsanforderungen zu indirekten geschlechtsspezifischen Diskriminierungen führen.

Schließlich gibt es noch eine Position, die weder für noch gegen den Entschluß, das Alter in Allokationsüberlegungen einzubeziehen, plädiert, sondern die intergenerationelle Überlegungen von gegenseitiger Verantwortung von Generationen zur Basis von gesellschaftlichen Allokationsentscheidungen machen will.

Der Report nennt unter den Optionen für politische Handlungsmöglichkeiten bei Allokationsentscheidungen u. a. die folgenden: Von verschiedenen ethischen Traditionen her sind die wesentlichen Variablen bei der Entscheidungsfindung der Patient, die Begrenztheit der Ressourcen sowie einige unverzichtbare soziale Regelungen, wie zum Beispiel das Tötungsverbot; es gibt wichtige Argumente sowohl für wie gegen die Überlegung, das Alter als Kriterium bei Allokationsentscheidungen zu berücksichtigen; diese Entscheidung ist allerdings die Bedingung der Möglichkeit für die danach folgende Entscheidung der Frage, wie lebensverlängernde Maßnahmen im Alter eingesetzt werden sollen; wichtig ist auch die Entscheidung zwischen den Perspektiven des „Leben insgesamt" („over a lifetime perspective") und der „situationsgebundenen" Perspektive („slice of time perspective").

Konsequenzen für die Optionen in der Gesundheitspolitik und Gesundheitsforschung

Der Report faßt diese Konsequenzen in 7 Problembereichen zusammen:

1) Wie kann der Kongreß dafür sorgen, daß Datenbanken bessere Informationen über Nutzen und Kosten von lebenserhaltenden Interventionen zur Verfügung stellen?

2) Wie kann der Kongreß wissenschaftliches und klinisches Wissen im Zusammenhang mit lebenserhaltenden Maßnahmen, insbesondere für die ältere Bevölkerung, stärken und verbessern?

3) Wie kann der Kongreß dafür sorgen, daß alte Menschen nicht aufgrund ihres Alters von lebenserhaltenden Interventionen ausgeschlossen werden?

4) Wie kann der Kongreß dafür sorgen, daß lebenserhaltende Techniken auch außerhalb von Krankenhäusern verfügbar sind?

5) Wie kann der Kongreß die Rechte älterer Patienten zu Entscheidungen über den Einsatz von lebensverlängernder Intensivmedizin stärken?

6) Wie kann der Kongreß dafür sogen, daß die Qualität medizinischer Versorgung beim Einsatz von lebensverlängernden Techniken bei älteren Menschen verbessert wird?

7) Wie kann der Kongreß dafür sorgen, daß die Qualität der Versorgung für Personen verbessert wird, bei denen lebensverlängernde Maßnahmen nicht durchgeführt oder aber beendet werden?

Der Report schließt mit der Feststellung, daß für die angesprochenen Probleme ein Handlungsbedarf seitens des Kongresses nicht ausgeschlossen werden kann, daß aber die verschiedenen angegebenen Probleme und die Maximierung der technischen Möglichkeiten zur Lebensverlängerung ein hohes Maß an Kreativität und Kooperation erfordern in einer Gesellschaft, die sowohl philosophisch wie beruflich verschiedene Positionen repräsentiert.

Rahmenvorstellungen für eine geriatrische Ethik

Die Geriatrie hat nicht nur und vor allem nicht in erster Linie mit Allokationsproblemen zu tun und auch nicht mit Fragen des Einsetzens oder Absetzens von Intensivmedizin beim alten Menschen. Im Gegenteil, das Herzstück einer geriatrischen Ethik ist die Güterabwägung der optimalen medizinischen Versorgung einer altersspezifischen Personengruppe gerade unter Minimalisierung der Allokationsprobleme und mit besonderer Berücksichtigung der Ethik von Selbstbestimmung. McCullough u. Lipson betonen v. a. den Unterschied der zentralen Problematik in der Geriatrie im Gegensatz zu den zentralen Problemen des Sterbebeistandes [14]. Wegen der Existenz verschiedener Tabus, die Todesproblematik in der modernen Gesellschaft überhaupt zu diskutieren und wegen der daher rührenden Verdrängung des Todes aus der Öffentlichkeit und der öffentlichen Diskussion in das Krankenhaus und in den bedenkenlosen Einsatz aller verfügbaren technischen Mittel am Lebensende, ist die Etablierung einer eigenen geriatrischen Ethik und die öffentliche und kulturelle Akzeptanz, ja besser noch Hochschätzung und Neubewertung des Alters als einer Lebenssphäre, die nicht in Konkurrenz zum Jugendlichkeitsprinzip, das die Gesellschaft dominiert, stehen will, erst die Bedingung der Möglichkeit, auch indirekt schließlich die verdrängende Einstellung zum Phänomen des Todes und des Sterbens zu ändern. Dies ist jedenfalls der Ansatz von McCullough u. Lipson, und deshalb soll ihr Rahmenentwurf für eine geriatrische Ethik in diesem Zusammenhang vorgestellt werden. Neben der Vorbereitung auf das Sterben und seiner Begleitung gehören die traditionellen arztethischen Werte wie Wahrheit am Krankenbett und in der Gesundheitsberatung, Schweigepflicht, Zustimmung nach Information, Entscheidungsfindung in Fragen der

Langzeitpflege, Kostenfragen im Zusammenhang mit der Gesundheitspflege und persönlichen Pflege und schließlich die geistigen Aspekte des Alters und Alterns in den Bereich der Güterabwägung des Arztes im Umgang mit alten und sehr alten Patienten. Dabei müssen die besonderen Charakteristiken des Altseins Berücksichtigung finden, wie die zunehmende Einengung und der Verlust von geographischer und persönlicher Umwelt durch das Sterben von Familienangehörigen und Freunden und durch eingeschränkte körperliche Bewegungsfähigkeit, die Lasten von Krankheit und das Nachlassen körperlicher und geistiger Möglichkeiten, zunehmende Abhängigkeit von Familie, Freunden oder bezahlten Helfern, schließlich die Unausweichlichkeit und Nähe des Todes.

Für die geriatrische Ethik gelten nach McCullough u. Lipson 4 auch sonst in der medizinischen Ethik vorhandene Prinzipien, hier aber jetzt in ihrer besonderen Ausprägung in der Geriatrie: Fürsorge und Wohltun („beneficence"), Achtung vor der Selbstbestimmung („autonomy"), Gerechtigkeit („justice") als Prinzip, jedem das Seine zu geben, Familienverantwortlichkeit.

Im Falle der Benefizienz geht es um eine ganz spezielle Abwägung von Gütern und möglichem Schaden. Beispiele dafür sind die Abwägungen zwischen frühzeitigem oder unnötigem Todeseintritt und der Intervention zu Vorbeugung, Heilung oder Linderung, auch die Abwägung mit Schmerzen und Leiden. Schließlich, wegen der Pluralität der Gesellschaft und des ihr eigenen Wertverständnisses von Patienten, ist aber eine paternalistische Abwägung nach dem Benefizienzprinzip nur sehr annäherungsweise möglich.

Das Prinzip der Anerkennung der Selbstbestimmung findet in 3facher Form seine Ausprägung in der geriatrischen Ethik:

1) Erkenne und achte die Werte und Glaubensvorstellungen des älteren Menschen.
2) Mische dich nicht in selbständig verantwortete Entscheidungen und Handlungen des älteren Menschen ein.
3) Hilf die Entscheidungen zu verwirklichen, die aus den Werten und dem Glauben des älteren Menschen resultieren.

Mit zunehmendem Verlust von Selbstbestimmungsmöglichkeit und Selbstbestimmungsfähigkeit sollen die Alten nicht auch noch ihre persönliche Würde verlieren, indem sie mehr und mehr wie selbstverständlich von Entscheidungen der Institution, des Pflegeteams oder des Arztes abhängig gemacht werden.

Das Gerechtigkeitsprinzip verlangt, daß der alte Mensch, die Familie und die Gesellschaft sich Nutzen und Lasten des Alters in fairer Weise teilen sollen. Der Arzt, der in bestem Interesse seinen Patienten behandelt, steht bei solchen Güterabwägungen entsprechend dem Gerechtigkeitsprinzip immer in der Gefahr, die Interessen und Werte einer anderen Partei (Familie, privates Versicherungswesen, Altersfürsorge durch den Staat) zu verletzen. Ein Ausweg aus einem möglichen Dilemma wäre die Einigung auf den Begriff einer prozeduralen Gerechtigkeit, die vertragsmäßig Rechte und Pflichten der Beteiligten festlegt und damit für den Einzelfall einen Rahmen zur Verfügung stellt, innerhalb dessen sehr grob Verletzungen dieses prozeduralen Gerechtigkeitsprinzips erkannt werden könnten.

Das Prinzip der Familiengerechtigkeit schließlich ist mehr noch als die anderen Prinzipien nicht nur kulturell vorbestimmt, sondern wird auch mit Familientraditionen und den wechselnden Rollen der Generationen im Wandel der Zeiten sich wandeln und ist im generellen Fall auch nur sehr annäherungsweise zu bestimmen.

Zusätzlich zu den entwickelten 4 Prinzipien, die eine für die Geriatrie angemessene Ausformung finden müssen, nennen McCullough u. Lipson noch andere Werte, die in der Geriatrie nicht übergangen werden dürfen: die Akzeptanz unterschiedlicher Werte zwischen den Generationen und insbesondere innerhalb der Bevölkerungsgruppe älterer Menschen, eine Variabilität, die nicht geringer ist als die Unterschiede physischer und psychischer Möglichkeiten in der alten Bevölkerung; die Hochschätzung des Wertes vom kleinen Gewinn („small gain"); die Verbesserung der Beweglichkeit durch bessere Rollstühle oder Krücken beispielsweise oder die höhere Schmerzfreiheit durch Übergang auf ein anderes Mittel oder eine andere Dosierung; die Kooperation zwischen Ärzten, Pflegern und anderen altenpflegerischen Berufen; die Mitverantwortung von Ärzten und altenpflegerisch Tätigen auch für die Familie und den Freundes- und Bekanntenkreis des Patienten; schließlich Mitgefühl und Sensibilität für die besonderen Probleme der Alten als einer Gruppe.

Konflikte in der Geriatrie, die traditionell nur unzureichend gelöst werden konnten, sollen besser analysierbar und bewertbar werden, wenn die ethischen Aspekte der geriatrischen Medizin einen höheren Stellenwert in der klinischen Güterabwägung bekommen. Die Einbeziehung der Ethik in die klinische Entscheidung erfordert allerdings nach Meinung der Autoren ein Umdenken aus traditionellen Orientierungen. Nur so können aber, so argumentieren sie, die Würde des alten Menschen angemessen respektiert und unnötige ethische Konflikte vermieden werden.

8.4 Anhang: Entscheidungsprinzipien für den Einsatz lebenserhaltender Technologien bei alten Menschen*

Anmerkung: Die Mitglieder des Advisory Penal dieses OTA-Reports wollen ihre Übereinstimmung in bezug auf grundlegende Fragen des Einsatzes lebenserhaltender Technologien bei alten Menschen zum Ausdruck bringen. Die folgenden Entscheidungsprinzipien wurden im Februar 1986 im Rahmen einer Abschlußsitzung erstellt. Es sind die persönlichen Meinungen der Mehrheit der Ausschußmitglieder, welche bei der Sitzung anwesend waren oder im nachhinein ihre Stimme abgaben. Meinungsverschiedenheiten waren zwar selten. Wenn sie vorkamen, waren sie aber oft heftig. Diese Prinzipien geben nicht unbedingt die Meinung des Office of Technology Assessment oder seiner Angestellten oder der Mitglieder des Technology Assessment Board oder anderer Ausschüsse wieder. Mit diesen Vorbehalten werden die folgenden Prinzipien dem Kongreß und der Öffentlichkeit zur Diskussion empfohlen:

Ein erwachsener Patient, der selbst Entscheidungen treffen kann, hat das Recht, medizinische Behandlungen oder Maßnahmen abzulehnen. Anderer-

---

* (US Congress, Office of Technology Assessment, Advisory Penal (1986), OTA: Life sustaining technologies and the elderly. US Government Printing Office, Washington, chap. 1).

seits hat der einzelne nicht notwendigerweise ein Recht auf unbegrenzte medizinische Behandlung.

Entscheidungen, die den Einsatz lebenserhaltender Maßnahmen betreffen, müssen auf der Grundlage der Einzelfallbewertung getroffen werden und sollen niemals allein mit dem Lebensalter des Patienten begründet werden. Das Lebensalter allein ist ein unzureichendes Kriterium für medizinische Entscheidungen im Einzelfall; das Lebensalter kann jedoch ein legitimes zusätzliches Kriterium bei der Abwägung eines angemessenen Gebrauchs von lebenserhaltenden Technologien sein.

Die Diagnose allein ist nur ein unzureichendes Kriterium für eine Entscheidung über den Einsatz lebenserhaltender Technologien. Wegen der großen Unterschiedlichkeit verschiedener Patienten mit gleicher Diagnose muß auch das Maß der funktionellen Schädigung und die Schwere der Erkrankung in Betracht gezogen werden.

Geistige Funktionen sind ein wichtiger Indikator für die Lebensqualität.

Gerichtsentscheide sind nicht – und sollten es nicht werden – der angemessene Weg, Entscheidungen über den Einsatz von lebenserhaltenden Technologien zu fällen oder ein Dilemma zu lösen, das diese Technologien verursachen.

Für eine bundesweite Gesetzgebung, die die Einführung, Eingrenzung oder Rücknahme spezieller lebenserhaltender Technologien betrifft, gibt es keinen Handlungsbedarf.

Eine klare und brauchbare Definition für die stellvertretende Entscheidung im Krankheitsfall ist unerläßlich. Eine solche Bestimmung muß den Inhalt der Verantwortung und die Fähigkeit der stellvertretenden Verantwortungsträger einschließen.

Es gibt einen Entscheidungsprozeß über den Einsatz lebenserhaltender Technologien oder sollte es geben; der Entscheidungsprozeß, den die President's Commission beschrieben hat, könnte als Modell gelten.

Ein Arzt oder ein Angehöriger eines anderen Heilberufes, der den Wünschen eines entscheidungsfähigen Patienten nicht folgen kann, soll sich von der Behandlung dieses Falles zurückziehen.

Soziale und ökonomische Voraussetzungen dürfen kein Hindernis für den Zugang zur medizinischen Versorgung sein, das schließt lebenserhaltende Maßnahmen ein.

Die Öffentlichkeit und die Angehörigen der Heilberufe müssen über die Natur und den angemessenen Einsatz lebenserhaltender Technologien aufgeklärt werden.

Besonders wichtig ist die Verbesserung klinischer Informationen, welche Vorhersagen über die Überlebenswahrscheinlichkeit, den funktionellen Status und die Lebensqualität eines Patienten nach der Behandlung erlauben.

Über den angemessenen Einsatz lebenserhaltender Technologien gibt es sowohl auf medizinischer wie auch auf rechtlicher Seite ein breites Feld von Meinungsverschiedenheiten und emotionalen sowie moralischen Konflikten. Die große Heterogenität der amerikanischen Bevölkerung ist der Grund dafür, daß nur mit Schwierigkeiten ein Konsens erlangt werden kann. Diese Schwierigkeit vergrößert die Wahrscheinlichkeit, in formale institutionelle Entscheidungsverfahren auszuweichen.

Literatur

1. Beauchamp TL, Childress JF (1983) Principles of biomedical ethics, 2nd edn. Oxford Univ Press, New York
2. Bok S (1976) Personal directions for care of the end of life. N Engl J Med 295:367–369
3. Buchanan A (1979) Medical paternalism or legal imperialism. Am J Law Med 5:97–117
4. Callahan T (1983) On feeding the dying. Hastings Center Rep 13/5:22
5. Cassell CK et al. (1986) Selected biography of recent articles in ethics and geriatrics. J Am Gerontol Soc 34:339–409
6. Cassell EJ (1984) Life as a work of art. Hastings Center Rep 14/5:35–37
7. Christiansen D (1987) Ethical guidelines for assisting the elderly. America, January 1987, pp 72–75
8. Harvey JC (1985) Medical professional needs for geriatric care. Socio Econom Plann Sci 19:273–277
9. Kane R et al. (1980) The future need for geriatric manpower in the US. N Engl J Med 302:1327
10. Lynn J (ed) (1986) By no extraordinary means. Indiana Univ Press, Bloomington/JN
11. Lynn J, Childress JF (1983) Must patients always be given food and water. Hastings Center Rep 13/5:17–21
12. McCarrick P (1986) Withholding or withdrawing nutrition or hydration. Kennedy Institute of Ethics, Bioethics Library, Scop Note Nr 7
13. McCormick RM (1974) To safe or let die. JAMA 229:172–176
14. McCullough L, Lipson S (1988) A framework for geriatric ethics (chap 54); termination of treatment (chap 56); termination of food and water (chap 57). In: Reichel W (ed) Clinical aspects of aging, 3rd edn. Williams & Wilkins, Baltimore
15. Pariss JJ, McCormick RM (1981) Livingwill legislation reconsidered. America 145 (september 5, 1981) p 86–89
16. Pellegrino ED (1979) The autonomy of clinical ethical judgements. In: Engelhardt HT et al. (eds) Clinical judgements. Reidel, Dordrecht, pp 164–194
17. President's Commission for the Study of Ethical Problems in Medicine and Biomedical and Behavioral Research (1983) Deciding to Forego life-sustaining treatment. Government Printing Office, Washington/DC
18. Spicker SF et al. (eds) (1987) Euthanasia and the newborn. Reidel, Dordrecht
19. US Congress Office of Technology Assessment (1987) Life-sustaining technologies and the elderly. Government Printing Office, Washington/DC
20. US Department of Health and Human Services (1984) Report on education and training in geriatrics and gerontology. National Institute on Aging, Bethesda/MD
21. Wanzer SH et al. (1984) The physician's responsibility towards hopelessly ill patients. N Engl J Med 310:955–959
22. Weir R (1984) Selective nontreatment of handicapt newborns. Oxford Univ Press, New York
23. Youngner SJ (1987) Do-not-resuscitate orders: No longer secret, but still a problem. Hastings Center Rep 17/1:24–33

Positionspapiere

9 Bioethik und Politik

Robert M. Cook-Deegan*

In diesem Beitrag stelle ich die Bemühungen der US-Bundesregierung dar, bei Entscheidungen über Entwicklungen in der Biologie und Medizin ethische Gesichtspunkte zu berücksichtigen. Ich werde mehrere prominente nationale Kommissionen, Programme zur Förderung angewandter Ethik durch Bundesinstitutionen und Versuche behandeln, die ethische Güterabwägung in die politische Entscheidung einzubeziehen.

Daß die Bioethik in der amerikanischen Politik neuerdings eine so große Rolle spielt, ist ein Symptom dafür, daß die medizinischen und biologischen Technologien im öffentlichen Leben zunehmend an Bedeutung gewinnen, und dafür, daß eine ethische Bewertung immer mehr als wesentliche Voraussetzung für Entscheidungen über ihre Anwendung anerkannt wird. Dem ließe sich hinzufügen, daß der Bedarf an Ethikkommissionen generell und im besonderen innerhalb der Bundesregierung ein Symptom für die Aushöhlung der allgemein anerkannten Werte und für einen größeren moralischen Pluralismus ist. In diesem Licht können die neuen Kommissionen als institutionelle Neuerung gesehen werden, die das von religiösen Institutionen zurückgelassene Vakuum in der Wertsetzung auffüllen.

Zunächst werde ich die verschiedenen Kommissionen, Beratungsgremien und Programme beschreiben, dann auf einige von der Bundesregierung verfolgte Ziele eingehen und schließlich einige Bemerkungen zur Gutachtertätigkeit im öffentlichen Auftrag anfügen.

Daraus läßt sich eine Art Rezept ableiten, wie eine Regierung nationale Kommissionen und die Ethikforschung an den Universitäten fördern und für ihre Güterabwägung in der Politik nutzen kann.

---

* Senior Analyst und Project Director beim Office of Technology Assessment des U.S. Congress Senior Research Fellow des Kennedy Institute of Ethics an der Georgetown University in Washington/DC.

9.1 Methoden und Institutionen in der bioethischen Politikberatung

Unabhängige Kommissionen

Nationale, unabhängige Kommissionen zeugen für die Bedeutung, die die Bundesregierung der bioethischen Güterabwägung beimißt. Die erste National Commission for the Protection of Human Subjects of Biomedical and Behavioral Research (National Commission) wurde vom Kongreß als Reaktion auf Mißstände in der Forschung eingesetzt, die durch die Medien gegangen waren. Die National Commission bestand 1974–1978 und brachte 8 große Berichte und darüber hinaus verschiedene Einzeldokumente heraus. Als ihre Nachfolgerin wurde – teilweise aufgrund ihrer Empfehlungen – die President's Commission for the Study of Ethical Problems in Medicine and Biomedical and Behavioral Research vom Kongreß eingesetzt, um die durchaus erfolgreiche Arbeit fortzuführen. Die Schaffung der President's Commission wurde im Oktober 1978 beschlossen, aber erst 1980 konnte sie ihre Arbeit aufnehmen und im März 1983 hörte sie schon wieder auf zu bestehen. In diesen 39 Monaten brachte sie 10 Berichte und ein „Summary" heraus. Die jüngste Bundeskommission ist die Biomedical Ethics Advisory Commission (BEAC), die einem Biomedical Ethics Board (BEB) untergeordnet ist, der aus 12 Kongreßmitgliedern besteht – je zur Hälfte aus beiden politischen Parteien und beiden Häusern des Kongresses. Die BEAC hat ihre Arbeit noch nicht aufgenommen. Mit der Bildung der 3 aufeinanderfolgenden Gremien haben sich auch die Aufgabenstellungen geändert.

Die National Commission befaßte sich vor allem mit dem Schutz von Versuchspersonen, insbesondere von mehr oder weniger wehrlosen (Kindern, Strafgefangenen, Feten und Geisteskranken), oder mit umstrittenen Programmen (Psychochirurgie, Swine-Flu-Impfaktion). Sie schlug vor, zum Schutz von Versuchspersonen Institutional Review Boards einzurichten und legte in einem Grundsatzpapier die Leitlinien dafür fest. Einer ihrer späteren Berichte berührte nur am Rande den Schutz von Versuchspersonen, entwarf ethische Richtlinien für die vom Department of Health, Education and Welfare (heute: Department of Health and Human Services) wahrzunehmenden Aufgaben und bereitete damit den Weg für die President's Commission. Aber, wie gesagt, der Schutz von Versuchspersonen, war das Hauptanliegen der National Commission und sie hatte großen Einfluß auf die Forschung. Viele ihrer Empfehlungen sind direkt oder mit nur geringfügigen Änderungen in verbindliche Vorschriften übergeführt worden. Einige sind in Einzelstaaten zu Gesetzen erhoben worden, z. B. die gesetzliche Definition des Todes. Einige wurden schlicht übergangen, z. B. die Empfehlungen zur Psychochirurgie. Wieder andere, z. B. zur Forschung an Feten, wurden weiter verhandelt und dann von Exekutivbehörden als Empfehlungen herausgegeben. Insgesamt gesehen hat die National Commission die brennende Frage des Schutzes von Versuchspersonen angepackt und Berichte veröffentlicht, die weithin Beachtung fanden, und, was noch mehr zählt, den Ton für die nationale Debatte bestimmt. Nach einem parlamentarischen Debakel jedoch hörte die National Commission auf zu bestehen, was zumindest teilweise auf das Fehlen einer Zukunftsperspektive zurückzuführen war. Der Schutz von Versuchspersonen stand nicht mehr im Vordergrund der bioethischen Problematik – nicht zuletzt wegen des Wirkens der National Commission. Die Technologie und das politische Interesse waren weitergegangen und aufgrund ihres Namens und ihrer Zusammensetzung war die National Commission zu schwerfällig, sich den neuen Problemen zu stellen.

Im gleichen Jahr, in dem die National Commission aufhörte zu existieren, wurde die President's Commission vom Kongreß mit einem erweiterten Mandat eingesetzt, das die Verlagerung der Interessen widerspiegelte. Die Mitglieder wurden von Präsident Carter ernannt, der sich dazu über ein Jahr Zeit ließ, und die Kommission nahm erst im Januar 1980 ihre Arbeit auf, in dem Monat, in dem Ronald Reagan Präsident wurde. Dieser tauschte während seiner Amtszeit insgesamt 8 Mitglieder aus, wodurch sich die ideologische Tendenz der Gruppe verschob und ein Konsens schwieriger erreicht wurde. Die ursprünglichen Kommissionsmitglieder galten als liberal bis gemäßigt und hatten wenig Mühe, sich über die großen Linien zu einigen (Bayer 1985). Die Ernennung einer beträchtlichen Anzahl Konservativer zerstörte dieses bequeme Arrangement und legte mehrere ideologische Risse bloß. Für einige Fragen steigerte dies allerdings die Glaubwürdigkeit der Berichte, weil ein Konsens dieses Gremiums eine grundsätzliche Übereinstimmung zwischen Konservativen und Liberalen signalisierte. Wenn die President's Commission eine bestimmte Empfehlung verabschiedet, so wurde gesagt, dann würde jeder zum gleichen Schluß kommen müssen, wenn er nur lange genug darüber nachdächte. Für andere Fragen, wie Zugang zur Gesundheitsversorgung, machte die ideologische Zusammensetzung einen Konsens unmöglich, und die Versuche, einen Kompromiß zu finden, ließen die Empfehlungen unbeachtet bleiben. Hier waren die Folgerungen und Empfehlungen zu vage und echte Probleme wurden praktisch umgangen – man denke an die Richtlinien des Berichtes zur Sicherung der Gesundheitsversorgung für alle.

Morris Abram war der Vorsitzende und Alexander Capron der Geschäftsführer. Die Gesamtleistung der President's Commission läßt sich durchaus sehen. In etwas mehr als 3 Jahren brachte sie durchschnittlich 3 Berichte pro Jahr über schwierige Themen von öffentlichem Belang heraus. Sie veranstaltete fast jeden Monat eine öffentliche Anhörung und wurde von den Medien weithin gewürdigt. So brachte sie eine öffentlichkeitswirksame Debatte in Gang, der sie durch bleibende Dokumente Gestalt gab. Sie beeinflußte indirekt auch den Kurs der bioethischen Forschung in den USA, weil sie Gutachten über Probleme großen öffentlichen Interesses bei den besten Ethikexperten der Nation in Auftrag gab.

Die President's Commission hatte ein breiteres Themenspektrum als die National Commission. Sie konzentrierte sich nicht auf *einen* Komplex – nämlich Versuche am Menschen –, sondern hatte großen Spielraum in ihrer Entscheidung, Untersuchungen in Angriff zu nehmen – Gesundheitsversorgung, Anwendung von Technologien, Forschung allgemein. Der Kongreß hatte offiziell 5 Enqueten bestellt: Einwilligung nach entsprechender Aufklärung („informed consent"); Definition des Todes; Genomanalyse und Screening; Zugang zur Gesundheitsversorgung und Datenschutz für Patienten und Ver-

suchspersonen. Die Kommission befaßte sich darüber hinaus mit einer Vielfalt
von Themen, wie Gentherapie am Menschen, Fehlverhalten von Wissenschaftlern, Durchsetzung der Vorschriften zum Schutz von Versuchspersonen und
Entschädigung von Versuchspersonen. Einige dieser Berichte hatten eine
große Wirkung. Mehrere Einzelstaaten legten die Empfehlungen ihren Gesetzen zugrunde, z. B. bezüglich der Definition des Todes. Viele Gerichtsentscheidungen beriefen sich auf die President's Commission in Fällen, in denen
es um die Fortsetzung lebenserhaltender Maßnahmen ging. Der Bericht über
die Gentherapie tat das Seine, um geplante Bundesgesetze, die jeglichen therapeutischen Eingriff in die Keimbahn verbieten sollten, zu Fall zu bringen und
beschwichtigte die Hysterie um dieses Thema.

Insgesamt darf die President's Commission als Erfolg gewertet werden. Sie
verfaßte viele ausgezeichnete Gutachten über umstrittene Themen. In mehreren davon vollbrachte sie Pionierleistungen und stellte hieb- und stichfeste
Empfehlungen auf. Das Prinzip des Strebens nach Konsens hat sich bei den
meisten Problemen bewährt. Daß ein Konsens in der Frage des Zugangs zur
Gesundheitsversorgung nicht erreichbar war, hatte eine weniger gute Aufnahme des betreffenden Berichts zur Folge. Vielleicht vergab sich die Kommission damit ihre größte Chance, ein echtes Problem mit erheblichen politischen
Konsequenzen zu lösen. Daß diese Chance in einer erfolglosen Suche nach
Konsens unterging, ist zwar bedauerlich, aber nicht überraschend; denn es ist
fraglich, ob überhaupt eine wissenschaftlich neutrale Aussage in dem sich
schnell wandelnden politischen Klima Anfang der 80er Jahre Aussicht auf
Akzeptanz gehabt hätte.

Die Biomedical Ethics Advisory Commission (BEAC) wurde nach dem
Ende der Arbeit der President's Commission konzipiert. Sie wurde insbesondere von den alten Verehrern der President's Commission befürwortet und
von denen vorangetrieben, die sich direktere Informationen über die Anwendungsmöglichkeiten der modernen biologischen Techniken verschaffen wollten
– im Sinne des Berichts der President's Commission über Gentherapie, aber
auch unter Einbeziehung anderer genetischer und reproduktiver Technologien.

Jedoch gab es auch starke Vorbehalte gegen die President's Commission
unter einigen konservativen Kongreßmitgliedern, denen die Schlußfolgerungen
in den Berichten über genetisches Screening, die Fortsetzung lebenserhaltender Maßnahmen und den Zugang zur Gesundheitsversorgung nicht behagten.
Der Kongreß sah sich nach anderen gangbaren Modellen um und zog das
Office of Technology Assessment (OTA) und das Institute of Medicine (IOM)
in Erwägung. Beide Institutionen zeigten sich nicht recht begeistert von der
Idee, für den Kongreß ethische Bewertungen hoch kontroverser Probleme zu
liefern, und es wurde eine Art „gemischte" Kommission gebildet – nach dem
Modell des OTA, aber unabhängig von ihm. Die Idee, die diesem Konzept
zum Durchbruch verhalf, war, daß die Kommissionsmitglieder von einem Kongreßausschuß berufen werden und dem Kongreß in ihrer Tätigkeit direkt
rechenschaftspflichtig sein sollten.

Das OTA wollte aus verschiedenen Gründen nur ungern die neue Aufgabe
bioethischer Untersuchungen übernehmen. Die neue Funktion wäre zu dem
bestehenden Übermaß an Aufgaben hinzugekommen, und man hatte keine

Gewißheit, daß dies nicht zu einer Verdrängung bisheriger Funktionen führen würde. Die zur Prüfung anstehenden Fragen erschienen auch zu heikel und versprachen erhebliches politisches Gerangel ohne Aussicht auf nützliche Ergebnisse. Die Leitung des OTA hatte Bedenken, ob man sich mit Fragen der Forschung an Feten abgeben sollte, einem rein politischen Thema, über das die Meinungen auseinandergehen und das im Grunde Glaubenssache ist. Schließlich fürchtete man die Folgen einer „Öffnung" der Satzung des OTA. Wenn das OTA durch Kongreßbeschluß auch mit bioethischen Untersuchungen und Bewertungen betraut würde, so kämen bestimmt noch andere Vorschläge zur Änderung seiner Funktionen, seiner Finanzierung und seiner Verwaltung. Der OTA-Ausschuß im Kongreß wehrte sich gegen dieses Risiko bei so geringer Gewinnaussicht.

Andererseits entschied man sich für das konstitutionelle Modell des OTA als einer dem Kongreß unterstehenden Institution, deren Enqueten vor Aufnahme und während ihrer Durchführung von einem parlamentarischen Ausschuß zu genehmigen sind. Das OTA hat jedoch eine Methode entwickelt, seine einmal aufgenommenen Untersuchungen unabhängig von direkter politischer Einflußnahme durchzuführen und abzuschließen. Seine Berichte werden gewöhnlich, wenn auch nicht immer, als neutral und objektiv gewertet. Ein Kompromiß, aus dem die BEAC hervorging, wurde dann am Ende des 98. Kongresses im Ausschuß erreicht, der die Aufgaben der National Institutes of Health festlegen sollte. Die Gesetzesvorlage wurde sowohl vom House of Representatives als auch vom Senat angenommen, der Präsident legte jedoch nach dem Auseinandergehen des Kongresses sein Veto ein, wenn auch aus Gründen, die nichts mit der BEAC zu tun haben.

Eine etwas abgewandelte Fassung der gleichen Gesetzesvorlage wurde zu Beginn des 99. Kongresses wieder eingebracht, von beiden Häusern angenommen und wiederum durch das Veto des Präsidenten blockiert. Im Mai 1985 setzte dann der Kongreß das Veto des Präsidenten außer Kraft. Die Mitglieder des Kongreß-BEB wurden erst 1986 gewählt und in der hektischen 2. Sitzungsperiode des 99. Kongresses kam es zu keiner großen Aktivität. Der größte Hemmschuh war und ist, einen Mechanismus zur Ernennung der Mitglieder der Kommission zu finden, der dem aus 12 Mitgliedern bestehenden Kongreßausschuß recht ist.

Die BEAC hat zunächst 2 Aufträge: erstens, die Richtlinien für die Forschung an Feten auf den neuesten Stand zu bringen und Empfehlungen zu formulieren, und zweitens, das „human genetic engineering", also Fragen der Gentechnologie beim Menschen, zu untersuchen. Das endgültige Schicksal der BEAC ist noch in der Schwebe, wenn auch gewisse Fortschritte in der Bestellung der Kommissionsmitglieder in den ersten Monaten des jetzigen 100. Kongresses zu verzeichnen sind. Abgesehen von den beiden offiziell vom Kongreß in Auftrag gegebenen Studien können der Präsident, ein Kongreßausschuß oder ein Mitglied des BEB nach Bedarf weitere Aufgaben stellen. Der BEB wird wahrscheinlich alle Projekte vor der Inangriffnahme und vor der Schlußberichterstattung prüfen. Ein wesentlicher Unterschied zwischen dem OTA und der BEAC ist, daß die BEAC aufgerufen ist, spezielle Empfehlungen zu geben – z. B. über die Richtlinien zur Forschung an Feten. Das OTA arbeitet keine Empfehlungen aus, sondern legt Optionen mit ihren jeweiligen Pro- und Kontraargumenten vor, so daß die endgültige Entscheidung dem politischen Meinungsbildungsprozeß überlassen bleibt. Diese Zurückhaltung ist der BEAC nicht auferlegt und es dürfte schwierig sein, einen Konsens innerhalb der BEAC zu erzielen, der auch noch den BEB, dessen Mitglieder die Diskussionen in der Kommission nicht miterlebt und durchgestanden haben, passiert. Ob dies ein unüberwindliches Hindernis sein wird, bleibt abzuwarten. Ein Ausweg wäre, daß die BEAC sich die Methode des OTA aneignet und lediglich Optionen und Argumente unterbreitet, um die Entscheidung und das Handeln den politisch Verantwortlichen zu überlassen.

Eine methodische Abschweifung sei an dieser Stelle erlaubt. Die Strategie, Optionen statt Empfehlungen zu geben, ist nicht unbedingt etwas Schlechtes und kann die gleiche Wirkung wie die direktere Vorgehensweise haben. Sie macht jedoch den politischen Entscheidungsprozeß weniger transparent. Wenn ein öffentlicher Bericht spezifische Empfehlungen gibt, dann läßt sich leicht ihr weiteres Schicksal verfolgen; denn die Behörden bzw. der Kongreß haben ja nur jeweils eine Alternative: annehmen oder ablehnen. Optionen dagegen lassen mehr Spielraum. Zuweilen bedeutet dies, daß schlicht weniger getan wird. Öffentliche Empfehlungen seitens eines angesehenen neutralen Gremiums können zum Handeln zwingen, da Untätigkeit wie eine Unterlassung aussehen könnte. Spezifische Empfehlungen haben ihre Wirkung, wenn sie gut formuliert und politisch klug sind. Sind sie vage oder politisch naiv, dann werden sie übergangen und es wird nichts bewegt. Sind sie undurchführbar oder zeugen sie von Unkenntnis, können sich die Politiker erlauben, sie zurückzuweisen oder zu übergehen. Was Empfehlungen Durchschlagskraft verleiht, ist das Gespür dafür, wo sich aus der reinen Aufzählung von wesentlichen Argumenten in einem öffentlichen Dokument ein Konsens herauslesen läßt.

Werden Optionen – im Gegensatz zu Empfehlungen – vorgelegt, ist der informelle politische Prozeß ein ganz anderer. Empfehlungen sollen die zuständigen Stellen zu ihrer Befolgung und die Parlamentarier zu ihrer Annahme ermutigen. Werden Optionen vorgelegt, so kommt es zu einer Art Abtausch, der oft wesentlich für ein Weiterkommen in der betreffenden Frage ist. Bei Empfehlungen gibt es nur Annahme oder Ablehnung. Bei Optionen ist ein Diskussions- und Selektionsprozeß zu erwarten.

Empfehlungen haben die größte Chance, wenn sie einen latenten Konsens aufgreifen, der nur aus Nachlässigkeit, Unwissenheit oder bürokratischer Schwerfälligkeit noch nicht in Handeln umgesetzt worden ist. Optionen sind vorzuziehen, wenn über die richtige Verfahrensweise kein Konsens besteht, jedoch ein gewisser Fortschritt auch ohne breiten Konsens erzielt werden kann. Gut ist, wenn Empfehlungen das ausdrücken, was der Auftraggeber oder Betroffene hören will. Eine ganze Auswahl von Optionen einem Gremium vorzulegen, das nur schnell zwischen Möglichkeit A und Möglichkeit B entscheiden will, kann den Entscheidungsprozeß unnötig komplizieren und so kontraproduktiv sein.

Ein Beispiel mag die Unterschiede illustrieren. Die President's Commission machte höchst feinsinnige Empfehlungen zur Definition des Todes. Die Gehirnfunktion sollte die primäre Determinante sein und die Standards sollten auf der besten verfügbaren Technologie zur Feststellung des Gehirntodes gründen. Damit war das Prinzip eindeutig festgelegt und Raum für einen technologischen Fortschritt gelassen. Dies ist ein Fall, bei dem wohl alle vernünftigen Menschen zur gleichen Folgerung kämen, wenn sie genug darüber nachdächten. Die Gehirnfunktion wurde als Schlüsseldeterminante einer moralischen Entscheidung gesehen und in diesem Sinn war die Definition des Todes gleichbedeutend mit der technischen Messung der Gehirnfunktion.

Wenn sich die Techniken zur Messung der Gehirnfunktion weiter verfeinern, könnte der derzeitige Konsens abbröckeln, da vielleicht einige zu der Ansicht gelangen, daß die moralische Unantastbarkeit des Lebens länger besteht, als andere glauben. Man denke an die bewußte Tötung von mehreren Alzheimer-Patienten. Aber vorläufig stellen die Kriterien, die in den meisten Einzelstaaten zur Norm gemacht worden sind, eine Verbesserung gegenüber der bisherigen Unsicherheit dar. Aufgrund dieser eindeutigen Kriterien kann man jetzt z. B. Organe von Spendern für Transplantationen gewinnen.

Die Empfehlungen einer President's Commission ist mehr als ein normales wissenschaftliches Werk. Die verschiedenen Veröffentlichungen der nationalen unabhängigen Kommissionen werden von Gerichten bei der Entscheidung in konkreten Fällen, von den Gesetzgebern auf Bundes- und Einzelstaatebene und von Einzelpersonen als moralische Instanz herangezogen. Sie gelten als das Produkt der höchsten Anstrengungen seitens der besten Köpfe der Nation. Nationale unabhängige Kommissionen sind daher eine große Chance, Probleme mit Aussicht auf Konsens zu behandeln.

Die National Commission und die President's Commission haben viel erreicht, aber auch einige dringende Probleme nicht angepackt. Zum Beispiel hat die President's Commission beschlossen, sich nicht mit Tierversuchen zu befassen, obwohl sich die Unruhe in der Öffentlichkeit dramatisch zugespitzt hat.

Die Grenzen der beiden Kommissionen liegen u. a. in der personellen Besetzung begründet. In beiden Gremien hatten die berufenen Mitglieder das letzte Wort über das, was geschrieben wurde, aber diese waren oft viel weniger kompetent als die Leute ihres Stabes. Viele dieser Mitarbeiter haben heute bei den Bioethikern wohlklingende Namen. Dagegen sind nur noch wenige der offiziellen Kommissionsmitglieder bekannt, und keines ist so hoch angesehen wie die prominentesten ersten 6 der ehemaligen Mitarbeiter. Bei den bisherigen Kommissionen war dies ein ernstes Manko, weil der politische Besetzungsmechanismus der Qualität nicht zuträglich war, ein Fehler, der andernorts nicht wiederholt werden sollte. Vermeiden läßt sich das Problem durch eine politisch neutrale Auswahlmethode. Man könnte eine anerkannte universitäre oder regierungsunabhängige Organisation einschalten oder eine staatliche Stelle, die als ausgewogen und überparteilich anerkannt ist. Das OTA ist in den letzten Jahren mehr und mehr in dieses Ansehen aufgerückt und ist beauftragt worden, 3 nationale Kommissionen zu besetzen und bei der Besetzung einer 4. mitzuwirken. Soll eine Kommission Erfolg haben, kommt es bei der Auswahl der Mitglieder darauf an, ein ausgewogenes Verhältnis zwischen den Interessenvertretern und den Unparteiischen herzustellen, einen Überblick über die Experten auf den betreffenden Gebieten zu haben, damit man jeweils die pointiertesten Meinungen vorgetragen bekommt, und das Berufungsverfahren genügend ernst zu nehmen.

„National Academy of Sciences" und „Institute of Medicine"

Der National Academy of Sciences gehören 1200 der angesehensten Wissenschaftler der Nation an. Sie wurde während des Amerikanischen Bürgerkriegs geschaffen. Neue Mitglieder werden kooptiert. Das Institute of Medicine (IOM) wurde 1971 als Parallelinstitution für Medizin und Gesundheitspolitik gegründet. Innerhalb der Academy betraut der National Research Council Arbeitsgruppen mit der Abfassung von Gutachten, gewöhnlich über Probleme der Wissenschaftspolitik oder über technisch strittige Fragen. Im IOM werden ebenfalls Gutachten erstellt, und aufgrund dessen kam der Kongreß auf die Idee, dort das neueste bioethische Beratergremium einzurichten. Gegen diesen Plan stellte sich Morris Abram mit dem Argument, daß man das IOM als Interessenvertreter der biomedizinischen Forscher erachten würde, die das Gros der Mitglieder stellen und daher den größten Einfluß haben. Meines Erachtens ist dies unberechtigt. Gewiß müßte ein Bioethikkomitee des IOM in seinen ersten Berichten seine Fairneß und Ausgewogenheit unter Beweis stellen, damit es als unabhängig anerkannt wird. Aber ganz unvoreingenommen dürfte ohnehin kein Komitee sein, ganz egal, wo es seinen Sitz hat, und die beim IOM bestehenden Vorurteile hätten genauso wie andernorts ausgeglichen werden können – indem man eben in das Gremium nicht nur Vertreter der biomedizinischen Forschung berufen hätte. Das spräche also nicht gegen das IOM als Sitz der Kommission, und der Kongreßbeschluß zur Schaffung der BEAC enthält ja auch strikte Forderungen hinsichtlich der personellen Besetzung. Die zur Sicherung der Unparteilichkeit festgelegten Kriterien hätten genausogut beim IOM eingehalten werden können wie andernorts.

Die Berichte der Academy und des IOM kommen nach 2 Methoden zustande, nämlich erstens: man hält eine Konferenz über ein Thema ab und bittet, einen kompetenten Protokollführer um eine Zusammenfassung und evtl. um weitere Recherchen; das Protokoll wird dann den Teilnehmern oder bei großen Kongressen einigen ausgewählten Teilnehmern zur Prüfung vorgelegt. Nach dieser Methode ist z. B. gerade der Bericht des IOM über Gentherapie am Menschen im Entstehen. Die zweite und häufiger angewandte Methode dagegen besteht darin, daß ein Komitee eigens mit dem Erstellen einer Studie betraut wird. Die Formulierung obliegt weitgehend dem Vorsitzenden, der bestimmte Abschnitte an andere Mitglieder des Komitees oder auch an auswärtige Experten vergeben kann. Zuweilen bilden die Komitees auch Unterkomitees, die Anhörungen durchführen und ihrerseits Berichte in Auftrag geben, die dann wieder zusammengefaßt, analysiert und dem Oberkomitee vorgelegt werden, das sie seinerseits bearbeitet. Wenn ein Komitee seinen Bericht entworfen hat, durchläuft er einen Überprüfungsprozeß, an dem der Stab der Academy bzw. des IOM und die Hierarchie der wissenschaftlichen Leiter beteiligt sind und während dessen i. allg. auch externe Kapazitäten der

Wissenschaft um Stellungnahme gebeten werden. Die Schlußabnahme vor der Veröffentlichung übernimmt gewöhnlich der Vorsitzende des Komitees.

Die Finanzierung der Academy und des IOM erfolgt teils aus öffentlichen, teils aus privaten Geldern, einige Projekte werden direkt von der Bundesregierung finanziert, für andere werden private Geldgeber gesucht – natürlich ist auch eine gemischte Finanzierung einzelner Projekte möglich. Die Zielgruppe kann ein kleiner technischer Zirkel sein, z. B. Wissenschaftler auf einem einzigen engen Sektor, ein größerer Kreis von Wissenschaftlern mehrerer Fachgebiete, eine Bundesbehörde, der Kongreß oder die allgemeine Öffentlichkeit. Gewöhnlich handelt es sich um eine Mischung aus diesen Zielgruppen, und die Berichte stellen sich auf das jeweilige Publikum ein.

Der Mitarbeiterstab des IOM bzw. der Academy tritt zwar bei jedem Bericht in Aktion, ist aber für dessen Abfassung nicht in erster Linie verantwortlich. Wenn Mitarbeiter einmal selbst Berichte abfassen, dann nur unter Aufsicht und Verantwortung des betreffenden Komitees. Neue Untersuchungen werden von den internen Fachgruppen selbst initiiert und Anregungen von außen seitens der unterschiedlichsten Interessenten werden aufgegriffen. Das IOM und die Academy sind strikt auf politische Unabhängigkeit von der Bundesregierung bedacht, versuchen aber auch nützlich zu sein, wenn die Unabhängigkeit nicht angetastet oder weitgehend abgesichert ist. Manchmal muß deswegen auf private Finanzierung ausgewichen werden.

Was nun bioethische Fragestellungen betrifft, so verweisen mehrere Berichte über die Gesundheitsversorgung auf Komplexe, die einer ethischen Klärung bedürfen, z. B. die Berichte über Gentherapie und Aids. Wenn man die Bioethikkommission im IOM untergebracht hätte, wäre der Wahlmodus der Mitglieder um alle gesellschaftlichen Bereiche und nicht nur die biomedizinische Forschung abzudecken, und deren funktionsfähige Überprüfung von Bedeutung gewesen. Der Kongreß hätte vorschreiben können, welche Leute zu benennen sind, wie er es für die BEAC ja auch getan hat. Die Überprüfung wäre ein Problem gewesen, wenn sie ausschließlich Forschern überlassen worden wäre oder wenn die führenden Leute vom IOM Druck ausgeübt hätten zugunsten ihrer Klientel, den wissenschaftlich ambitionierten Medizinern.

Diese Gefahr hätte man auf zweierlei Weise beherrschen können. Erstens hätte man gleich zu Anfang für Transparenz sorgen können, indem man die Entwürfe an einen weiteren Kreis verteilt hätte, so daß spätere Änderungen einer Erklärung bedurft hätten und später noch einfließende Vorurteile oder Interessen aufgefallen wären. Diese Taktik wird auch sonst angewandt, um Neutralität von Gutachten für die Regierung zu gewährleisten. Zweitens hätte man bei den Überprüfern für die Vertretung der gleichen allgemeinen Gruppierungen wie bei den Kommissionsmitgliedern sorgen können, was einer natürlichen Fortentwicklung des Berufungsvorgangs gleichkäme. Was beim IOM nicht gegeben wäre, ist die Rechenschaftspflicht gegenüber dem Kongreß. Die Rolle eines „Untergebenen" wäre für das IOM unannehmbar gewesen. Für den Kongreß wiederum wäre eine völlig vom politischen Prozeß losgelöste, unabhängige Arbeitsgruppe nicht annehmbar gewesen, aus Gründen, auf die ich später in meinen Ausführungen über das Abfassen von Berichten für die Bundesregierung noch eingehen werde.

Hätte man die bioethische Kommission beim IOM plaziert, hätte man sie finanziell unabhängig gemacht. Mittelkürzungen waren für alle vorhergehenden nationalen Kommissionen ein Problem. Das IOM hätte sich nach privaten Geldgebern umsehen oder die betreffende Tätigkeit einstellen können. Die jetzige BEB/BEAC-Lösung scheint auf den ersten Blick das gleiche Problem zu haben, aber es gibt einen wesentlichen Unterschied: die Kongreßmitglieder des BEB haben ein direktes Interesse an der Existenz der BEAC. Hört sie auf zu bestehen, verlieren sie eine Quelle von Macht und Einfluß, welche ihr Überleben zwar noch nicht sichert, aber doch wahrscheinlicher macht.

„Office of Technology Assessment"

Das Office of Technology Assessment ist eine ständige Einrichtung des Kongresses zur Bewertung technologischer Entwicklungen. Es untersteht einem Technology Assessment Board, dem 3 Republikaner und 3 Demokraten aus jedem der beiden Häuser des Kongresses angehören. Gegründet wurde es Mitte der 70er Jahre im Anschluß an die Watergate-Affäre aus einer Interessenkoalition heraus: Eine Gruppe machte sich stark für die Idee der Technologiebewertung und der Voraussage von sozialen Konsequenzen des technologischen Wandels, und zwar war sie motiviert von der Sorge um die Umwelt und die Sicherung der Energieversorgung. Eine andere Gruppe war an einer Quelle technischer Informationen unabhängig von den Exekutivorganen interessiert, die während der Watergate-Geschichte sehr an Glaubwürdigkeit eingebüßt hatten. Einer 3. Gruppe ging es um die Einsparung von Bundesmitteln, die evtl. in nicht zukunftsträchtige Technologien fließen würden. Das Konzept eines OTA war schon seit 1966 in der parlamentarischen Diskussion, bis es 1972 endlich verabschiedet wurde.

Das OTA hat die Aufgabe, erstens Probleme zu erkennen, die auf den Kongreß aufgrund des technologischen Wandels zukommen werden, eine Art „Frühwarnung" also, und zweitens politische Optionen über Fragen der Wissenschaft und Technologie vorzubereiten. Diese beiden Funktionen werden durch die Vorlage von Berichten und, was genauso wichtig ist, durch den Vorgang der Abfassung erfüllt, der sich inzwischen herausgebildet hat. Die Expertisen können vom Direktor des OTA oder einem Mitglied des OTA-Kongreßausschusses angeregt werden, aber in den letzten Jahren hat das OTA nur auf Anfragen von seiten der Kongreßausschüsse Gutachten erstellt. Es hat ständig 25 bis 35 Bewertungsprojekte laufen, d. h. vom Stadium der Anfrage aus einem Ausschuß über die Genehmigung seitens des Technology Assessment Board des Kongresses und der Haushaltsplanung bis hin zur Vorlage. Daneben wird vielleicht noch ein Dutzend kleinerer Studien erstellt.

Die Berichte werden vom Mitarbeiterstab des OTA geschrieben, aber es werden externe Fachleute und Gutachter beigezogen. Dieses Fachgremium jedoch schreibt nicht eigentlich die Berichte und muß auch nicht einer Meinung sein. Der endgültige Text wird vom OTA-Mitarbeiterstab verantwortet.

Diese direktere Rolle des festen OTA-Personals ist der wesentliche Unterschied zur Gutachtertätigkeit der National Academy, des IOM und der President's sowie der National Commission. Natürlich ist man in den Arbeitsgruppen des OTA vor allem auf Konsens bedacht, da nur dann ein kohärenter Bericht zustandekommt. Deswegen verfällt man auf die Taktik, nur Mitarbeiter gleicher Couleur zu beauftragen. Schließlich hat fehlende Übereinstimmung zur Folge, daß ein Sondervotum dem Bericht angefügt werden muß, daß ein oder mehrere Mitglieder ihre Zustimmung verweigern oder daß offener Streit bei der Veröffentlichung ausbricht. Solche Umstände unterminieren die Glaubwürdigkeit eines Berichtes und deshalb ist man sehr auf Konsens bedacht.

Dieser Probleme eingedenk entschloß man sich beim OTA zu der Lösung, auf Optionen auszuweichen, in denen die verschiedenen Lager ihre oft nicht übereinstimmenden Bewertungen vertreten können. Ist nun den festen Mitarbeitern das Abfassen des Berichtes und die Auswahl des Inhalts überlassen, erwächst eine neue Gefahr. Man benötigt also eine übergeordnete Instanz, denn die fest angestellten Berichterstatter haben i. allg. nicht das Expertenwissen wie die zu Rate gezogenen Fachleute. Sie können auch aufgrund einer bestimmten Vorliebe einen Bericht verfälschen, ohne daß die Berater eine direkte Einflußmöglichkeit hätten. Man benötigt also eine höhere Prüfinstanz innerhalb des OTA. Ein weiterer Nachteil ist, daß der Konsens in forcierten Optionen dort untergehen kann, wo sich eigentlich nur *eine* vernünftige Folgerung anbietet. Hier ist der informelle Prozeß direkter Kommunikation mit den politisch Verantwortlichen das mögliche Korrektiv.

Das OTA betreibt nicht eigentlich bioethische Forschung, obwohl in manchen Berichten eine ethische Bewertung angewandt wird. Es geht ihm um Technologie und deren Folgen. Die Berichte konzentrieren sich tendenziell auf spezielle Technologien oder auf Fragenkomplexe, die für mehrere Technologien von Belang sind, z. B. Finanzierung von Forschung oder Kostenerstattung im Gesundheitswesen. Mehrere der laufenden oder kürzlich abgeschlossenen Berichte des OTA betreffen Themen, bei denen eigentlich anzunehmen wäre, daß die Bioethik eine Rolle spielt: Screening und Diagnostik durch genetische Testverfahren, In-vitro-Fertilisation und andere Reproduktionstechniken, Eigentumsrechte an menschlichem Gewebe, Tierversuche in der Forschung, Gentherapie am Menschen, lebenserhaltende Techniken und hohes Lebensalter, Entscheidungskompetenz bei geistiger Unzurechnungsfähigkeit. Bei mehreren anderen Themen in Zusammenhang mit der Biologie waren nur in äußerst geringem Umfang ethische Abwägungen erforderlich, z. B. Finanzierung der Biotechnologie, internationale Konkurrenz in der Biotechnologie, Genkartierung. Die meisten Berichte außerhalb der Biowissenschaften kommen ohne oder ohne ausdrückliche ethische Abwägungen aus.

Morris Abram und Susan Wolf schrieben 1985 einen bedeutenden Artikel über nationale Kommissionen für Bioethik. Sie machten dem OTA 2 Vorwürfe: es sei zu bürokratisch und zu sehr politischem Druck ausgesetzt. Der Artikel enthält zwar einige richtige Bemerkungen, wird aber dem IOM – das angeblich dem Establishment der biomedizinischen Forschung hörig sei – und dem OTA nicht gerecht. Liest man die Schilderung des Verfahrens, nach dem für die President's Commission Berichte erarbeitet wurden, und spricht man mit damaligen Insidern, so wird deutlich, daß es beim OTA kaum bürokratischer zugeht und daß es eindeutig besser gegen politischen und ideologischen Druck abgepolstert ist, als es die President's Commission war, und diese hat ja bekanntlich ihre Arbeit einstellen müssen.

Zugegeben, eine unabhängige Kommission in einer idealen Welt, das wäre das Richtige. Aber in einer idealen Welt bräuchte man gar keine Kommissionen, und politische Überlebensfähigkeit ist Voraussetzung für jede Wirkung auf Dauer. Nach meiner Überzeugung gibt es für eine wirklich unabhängige Kommission, wie sie auch immer verfaßt oder aufgebaut sein möge, langfristig keine Überlebenschance auf dem Feld der Bioethik, wenn sie nicht einer größeren und eigenständigen Institution angegliedert ist. Die Verankerung des OTA in einem öffentlich einsehbaren politischen Rahmen gibt ihm ironischerweise gerade seine Stabilität – ein einflußreiches Gremium von Parlamentariern, ausgeglichen zwischen den beiden Häusern des Kongresses und den politischen Parteien, das ein direktes Interesse an der Integrität und Unabhängigkeit des OTA hat.

Eine Bioethikkommission wäre im OTA gut aufgehoben, soweit es nur um technologische Fragen ginge. Es hätte z. B. viele Fragen zum Thema „Gentechnik am Menschen" klären können. Es hätte dies anders getan, als es die Bioethikkommission wahrscheinlich tun wird, da es nach seiner Konstitution und seinem Selbstverständnis an den Einzeltechniken interessiert gewesen wäre, z. B. Gentherapie, Screening und Diagnostik durch genetische Testverfahren, Monitoring von Mutationen. Das OTA hat schon verschiedene unterschiedliche Einzelthemen behandelt. Eine Bioethikkommission würde jedoch wahrscheinlich von einem ganz anderen Blickwinkel ausgehen: von allgemeinen gesellschaftspolitischen Fragen, wie der Eugenik, oder individuellen Rechten auf Autonomie und Persönlichkeitsschutz.

Für die Unterbringung der Ethikkommission beim OTA hätte dessen Erfahrung im Erstellen von Berichten und dessen wahrscheinliche Stabilität gesprochen. Seine Selbständigkeit und Dauerhaftigkeit hätten eher verbürgt, daß den Empfehlungen auch Taten gefolgt wären. Nach Auflösung einer Kommission lassen sich ihre Empfehlungen ja leicht ignorieren, weil niemand Rechenschaft erwartet.

Gegen die Unterbringung der Ethikkommission beim OTA hätte gesprochen, daß es auf Technik ausgerichtet ist und im Grunde keine Empfehlungen, sondern nur Informationen gibt. Letzteres wäre zu ändern, wie schon ausgeführt, aber das Aufpfropfen einer Bioethikkommission auf das OTA hätte nicht unbedingt funktioniert. Die Mitglieder des OTA-Kongreßausschusses möchten primär wissenschaftliche und technische Fragen aufbereitet haben, nicht bioethische. Diese Einstellung teilt auch die Leitung und der Mitarbeiterstab des OTA, was nicht bedeutet, daß bioethische Erörterungen ganz vermieden oder zumindest gescheut würden, doch ist die ganze Arbeitsweise auf Technik eingestellt und die Bioethik hat nur eine Randstellung. Die Abwägung großer ethischer Probleme ist somit nicht seine Sache.

Die Frage der Embryonenforschung z. B. wäre beim OTA nicht gut aufgehoben, weil sie ein moralisches Urteil verlangt. Wenn man das OTA mit dieser Untersuchung betraut hätte, hätte es wahrscheinlich die Konsequenzen aufgezeigt, die ein Betreiben bzw. ein Unterlassen der Embryonenforschung hätte.

Es würde nach Fällen suchen, wo die Embryonenforschung in der Vergangenheit nützlich war und wo sie in der Zukunft nützlich sein könnte, z. B. für die Erforschung des Masernimpfstoffes oder für eine eventuelle Transplantation fetaler Gehirnzellen bei der Parkinson-Krankheit. Das ist eine inhärent utilitaristische Denkweise, dabei sind die Argumente gegen die Embryonenforschung nicht eigentlich utilitaristisch, sondern deontologisch. Auf dieser Ebene ist das OTA nicht zu Hause und es wäre unredlich, so zu tun. Die Gesichtspunkte des OTA würden denjenigen einleuchten, die wissenschaftliche Forschung ohnehin aus einem utilitaristischen Blickwinkel sehen, sie würden aber den prekären Kern der öffentlichen Debatte kaum erfassen. Das OTA würde zwar einräumen, daß es verschiedene moralische Einstellungen hinsichtlich der Embryonenforschung gibt, diesen Einstellungen aber nicht weiter auf den Grund gehen. Es würde sich auch nicht in dem öffentlichen Image gefallen, das die President's Commission so gut zu pflegen verstand. Das hohe öffentliche Ansehen der President's Commission war eben ein großer Pluspunkt.

Ad-hoc-Kommissionen

Ad-hoc-Kommissionen können jederzeit bei Bedarf vom Präsidenten oder vom Kongreß berufen werden, um Tagesthemen aller Art zu behandeln. So gab es in den letzten Jahren Kommissionen für Organverpflanzung, Pornographie, Kriminalität, Drogen und viele andere Probleme. Sie arbeiten gut, wenn ihr Auftrag klar ist, und wenn ihre Aufgabe in der ihnen gesetzten Frist und mit den ihnen zugestandenen Mitteln erfüllbar ist. Sie sind genau wie alle anderen Kommissionen abhängig von der Qualität ihrer einzelnen Mitglieder und von der Ausgewogenheit ihrer Zusammensetzung. Oft genug wird ihnen zu wenig Geld und nicht genügend Zeit bei einem zu umfangreichen Themenkatalog zugestanden (vgl. z. B. Anhang, Abschnitt 9.5.2). Unausgewogen sind sie, wenn der Berufungsmodus nicht neutral ist, was leider häufig vorkommt. Die Zeit und die Mühe, die für ihre Einrichtung aufgewendet werden muß, ist beträchtlich und nicht geringer als bei einem dauerhaften Gremium. Schließlich gibt ihre Vergänglichkeit ihren Empfehlungen nicht den nötigen Nachdruck. Ein Vorzug ist, daß man für sie hochqualifizierte Leute gewinnen kann, weil eine Mitarbeit öffentlichkeitswirksam, aber nicht so zeitaufwendig ist. Ihre Aufgabe ist definiert und sie sind nicht so kostspielig. Wenn sie gut strukturiert und ausbalanciert sind, können sie als äußerst nützlicher Beratungsmechanismus für die Regierung funktionieren.

Ein subtiler Nachteil von Ad-hoc-Kommissionen ist die Tendenz, die Dinge ohne Langzeitperspektive so zu sehen, wie sie sich gegenwärtig präsentieren. Sie haben meist nur begrenzte Zeit zur Vorlage eines Berichts, also auch nicht viel Zeit zu intensiven Überlegungen und genauer Untersuchung der langfristigen Implikationen. Dieses Manko kann auch manchmal bei Academy – und OTA-Berichten bestehen, aber dort hat man Routine im Abfassen von Berichten und Erfahrung, so daß schon allein von der Arbeitsmethode her Langzeitaspekte ihren Platz haben. Ein gutes Team sorgt dafür, daß genügend

Zeit für die Berücksichtigung langfristiger Konsequenzen eingeplant wird, und kümmert sich um die Vergabe von Aufträgen an freie Mitarbeiter zur Behandlung der ethischen oder sonstigen generellen Probleme. Was bioethische Fragen angeht, hat es der Kongreß für sinnvoller erachtet, *eine* neue Institution zu gründen, der dann die ethische Bewertung vieler Themen obliegen soll, als mehrere Ad-hoc-Kommissionen von Fall zu Fall zu bestellen.

Universitäten und Forschungszentren

Universitäten und Forschungszentren sind die Stützpunkte der bioethischen Forschung in den USA. Sie sind der ideale Boden für unabhängige Bewertungen seitens einzelner Gelehrter. Gefördert wird ihre Arbeit von verschiedenen Seiten. Die Gehälter für viele Philosophen und Sozialwissenschaftler werden aus den Studiengebühren und sonstigen Universitätseinnahmen bestritten, womit schon viel erreicht ist, zumal Denkarbeit sonst nicht sehr kapitalintensiv ist – man braucht keine Ultrazentrifugen, allenfalls Textverarbeitungsmaschinen.

Etwas Geld ist aber dennoch erforderlich – z. B. für Räume, Literatur, Reisen zu Kongressen und dergleichen. Diese Kosten können von Stiftungen, staatlichen Stellen zur Vergabe von Forschungsstipendien oder von den Universitäten selbst übernommen werden. Man meint, die Bioethik als ein relativ billiges Fach, im Vergleich etwa zur Biologie und Medizin, auch noch besonders knapp halten zu können. Ärzten, Krankenschwestern und anderen in den Gesundheitsberufen und Universitäten Tätigen wird ohne weiteres zugemutet und auch erwartet, daß sie auch ohne materielle Anreize Fragen der Praxis behandeln. Die Regierung zumindest ist sehr zurückhaltend auf diesem Gebiet.

Stipendien und Ausbildungsprogramme

Einige öffentliche Institutionen unterstützen jedoch die Forschung in der Bioethik. So leisten sich die National Institutes of Health in ihrem Clinical Center einen Philosophen, der sich mit Bioethik beschäftigt, sie vergeben aber keine auswärtigen Stipendien. Die National Library of Medicine unterhält einen Literaturdienst. Die National Science Foundation hat über Jahre im Rahmen des Programms „Ethics and Values in Science and Technology" (EVIST) an Einzelforscher Stipendien vergeben. Das National Endowment for the Humanities unterstützt ebenfalls die Arbeit von Philosophen und Geisteswissenschaftlern. Es veranstaltete früher auch Seminare für in Gesundheitsberufen Tätige über ethische Themen, aber dieses Programm fiel bald den Etatkürzungen Anfang der 80er Jahre zum Opfer. Ohne eine genaue Prüfung der Ausgaben des National Endowment for the Humanities, der National Science Foundation mit dem EVIST-Programm, der National Library of Medicine und der National Institutes of Health läßt sich das Gesamtbudget des Bundes für die Förderung der Bioethik nicht abschätzen, aber es handelt sich wahrscheinlich um weniger als $ 2 Mio.

Ob dieser Betrag angemessen ist, hängt von der Interpretation ab. Ganz offensichtlich gedeiht die Bioethik in den USA, gemessen an der Zahl der Publikationen oder an der Lautstärke der Debatte. Einige Kombattanten kritisieren jedoch, daß die Qualität nicht immer hoch ist, verglichen z. B. mit der Philosophie, mit der Naturwissenschaft, der Medizin, und daß in den Veröffentlichungen viel doppelt und dreifach gesagt wird. Auch seien viele Veröffentlichungen nur Meinungsäußerungen mit rhetorischen Ausschmükkungen. Um die öffentlichen Mittel möglichst produktiv zur Förderung strenger bioethischer Forschung einzusetzen, wäre es eine gute Idee, man ließe Philosophen und andere Geisteswissenschaftler praktische Erfahrungen machen und Kenntnisse in Medizin und Biologie erwerben, und ließe umgekehrt Biologen und Medizinern eine strenge Schulung in Philosophie, Sozialwissenschaften, Geschichte, Wirtschaft und anderen Disziplinen zuteil werden. Diese Idee ist kostspielig, weil die Gehälter von hoch qualifizierten Leuten bezahlt werden müßten. Aber echte Erkenntnisse sind nur von bestausgebildeten Leuten zu erwarten. Die Förderung mit öffentlichen Geldern könnte auch die Funktion der Auswahl der Ziele der Forschung haben.

Zum Beispiel werden viele Fragen der allgemeinen Politik im Vergleich zu Fragen, die die tägliche medizinische Praxis betreffen oder von rein akademischem Interesse sind, vernachlässigt, und zwar weil in der Praxis stehende Mediziner am ehesten über ihre tagtäglichen Erfahrungen schreiben können und die typischen an den Universitäten Tätigen vom politischen Tagesgeschäft abgehoben sind. Jedoch ist die ethische Aufbereitung von politischen Entscheidungen für die Regierung von großem Wert, wie die von der President's Commission erstellten Studien bezeugen. Ein produktiver Einsatz von öffentlichen Mitteln ist daher die Finanzierung von ethischen Untersuchungen über Probleme der allgemeinen Politik oder andere vernachlässigte Bereiche.

9.2 Überlegungen zum Alltag der Politikberatung

Bisher habe ich mich vor allem mit den augenfälligen Funktionen der verschiedenen Gremien und Institutionen befaßt, die im öffentlichen Auftrag ethische Fragen untersuchen: dem Abfassen von Berichten. Doch ist das Durchdenken und Niederschreiben nicht das einzige, oft nicht einmal das Wichtigste, was allgemein von Interesse ist. Die Gutachtertätigkeit im öffentlichen Auftrag kann eine Gelegenheit sein, ein bestimmtes Milieu für politisches Handeln zu schaffen und relevante Informationen in den Prozeß der politischen Entscheidung auf höchster Ebene einzuschleusen.

Die Gutachtertätigkeit im öffentlichen Auftrag schließt das Expertenwissen der Nation auf und räumt den Experten eine Position zwischen den Zentren der politischen Macht ein. Für jegliches Medizin oder Biologie betreffende Handeln sind mehrere hundert Leute an den Entscheidungen beteiligt. Im Normalfall sind es 10–20 wirklich maßgebende Personen – gewöhnlich diejenigen, die über Finanzen und Informationen verfügen. Im Gesundheitswesen gehören dazu die finanz- und steuerpolitischen Ausschüsse, die gesundheitspolitischen Ausschüsse und die Bewilligungsausschüsse des Kongresses im legislativen Bereich sowie die Health Care Financing Administration und andere Abteilungen des Department of Health and Human Sciences im exekutiven Bereich. Für die wissenschaftliche Forschung in Biologie und Biomedizin gibt es Ausschüsse, die die Etats für die National Institutes of Health, die National Science Foundation und andere Forschungseinrichtungen genehmigen und zuweisen. In jeder Institution und im Office of Management and Budget gibt es wieder Schaltstellen. Die Machtzentren in den USA sind so dezentralisiert, daß eine Ablehnung oder eine stillschweigende Blockade bei einer dieser Schlüsselpositionen jegliche Initiative zum Scheitern verurteilen kann.

Daß man sich auf die an der politischen Entscheidung maßgeblich Beteiligten bei der Erstellung eines Gutachtens einstellt, ist ein Schlüssel zum Erfolg. Man muß also ihr Interesse und ihren Respekt zu pflegen verstehen. Das Abfassen eines OTA-Berichtes z. B. geht in mehreren Phasen vor sich. Zunächst muß man Gespräche mit den wichtigsten Leuten führen, die über das fragliche Problem Bescheid wissen, und zugleich herausfinden, wer die politische Entscheidung treffen wird. Dann werden Informationen aus möglichst vielen Quellen gesammelt, so werden Gutachten bei Experten in Auftrag gegeben, Befragungen abgehalten und Kongresse besucht. Der nächste Schritt ist, die Informationen zu sieben, die Leute mit objektivem Urteil – soweit ein objektives Urteil überhaupt möglich ist – herauszufinden und die Hauptlinien der Argumentation auf den Gebieten, wo Konsens besteht, und auf denen, wo keiner besteht, vorzuzeichnen. Die Argumente werden dann in Entwurfsform formuliert und zumindest an die wichtigsten beiden Gruppen verteilt: an die Experten einerseits und an die Auftraggeber andererseits. Dieser Schritt bringt die beiden Seiten zusammen, und das den Bericht abfassende Team wird zur Drehscheibe der Information. Im günstigsten Fall kann sich das Team die Achtung beider Gruppen erwerben, was dem weiteren und offenen Informationsfluß förderlich ist – seitens der Experten über ihre Vorstellungen und seitens der Entscheidungsträger über ihre Bedenken.

Ein echter Erfolg ist ein Bericht nicht nur, wenn zum Schluß ein Buch oder eine Broschüre vorliegt, sondern wenn sein Entstehen den gegenseitigen Respekt der beteiligten Kreise gefördert hat. Kenneth Arrow hat in seinem Buch *The limits of organization* über den Wert des Vertrauens und die Kosten des Mißtrauens gesprochen. Wird die Abfassung eines Berichtes richtig angepackt, so schafft sie ein Milieu, in dem Vertrauen zwischen den verschiedenen für die politische Meinungsbildung Verantwortlichen wachsen kann. Es erübrigt sich zu sagen, daß dies eine heikle Aufgabe ist und sorgsam angegangen werden muß. Bei einer typischen OTA-Bewertung kann gut die Hälfte aller Anstrengungen darauf verwendet werden, die wesentlichen technischen Informationen an die politischen Verantwortlichen und die Informationen über praktische Erfordernisse der Politik an die Experten weiterzuleiten. Diese „Clearing-Funktion", die Zeit und Knowhow erfordert, ist in die OTA-Organisation eingebaut worden, und nicht zuletzt deswegen ist das OTA zu einem wichtigen Zuarbeiter für den Kongreß geworden. Ganz ähnlich ist die Sache bei jeder nationalen Kommission, wo immer sie auch angesiedelt ist. Zugang zum Kongreß zu haben, ist für jegliche Politikanalyse ein Vorteil, vor allem, weil der US-Kongreß so wenig durchschaubar und berechenbar ist und sich Zahl und Einfluß von Personen und Machtzentren ständig ändern. Doch um Einblick zu haben, braucht eine Kommission nicht Teil des Kongresses zu sein. Die Exekutivbehörden sind zwar auch in ständigem Wandel begriffen, jedoch sind dort die Machtpositionen oft leichter auszumachen und der Entscheidungsfluß folgt eher einem hierarchischen Prinzip, so daß er besser voraussagbar ist.

Jedes Gremium für die kritische Aufbereitung von Themen, einschließlich bioethischer Fragen, muß, um auf Dauer Erfolg zu haben, diese heikle Mittlerrolle erfüllen. Hier ist eine Schwachstelle von Ad-hoc-Kommissionen: Sie können nicht aus ihren Fehlern lernen, die auf einem so komplizierten Gebiet unvermeidlich sind. Erfahrungen lassen sich nur in einer Dauerinstitution sammeln, und zwar über Jahre. Das OTA z. B. ist im letzten halben Jahrzehnt effektiver geworden. Die ersten paar Jahre waren durch Unsicherheit und Unstabilität überschattet und die Gutachten waren nicht so gezielt und nicht so klar. Der Arbeitsprozeß der Projektteams ist jetzt weitgehend einheitlich durchorganisiert und auf die Bedürfnisse der politisch Verantwortlichen ausgerichtet. Die Teammitglieder haben zwar große Freiheit bei der Durchführung ihrer Projekte mit neuen Methoden innerhalb breit gesetzter Grenzen, aber sie sind eben auch nur ausführende Organe in einem routinisierten Arbeitsablauf, der sich in 15 Jahren herausgebildet hat.

Eines der schwierigsten Probleme beim Abfassen von Berichten ist, wie man die Meinungsunterschiede produktiv wenden kann. Über jedes Thema, zu dessen Klärung ein Gutachten angefordert wird, gibt es unterschiedliche Meinungen, sonst wäre ja eine neutrale Enquete nicht erforderlich. Eine Kontroverse ist nützlich, wenn sie auf verantwortungsbewußte Positionen gebracht und wenn konkurrierende Standpunkte gleicher Wertigkeit oder zumindest gegenseitiger Achtbarkeit dargestellt werden können. Hier liegt eine wesentliche Aufgabe nationaler Komitees. Das bedeutet allerdings, daß die nationalen Komitees nicht eigentlich bioethische Bewertungen vornehmen.

Sie können auch nicht rechtliche, ethische und technische Theorien in aller Ausführlichkeit darlegen, sondern müssen sich auf die Identifizierung verschiedener Weltsichten konzentrieren und diese gegenüberstellen, so daß die unstrittigen genauso wie die strittigen Punkte deutlich zum Ausdruck kommen. Sie betreiben also, genau genommen, keine bioethische Forschung. Die Wissenschaft der Bioethik bedeutet nämlich sorgfältige moralische Rechtfertigung und kontinuierliches Nachdenken seitens einer Einzelperson oder einer kleinen, eng zusammenarbeitenden Gruppe. Bioethik wird von Leuten betrieben, deren Aufgabe Denken und Schreiben ist, nicht von Leuten, die für eine Kommission wegen ihres Fachwissens ausgewählt worden sind. Eine wirklich innovative, analytische Ethik kann nicht von einem Stab von Protokollanten eines nationalen Komitees betrieben werden, dessen Aufgabe es ist, anderer Leute Positionen auf einen Begriff zu bringen, Informationen zu sieben und die Verständigung unter den politisch Verantwortlichen zu erleichtern.

Daniel Callahan hat festgestellt, daß viele der Berichte der National Commission und der President's Commission sich hauptsächlich mit der Frage befaßt haben, „wer sollte entscheiden?" und nicht mit der Frage, „wie sollten wir darüber denken?". Diese Betonung des Prozessualen statt des ethischen Inhalts ist charakteristisch für Berichte nationaler Kommissionen als politische Dokumente. Die moralischen Positionen und ethischen Theorien auszuführen, wäre in solchen Berichten nicht angebracht und würde keinen Konsens zustandebringen. Das Theoretisieren ist Sache der Universitäten und Forschungszentren, nicht der politischen Gremien.

Die Unterscheidung ist natürlich nicht so eindeutig, aber allgemein ist es einfacher, sich über das „Wohin" als über das „Weshalb" zu einigen. Es ist zum Beispiel einfacher zu vereinbaren, daß das Fehlen nachweisbarer Gehirnfunktionen eine brauchbare Todesdefinition ist, als zu sagen, warum dies so ist. Aus diesen Gründen richten nationale Komitees ihr Augenmerk auf konkrete Maßnahmen. In der politischen Arena werden Maßnahmen i. allg. zu Verfahrensregeln. Wenn sich die Komitees auf die ethische Aussage und Rechtfertigung versteifen würden, dann wäre Mr. Callahan wahrscheinlich auch nicht mit dem Resultat zufrieden.

Die Erweiterung der Kommunikation und die Routinisierung des Arbeitsprozesses sind Pluspunkte, die den Ad-hoc-Kommissionen abgehen. Nationale unabhängige Kommissionen sind ein Kompromiß zwischen einer ständigen Bewertungsinstitution und Ad-hoc-Kommissionen. Es ist nicht gewagt zu vermuten, daß die President's Commission anders verfahren wäre, wenn sie einen zweiten Bericht über den Zugang zur Gesundheitsversorgung hätte erstellen können. Leider ist es dazu nicht gekommen, aber diese Vergänglichkeit ist eben den unabhängigen Kommissionen eigen.

Was gegen die Einrichtung von Dauerinstitutionen spricht, sind die Kosten, die wegen der dort nötigen Verwaltungsstruktur allemal höher sind. Die Verwaltung läßt sich nicht einsparen, weil dort das institutionelle Gedächtnis seinen Sitz hat und dort der Verfahrensablauf dem jeweiligen Projekt angepaßt werden kann. Ein zweiter Nachteil mag die Bürokratie sein. Eine Bürokratisierung ist jedoch weitgehend vermeidbar, wenn das Projektteam jeweils von Fall zu Fall innerhalb einer stabilen Verwaltungsstruktur gebildet wird, wie es beim OTA praktiziert wird. Damit werden Verkrustungen einer hierarchischen Bürokratie vermieden und es ist ein rascher Personalwechsel möglich. Bezeichnenderweise gibt es am OTA jährlich einen Personalaustausch von 20–40 %. Ein anderer Gesichtspunkt bei der Entscheidung über die Schaffung einer Dauerinstitution ist, ob für die absehbare Zukunft genug Arbeit anfallen wird, was zu Beginn der Existenz des OTA ein großes Problem war. Wenn bei Abschluß eines Projektes nicht unmittelbar das nächste in Angriff genommen werden kann, verkümmert eine Institution. Über diese Sorge ist das OTA jedoch hinaus, weil die Nachfrage nach zuverlässiger Bewertung von neuen Technologien die Arbeitskapazität des OTA weit übersteigt.

Ob genügend neue Dinge zu klären sind, sollte für jede Institution für die Bewertung von bioethischen Fragen überlegt werden. Es ist anzunehmen, daß immer wieder neue Themen auftauchen. Es gibt viel mehr Probleme anzupakken, als bisher geklärt werden konnten, und die Technologie wird mit dem Fortschritt der Biowissenschaft immer mehr Probleme aufwerfen.

9.3 Die politische Bedeutung bioethischer Analyse

Feststellungen eines bestehenden Konsens

Einige öffentliche Probleme treten so schnell auf, daß sich die Kontroverse als Symptom unvollständiger Denkarbeit seitens der verschiedenen Parteiungen erweist. In derartigen Fällen besteht die Möglichkeit, eine Position zu formulieren, die weitgehende Zustimmung findet. Politisch gesehen ist dies von großem Wert, weil eine demokratische Regierung auf dem Konsensprinzip basiert, nur durch Rechte gebunden. Die Gentherapie am Menschen mag hier als Beispiel dienen. Der Konsens, daß die Gentherapie an Körperzellen sich nur wenig von anderen Medizintechniken unterscheidet – diese Sichtweise wurde auf nationaler Ebene zuerst von der President's Commission, dann vom OTA formuliert –, war ausreichend, sie aus der Acht zu entlassen. Ein Konsens, daß die Gentherapie an Keimbahnzellen moralisch nichts anderes ist als andere medizinische Eingriffe an Kindern und Feten, würde sich wahrscheinlich auch dann herausstellen, wenn öffentliche Kommissionen die Gelegenheit zur echten Diskussion gehabt hätten, der die Notwendigkeit technisch bedingter Einschränkungen und langwieriger Argumentationsketten immer im Wege standen. Auch eine fälschliche Verknüpfung der Keimbahngentherapie mit der Eugenik hat zu der Zurückhaltung beigetragen. Man befürchtet, den wichtigen Konsens über eine vielversprechende Technik – die Gentherapie an Körperzellen – in einen Morast von irrationaler und unnötiger öffentlicher Kontroverse über eine Technik von weniger unmittelbarem Nutzen – die Keimbahngentherapie – hineinzuziehen. Der Bericht der President's Commission über die Definition des Todes und viele der Berichte der National Commission über Versuche an Menschen könnten übrigens dieser Kategorie eines herbeigeführten, nicht eines latent bestehenden, Konsens zugerechnet werden.

Die Konsensbildung kommt also nationalen Kommissionen oder Ad-hoc-Komitees zu. Sie kann aber auch von Dauerinstitutionen geleistet werden, wo allerdings das durchaus wichtige Aufsehen in der Öffentlichkeit geringer sein dürfte.

Suche nach einem Kompromiß

Konsens bildet sich nicht immer heraus, selbst in rein technischen Fragen. Die Debatten um die Kernkraft und die Abrüstung z. B. sind nicht gerade überzeugende Beispiele für eine rationale öffentliche Diskussion oder einen sauberen und hochanalytischen politischen Prozeß. In der Bioethik mag das Ziel Konsens sein, aber das Ergebnis kann Restdissens sein. Trotzdem ist der Prozeß seiner Formulierung sinnvoll. Die Suche nach Konsens kann auch aus dem bewußten Versuch entspringen, eine politische Debatte anzuregen, ohne daß man mit einer konkreten Empfehlung überhaupt rechnet. So kann also die Suche nach Konsens entweder von einer fehlenden Definition des latent bestehenden Konsens zeugen oder ein Versuch sein, moralische Positionen öffentlich abzuklären. Letzteres ist sinnvoll, wenn man Änderungen der Politik in Betracht zieht. Eine Illusion von einem Konsens kann nämlich als politische Konsequenz nur späteren Unmut und Widerstand erzeugen.

Identifikation künftiger Probleme

Eine nützliche Funktion nationaler Komitees ist, Probleme im voraus zu erkennen. Dies kann für die politisch Verantwortlichen ganz hilfreich sein, selbst wenn über die politischen Schritte noch nicht entschieden wird. Wir haben hier eine Sonderform der Konsensbildung: es geht um die Erkennung künftiger Probleme, nicht um die Lösung gegenwärtiger. Die politisch Verantwortlichen schätzen Ratschläge von außen zu künftigen Problemen, denn um praktisch handeln zu können, muß man Tendenzen rechtzeitig erkennen und deuten und darf ihnen nicht nachlaufen. Wenn ein Themenkomplex als künftig bedeutsam erkannt wird, kann ein Politiker Stellung beziehen und sich um rechtzeitige Klärung bemühen.

Forum für nationale Debatte

Wenn ein Thema aller Voraussicht nach nicht konsensfähig ist, kann eine Regierung trotzdem Nutzen aus einer Debatte ziehen, an der sich die besten Köpfe der verschiedenen Lager in gegenseitiger Achtung beteiligen. Häufiger ist dies jedoch nicht der Fall. Die Embryonenforschung z. B. ist ein Thema, das von der National Commission und einem Ethical Advisory Committee bereits verhandelt worden ist und jetzt der BEAC wieder vorliegt, weil die verhärteten ideologischen Fronten durch nichts aufzubrechen waren. Selbst wenn ein Konsens nicht möglich ist, so weichen vielleicht die äußersten Ränder doch etwas auf. In einem solchen Fall entspannt sich die Atmosphäre für politische Entscheidungen etwas und ein gewisser Fortschritt ist möglich. Nicht konsensfähige Themen sind oft relativ leicht zu identifizieren. Gewöhnlich werden sie schon seit Jahren öffentlich diskutiert, z. B. Menschenrechte, Schwangerschaftsabbruch, Zugang zur Gesundheitsversorgung, oder sie werden unterschwellig ausgetragen, z. B. Embryonenforschung, Leihmütter, Homosexualität. Zur Klärung derartiger Themen muß die Hauptarbeit im akademischen Rahmen von Gelehrten der Ethik und der Politikwissenschaft geleistet werden. Öffentliche Kommissionen sind hier wahrscheinlich nicht sinnvoll. Änderungen in der öffentlichen Einstellung auf solchen Gebieten bedürfen gewissenhafter Denkarbeit über lange Zeit, die sich nur in den relativ ruhigen „Wandelgängen der Akademie" leisten läßt.

Planung von Gesetzen und Verordnungen

Eine Kommission kann einen bestehenden Konsens aufnehmen und aufzeigen, wie er in die politische Praxis umzusetzen ist. Die Kommission für Organtransplantation ist ein Beispiel für ein nationales Gremium, das diese Aufgabe erfüllt hat. Im Kongreß wird diese Aufgabe gewöhnlich von Ausschüssen erledigt, die Zugang zu Expertenwissen außerhalb des Parlaments haben und es reif für die Gesetzgebung machen. In den Exekutivbehörden gibt es Stellen mit analogen Funktionen für den Erlaß von Verordnungen. Von Fall zu Fall mag es jedoch nützlich sein, den Vorgang der Entscheidungsvorbereitung für Gesetze und Verordnungen einsichtiger und öffentlicher zu machen. In solchen Fällen ist eine nationale Kommission oder ein Ad-hoc-Gremium eine gute Lösung.

Prüfung der Einhaltung bzw. Durchführung von politischen Entscheidungen

Es gibt verschiedene Methoden, die praktische Einhaltung und Durchführung von politischen Entscheidungen zu überprüfen. Der Kongreß hat die Aufsicht über die Exekutivbehörden und jede Behörde hat ihr eigenes formalisiertes System von „checks and balances". Die verschiedenen „inspector generals' offices" und das General Accounting Office des Kongresses sind solche Prüfinstanzen. Hin und wieder versagt jedoch der institutionalisierte Kontrollmechanismus, wird am Eingreifen gehindert oder ist einer bestimmten Aufgabe nicht gewachsen. In derartigen Fällen kann eine „Blue-ribbon-Kommission" die einzig politisch akzeptable Alternative sein. Wird eine nationale Kommission mit der Kontrolle der Praxis beauftragt, ist dies ein Symptom für das Versagen der routinemäßigen Überwachung.

Die National Commission hatte mit mehreren Aufgaben dieser Kategorie zu tun. Der Anlaß zu ihrer Schaffung war die Aufdeckung von moralisch unannehmbaren Praktiken bei der Forschung mit Versuchspersonen, z. B. Experimente mit Tuskeegee-Syphilis an schwarzen Amerikanern und Hepatitisexperimente an Insassen eines Heimes für geistig Behinderte. Sie wurde auch beauftragt, das Verfahren für die Einholung der Einwilligung für das damals anlaufende nationale Swine-Flu-Impfprogramm zu überprüfen. Ihre Überprüfung deckte mehrere formale Mängel bei den Centers for Disease Control auf. Dennoch zogen diese die Impfaktion durch und die Beteiligung der National Commission wurde als lästige Einmischung abgetan. Man kann nur Spekulationen darüber anstellen, ob die Probleme, die die Regierung später plagten, hätten vermieden werden können, wenn man sich an den Rat der Commission gehalten hätte. Die National Commission hatte darüber hinaus den Auftrag, bestehende Bundeserlasse und Vorschriften auf ihre Angemessenheit im Sinne des Schutzes von Versuchspersonen hin zu überprüfen und die Forschungspraxis zu erkunden. Die President's Commission trat ihre Nachfolge an, indem sie Fragen der Entschädigung für Versuchspersonen behandelte.

Daß die National und die President's Commission in so hohem Ansehen standen, war viel wert. Aufgrund ihrer Autorität konnten sie Exekutivbehörden eine Beantwortungsfrist von 90 Tagen setzen und so ihre Dienstpflichten anmahnen. Aufgegriffen wurden kritische Bereiche, wo man das Gefühl hatte, daß die Behörden nicht optimal und korrekt verfuhren, und die Kommissionen dienten somit als Mechanismen zur Aufdeckung fortgesetzter Nachlässigkeit.

Erleichterung von Gerichtsentscheidungen

Viele Probleme der amerikanischen Gesellschaft werden vor Gericht entschieden, und zwar oft deswegen, weil die Gesetzgeber keine politisch gangbaren Lösungen gefunden oder Probleme nicht rechtzeitig als solche erkannt haben. In derartigen Fällen hat die Rechtsprechung für Ordnung zu sorgen. Die Gerichte sind aber nicht ausreichend gerüstet, gewisse Fragen zu klären. Fragen, die umfangreiche praktische Erfahrungen, technisches Können und Wissen voraussetzen, z. B. Fragen der Medizin, Naturwissenschaft und Technik, sind für Gerichte schwer abzuwägen. Richter und Geschworene müssen oft aufgrund unvollständiger und sich widersprechender Informationen entscheiden. In derartigen Fällen kann der Bericht eines nationalen Gremiums, das die Probleme sorgsam abgewogen hat, für die Rechtsprechung und Rechtsetzung ganz entscheidend sein. Viele der Berichte der President's Commission haben diesem Zweck gedient. Wenn man sich dieser Funktion vorher bewußt ist, muß auch juristisches Expertenwissen in die Untersuchung mit eingehen und der in der President's Commission und ihrem Mitarbeiterstab vertretene juristische Sachverstand hat sich in dieser Hinsicht sehr bewährt. Hier könnte das IOM Schwierigkeiten haben, und das OTA hat in juristischen Dingen nicht immer eine glückliche Hand.

Anhäufung von zugänglichem Expertenwissen

Alle öffentlichen Bioethikkommissionen müssen ihre Arbeit vorwiegend auf früher vorgelegte Untersuchungen stützen, d. h. die Funktion eines nationalen Gutachtergremiums ist die Zusammenstellung und Umformulierung geborgter Argumente. Die Verknüpfung von Aussagen aus verstreuten Quellen zu einem einzigen Bericht in voller Verantwortung kann revolutionäre Konsequenzen haben. Jedoch müssen die Argumente großenteils aus anderen Bereichen bezogen werden. Eine nationale Kommission kann nicht die Bedürfnisse ihrer technischen und politischen Klienten berücksichtigen und zugleich Abhandlungen schreiben, wie *A theory of justice, Reasons and persons* oder *Anarchy, state, and utopia.* Dazu brauchen wir die akademische Forschung.

Die Berichte der President's Commission und des OTA über Gentherapie z. B. fußen weitgehend auf den Publikationen derer, die die Forschung betreiben und über deren Implikationen nachgedacht haben, aber auch auf Artikeln von Gelehrten der Rechts- und Ethikwissenschaften. Die Regierung kann sich mit dieser Art akademischer Arbeit nicht befassen, aber sie kann sie durch Stipendien und Lehrangebote an Universitäten und Forschungszentren fördern.

Das Vorhandensein einer analytisch-wissenschaftlichen Infrastruktur ist für den Erfolg prominenter nationaler Kommissionen wesentlich. Das bedeutet, daß das Gedeihen dieser Forschung sichergestellt sein muß, bevor nationale Kommissionen einen Sinn haben. Trotzdem ist man sich über die Rolle der staatlichen Förderung akademischer Ethikforschung nicht überall einig.

Trotz der spärlichen Förderung seitens des Bundes ist die angewandte Ethikforschung in den USA durchaus gediehen, was dem gut ausgebauten Hochschulwesen zuzuschreiben ist, das sich bis in die letzten Jahre hinein als sehr stabil erwiesen hat, wenn man z. B. an die medizinische Forschung denkt. In der bioethischen Forschung haben private Stiftungen die Führung übernommen, während in der biomedizinischen Forschung der Bund mehr engagiert ist. Das starke Hervortreten der Stiftungen in der Bioethik kommt zum großen Teil vom „Nischensuchen" der Stiftungen, die gern dort einsteigen, wo die Regierung etwas versäumt.

9.4 Ein praktischer Vorschlag

Sollen ethische Gesichtspunkte in die Politik Eingang finden, so bedarf es einer Ressource an technischen Experten, Rechtsgelehrten und Geisteswissenschaftlern. Wenn keine kritischen Fachleute und Gelehrte auf diesen Gebieten vorhanden sind, die sich mit ethischen Fragen in der Praxis beschäftigen, dann muß der erste Schritt einer nationalen Anstrengung sein, einen Pool solcher verantwortungsbewußten Experten zu schaffen. Am direktesten geht man diese Aufgabe durch Finanzierung von Stipendien und Lehrprogrammen an.

Wenn genügend Sachverstand auf den verschiedenen Gebieten einsetzbar ist, dann kommen Ad-hoc-Komitees, nationale Kommissionen oder Dauerinstitutionen gleichermaßen zur Entscheidungsvorbereitung in Betracht. Welche dieser Möglichkeiten gewählt werden soll, hängt von der Zahl der anstehenden Probleme, den vorhandenen Mitteln und den Zielen ab. Wenn der wahrscheinliche Befund der Enquete allgemeiner Konsens ist und man an öffentlicher Aufmerksamkeit interessiert ist, bietet sich ein nationales, unabhängiges Gremium oder eine Ad-hoc-Kommission an. Es muß aber darauf geachtet werden, daß Budget und Zeit nicht zu knapp bemessen sind. Die Finanz- und Zeitpläne müssen insbesondere die Bildung eines weitläufigen Kommunikationsnetzes einkalkulieren, das für eine gute Arbeit erforderlich ist.

Wenn viele Fragen vorliegen und die Entscheidungsfindung einen komplexen Apparat voraussetzt, dann ist eine Dauerinstitution zur Abklärung ethischer Fragen das Richtige. In diesem Fall ist die Investition in eine Verwaltungsstruktur zusätzlich zu den Kosten des oder der Gutachterteams erforderlich.

9.5 Anhänge zu Kapitel 9

9.5.1 Kosten eines Projekts beim Office of Technology Assessment

Als Anhaltspunkt für die Kosten einer Dauerinstitution bzw. einer nationalen Kommission für die Abklärung ethischer Gesichtspunkte seien hier einige Zahlen genannt. Die OTA-Projekte kosten von $ 30 000 bis $ 800 000, wobei ein typisches Projekt bei $ 250 000 bis 500 000 liegt und 1 1/2 bis 2 Jahre in Anspruch nimmt. Darin enthalten sind Gehälter, Vertragshonorare, Kosten für Sitzungen, für die Redaktion und Publikation des Berichtes und Reisespesen.

Nicht enthalten sind Miete, Bürobedarf, Computeranschlüsse, Portogebühren oder Vorbereitung eines Manuskripts für die Veröffentlichung. Solche Nebenkosten machen nochmals 20 bis 30 % aus. Der Verwaltungsaufwand für die Dauerunterhaltung des OTA beläuft sich auf weitere 15 bis 25 %. Die OTA-Budgets der letzten Jahre betrugen etwa $ 16 Mio., es liefen jeweils 25–35 Bewertungsprojekte nebeneinander, die $ 500 000 je Jahr und Projekt verbrauchten und meist 1 1/2 bis 2 Jahre in Anspruch nahmen.

9.5.2 Kurze Analyse des „Benda-Berichts"

Bei der Vorbereitung meines Aufsatzes studierte ich den Bericht der gemeinsamen Arbeitsgruppe des Bundesministers für Forschung und Technologie und des Bundesministers der Justiz über „In-vitro-Fertilisation, Genomanalyse und Gentherapie", der 1985 erstellt worden ist. Die Arbeitsgruppe war eine nationale Ad-hoc-Kommission, die inzwischen wahrscheinlich nicht mehr besteht und deren Empfehlungen entweder angenommen oder nicht angenommen wurden. Es ist ein umfangreicher Bericht über hoch technische, viele Disziplinen überspannende Probleme. Beim Lesen wird klar, daß der Bericht für den Gesetzgeber geschrieben ist. Er ist in Abschnitte unterteilt, die jeweils in Folgerungen für den rechtlichen Handlungsbedarf münden. So trägt er den Stempel von Leuten, die Erfahrung im Abfassen von Gesetzen oder im Umgang mit Gesetzen haben. Daß man auf Empfehlungen abgezielt hatte, führte zu einer Suche nach Konsens, die aber erfolglos blieb, denn am Ende des Berichts stehen zwei Sondervoten. Der Inhalt besteht hauptsächlich aus Problemdarstellungen über bestimmte Technologien oder deren Anwendung und aus Rechtfertigungen für die Empfehlungen.

Der Bericht ist nicht frei von inneren Widersprüchen und seine Empfehlungen folgen nicht der gleichen Logik. Der mit der technischen Materie nicht vertraute Leser hat keine Möglichkeit, sich ein Urteil über die Zuverlässigkeit der Aussagen zu bilden. Die technischen Details nehmen im Vergleich zur juristischen Analyse und zur ethischen Beurteilung wenig Raum ein, was darauf zurückzuführen ist, daß der Themenkatalog zu umfassend war. Die Aufgabe mag schon ihrem Umfang nach die Kapazität der Arbeitsgruppe überfordert haben, aber man hätte ja Unterausschüsse für jede Technologie bilden können. Der Umfang ist deshalb zu groß, weil nicht aus allen technischen Disziplinen eine Expertengruppe im Komitee vertreten sein konnte. Wäre man auf mehrere Unterausschüsse ausgewichen, hätte der Bericht wahrscheinlich auf einem solideren technischen Fundament gefußt. Die Mängel des Berichts sind nicht unbedingt den Beteiligten anzulasten, sondern eher exemplarisch für die Schwächen eines Ad-hoc-Komitees, das das erste Mal verwirrend komplexe und sich rasch wandelnde Probleme zu behandeln hat. Eine Dauerinstitution hätte wahrscheinlich einige der Fehler vermieden.

Für meine Kritik seien konkrete Beispiele genannt, die ich aus den Abschnitten über Genomanalyse und Gentherapie beziehe. Der Unterabschnitt über Gentransfer in somatische Zellen ist vernünftig und in Ordnung. Er sieht keinen rechtlichen Handlungsbedarf und stellt fest, daß sich der Gentransfer in somatische Zellen in der ethischen Bewertung nicht grundsätzlich von anderen Therapieformen unterscheidet. Ein paar Seiten weiter kommt der Bericht zu einigen bemerkenswerten Schlüssen hinsichtlich der Gefahren des Gentransfers in die Keimbahn. Sie entspringen einer wirren Mischung von Argumenten, die in die Empfehlung münden, den Gentransfer in die Keimbahn zu verbieten. Meine Kritik betrifft weniger die Schlußfolgerungen als die Argumente, die zu ihrer Begründung herangezogen werden. Es sind dies

1) die Möglichkeit des Mißbrauchs, insbesondere im Sinne einer Eugenik – nur zu verständlich angesichts der amerikanischen und deutschen kulturellen Vergangenheit;
2) die fehlende Möglichkeit, das Einverständnis des Betroffenen einzuholen;
3) die technische Unzulänglichkeit des Verfahrens;
4) die Vererbbarkeit.

Der Text widmet sich vor allem den technischen Schwierigkeiten und der Eugenik. Diese beiden Punkte gelten aber genauso für den Gentransfer in Körperzellen. Weder die eine noch die andere Art des Gentransfers sollte zur Anwendung freigegeben werden, bevor sie sicher und effektiv ist. In der ethischen Bewertung besteht aber kein Unterschied. Auch hinsichtlich der Eugenik oder Menschenzüchtung ist das moralische Problem für beide Therapieformen das gleiche. Die Patienten für die Körperzellentherapie dürften Feten oder Kinder sein, die für die Keimbahntherapie Embroynen – alle können nicht gefragt werden. Der einzige Unterschied liegt in der Vererbbarkeit, aber dieser Unterschied wird mit keinem Satz als ein Argument gegen den Gentransfer in die Keimbahn ausgeführt.

Mehrere Faktoren werden im Abschnitt über den Gentransfer in die Keimbahn vermengt. *Erstens* wird Eugenik unbewußt mit Vererbung verknüpft, was nicht logisch ist. Der Gentransfer in Körperzellen rettet Individuen, die sonst sterben würden, und die gleiche Funktion könnte der Gentransfer in die Keimbahn erfüllen, ebenso wie jeder andere effektive medizinische Eingriff. Die Verwendung von Genen zur Behandlung von Erbkrankheiten unterscheidet sich moralisch nicht vom Einsatz einer Diät oder von Medikamenten, und die Konsequenzen im Sinne einer Eugenik sind die gleichen, unabhängig von der Technologie. Wenn die Keimbahngentherapie so sicher und wirkungsvoll wäre wie die Körperzellentherapie, würde dann die Arbeitsgruppe tatsächlich die Behandlung eines Embryos einer PKU-Mutter und eines PKU-Vaters verbieten wollen? (PKU = Phenylketonurie, ein autosomal-rezessiv erbliches Stoffwechselleiden, das unbehandelt zu Schwachsinn führt, aber durch Diät weitgehend beherrschbar ist.)

Zweitens hat sich eine andere Verzerrung in den Bericht eingeschlichen. Er bemerkt, daß die Anwendung dieser Methode beim Menschen die Behandlung eines frühen Embryos, dessen Teilung und die Reimplantation eines Teils in die Mutter erforderlich machen würde, während der andere Teil zur Feststellung des Erfolges oder Mißerfolges der Behandlung aufbewahrt werden würde. Dieser Selektionsvorgang ist eine durchaus realistische Vision. Der Bericht hält ihn aber für unvertretbar, weil der für die Untersuchung zurückbehaltene Embryoteil im Falle seiner Reimplantation durchaus gesund heranwachsen könnte, aber durch die Analyse vernichtet und nachher weggeworfen würde. Hier würde tatsächlich ein Teil der Bevölkerung nicht mitmachen wollen. Diese Ablehnung aber ist mit einer früher in dem Bericht vertretenen Position nicht vereinbar.

Im Abschnitt über Genomanalyse spricht die Arbeitsgruppe das Problem des Schwangerschaftsabbruchs eines Fetus mit einer Erbkrankheit an. Die Diskussion ist umsichtig und vorsichtig – wie bei einem öffentlichen Dokument über ein heikles Thema zu erwarten. Der Abschnitt sagt jedoch klar, daß ein Schwangerschaftsabbruch aus derartigen Gründen nach deutschem Recht zulässig ist und durch die Genomanalyse üblicher werden könnte. Er könnte aber auch seltener werden, da Feten nach günstigen Testergebnissen vor einer Abtreibung bewahrt werden könnten. Dies mag zunächst unglaubhaft klingen, ist aber für die Tay-Sachs-Krankheit nachgewiesen. Die Inkonsequenz besteht darin, daß man einen frühen Embryo als unantastbar betrachtet, schützenswerter als einen späteren Fetus. Wenn es zulässig ist, einen Fetus mit einem genetischen Defekt im 2. Trimenon abzutreiben, muß es erlaubt sein, einen Teil eines frühen Embryos zu testen und wegzuwerfen. Es mag Gründe für die Aufrechterhaltung einer Gegenposition geben, sie werden aber in dem Bericht nicht herangezogen und ich glaube, daß sie allenfalls von einer Minderheit vertreten werden. Man könnte argumentieren, daß einige der für das Testen verwendeten Embryoteile – die aus einer erfolgreichen Gentherapie hervorgegangen sind – sich zu normalen Kindern entwickeln würden, wären sie nicht durch das Testen geschädigt. Dabei übersähe man aber, daß das betreffende Gewebe nur durch eine zum Wohl des Fetus vorgenommene Intervention verfügbar ist. Diese ist ja eher mit einer Gewebeentnahme zu Biopsiezwecken als mit einer normalen Zwillingsbildung vergleichbar.

Die Zuerkennung eines anderen, höheren moralischen Status an frühe Embryonen als an Feten und Kinder ist nach meiner Meinung eine Folge der langwierigen und scheinbar nicht enden wollenden Debatte über den Schwangerschaftsabbruch. Die Empfindlichkeit auf diesem Gebiet ist so groß, daß Embryonen mehr geschützt werden als Kinder, so absurd dies auch erscheinen mag. Die Arbeitsgruppe scheint ihre Ängste hinsichtlich der Manipulation mit Embryonen mit einer affektiven Abwehr der Eugenik zu kombinieren, so daß eine inkonsequente Analyse und eine schlechte Empfehlung herausgekommen sind.

Und man kann noch einen *dritten* Irrtum aufzeigen. Anscheinend geht man davon aus, daß eine Keimbahngentherapie einen Defekt für alle Nachkommen und für alle Zeiten reparieren würde. Es sei denn, die Arbeitsgruppe hat an eine höchstentwickelte Form von Therapie gedacht, die quasi operativ das defekte Gen auf beiden Chromosomen herausschneiden und durch ein normales ersetzen würde, eine Therapie, die noch nicht in Sicht ist. Die Keimzellentherapie wandelt nämlich, genau wie die Körperzellentherapie, einen homozygoten Defizienz- nicht in einen Normalzustand um. So wie die Gentherapie derzeit konzipiert ist, würde sie einen homozygoten Defizienzstatus in einen „Pseudo-Carrier-Status" überführen, d. h. nur die Hälfte der Nachkommen einer Zelle hätte die korrigierte Geninformation. Dies gilt für somatische Zielzellen wie für Keimbahnzellen. So würde durch die Keimbahngentherapie der Empfänger mit all seinen Nachkommen nicht von einem Erbleiden ein für allemal befreit werden, sondern das Erbleiden würde sich bei ihm nur nicht ausprägen. Die Person, die die Gentherapie erhält, müßte den Status ihres Partners kennen, und es wäre eine weitere Intervention bei ihrer Nachkommenschaft erforderlich, wenn der Partner auch die Veranlagung hat. In ethischer Hinsicht ist also die Keimzellentherapie von der Körperzellentherapie nicht zu unterscheiden. Jedoch läßt sich derzeit in technischer Hinsicht schwer vorstellen, wie Sicherheitsnormen für die Keimbahngentherapie durchsetzbar wären, was aber kein rechter Grund gegen eine Freigabe wäre, wenn die Therapie an Körperzellen nicht auch verboten ist.

Wenn die Hauptsorge ein Mißbrauch der Technologien insbesondere im Sinne einer Menschenzüchtung ist, dann sollten eben eugenische Maßnahmen, egal ob durch Eingriffe in Körper- oder in Keimbahnzellen, verboten werden. Das Verbot der einen Art der Gentherapie und die Freigabe der anderen jedenfalls ist unlogisch, sofern nicht neue Erkenntnisse vorliegen.

Dieser Bericht ist ein gutes Beispiel für die Schwierigkeiten im Umgang mit hochtechnischen Problemen und ihrer Auswirkung auf schwierige ethische Dilemmata. Das Ad-hoc-Komitee war verständlicherweise von der heiklen Aufgabe überfordert, ethische und technologische Bewertung zu kombinieren. Wäre die Keimbahngentherapie das einzige Thema gewesen, so wäre das Komitee zweifellos eher zu Rande gekommen. Wenn die ethische Bewertung von einem mehr auf Dauer gestellten Gremium vorgenommen worden wäre, würde sie wahrscheinlich in sich konsequenter sein. Man hätte entweder die Thematik einengen oder eine Dauerinstitution schaffen müssen, die dann ein Problem nach dem anderen untersucht hätte.

Literatur

National Commission for the Protection of Human Subjects of Biomedical and Behavioral Research. Government Printing Office, Washington/DC (sofern keine eigene Angabe):
- The Belmont Report: Ethical principles and guidelines for the protection of human subjects of research (1978)
- Ethical guidelines for the delivery of health services by DHEW (1978)
- Institutional review boards (1978)
- Psychosurgery (1977)
- Research involving children (1977)
- Research involving prisoners (1976)
- Research involving those institutionalized as mentally infirm (1978)
- Research on the fetus (1975)
- Special study: Implications of advances in biomedical and behavioral research (1978). DHEW Publication No 78–0015

President's Commission for the Study of Ethical Problems in Medicine and Biomedical and Behavioral Research. Government Printing Office, Washington/DC alphabetisch geordnet):
- Compensating for research injury (Bericht, vol. 1, Anhänge, vol. 2) (1982)
- Deciding to Forego life-sustaining treatment (1983)
- Defining death (1981)
- Implementing human research regulations (1983)
- Making health care decisions (Bericht, vol. 1, Anhänge vol. 2 und 3 (1982)

- Protecting human subjects (1981)
- Screening and counseling for genetic conditions (1983)
- Securing access to health care (Bericht vol. 1, Anhänge vol. 2 und 3) (1983)
- Splicing life (1982)
- Summing up (1983)
- Whistleblowing in biomedical research (1981)

Office of Technology Assessment. U.S. Congress, Auswahl der Berichte mit ethischer Bewertung. Government Printing Office, Washington/DC (in chronologischer Reihenfolge):
- Cost effectivness of medical technology (1980)
- Strategies for medical technology assessment
- The role of genetic testing in the prevention of occupational disease (1983)
- Human gene therapy (1984)
- Reproductive hazards in the workplace (1985)
- Alternatives to animal use in research, testing, and education (1986)
- Ownership of human tissues and cells (March 1987)
- Losing a million minds: Confronting the tragedy of Alzheimer's disease and other dementias (April 1987)
- Medical decision making for the demand and dying (vol. 64, suppl. 2, Milbank Quarterly, 1986)
- Infertility, medical and social choices (May 1988)
- New developments in biotechnology, vol. 4: US investments in biotechnology (May 1988)
- Mapping our genes – the genom projects, how big, how fast (April 1988)

Cardozo Law Review 6 (No 2), Winter 1984: Symposium:
Commissioning morality: A critique of the President's Commission for the study of ethical problems in medicine and biomedical and behavioral research. Mit sieben Artikeln über die ‚President's Commission', von denen einer im Text erwähnt ist, nämlich
Bayer R (1985) Ethics, politics, and access to health care: A critical analysis of the President's Commission for the study of ethical problems in medicine and biomedical and behavioral research, pp 303–320

Sonstige Literatur – keine umfassende Liste, sondern nur eine kleine Auswahl von Artikeln, die den Prozeß und die Produkte der verschiedenen Kommissionen und Organisationen kritisch darstellen:
Abram MB, Wolf SM (1984) Public involvement in medical ethics: A model for government action. N Engl J Med 310:627–632
Annas GJ (1979) All the President's bioethicists. Hastings Center Rep February 1979, pp 14–15
Annas GJ (1980) Report on the National Commission: good as gold. Medicolegal News, December 1980, pp 4–7
Boone CK (1983) Splicing life; with scalpel and scythe. Hastings Center Rep April 1983, pp 8–10
Jonsen AR, Yesley M (1980) Rhetoric and research ethics: An answer to Annas. Medicolegal News, December 1980, pp 8–13

10 Ethische Akzeptanz menschlicher Fertilisationstechniken

H. Tristram Engelhardt jr.*

Auf der ganzen Welt gibt es Hunderttausende von Frauen, die wegen narbiger Verwachsungen der Eileiter, wegen Zervixamputation oder aus anderen Gründen einschließlich des Alters keine Kinder bekommen können – es sei denn durch extrakorporale Befruchtung und Embryotransfer. Der Anteil dieser Frauen an der Bevölkerung wird zivilisationsbedingt zunehmen, da uns immer höher entwickelte Fertigkeiten mit längeren Ausbildungszeiten abverlangt werden, die das Kinderkriegen, nicht aber die sexuelle Aktivität verzögern. Die Folge ist, daß Frauen vielleicht erst ein Kind haben wollen, wenn sie Mitte 30 sind, und dann erst feststellen, daß sie empfängnisunfähig sind. In gleicher Weise können Männer, wenn sie endlich Kinder zeugen wollen, sich dazu außerstande sehen. Für viele ist der Kinderwunsch nur erfüllbar durch In-vitro-Fertilisation und Embryotransfer mit den zugehörigen Techniken und Praktiken. Dazu zählt die künstliche Insemination, eine schon weit verbreitete Fortpflanzungstechnik zur Behebung männlicher Infertilität. Die menschlichen Reproduktionstechniken sind das Pendant zur Empfängnisverhütung, die andere Dimension der von der Technik eröffneten Möglichkeiten, unsere Fortpflanzungsentscheidungen auch zu realisieren. Genau wie die Empfängnisverhütung werfen die Reproduktionstechniken beim Menschen eine Vielfalt von die Allgemeinheit betreffenden Problemen auf, weil in unserer westlichen Kultur eine Reihe von metaphysisch begründeten Glaubenssätzen verankert ist, die gewisse Interventionen als natürlich oder eben als unnatürlich empfinden lassen, besonders auf dem Gebiet der Sexualität. Darüber hinaus führen, wie bei der Empfängnisverhütung, die künstliche Insemination, die In-vitro-Fertilisation und der Embryotransfer zu einer Aufspaltung der reproduktiven, sozialen und rekreativen Aspekte der Sexualität, wodurch eine Neudefinition der traditionellen sexuellen und reproduktiven Rollen möglich wird. Selbst ohne metaphysische Voraussetzungen hinsichtlich der Natürlichkeit oder Unnatürlichkeit bestimmter Interventionen müssen solche Änderungen in gutetablierten sozialen Rollen eine moralische Herausforderung darstellen, da

---

* Mitglied des Center for Ethics, Medicine, and Public Issues; Professor an den Departments of Medicine und Community Medicine des Baylor College of Medicine (Texas Medical Center); Professor für Philosophie an der Rice University in Houston/TX; z. Z. Vorsitzender des Arbeitskreises „Infertility Prevention and Treatment" des office of Technology des US Congress.

sie bislang selbstverständliche Erwartungen erschüttern, wer als Vater und wer als Mutter eines Kindes gelten soll.

Ich befasse mich zunächst mit der Entwicklung der derzeitigen Vorschriften und Richtlinien zur extrakorporalen Befruchtung und zum Embryotransfer in den USA. Dabei komme ich auf die bei der künstlichen Insemination infragekommenden beiden Möglichkeiten zu sprechen, nämlich mit dem Sperma eines Spenders (heterologe Insemination, amerikanisch: AID = „artificial insemination by a donor") oder mit Sperma des Ehemannes (homologe Insemination, amerikanisch: AIH = „artificial insemination by a husband"). Der geschichtlichen Entwicklung der Vorschriften und Richtlinien in den USA kann man die Entwicklung der neuen Reproduktionstechniken beim Menschen gegenüberstellen. Dann will ich auf die Kritik an den neuen Technologien eingehen, die sich an 4 hauptsächlichen Bedenken festmachen läßt:

1) Der Status des menschlichen Embryos wird nicht richtig anerkannt.
2) Die von den neuen Reproduktionstechniken ermöglichten Eingriffe sind widernatürlich.
3) Die soziale Struktur wird durch solche Eingriffe zerstört.
4) Die Fortpflanzung könnte kommerzialisiert werden.

In einem 3. Teil lege ich dar, wie die neuen Reproduktionstechniken als positiver Beitrag gesehen werden können:

1) indem sie unsere Fähigkeit zur Fortpflanzung innerhalb traditioneller sozialer Strukturen erweitern und
2) indem sie uns die Natur besser in den Griff bekommen und uns als biologische Wesen unsere personale Zweckbestimmung bewußt werden lassen.

Schließlich werde ich mich mit einer Gesamtbewertung der Vorteile und Grenzen der neuen Reproduktionstechniken und mit den sich daraus ergebenden ordnungspolitischen Konsequenzen auseinandersetzen.

10.1 Entwicklung und Stand der Gesetzgebung

Nach den Gerichtsentscheidungen in den Abtreibungsfällen Roe gegen Wade (Roe vs. Wade, 410 U.S. 113, 1973) und Doe gegen Bolton (Doe vs. Bolton, 410 U.S. 179, 1973) formierte sich in den USA eine Bewegung zum Schutz ungeborenen Lebens sowohl im Rahmen der Forschung als auch in Zusammenhang mit der In-vitro-Fertilisation. Es kam aber nicht zu einer Gesetzgebung auf Bundesebene, vielmehr haben einzelne Staaten eigene Gesetze erlassen. Heute gibt es in etwa 25 Bundesstaaten Gesetze, die sich mit der Embryonenforschung befassen. Etwa 17 davon behandeln den Embryotransfer nach Retortenbefruchtung. Mindestens 5 Staaten, Maine, Massachusetts, Michigan, North Dakota und Rhode Island, haben in ihren Gesetzen das Verbot formuliert, Eizellen nach der In-vitro-Fertilisation einzufrieren, um sie von einer anderen Frau später austragen zu lassen. Augenscheinlich haben diese Gesetze nichts gegen In-vitro-Fertilisation und Embryotransfer, wenn die austragende Mutter auch die genetische Mutter ist.[1]

Obwohl sich die amerikanische Bundesgesetzgebung Anfang der 70er Jahre nicht anschickte, die In-vitro-Fertilisation generell zu regeln, wurde vom Department of Health, Education and Welfare am 16. 11. 1973 ein Grundsatzpapier über Forschungsförderung des Bundes erstellt,[2] das folgendes festschrieb:

> Es ist dafür Sorge zu tragen, daß menschliche, in vitro befruchtete Eizellen nicht zur Entwicklung gebracht werden – weder im Labor noch im Uterus einer Frau –, bevor die Sicherheit der Technik so weit wie möglich an Primaten nachgewiesen ist. In diesem Sinne
> müssen 1. alle Forschungsvorhaben mit In-vitro-Fertilisation dem Ethical Review Board zur Prüfung vorgelegt werden;
> sollten 2. keine Forschungen, bei denen im Labor befruchtete menschliche Eizellen in Frauen implantiert werden, gefördert werden, bevor nicht die zuständigen wissenschaftlichen Prüfkommissionen zu der Erkenntnis gekommen sind, daß die Sicherheit der Technik in Tierversuchen (auch bei Primaten) eindeutig nachgewiesen ist. Es wird empfohlen, daß diese Sicherheitsprüfung auch Untersuchungen von natürlich geborenen Nachkommen der „Produkte" der In-vitro-Fertilisation einbezieht;
> sollte 3. keine Implantation von im Labor befruchteten menschlichen Eizellen versucht werden, bevor Richtlinien hinsichtlich der Verantwortlichkeit der Spender- und Empfängereltern und der Forschungsinstitutionen und deren Personal festgelegt sind (vgl. Anm. 2, ebd.).

Die National Commission for the Protection of Human Subjects of Biomedical and Behavioral Research befürwortete 1975 die damalige Empfehlung des Department of Health, Education and Welfare, ein Ethics Advisory Board einzurichten, das alle Forschungsvorhaben mit In-vitro-Fertilisation prüfen sollte. Das Department gab daraufhin folgende Weisung aus: „Kein Antrag oder Vorschlag, bei dem eine In-vitro-Fertilisation vorgesehen ist, darf vom Department oder einer Unterbehörde genehmigt werden, bevor er vom Ethical Advisory Board geprüft und als ethisch unbedenklich befürwortet worden ist."[3] Die Folge war ein De-facto-Moratorium für die Bundesförderung von Forschungen auf diesem Gebiet.

1977 jedoch erhielt das Department of Health, Education and Welfare einen Antrag auf Förderung eines Forschungsvorhabens mit extrakorporaler Befruchtung. Dieser wurde Anfang 1978 an den Board weitergeleitet. Aus Anlaß der Geburt von Louise Brown, dem ersten mit In-vitro-Fertilisation empfangenen Kind, am 25. 7. 1978 beauftragte der Secretary des Department of Health, Education and Welfare den Board mit einer Untersuchung über die wissenschaftlichen, ethischen, rechtlichen und sozialen Aspekte der extrakorporalen Befruchtung und des Embryotransfers. Am 4. 5. 1979 übergab

---

[1] Ausführlich behandelt ist der Stand der gesetzlichen Regelung in den Staaten in: Ethics Committee of the American Fertility Society, „Ethical considerations of the new reproductive technologies", *Fertility and sterility* 46 (September 1986), 8S–9S.

[2] National Institutes of Health, „Protection of human subjects, policies and procedures", *Federal Register* 38 (November 16, 1973), 31743.

[3] Department of Health, Education, and Welfare, „Protection of human subjects: Fetuses, pregnant women, in vitro fertilization", *Federal Register* 40 (August 8, 1975), 33529.

der Advisory Board seinen Bericht mit einem Anhang, der die in Auftrag gegebenen Studien enthielt.[4] Der Board kam zu dem Schluß, daß es „vom ethischen Standpunkt aus für das Department vertretbar ist, Forschung mit extrakorporaler Befruchtung und Embryotransfer zu fördern oder durchzuführen, sofern die in Schlußfolgerung 2 (s. unten) genannten Voraussetzungen, soweit zutreffend, erfüllt sind. Jedoch hat sich der Board entschlossen, die Frage des Umfangs der finanziellen Unterstützung nicht zu behandeln, die dieser Forschung evtl. zuteil werden sollte." (vgl. Anm. 4, dort S. 108). Wie aus diesem letzten Satz deutlich wird, betraf das durch diesen Bericht aufgehobene Moratorium ja nur die mit Bundesmitteln geförderte Forschung. Maßnahmen in Kliniken oder privat finanzierte Forschungen in anderen Institutionen waren nie berührt. Am 8. 6. 1979 entschloß sich Secretary Joseph A. Califano jun., den Bericht zu veröffentlichen und „zu öffentlicher Diskussion aufzufordern, bevor irgendwelche Entscheidungen hinsichtlich der heiklen Probleme getroffen werden".[5]Die Empfehlungen des Advisory Board hinsichtlich der Bundesförderung von Forschung mit extrakorporaler Befruchtung und Embryotransfer wurden am 18. 6. 1979 veröffentlicht. Sie sind immer noch die einzige Initiative auf Bundesebene und kamen nie wirklich zum Tragen.

In-vitro-Fertilisation und Embryotransfer sind in der klinischen Praxis ungeachtet dieser Regelungen weitgehend üblich. Und doch sind die Schlußfolgerungen des Advisory Board bemerkenswert. Erstens bestand der Board darauf – wie das Department of Health, Education and Welfare zusammenfaßte –, daß „der menschliche Embryo Anspruch auf tiefen Respekt hat, daß dieser Respekt aber nicht unbedingt allen gesetzlichen und moralischen Schutz einschließt, auf den Personen ein Recht haben. Außerdem wies der Board auf die hohe Embryoverlustrate hin, die dem natürlichen Fortpflanzungsvorgang innewohnt. Er schloß, daß ein gewisser Embryoverlust in Zusammenhang mit Versuchen, sonst unfruchtbaren Paaren durch extrakorporale Befruchtung zu eigenen Kindern zu verhelfen, vom ethischen Standpunkt aus unter gewissen Umständen vertretbar ist . . ." (vgl. Anm. 5, dort S. 35056). Der Board sprach sich gegen ein radikales Verbot von Forschungen mit In-vitro-Fertilisation aus.

> . . . Ein weitgehendes Verbot der Forschung mit In-vitro-Fertilisation ist weder gerechtfertigt noch ratsam. Von den Entwicklungen, von denen einige der vom Board geladenen Gutachter warnten, sind einige (z. B. das Klonen von Menschen und die Kreuzung von Mensch und Tier) mit ungewissem oder in weiter Ferne liegendem Risiko behaftet. Andere mögliche Entwicklungen, wie der Einsatz von Ersatzmüttern, können durch Vorschriften oder Gesetze gesteuert werden. Sonstige Mißbräuche lassen sich durch ein kluges Urteil auf der Grundlage genauer Kenntnisse, wie sie vom Board gesammelt und jetzt in diesem Bericht verbreitet werden, vermeiden. Schließlich ist es wichtig, sich bei reproduktiven Entscheidungen gegen eine staatliche Einmischung in die persönliche und eheliche Privatsphäre zu verwahren (vgl. Anm. 5, ebd.).

---

[4] Ethics Advisory Board, Department of Health, Education, and Welfare, *Report and* conclusions. HEW support of research involving human in vitro fertilization and embryo transfer, und *appendix*, Washington, D.C.: Government Printing Office, 1979.

[5] Department of Health, Education, and Welfare, „Support of human in vitro fertilization and embryo transfer", *Federal Register* 44 (June 18, 1979) 35033.

Sinngemäß wird empfohlen, behutsam vorzugehen und nicht verfrüht oder übermäßig den Gang der Dinge zu reglementieren.

Über diese ziemlich generellen Überlegungen hinaus kam der Board zu zwei konkreten Schlüssen. Die Bedeutung des ersten ist durch den rasanten Fortschritt der medizinischen Entwicklung weitgehend überholt. „Das Department sollte die Förderung von sorgsam geplanter Forschung mit extrakorporaler Befruchtung und Embryotransfer bei Tieren, einschließlich von Primaten, in Betracht ziehen, damit man den Vorgang von Befruchtung, Implantation und Embryoentwicklung besser verstehen lernt, damit man die Risiken sowohl für die Mutter als auch für das daraus hervorgehende Kind abschätzen und damit die Effizienz des Verfahrens verbessern kann" (vgl. Anm. 5, ebd.). Der weltweite Erfolg der In-vitro-Fertilisation und des Embryotransfers als eier klinischen Technik hat sich fast ohne Rekurs auf Versuche mit nichtmenschlichen Primaten eingestellt.

Der zweite Komplex von Empfehlungen umfaßt Fragen bioethischen Interesses.

Schlußfolgerung 2: Der Ethics Advisory Board hält es für ethisch vertretbar, Forschungen mit In-vitro-Fertilisation und Embryotransfer beim Menschen durchzuführen, unter folgenden Voraussetzungen:

A) Betrifft die Forschung eine In-vitro-Fertilisation ohne Embryotransfer, müssen folgende Bedingungen erfüllt sein:
  1) Die Forschung erfüllt alle einschlägigen Vorschriften für die Forschung mit Versuchspersonen (45 CFR 46);
  2) Die Forschung zielt in erster Linie darauf, A) die Sicherheit und den Erfolg des Embryotransfers sicherzustellen und B) wichtige wissenschaftliche Erkenntnisse für dieses Ziel zu erhalten, die durch andere Mittel nicht gut erhältlich sind;
  3) Die in dieser Forschung verwendeten menschlichen Keimzellen werden ausschließlich von Personen gewonnen, die über Art und Zweck der betreffenden Forschung informiert worden sind und ihr Einverständnis dazu ausdrücklich gegeben haben;
  4) Embryonen werden über das Stadium hinaus, das normalerweise mit dem Abschluß der Implantation erreicht wird (14 Tage nach der Befruchtung), nicht im Reagenzglas aufbewahrt; und
  5) Alle interessierten Parteien und die allgemeine Öffentlichkeit werden in Kenntnis gesetzt, wenn es sich herausstellt, daß der Vorgang das Risiko eines abnormalen „Kindes" in einem höheren als dem mit der natürlichen menschlichen Fortpflanzung verbundenen Maße birgt.
B) Betrifft die Forschung auch einen Embryotransfer nach extrakorporaler Befruchtung, darf dieser nur mit Keimzellen versucht werden, die von legal verheirateten Eheleuten stammen (vgl. Anm. 5., dort S. 35057).

Der Bericht des Advisory Board beurteilt also im großen und ganzen die extrakorporale Befruchtung und den Embryotransfer sowie die damit verbundenen Techniken und Praktiken sehr positiv. Obwohl diese Empfehlungen schon am 8. 6. 1979 veröffentlicht wurden und die Frist für die Abgabe von Stellungnahmen am 17. 8. 1979 ablief, wurden noch keine endgültigen Vorschriften erlassen. Außerdem existiert heute kein Ethics Advisory Board mehr, dem Forschungsvorhaben unterbreitet werden könnten.

Zwischen 1980 und 1987 hat sich die extrakorporale Befruchtung in der klinischen Praxis etabliert, ohne daß ernsthafte Fälle von Mißbrauch bekannt geworden sind. Und doch wurden 1986, vielleicht auch als Reaktion auf

Anstöße aus dem Ausland, 2 Pakete von Empfehlungen über ethische Fragen in Zusammenhang mit der extrakorporalen Befruchtung und dem Embryotransfer veröffentlicht, und zwar beide von privaten Berufsorganisationen. Das erste stammt vom Committee on Ethics of the American College of Obstetrics and Gynecology. Dessen Erklärung beginnt mit einer Einführung, die sich scharf von den 7 Jahre vorher erschienenen Empfehlungen des Advisory Board abhebt. Der Unterschied im Tenor erklärt sich daraus, daß Praktiken, die 1979 als neu galten, 1986 bereits allgemein akzeptiert waren. „Den häufigsten Gebrauch von der extrakorporalen Befruchtung und der Embryoimplantation machen verheiratete Paare, die eine Therapie gegen ihre Unfruchtbarkeit suchen. Im einfachsten Fall werden vom Mann und von der Frau Gameten geliefert und keine frühen Embryonen eingefroren. Die Schwangerschaft, wenn sie erfolgreich in Gang gesetzt ist, wird von der Ehefrau ausgetragen. Die Anwendung von In-vitro-Fertilisation und Embryoimplantation in diesem einfachsten Fall wird in den USA von einem breiten sozialen Konsens getragen und läßt sich durch starke und überzeugende ethische Argumente rechtfertigen".[6]

Der Bericht beleuchtet im weiteren 6 Bereiche, in denen noch Fragen bestehen oder Aufgaben zu lösen sind:

1) das Problem, die Risiken auszugleichen, die mit der Implantation von nur wenigen Embryonen verbunden sind (d. h. das Nichtzustandekommen einer Schwangerschaft und die Notwendigkeit, noch einmal Eizellen zu entnehmen), und die Risiken, die mit einer Mehrlingsschwangerschaft verbunden sind und die dem Ehepaar vorher erklärt werden sollten;
2) das Problem der Verwendung von überzähligen Embryonen, die einem anderen Paar zur Verfügung gestellt, zu Forschungszwecken verwendet oder weggeworfen werden können, was mit den Keimzellenspendern besprochen werden müßte;
3) die Ablehnung der privaten und staatlichen Versicherungsträger, die Kosten für die extrakorporale Befruchtung und den Embryotransfer zu übernehmen, was ein Finanzierungsproblem aufwirft;
4) der Trend, alleinstehenden Personen Adoptions- und andere Elternrechte zuzugestehen, was nahelegt, daß der primäre Gesichtspunkt das wahrscheinliche Wohl des Kindes, nicht der Familienstand desjenigen sein sollte, der die Technologie angewendet haben will; und
5) die Notwendigkeit, die Qualität der Behandlung durch Zentren und niedergelassene Ärzte zu verbessern, was durch Festlegung von Mindeststandards für Programme erreicht werden sollte. Schließlich
6) bemerkte das Committee, daß „. . . die Empfängnis eines gespendeten Embryos einer Adoption analog ist in dem Sinne, als auch der Adoptivvater oder die Adoptivmutter keinen genetischen Beitrag zum Kind leistet" (vgl. Anm. 6, dort S. 2), und brachte Bedenken hinsichtlich des Handels mit Gameten oder Embryonen vor. Der Bericht schloß damit, daß „. . .

---

[6] American College of Obstetrics and Gynecology Committee on Ethics, „Ethical issues in human in vitro fertilization and embryo placement", July 1986, S. 1.

ein hohes Maß an Verantwortung in dieser wichtigen Frage über alle Gewinnmotive gestellt werden sollte" (vgl. Anm. 6, dort S. 3).

Diese ziemlich vorsichtige Erklärung des vom American College of Obstetrics and Gynecology eingesetzten Ausschusses steht im Gegensatz zu der radikalen Ablehnung aller Surrogatmaßnahmen durch die Warnock Commission.

Wir empfehlen die Einführung von Gesetzen, durch die im Vereinigten Königreich die Gründung oder die Betreibung von Agenturen unter Strafe gestellt wird, die Ersatzmütter anwerben bzw. an Einzelpersonen oder Paare auf Wunsch vermitteln; diese Gesetze sollten weit genug gefaßt sein, daß sowohl gewinnorientierte als auch nichtgewinnorientierte Organisationen betroffen sind. Wir empfehlen weiterhin eine so umfassende Gesetzgebung, daß die Handlungen von Medizinern und anderen unter Strafe gestellt werden, die wissentlich zu einer Ersatzschwangerschaft Beihilfe leisten.[7]

Der Family Law Council of Australia folgte dem Warnock Report mit seiner Empfehlung, daß jegliche Ersatzmuttervereinbarung unter Strafe gestellt werden soll.

Empfehlung 16. Alle Surrogatmaßnahmen sind als dem Wohl und den Interessen des Kindes widersprechend zu betrachten und strafrechtlich zu verfolgen.
Empfehlung 17. Bezahlte Ersatzmutterdienste, die kommerzielle Vermittlung von Surrogatdiensten und die Werbung dafür sind zu verbieten; Surrogatverträge oder -vereinbarungen haben als gesetzwidrig zu gelten und sind deshalb nicht zu erfüllen; eine einheitliche Haltung aller Staaten und Territorien hinsichtlich dieser Fragen ist anzustreben.[8]

In den USA, wo es hinreichend Erfahrungen mit dem Surrogatwesen gibt, scheint kein solcher Konsens für eine Verurteilung zu bestehen. Vielmehr erklärte im Fall „Baby M" vor kurzem das Gericht in erster Instanz den Surrogatvertrag für rechtskräftig gegenüber dem Einspruch der Frau, die die Eizelle geliefert und das Kind ausgetragen hatte.

Nachdem das Gericht befunden hat, daß die Interessen des Kindes in väterlicher Obhut am besten gewahrt und gefördert werden, daß dem Beklagten Stern keine betrügerische Absicht oder Verletzung irgendeines anderen Rechtsgutes nachgewiesen werden kann, kommt es nach Abwägung der Rechtsgüter zu dem Schluß, daß das vorrangig zu schützende Rechtsgut bei Mr. Stern liegt. Eine Erfüllung des Vertrages versetzt Mr. u. Mrs. Whitehead in die gleiche Lage, wie sie zur Zeit des Vertragsabschlusses waren. Eine Nichterfüllung und Überlassung des Kindes bringt Mr. Stern um den Vorteil, der ihm vertraglich zugesichert worden war. Dieses Gericht erklärt deshalb den Leihmuttervertrag für rechtsgültig und verlangt die Auslieferung des Kindes an den Vater, womit der Elternanspruch der Leihmutter erloschen ist.[9]

---

[7] Department of Health and Social Security, *Report of the committee of inquiry into human fertilization and embryology* (London: Her Majesty's Stationery Office, 1984), S. 47.

[8] Family Law Council, *Creating children: A uniform approach to the law and practice of reproductive technology in Australia* (Canberra: Australian Government Publishing Service, (1985), S. xiii.

[9] In the matter of Baby ‚Mꞌ. Superior Court of New Jersey, Chancery Division, Family Part, Bergen County, Docket No. FM-25314-86E (March 31, 1987), 107.

Es liegt offenbar eine eindeutige, wenn auch zähneknirschend zugestandene Billigung von Leihmütterverträgen vor.

Auch wurde an der Kriminalisierung von Ersatzmuttervereinbarungen in Großbritannien (die unter Strafandrohung von bis zu £ 2000 stehen) kürzlich Kritik laut. Diana Brahams ist in einem neuerlichen Artikel auf die Punkte zurückgekommen, die sie schon 1983 vorgebracht hatte,[10] und hat folgende Empfehlungen vertreten:

1) Das Angebot eines Entgelts irgendeiner Art für den „Uterusverleih" und /oder die Surrogatmutterschaft sollte nicht als Straftat gelten.
2) In dem Fall, in dem die Ersatzmutter nicht die biologische Mutter eines durch Embryotransfer nach Information und Einwilligung geborenen Kindes ist, sollte die Spenderin der Eizellen die gesetzliche Mutter des Kindes und das Kind der legitime Nachkomme der biologischen Mutter sein. Diese Konstellation ist zu unterscheiden von dem Fall, bei dem eine Frau, die nicht die künftige soziale Mutter ist, fremdgespendete, künstlich mit Spendersamen befruchtete Eizellen implantiert erhält und die Spenderin alle Rechte über die Eizellen zugunsten entweder der künftigen sozialen Mutter oder der Ersatzmutter abgetreten hat.
3) Verträge über Surrogatmutterschaft oder „Uterusverleih" sollten von Staats wegen weiterhin nicht einklagbar sein.[11]

Sie argumentiert weiterhin, daß es dann, wenn die britische Gesellschaft Surrogatvereinbarungen nicht voll akzeptiert, möglich sein sollte, diese doch legal durch eine nichtgewinnorientierte Agentur mit genügend Sicherung abzuwickeln. „Darüber hinaus könnten kommerzielle Agenturen nach strengen Bewertungsmaßstäben eine Lizenz erhalten und kontrolliert werden" (vgl. Anm. 11, dort S. 19).

Diese ziemlich vorsichtigen Äußerungen zum Surrogatwesen, die gegen ein rigoroses staatliches Verbot zu Felde ziehen, finden sich auch in der eingehenden Prüfung und Diskussion des Ethics Committee der American Fertility Society wieder, aus denen das „Ethical Statement on In Vitro Fertilization" der Society[12] und die „minimal standards for programs of in vitro fer-

---

[10] Diana Brahams, „In vitro fertilization and related research", *Lancet* (September 24, 1983), 726.

[11] Diana Brahams, „The hasty British ban on commercial surrogacy", *Hastings Center Report* 17 (February 1987), 18–19.

[12] Die Verlautbarung gibt folgende Richtlinien:
I. Eine In-vitro-Fertilisation als Behandlung der durch andere Maßnahmen nicht aufzuhebenden Unfruchtbarkeit ist ethisch vertretbar.
II. Es wird davon ausgegangen, daß jedes Paar, das sich an einem solchen Programm beteiligt, das Problem diskutiert hat und eine entsprechende Einwilligungserklärung für die verschiedenen Schritte des Verfahrens unterschrieben hat. Weiterhin wird davon ausgegangen, daß die Keimzellen und die Zygoten Eigentum der Spender sind. Deshalb haben die Spender das Recht, nach eigenem Ermessen über deren Verwendung zu entscheiden, allerdings im Rahmen der hier gegebenen medizinischen und ethischen Richtlinien.
III. Falls mehr Zygoten vorhanden sind, als transferiert werden können, sind sie nach der freien Entscheidung des Paares gemäß IV, V oder VII zu verwenden.
IV. Es gilt als ethisch vertretbar, eine zu diesem Zweck gespendete Zygote wissenschaftlich zu untersuchen, sofern diese Untersuchung vor dem Zeitpunkt stattfindet, zu dem normalerweise die Implantation vorgenommen würde. Im Sinne dieses Absatzes ist 14 Tage nach der Insemination der letzte Termin.

tilization" (vgl. Anm. 12, dort S. 875–885) hervorgegangen sind. Der Bericht umreißt in nützlicher Weise viele der Wurzeln moralischer Konflikte bei der Festlegung einer politischen Linie auf diesem Gebiet. Der Bericht kennt mindestens 4 Hauptprobleme, die beim Fällen eines ethischen Urteils über eine neue Reproduktionstechnologie bedacht werden müssen:

(a) der Grad der Künstlichkeit der neuen Reproduktionstechnik,
(b) der moralische Status des menschlichen Präembryos,
(c) die Rolle der Familie oder der genetischen Abstammung und
(d) die angemessene Rolle des Staates (vgl. Anm. 12, dort S. 765).

Über diese Fragen gehen die Ansichten jeweils stark auseinander. Der Bericht weiß um die Tatsache, daß es oft um nicht zu vereinbarende Güter geht. Das Committee war sich bewußt, daß es zwar ein verfassungsmäßiges Recht auf Fortpflanzung gibt, daß aber moralische Einschränkungen für das Recht „zur Gründung einer Familie" bestehen. Das Committee führt dann eine Reihe von Überlegungen auf, die für diese Einschränkungen maßgebend sind, z. B. die Übertragung von Krankheiten auf die Nachkommen, die mangelnde Bereitschaft zu ordnungsgemäßer Schwangerschaftsvorsorge, die Unfähigkeit zur Aufzucht von Kindern und die mögliche Schädigung des Kindes durch die erforderlichen technischen Eingriffe, die Übervölkerung und der nichteheliche Status (vgl. Anm. 12, ebd.).

Weil die Individualität des Embryos erst mit der Bildung der Embryonalachse festgelegt ist und weil der Beginn der Zelldifferenzierung von der physiologischen Wechselwirkung mit der Mutter abhängt, führt das Committee den Begriff „Präembryo" ein, nicht nur, um dieses eigene entwicklungsphysiologische Stadium zu kennzeichnen, sondern auch wegen der Implikationen, die eine solche Differenzierung für den Wert und den Status haben kann, den man dem Präembryo beilegen möchte. So befindet das Committee, „daß der menschliche Präembryo zwar keine Person ist, aber Anspruch auf Respekt hat, weil er die Potenz zur Personwerdung besitzt.

V. Nichttransferierte Zygoten sollten nicht über 14 Tage lang im Labor entwicklungsfähig gehalten werden und können ohne wissenschaftliche Untersuchung beseitigt werden.
VI. Kryokonservierung von Zygoten zum Zwecke einer späteren Implantation in den Uterus ist innerhalb bestimmter Grenzen vertretbar. Die Zygoten sollten nicht länger als für die Dauer des gebärfähigen Alters der Spenderin aufbewahrt werden. Jedoch sollte die Verwendung von nicht verwendeten kryokonservierten Zygoten vor der Einfrierung geregelt werden, und zwar gemäß den Richtlinien von Absatz IV, V oder VII.
VII. Nach Lösung des Fortpflanzungsproblems zur Zufriedenheit der Spender gilt es als ethisch vertretbar, nichttransferierte Zygoten einem anderen unfruchtbaren Ehepaar zur Verfügung zu stellen, wenn jeder Anspruch auf ein daraus resultierendes Kind abgetreten wird und zwischen Spendern und Empfängern bei dieser Art Adoptionsvorgang strikte Anonymität gewährleistet ist.
VIII. Fremdspendersperma ist bei dieser Technik ethisch vertretbar, wenn selbst bei Invitro-Fertilisation der Mann nicht zur Insemination fähig ist.
IX. Fremdspendereizellen sind bei Frauen vertretbar, die keine eigenen Eizellen haben oder deren Eizellen durch die heutigen Techniken nicht zu gewinnen sind.
Ethics Committee of the American Fertility Society, op.cit., S. 89S.

Durch diese Betrachtungsweise sind die Umstände, unter denen ein Präembryo weggeworfen oder zu Forschungszwecken verwendet werden darf, nicht ins Belieben gestellt. Das Committee empfiehlt, daß jedes einzelne Programm vor Ort klare Richtlinien festlegt, wie Präembryonen zu behandeln sind. Im Rahmen dieser Richtlinien sollten die Gametenspender das primäre Entscheidungsrecht haben" (vgl. Anm. 12, dort S. 775). Auf einem Gebiet, wo die Meinungen stark auseinandergehen und große Unklarheiten bestehen, haben diese Empfehlungen das Verdienst, die Verantwortung primär bei den lokalen Programmen zu verankern, und zwar unter Einbeziehung der beteiligten Individuen. Dies erkennt nicht nur an, daß dort, wo nicht klar ist, was verboten oder erlaubt ist, ein Freiheitsraum gelassen werden sollte, sondern eröffnet auch der Gesellschaft die Möglichkeit, im konkreten Fall die tatsächlichen Konsequenzen verschiedener Lösungen bewerten zu können.

Über die Punkte hinaus, die im „Ethical statement on in vitro fertilization" behandelt sind, präsentiert das Committee eine Reihe von Überlegungen über wichtige Verfahren. Es hält die künstliche Befruchtung sowohl mit dem Sperma des Ehegatten als auch mit dem eines Spenders für ethisch vertretbar, empfiehlt aber, daß die künstliche homologe Befruchtung zum Zweck der Geschlechtswahl allenfalls als klinisches Experiment, nicht aber als übliche Praxis gelten sollte. So betrachtet es auch das Einfrieren von befruchteten Eiern und Präembryonen als klinische Experimente. Der Bericht befürwortet die Forschung am Präembryo „zur Gewinnung neuer, auf andere Weise nicht erhältlicher Erkenntnisse zum Wohle der menschlichen Gesundheit" als ethisch vertretbar (vgl. Anm. 12, ebd.). Obwohl das Committee den Einsatz von Leihmüttern nur aus Gründen der Bequemlichkeit, ohne medizinische Indikation, ablehnt, gibt es zu, daß er sinnvoll sein kann, und empfiehlt, diese Praktiken, wenn sie schon angewandt werden, als klinische Experimente zu betrachten. Das Committee kommt zu dem Schluß, daß „medizinische Gründe bestehen können, die individuelle Entscheidungen rechtfertigen, und sieht keine hinreichenden Gründe, die Ersatz-Mutterschaft gesetzlich zu verbieten" (vgl. Anm. 12, ebd).

„Klinisches Experiment" im Sinne des Committee bedeutet mehr als nach dem üblichen Verständnis. Es scheint eine Umschreibung für die Empfehlung zu sein, dort, wo es keine eindeutigen Gründe für die prinzipielle Ablehnung einer Handlung, aber eindeutige Chancen für die Bewirkung von etwas Gutem gibt, mit Vorsicht vorzugehen und immer mit der Möglichkeit zu rechnen, daß mehr Schaden als Nutzen erwachsen könnte. Es besagt auch, daß nur die Erfahrung zeigen kann, wo und unter welchen Umständen eine bestimmte Behandlung mehr Nutzen als Schaden bringt. Bei fehlender moralischer Basis für absolute Verbote ist die einzige zulässige Vorgehensweise die vorsichtige Abwägung der Chancen für einen Nutzen und für einen Schaden. Außerdem gibt der Begriff „Experiment" die Möglichkeit, nichts zu überstürzen und nicht nur mehr Daten zu sammeln, sondern auch über ihre Signifikanz nachzudenken, bevor Gesetze geschaffen werden, die radikal die Findung neuer sozialer Antworten auf neue Technologien und soziale Situationen abschneiden. In Anbetracht der vielversprechenden Aussichten, die unsere neuen Reproduktionstechniken eröffnen, und der Pluralität der Ansichten über die Reproduktion sowie des breiten Spektrums der durch technisch unterstützte Elternschaft zu erreichenden Güter, ist dieses Vorgehen klug und überlegt.

Die USA haben heute, also Anfang 1988, keine Bundesgesetze, die die extrakorporale Befruchtung und Embryoübertragung regeln, solange diese ohne finanzielle Unterstützung durch Bundesmittel und nicht zu experimentellen Zwecken durchgeführt werden. Dennoch gibt es kaum Nachrichten über einen Mißbrauch oder für einen öffentlichen Konsens, daß die derzeitigen Praktiken unmoralisch seinen – trotz des legislativen Vakuums. Tatsächlich ist vielleicht gerade das Fehlen einer politischen Festlegung und starrer gesetzlicher Vorschriften ein Vorteil, sowohl für die politische als auch für die moralische Bewertung der noch in der Entwicklung befindlichen menschlichen Reproduktionstechnologie. Analog der Verwendung des Begriffes „klinisches Experiment" der American Fertility Society zur Beschreibung von Praktiken, wie dem Einsatz von Leihmüttern für nichtmedizinische Indikationen, läßt sich vielleicht auch von einem „moralischen Experiment" sprechen. Hier müßte „moralisch" im Sinne einer Bewertung der moralischen Konsequenzen einer Praxis verstanden werden. Es ist noch ziemlich unklar, ob der umsichtige Einsatz von Leihmüttern zum Beispiel die Werte Elternschaft und Familie stärkt oder untergräbt. Ein Vergleich solcher Fortpflanzung mit dem, was oft ohne Bedacht und Halt praktiziert wird, fällt sicher zu Gunsten des ersten Weges aus. Dennoch gibt es grundsätzliche ethisch-moralische Probleme, denen man sich bei der Bewertung neuer menschlicher Reproduktionstechniken stellen muß.

10.2 Güterabwägungen bei den Techniken der Fortpflanzung

Mit Bedacht zu handeln, heißt, sich über die Gründe seiner Handlungen Gedanken zu machen. Jedoch werden viele, wenn nicht die meisten Kinder zweifellos mehr aus Liebe, Gewohnheit oder Sitte gezeugt als nach umsichtiger Planung. In der Kategorie „geplanter" Kinder statt „gottgeschenkter" Kinder zu denken, stellt bereits die Selbstverständlichkeit der traditionellen Fortpflanzung in Frage. Wenn man davon ausgeht, daß die Struktur der Natur und der körperlichen Liebe nicht das Ergebnis der Evolution, sondern göttlicher Plan ist, dann bedeutet ein Handeln mit Bedacht eine Selbstverpflichtung auf das Erkennen und Erfüllen dieses Plans. In einem solchen Denkzusammenhang bürdet man sich durch ein Handeln im Sinne einer Manipulation des üblichen Reproduktionsablaufs allerdings eine erhebliche Rechtfertigungslast auf.

Technische Interventionen, die die reproduktiven Fähigkeiten vergrößern oder verringern helfen, haben sowohl für das traditionsgemäße als auch für das religiöse Verständnis von Elternschaft erhebliche Implikationen, da sie eine Neubewertung der logischen Grundlagen für die Fortpflanzung und deren Ziele erforderlich machen. Man muß innerhalb bestimmter kultureller Zusammenhänge die Relevanz reproduktiver Technologien und die Implikationen religiöser und kultureller Anschauungen prüfen. Aber cave! Nichtreligiös bestimmte, philosophische Reflexionen über die menschliche Reproduktionstechnologie müssen genauso wie die Erarbeitung eines politischen Konzepts für weltliche

Staaten unabhängig von jedem spezifischen kulturellen oder religiösen Verständnis vorgehen. Da in großen Staatswesen unterschiedliche Gruppen mit eigenen oder auch fehlenden religiösen Bindungen ihren Platz haben, muß die Politik über alle Barrieren hinweg glaubhaft vertretbar sein. Eine philosophische Analyse muß zeigen, welche politische Linie allgemein von rationalen Männern und Frauen ohne Berufung auf christliche Wahrheiten verteidigt werden kann.

Demzufolge ist das, was ich in diesem und dem folgenden Kapitel vorlege, in sehr allgemeinen moralischen Begriffen gefaßt. Ich bin mir bewußt, daß es besondere moralische Glaubens- und Weltanschauungsgemeinschaften gibt, deren Mitglieder die folgenden Schlüsse nicht akzeptieren können und auch nicht sollten. Der allgemeine Rahmen einer weltlichen Politik darf aber nicht mit dem spezifischer Gemeinschaften und mit deren moralischem und metaphysischem Verständnis verwechselt werden. Einen Fortschritt in der Wissenschaft und in der philosophischen Analyse erreicht man nicht durch den Beweis oder die Widerlegung, daß es beim Abendmahl der katholischen Kirche um „Transsubstantiation" oder um „Konsubstantiation" geht. In gleicher Weise sollte eine Neuherausbildung des allgemeinen weltlichen Verständnisses von den zulässigen Formen und Umständen der Fortpflanzung keine direkten Implikationen für bestimmte Glaubensgemeinschaften mit einem abweichenden Verständnis von den moralisch zulässigen Mitteln der Reproduktion haben. Ein Verständnis kann also vom Standpunkt der weltlichen Philosophie und der staatlichen Politik „richtig" sein, innerhalb einer Glaubens- oder Weltanschauungsgemeinschaft aber unmoralisch.

10.2.1 Sind Zygoten Personen?
Was darf man mit Präembryonen tun?

Der Westen hat eine lange Tradition philosophischer und metaphysischer Spekulationen über den Zeitpunkt des Eintritts der Seele in den Körper. Lange Zeit hindurch vertraten innerhalb der römisch-katholischen Kirche die Vertreter der sukzessiven Animation erfolgreich die These, daß die Beseelung erst 40 oder sogar 90 Tage nach der Empfängnis eintreten würde.[13] In weltlichen Kreisen lebt jetzt diese Diskussion wieder auf. Auf der einen Seite ist klar, daß frühe Zygoten ein „Fall" menschlichen Lebens sind. Andererseits aber steht fest, daß nicht alles menschliche Leben personales Leben ist, so wie wir diesen Begriff i. allg. verwenden – man denke an hirntote, sonst aber lebende Körper. So gibt es auch keine generelle, weltliche, philosophische Basis für die

---

[13] Die Debatte über die sukzessive Beseelung reicht in Zeiten vor Thomas von Aquin zurück. Siehe H. T. Engelhardt, Jr., *The foundations of bioethics* (New York: Oxford, 1986), S. 110–111. Näheres über die Theorie der sukzessiven Beseelung, der Ansicht, daß die Seele erst eine gewisse Zeit nach der Empfängnis in den Körper eintritt, findet sich bei Henry de Dorlodot, „A vindication of the mediate animation theory" in *Theology and evolution,* ed. E. C. Messenger (London: Sand, 1952); auch bei Donceel, „Abortion: Mediate vs. immediate animation", *Continuum* 5 (Spring 1967), 167–71; und bei Rudolph J. Gerber, „When is the human soul infused?" Laval Theologique et Philosophique 22 (1966), 234–247.

Haltbarkeit der These, daß der Präembryo oder der frühe Embryo eine Person ist. Präembryonen zeigen in keiner Weise das Verhalten von moralischen Subjekten. Für ein auf die Potentialität abgestelltes Argument bedürfte es eines streng metaphysischen Verständnisses von Möglichkeit, da dann, wenn Präembryonen potentielle, nicht reale Personen sind, logisch folgt, daß sie eben keine Personen sind. Auch scheinen keine wohlfundierten, radikal konsequenten Gründe dafür zu bestehen, daß diese „Einheiten" so zu behandeln sind, als wären sie Personen.[14] Fazit ist, daß Embryonen als Zustandsformen menschlich biologischen Lebens, aber nicht menschlich personalen Lebens betrachtet werden können.

Präembryonen lassen sich leicht dem bloß biologischen Leben zuordnen, weil sie einem Stadium der menschlichen Ontogenese angehören, wo die volle menschliche Individualisation noch nicht erreicht ist – die Zwillingsbildung zum Beispiel ist noch spät im Präembryonenstadium möglich – und wo ein natürlicher Embryonenverlust noch in großem Umfang stattfindet. Zwei Drittel aller Zygoten gehen innerhalb der ersten 6 Wochen nach der Befruchtung verloren.[15] Außerdem wären die moralischen Konsequenzen einer Anerkennung von Präembryonen als Personen skurril in Anbetracht des Umstandes großer fetaler Verluste. Überlegungen dieser Art haben in der katholischen Moraltheologie das Interesse an der Lehre von der sukzessiven Beseelung wiederaufleben lassen und zu der These geführt, daß eine Beseelung erst nach dem 14. Tag nach der Empfängnis stattfinden kann.[16] Obwohl Argumente dieser Art in weltlichen philosophischen Überlegungen eigentlich nicht am Platze sind, unterstreichen sie die allgemeine rationale Schlußfolgerung, daß frühe Embryonen keine Personen sind (Engelhardt, *The foundations of bioethics,* S. 202–249).

Die Schwierigkeit, einen personenadäquaten Status für den frühen Embryo festzulegen, hat die politischen Entscheidungsträger in Amerika bewogen, zumindest hinsichtlich der Schwangerschaftsunterbrechung und implizit für die In-vitro-Fertilisation und Embryoforschung, eine im großen und ganzen permissive Haltung einzunehmen. Auch wenn viele Gemeinschaften aus wohlbegründeten religiösen Gründen den Wunsch haben, Embryonen oder sogar Präembryonen wie Personen bewertet zu sehen, ist dieser Standpunkt in die Politik eines säkularen Staates mit einer pluralistischen Gesellschaft schwer einzubringen. Um restriktive Vorschriften in diesen Dingen mit moralischer Autorität erlassen zu können, müßte man – so ließe sich argumentieren – in der Lage sein zu zeigen,

---

[14] H. T. Engelhardt, jr., „Viability and the use of the fetus", in *Abortion and the status of the fetus,* ed. William B. Bondeson et al. (Dordrecht: D. Reidel, 1983), S. 183–208.

[15] John D. Biggers, „Generation of the human life cycle", in *Abortion and the status of the fetus,* ed. William B. Bondeson et al. (Dordrecht: D. Reidel, 1983), S. 46.

[16] James J McCartney, „Some roman catholic concepts of person and their implications for the ontological status of the unborn", in *Abortion and the status of the fetus,* ed. William B. Bondeson et al. (Dordrecht: D. Reidel, 1983), S. 313–323.

1) daß die getroffenen politischen Entscheidungen *die* moralisch richtigen sind;
2) daß der Staat das moralische Recht hat, sie gegen den Einspruch derjenigen durchzusetzen, die sie nicht als richtig anerkennen; und
3) daß eine zwangsweise Durchsetzung mehr Nutzen als Schaden stiftet.

Aus diesen Überlegungen heraus hat sich der Staat, wie schon angeklungen, in Sachen Fortpflanzung zurückgehalten und sie als individuelles Freiheitsrecht in die Privatsphäre verwiesen, in die der Staat nicht eingreifen darf. So würde man den Satz „X hat ein Recht, extrakorporale Befruchtung und Embryotransfer durchführen zu lassen, selbst wenn diese Praktiken nicht richtig sind" in dem Sinne verstehen, daß „ein Recht" die moralischen Grenzen des Rechts anderer markiert, ihm Vorschriften zu machen, und daß „nicht richtig" besagt, daß man besondere religiöse oder philosophische Argumente hat, die im weltlichen Bereich aber nicht bindend für die Gesellschaft allgemein, sondern nur für die eigene moralische Gemeinschaft sind.

Man könnte auch auf die Schwierigkeit verweisen, überzeugend und vollkommen konsequent auf diesen Gebieten zu argumentieren. Es ist schwierig zu beweisen, daß die Liberalisierung der Abtreibung schädliche Konsequenzen gehabt hat. Jedes Urteil müßte die Konsequenzen einer politischen Theorie abwägen, die staatliche Interventionen mit Verboten in Fortpflanzungsangelegenheiten zuließe. Zum Beispiel kann man wohl annehmen, daß das Abtreibungsverbot und die Erschwerung der Empfängnisverhütung unter dem Nationalsozialismus einen schlimmen Aspekt hatte, weil sie nur in einem voll autoritären Staat, der keinen Raum für Privatheit, individuelle Gewissensentscheidungen und nichtkonformes Verhalten ließ, denkbar waren. Man müßte auch die zwanglose Ermutigung zu reproduktivem Verhalten der Mitglieder einer ethnischen Gruppe oder einer Nation mit dem Ziel ihrer Erhaltung unterscheiden von dem Versuch, dieses Ziel mit Zwangsmaßnahmen durchzusetzen. Es mag eine große Bandbreite hoher menschlicher Werte geben, die nur durch friedliches Zugestehen seitens anderer erreicht werden können, so daß der Schutz des Bürgerrechts auf Einsatz einer Technologie nicht gleich die allgemeine Durchsetzung dieser Technologie nach sich ziehen muß. Nachdem es wichtige und divergierende moralische Ziele gibt, die durch die neue medizinische Technologie erreichbar sind, und nachdem diese Technologie nicht ohne weiteres aus einsichtigen Gründen abzulehnen ist, muß zwischen Duldung und Förderung unterschieden werden (Engelhardt, *The foundations of bioethics,* S. 104–156). Wenn diese Unterscheidung nicht gemacht wird, bekommt man entweder ein überreglementierendes, einengendes Gesetzes- und Vorschriftennetz oder eine Gesellschaft, deren moralische Untergruppen ihre ihnen eigenen Werte aufgegeben haben, denen sie sich verpflichtet fühlen sollten. Mit dieser Unterscheidung zwischen Duldung und Förderung ist es möglich, im weltlichen Raum Präembryonen als Zustandsformen des biologischen, nicht des personalen Lebens des Menschen anzuerkennen, und sie so zu behandeln, daß die an einer Reproduktion Interessierten ihr Ziel verfolgen können, während man selbst bei seinen religiösen Ansichten bleiben und derartige Praktiken ablehnen kann.

**Beschaffung von Keimzellen und Verwertung
von überschüssigen Präembryonen**

Bei dem Verfahren der Retortenbefruchtung und Embryoübertragung besteht
eine Konkurrenz der Ziele. Erstens möchte man eine Schwangerschaft herbeiführen. In Anbetracht der großen fetalen Ausfallquote kann man die Erfolgs-
chance durch einzeitige Einpflanzung mehrerer Embryonen vergrößern.
Jedoch ist das Risiko einer Mehrlingsschwangerschaft umso größer, je mehr
Embryonen man einpflanzt, was sowohl für die Mutter als auch für die Feten
ein Risiko darstellt. Zweitens möchte man die Mutter so wenig wie möglich
den Unannehmlichkeiten und Risiken in Zusammenhang mit der laparoskopi-
schen Eizellenentnahme aussetzen. Gleichzeitig versucht man zu vermeiden,
mehr Embryonen zu erzeugen, als man einpflanzen kann.

Der Wunsch, eine erfolgreiche Schwangerschaft zu erzielen und Risiken für
die Frau zu vermeiden, spricht für die Entnahme und Befruchtung von möglichst vielen Eizellen sowie der späteren Einfrierung der Zygoten, die man
nicht zur Einpflanzung genommen hat. Eine solche Vorgehensweise ist tolera-
bel, solange man in der weltlichen Öffentlichkeit nicht entscheiden kann, daß
Präembryonen Personen oder Wesen gleichrangigen Wertes wie schwanger-
schaftswillige Frauen sind. Tatsächlich versteht man Präembryonen hier am
besten als „Kann-Personen“. Sie sind schon eher eine mögliche Person als im
Falle ungeschützten Geschlechtsverkehrs eines Paares, aber immerhin stellen
sie nur eine Möglichkeit dar, die zur Wirklichkeit einer Person werden kann
oder auch nicht, abhängig von den Wünschen der Beteiligten, der verfügbaren
Technik und den Umständen der Schwangerschaft. Vor diesem Hintergrund
wird verständlich, daß man die Entscheidung, mehr Embryonen als benötigt
zu produzieren, toleriert, um Risiken für die Mutter möglichst gering zu halten und das Ziel der erfolgreichen Schwangerschaft möglichst sicher zu erreichen. Diese Praxis würde zumindest so lange sinnvoll sein, wie die Kryokonservierung von Eizellen nicht so erfolgreich ist wie die von Embryonen.

Da Präembryonen keine Personen sind, folgt, daß sie entweder weggeworfen, anderen zur Verfügung gestellt oder zu Forschungszwecken verwendet
werden könnten, je nach Wunsch der Keimzellenspender. Es geht in diesem
Stadium der menschlichen Ontogenese tatsächlich um Exemplare menschlichen Lebens, die im natürlichen Fortpflanzungsprozeß regelmäßig verloren
gehen. Wenn man außerdem Frauen – schlicht aus Gründen der Opportunität
– intrauterine Eingriffe ermöglicht, um Präembryonen abgehen zu lassen, warum sollte man sie nicht – aus praktischen Gründen – wegwerfen oder sie zu
Forschungszwecken benutzen dürfen? Kurz: Staatliche Verbote auf diesem
Gebiet wären nicht konsequent und widersprächen der sonst gewährten Freiheit in Sachen der Fortpflanzung. Außerdem würden Restriktionen und Verbote eine so massive Einmischung des Staates in die Privatsphäre bedeuten,
wie sie gewiß verheerend wäre.

Frühe Adoption

Die Abgabe von überzähligen Embryonen an andere sollte nicht problematischer sein als die Adoption allgemein. Bei Zustimmung der Spender der Gameten und der Empfängerin des Präembryos sollte das resultierende Kind als das adoptierte Kind der Tragemutter und, wenn sie verheiratet ist, ihres Ehemannes gelten. Wie bei der Adoption auch, ist die Zustimmung beider Paare Bedingung.

10.2.2 Das Unnatürliche und das Perverse

Kreationisten gegen Evolutionisten

Für Evolutionisten ist nichts Verwerfliches an unnatürlichen Handlungen oder Interventionen, wenn man darunter Eingriffe entgegen dem Plan der Natur versteht. Denn die von der Evolution hervorgebrachten Strukturen ergeben sich aus dem Muster der Mutationen und der Art des Selektionsdrucks. Streng naturwissenschaftlich gesehen, geschieht alles, was geschieht, zufällig, nach biologischen, chemischen, physikalischen und psychosozialen Gesetzen und aufgrund der Ausgangsbedingungen zu Beginn des Universums. Natürlich oder unnatürlich ist aus rein biologischer Perspektive weder gut noch böse. Man mag durchaus Vorsicht für angebracht halten bei Veränderungen dessen, was die Evolution hervorgebracht hat, aber vermutlich nur aus praktischen Erwägungen. Diese Vorsicht müßte abgewogen werden gegen die Einsicht, daß wir allenfalls an eine Umwelt angepaßt sind, in der wir nicht mehr leben, da die Evolution langsam voranschreitet, und wir unsere Lebensbedingungen in jüngster Zeit radikal verändert haben. Nachdem es der Evolution um eine Optimierung der Gesamtfitneß der Art geht, nicht um die Befriedigung oder das Wohl einzelner Menschen, kann man außerdem davon ausgehen, daß viele, von der Evolution geschaffenen Strukturen den moralischen Zielen von Personen widersprechen. Wegen der genetischen Drift und der unvollständigen Anpassung an die Umwelt ist viel von dem, was die Natur hervorbringt, vom anaphylaktischen Schock bis hin zur Menopause, gar nicht wünschenswert.

Etwas als „pervers" oder als „unnatürlich" zu empfinden, setzt einen von Gott der Natur unterlegten Plan voraus, der für das menschliche Verhalten i. allg. und für technische Interventionen im besonderen normativ ist. Selbst wenn man als Angehöriger einer bestimmten moralischen oder religiösen Gemeinschaft gern die Dinge im Sinne einer göttlichen Schöpfung und einer letzten Bestimmung begreifen möchte, ist diese Weltanschauung von einer religionsfreien Wissenschaft abgehoben und so nicht Sache einer staatlichen Politik. Zwischen dem, was wir von unseren uns eigenen, religiösen und moralischen, Standpunkten aus in der Natur sehen, und dem, was Teil eines religionsfreien Verständnisses ist, besteht ein großer Unterschied.

Unnatürliche Reproduktionsmaßnahmen

Wenn die menschliche Biologie ein Ergebnis der Evolution ist, ist sie nicht heilig und unantastbar. Außerdem besteht kein Grund zu dem Schluß, es sei nicht richtig, ein Organ zu anderen als den von der Evolution „beabsichtigten" Zwecken zu verwenden. Obwohl kein Selektionsdruck zur Anpassung der Finger an das Maschinenschreiben vorhanden war und obwohl das Tippen oder der Einsatz von Textverarbeitung in einem gewissen Sinn unnatürlich sein mögen, wäre es zumindest komisch, solche Tätigkeiten in einem normativen Sinn als unnatürlich zu bezeichnen. Jedoch stehen viele, besonders Leute, die der traditionellen römisch-katholischen Moraltheologie verpflichtet sind, auf dem Standpunkt, daß die für die Gewinnung von Samen für die künstliche Befruchtung erforderliche Masturbation ein unnatürlicher Akt sei. Derartige Urteile berufen sich auf einen angeblich den biologischen Strukturen innewohnenden Zweck, in dessen Sinne man eine bestimmte Funktion oder Aktion eines Organs als seine normativ richtige Funktion oder Aktion bestimmen kann.

Für diejenigen, die die Unnatürlichkeit darin sahen, daß ein Orgasmus außerhalb der Vagina erreicht wird, schien dieses Problem durch Samenentnahme ohne Orgasmus überwindbar.[17] Als Antwort auf solche Rechtfertigungsversuche der künstlichen Befruchtung durch den Ehemann trug Papst Pius XII. schon 1949 die Lehrmeinung vor, daß zur Natürlichkeit der vollzogene Koitus gehöre. So verkündete er in einem Grußwort an den 4. Internationalen Kongreß Katholischer Ärzte am 29. 9. 1949: „Obwohl man nicht von vornherein neue Methoden ausschließen darf, nur weil sie neu sind, muß man doch hinsichtlich der künstlichen Befruchtung nicht nur äußerst zurückhaltend sein, sondern sie absolut verwerfen".[18] Zwei Jahre später ging er noch einen Schritt weiter:

> Der eheliche Akt ist in seinem natürlichen Gefüge eine persönliche Betätigung, ein gleichzeitiges und unmittelbares Zusammenwirken der Gatten, das durch die Natur der Handelnden und die Eigenheit der Handlung der Ausdruck des gegenseitigen Sichschenkens ist und dem Wort und der Schrift gemäß das Einswerden in einem Fleisch allein bewirkt. Das ist viel mehr als die Vereinigung von 2 Keimen, die auch künstlich getätigt werden kann, also ohne die natürliche Handlung der Gatten. Der eheliche Akt, so wie die Natur ihn angeordnet und gewollt hat, ist ein persönliches Zusammenwirken, zu dem die Brautleute im Eheabschluß sich gegenseitig das Recht übertragen (vgl. Anm. 18, dort S. 171 f.).

Ähnlich argumentiert der amerikanische protestantische Theologe Paul Ramsey:

> Wir benötigen mehr das biblische Verständnis, daß der Mensch genauso der Körper seiner Seele wie die Seele seines Körpers ist. Das Wort σαρξ in dem „Ein-Fleisch"-Bild der Ehe und Elternschaft ist genug, um uns mit den Juden und Christen zu allen Zeiten denken zu

---

[17] Eine solche Ansicht wurde von Arthur Vermeersch in *De castitate et vitiis opppositis* (Rom: Universita Gregoriana, 1919) vertreten und von Gerald Kelly in „The morality of artificial insemination", *American ecclesiastical review* 101 (1939), 109–118, aufgearbeitet.

[18] Pius XII, *The human body: Papal teachings* (Boston: St. Paul, 1960), S. 119; übersetzt in Gerald Kelly, *Medico-moral problems* (S. Louis: Catholic Hospital Association, 1958), S. 229–230.

lassen, die eine Einheit zwischen der Berufung der Seele und der des Körpers behaupten. Sie bezeugten daher, das Biologische sei in das Personale aufgenommen, und glaubten in einer Art letzten Sinn, daß es eine Verknüpfung zwischen dem Liebesakt und dem Lebenschenken gebe.[19]

Sowohl Paul Ramsey als auch Pius XII. argumentieren, daß es eine tiefe und bedeutende moralische Einheit zwischen dem eigentlich „Natürlichen", dem ehelichen Geschlechtsakt, und der Zeugung innerhalb der Ehe gibt, so daß eine Trennung der beiden unmoralisch ist.

Diese Position ist ausführlich in der jüngsten Stellungnahme der Kongregation für die Glaubenslehre über extrakorporale Befruchtung behandelt: „. . ., um die Sprache des Leibes und seine naturgegebene Fülle zu achten, muß die eheliche Vereinigung in der Achtung vor der Öffnung auf die Fortpflanzung hin erfolgen, und die Zeugung einer Person muß Frucht und Ziel ehelicher Liebe sein".[20] Dieses Argument ergibt sich aus der Anschauung, daß gewisse Werte vom Wesen des Körpers und seinen Aktionen untrennbar sind. „Eine außerhalb des Leibes der Eheleute erlangte Befruchtung bleibt gerade deswegen der Sinngehalte und der Werte beraubt, die sich in der Sprache des Leibes und der Vereinigung der menschlichen Personen ausdrücken" (vgl. Anm. 20, ebd.). In anderen Passagen klingt durch, daß man mit der technisch manipulierten Empfängnis das so gezeugte Individuum der Tyrannei der Technik aussetzt. Diese Betrachtungsweise verkehrt das in unserer säkularen Welt übliche Argument, daß die Technologie uns von der Tyrannei blinder biologischer Prozesse befreien kann. Die Kongregation steht zum Beispiel auf dem Standpunkt, daß

ein Kind nicht als Produkt medizinischer oder biologischer Eingriffe gewollt oder empfangen werden kann; dies würde bedeuten, es zum Objekt einer wissenschaftlichen Technologie zu erniedrigen. Niemand darf das Auf-die-Welt-Kommen eines Kindes Bedingungen technischer Effizienz unterwerfen, die nach den Maßstäben von Kontrolle und Beherrschung bewertet werden.

Die moralische Bedeutung des Bandes, das zwischen den Sinngehalten des ehelichen Aktes und zwischen den Gütern der Ehe besteht, die Einheit des menschlichen Wesens und die Würde seines Ursprungs erfordern, daß die Zeugung einer menschlichen Person als Frucht des spezifisch ehelichen Aktes der Liebe zwischen den Eheleuten angestrebt werden muß (vgl. Anm. 20, ebd.)

Diese Sicht führt zur Ablehnung der Vorstellung, daß Kinder Produkte der Technik sein könnten, und bekräftigt vielmehr, daß sie als Geschenke der Natur und Gottes gesehen werden müssen.

Damit ist eine extrakorporale Befruchtung, selbst wenn keine überzähligen Embryonen dabei zugrundegehen, ausgeschlossen, solange der Samen durch Masturbation gewonnen wird. Wieder nimmt die Kongregation nicht einfach Anstoß an der Unnatürlichkeit des Akts der Masturbation, sondern an der Loslösung der Zeugung vom ehelichen Akt. „Aber selbst, wenn alles zur Vermeidung des Todes von menschlichen Embryonen getan wird, trennt die

---

[19] Paul Ramsey, *Fabricated man* (New Haven, Conn.: Yale University Press, 1970), S. 133.
[20] Congregation for the Doctrine of the Faith, *Instruction on respect for human life in its origin and on the dignity of procreation* (Vatican City, 1987), S. 27–28.

homologe künstliche Befruchtung und Übertragung des Embryos die auf menschliche Fortpflanzung ausgerichteten Aktionen vom Geschlechtsakt ab. Daher ist auch die homologe künstliche Befruchtung und Embryoübertragung in sich unerlaubt, ganz abgesehen von den mit Abtreibung gleichgesetzten Umständen" (vgl. Anm. 20, ebd.). Dieses Argument ist für Menschen, die nicht mit besonderer Gnade oder Offenbarung begabt sind, wahrscheinlich unverständlich. Es bedarf einer besonderen Sicht von der Signifikanz des ehelichen Aktes als eines biologischen Prozesses. Obwohl diese Argumente für viele, nicht im Christentum oder einer besonderen Variante desselben verwurzelte Menschen vielleicht nicht überzeugend sind, drücken sie etwas aus, was auch in allgemeinen nichtreligiösen Begriffen faßbar ist. Technische Eingriffe, die die sozialen und emotionalen Elemente der Fortpflanzung von den biologischen trennen, verändern den Charakter der Reproduktion.

Aber der Beweis, daß diese Trennung böse, und zwar in so starkem Maße böse ist, daß sie untersagt werden muß, ist in einem nicht religiös bestimmten Zusammenhang schwer zu erbringen. Eine technologisch unterstützte Reproduktion kann die Bindung von Individuen aneinander in Form eines Kindes zur Erfüllung bringen. Dies mag zwar innerhalb bestimmter Gemeinschaften mit besonderen religiösen oder moralischen Grundanschauungen nicht als höherer Wert gelten, doch bedarf diese Beurteilung eines Maßstabs für Natürlichkeit und Eigenwert, der mit nichtreligiösen Argumenten leicht zu erschüttern ist. Man könnte nämlich in der technisch verwirklichten Reproduktion den Triumph des in höchstem Maße Menschlichen sehen: Auf Denken beruhendes Handeln im Sinne menschlicher Fortpflanzung.

Ehebruch oder Adoption: Paradigmen für das Verständnis der Verwendung menschlicher Keimzellen

Eine künstliche Befruchtung mit dem Samen eines Spenders wird nicht nur deshalb abgelehnt, weil sie mit einer Masturbation verbunden ist, sondern auch weil Keimzellen eines fremden Mannes, nicht des Ehemannes, verwendet werden. Wenn man die Ehe als eine wesentlich biologische Beziehung sieht, dann verletzt die Verwendung von exogenem Sperma das eheliche Verhältnis. Wenn sie in erster Linie als soziale, von den Eheleuten geschaffene Beziehung gesehen wird, kann die Verwendung von Spendersperma nach dem Modell einer frühen Adoption von Leben außerhalb der Familie zur Erfüllung des Familienziels gesehen werden. Praktisch ist die heterologe Befruchtung in den USA kein rechtliches Problem, und zwar teilweise deshalb, weil das Kind einer verheirateten Frau stillschweigend auch als Kind ihres Ehemannes gilt. So gelten selbst ohne spezielle Gesetze Kinder, die durch künstliche Befruchtung geboren werden, als legitim. Jedoch haben 28 Staaten eigens Vorschriften erlassen, die das durch künstliche Befruchtung einer verheirateten Frau entstandene Kind zum legitimen Kind des Ehepaares macht, wenn die Einwilligung des Ehemannes vorliegt.

Auch Frauen dienen inzwischen als Keimzellenspender, wenn auch in geringerem Umfang als Männer, da mit der Gewinnung von Eizellen ein Gesundheitsrisiko verbunden ist. Wiederum werden diese Techniken genauso wie die Uterusspülung als ehebrecherisch oder ungehörig erachtet, soweit die Ehe als biologische und nicht als soziale Institution definiert wird. Analog ist das Problem bei der Ersatzmutterschaft. Wenn die biologischen Beziehungen im sozialen Sinn gesehen werden, alle Beteiligten einverstanden sind und angemessene Sicherungen gegen ungeahnte emotionale Konflikte eingebaut sind, findet die Ersatzelternschaft auch moralische Billigung. Schließlich gibt es für die Samenspende seitens des Mannes viele klassische Präzedenzfälle vor der Erfindung der Retortenbefruchtung. Man denke an die biblische Geschichte, wo Sarah wegen ihrer eigenen Unfruchtbarkeit Abraham nahelegt, ihre ägyptische Sklavin Agar zu begatten (Genesis 16:1–6). Die dann entstehenden Konflikte weisen auf die mit solchen Beziehungen verbundenen emotionalen Probleme hin, nicht aber auf ihre moralische Unmöglichkeit. Schließlich können im Falle von Leihmüttern, wo Frauen ihren Uterus, nicht aber Keimzellen zur Verfügung stellen, weniger Probleme widerstreitender Bindungen und weniger Bedenken hinsichtlich von Problemen wie Ehebruch aufkommen, da keine sozialen Eltern gleich den genetischen sind.

Je mehr also die Betonung auf Freiheit der Entscheidung und freie Zustimmung nach Aufklärung gelegt wird, desto eher werden neue Beziehungen unter den Gametenlieferern, den Austrägern und den sozialen Eltern moralisch möglich. Derartige Beziehungen sind der moralischen Ächtung nur insofern ausgesetzt, als man spezielle religiöse Argumente dagegen hat oder soweit philosophische Argumente zeigen, daß die Beziehungen in sich nicht in Ordnung sind, oder insofern die Beziehungen eindeutig zum Schaden für die Beteiligten führen. In einer pluralistischen Gesellschaft dürften religiöse Einwände für die staatliche Ordnungspolitik nicht entscheidend sein. Darüber hinaus ist vielleicht Argwohn angebracht hinsichtlich der Fähigkeit der Philosophie, mehr als nur Verfahrensvorschriften für die „richtige" Behandlung der Beteiligten festzulegen, z. B. die freie Zustimmung nach entsprechender Aufklärung. Es bleibt dann bei der Frage, was klug und ratsam ist, die eine Antwort ähnlich der der American Fertility Society nahelegt, daß man nämlich diese Maßnahmen als klinische Experimente betrachten soll, deren Ergebnisse sorgfältig bewertet werden müssen.

Kommerzielle Ersatzelternschaft

Die Einwände gegen Elterndienste gegen Bezahlung erwachsen aus folgenden Bedenken:

1) Ausbeutung der Armen,
2) Ausbeutung der Frauen,
3) Analogien mit dem Kinderhandel und
4) eine intuitive Auflehnung gegen diese Praxis.

Wenn jedoch angemessene Sicherungen gegeben sind, einschließlich einer wirklich freien Einwilligung nach ausreichender Aufklärung, ist der Unterschied nicht leicht einzusehen, warum das Anheuern einer geldbedürftigen

Person für Ersatzelterndienste anstößiger sein soll als für die Arbeit unter Tage oder für Bauarbeiten an einem Hochhaus. Man kann Arme oder Frauen in vielen Bereichen mit hohem Risiko beschäftigen, wenn man die Risiken offen darlegt und alles zu ihrer Vermeidung unternimmt. Die Bedenken hinsichtlich eines Handels mit Kindern muß man vielleicht im Lichte der heutigen Situation bewerten. Warum sollte ein Kind mehr dadurch geschädigt werden, daß es durch eine Surrogatbeziehung für ein Elternpaar geboren worden ist, als ein Kind, das nach ungeplanter Schwangerschaft in die Welt gesetzt wird? Die intuitive Ablehnung schließlich mag weiter im Wege stehen. Aber diejenigen, die ein Kind haben wollen, die ihren Elternwunsch verwirklichen wollen, werden die Surrogatelternschaft als eine Zusammenarbeit von mehreren Individuen sehen, die sowohl durch altruistische Bindungen als auch durch finanzielle Anreize zusammengeschlossen sind mit dem Ziel, ein gesundes Kind hervorzubringen.

10.3 Technik als Befreiung

Unsere Fähigkeiten, der Fortpflanzung einen ganz anderen Sinn zu geben, sind deshalb so beunruhigend, weil sie uns zwingen, etablierte Denkmuster neu zu bewerten und weil sie uns womöglich unvorhersehbaren Risiken aussetzen. Sie sind jedoch ein Element unseres allgemeinen Bemühens, unsere Biologie in den Griff zu bekommen, um unsere Ziele als Personen erreichen zu können. Bei Krankheit und Invalidität ist die Biologie das Hemmnis. Selbst bei universellen biologischen Prozessen wie der Menopause und der folgenden Osteoporose behindert die Natur unsere Ziele als rationale Wesen. Die Medizin wird von jeher in Anspruch genommen, um die von der Natur gesetzten Schranken zu umgehen, damit wir erfolgreicher unsere moralischen und persönlichen Ziele verwirklichen können. Eine Erweiterung der Fortpflanzungsmöglichkeiten ist ein Element dieses allgemeinen Strebens. Es ist wahrscheinlich, daß sie in nichtreligiös bestimmten, pluralistischen Gesellschaften in diesem Sinne allgemein anerkannt werden wird, auch wenn bestimmte religiöse und ideologische Gruppierungen sich ihr weiterhin verschließen.

Man muß noch nachtragen, daß die meisten der neuen Techniken zur Erweiterung der Fortpflanzungsmöglichkeiten – künstliche Insemination durch einen Spender, In-vitro-Fertilisation und Embryotransplantation – i. allg. innerhalb stabiler Ehen eingesetzt werden. Es geht um Steigerung unserer Fähigkeit als Menschen, uns innerhalb traditioneller Strukturen erfolgreich fortzupflanzen. Obwohl die Technik neu ist, sind die Ziele konservativ und den Traditionen gemäß. Da die Vorteile die nach weltlichen Begriffen absehbaren Risiken bei weitem zu überwiegen scheinen, werden diese Eingriffe wahrscheinlich Teil des Standardrepertoires medizinischer Behandlung werden.

11 Genomanalyse, Sozialmedizin und Gesundheitspolitik

Ruth Faden*

Sieht man sich folgende Artikel an, die in letzter Zeit auf dem biomedizinischen Sektor erschienen sind: „Preventive screening for the fragile X syndrome" (Turner et al. 1986), „Cost-benefit analysis of a thalassemia disease prevention program" (Ostrowsky u. Lippman 1985), „Screening program for the prevention of down's syndrome" (Stein et al. 1973), „Embryo transfer in the prevention of genetic disease" (Pembrey 1979) und „Can genetic screening prevent occupational disease" (Powledge 1976), so fällt einem auf, daß sie alle 2 Dinge miteinander verknüpfen: ein Grundanliegen des öffentlichen Gesundheitswesens – die Prävention – und die Gentechnologie: In meinen Ausführungen möchte ich den ethischen und gesellschaftlichen Problemen nachgehen, die durch die Möglichkeit des Einsatzes der Biotechnologie zur Krankheitsverhütung aufgeworfen werden.

Ich darf dabei von 2 Thesen ausgehen: Erstens, daß die Biotechnologie unweigerlich eine immer wichtigere Rolle im öffentlichen Gesundheitswesen spielen wird, und zweitens, daß in Anbetracht dieser wachsenden Bedeutung die Gesundheitspolitiker den Sinn von Prävention und die Einstellung der Gesellschaft zur Prävention neu überdenken müssen.

Dabei will ich mich auf die Genomanalyse beschränken; Probleme in Zusammenhang mit der Gentherapie und der Manipulation der Genexpression sollen hier nicht angesprochen werden. Wenn ich mich auch auf Testverfahren konzentriere, die vorwiegend auf Neuentwicklungen der Genetik und der DNS-Neukombination beruhen, betreffen viele der von mir angesprochenen Fragen auch andere Arten von Biomarkertests, z. B. die Aids-Antikörpertests.

Der Aufsatz ist in 4 Abschnitte unterteilt. Unter 11.1 folgt ein Überblick über die Technologie – das Wesen der Genomanalyse, die Krankheiten, die derzeit durch Tests erfaßt werden können, und die Krankheiten, für die in naher Zukunft wohl Tests entwickelt werden könnten.

---

* Professorin für Public Health, Health Policy and Management an der Johns Hopkins University in Baltimore/MD; Senior Research Scholar am Kennedy Institute of Ethics der Georgetown University in Washington/DC; z. Z. Mitglied eines Beratungsausschusses „Applications of Biotechnology to Tests for Human Genetic Disorders" beim Office of Technology Assessment des US Congress.

Unter 11.2 werden kurz und summarisch das in diesen technologischen Entwicklungen steckende Potential, das fast jeden Aspekt des öffentlichen Gesundheitswesens berührt, und einige der dadurch aufgeworfenen gesellschaftlichen Probleme diskutiert.

Unter 11.3 und 11.4 befasse ich mich eingehender mit einem Anwendungsbereich – Test am Arbeitsplatz und pränatale Tests.

11.1 Was ist Genomanalyse?

Der Kern der seit neuestem stattfindenden Wissensexplosion in der Genetik ist, daß man gelernt hat, die feine Struktur der menschlichen Gene zu kartieren und zu bestimmen. Damit ist man theoretisch in der Lage, genetische Tests zur Erfassung der Dispositon für eine große Bandbreite von Krankheiten zu entwickeln, letztendlich vielleicht aller Krankheiten, wenn man davon ausgeht, daß jede Krankheit eine genetische Komponente hat.

Diese Analyse kann lange vor dem Auftreten von Krankheitssymptomen, sogar schon im Mutterleib, durchgeführt werden. So ist eines der entscheidenden Merkmale dieser neuen Technologie, daß die Erkennung nicht von der Expression abhängt; denn jegliches Zellgewebe kann jederzeit nach der Empfängis Aufschluß geben.

Bislang haben wir uns experimentell vorwiegend – mit der wichtigen Ausnahme des Screenings bei Neugeborenen – mit Fragen in Zusammenhang mit der Fortpflanzung befaßt, mit der Erkennung von Krankheiten bei Feten und des Trägerstatus bei Erwachsenen. Die Untersuchung auf die Trägerschaft von genetischen Belastungen ermöglicht den Betreffenden, eine bewußtere Entscheidung bezüglich ihres Kinderwunsches zu treffen.

Im Vergleich zu unseren heutigen klinischen Erfahrungen wird durch die neue Technologie die Zahl der Krankheiten, die pränatal festgestellt werden können, dramatisch ansteigen und zugleich wird bei Erwachsenen und Kindern die Erkennung eines Krankheitsrisikos, nicht nur des Trägerstatus einer Anlage, möglich.

Bei den neuen genetischen Testverfahren muß man sich jedoch eine Unterscheidung zwischen zwei verschiedenen Anwendungsarten der Genomanalyse klarmachen, und zwar die Unterscheidung zwischen Kontrolltests oder Überwachungstests („monitoring") und Suszeptivitätstests („susceptibility tests").

Das genetische Monitoring bedeutet die Untersuchung von Individuen auf genetische Schädigungen – Änderungen im Genmaterial der Körperzellen –, die von Umweltfaktoren hervorgerufen sein können. theoretisch hat die genetische Überwachung die Funktion eines Frühwarnsystems, das potentiell gefährliche Umwelteinflüsse identifiziert, bevor die Wirkungen beim Menschen klinisch manifest werden.

Die Kontrolltests sollen also feststellen, ob ein genetischer Schaden, umweltbedingt, vorliegt. Je nach den Umständen kann diese genetische Schädigung eine Krankheit oder ein erhöhtes Krankheitsrisiko zur Folge haben.

Im Gegensatz zu den Kontrolltests erfassen Suszeptivitätstests Individuen, bei denen ein erhöhtes Risiko für das Auftreten einer Krankheit wegen ererbter genetischer Merkmale besteht, die nichts mit früheren Umweltbelastungen zu tun haben.

Suszeptivitätstests lassen sich weiter nach 2 Arten unterscheiden. die einen erkennenGene, deren Anwesenheit allein schon notwendige und hinreichende Bedingung dafür ist, daß eine Person eine bestimmte Krankheit entwickelt, d. h. die Tests identifizieren die „krankheitsverursachenden" Gene. Die Suszeptivitätstests der 2. Art identifizieren Gene, die noch keine Krankheiten „verursachen", aber deren Anwesenheit verrät, daß eine Person „anfällig" für eine bestimmte Krankheit ist.

Im Herbst 1987 begannen amerikanische Forschungszentren, bei Erwachsenen und Feten Zellproben zu entnehmen und auf Huntington-Chorea zu analysieren. Es handelt sich um krankheitsverursachende Gene, die sich theoretisch – innerhalb menschlicher Fehlergrenzen – für Testverfahren eignen, die mit Sicherheit aussagen, ob ein Individuum die Kranheit hat bzw. ausbilden wird. Man sollte betonen, daß die Technologie noch nicht ausgereift ist, daß also die derzeit auf Huntington-Chorea getesteten Individuen ihren Genstatus noch nicht mit absoluter Sicherheit erfahren können. Aber dennoch wird, solange noch kein Durchbruch in der Gentherapie zur Verhütung von Huntington-Chorea gelungen ist, bei jedem Menschen, bei dem einwandfrei das entsprechende Gen festgestellt worden ist, mit Sicherheit diese Krankheit auftreten.

Leider sind monogene Krankheiten mit hoher Penetranz wie Huntington-Chorea relativ selten. Die ererbte Komponente zu den meisten menschlichen Krankheiten ist erheblich schwerer faßbar. In den meisten Fällen werden Suszeptivitätstests nur feststellen lassen, ob ein Individuum oder ein Fetus einem erhöhten Risiko unterliegt, an einer bestimmten Krankheit zu leiden oder sie auszubilden, und nicht, ob die Person mit Sicherheit diese Krankheit bekommen wird.

Unter den aussichtsreichsten Kandidaten für Tests auf Anfälligkeit sind Typ-I-Diabetes, bösartiges Melanom, Brustkrebs, Alzheimer-Krankheit, manisch-depressive Erkrankung und gewisse Herzleiden.

Zum Beispiel wird angenommen, daß bei Typ-I-Diabetes der Prognosewert der Genomanalyse bestensfalls 1:4 ist. Das heißt: Von 4 Menschen oder Feten, bei denen eine genetische Prädisposition für Diabetes festgestellt worden ist, wird sich nur bei einem die Krankheit manifestieren.

11.2 Konsequenzen für die Sozialmedizin und Gesundheitspolitik

Mit den genetischen Testverfahren kann sich das ganze Gesundheitswesen in all seinen traditionellen Betätigungsfeldern dramatisch ändern – Arbeitsplatz, Umwelt, Gemeinde, Schule und Gesundheitsversorgung, v. a. Primärversorgung.

Am Arbeitsplatz verspricht die neue Diagnosetechnik, die Last von arbeitsplatzspezifischen Krankheiten zu vermindern. Ganz wichtig ist hier genetisches

Monitoring, das das Auftreten von spezifischen Krankheiten durch frühzeitige Risikoerkennung vor ihrer klinischen Manifestation verhüten kann.

Fortschritte in der biologischen Überwachung dürften künftig auch erheblich unsere Möglichkeiten steigern, die Öffentlichkeit vor Umweltgefahren zu schützen, wiederum durch Entwicklung früherer und sensiblerer Indikatoren für Schädigung und Risiko.

Klinisch sind die Entwicklungen auf dem Gebiet der Suszeptivitätstests von besonderer Bedeutung. Sie dürften es ermöglichen, früher und gezielter bei präzise genetisch definierten Risikoindividuen und -gruppen einzugreifen.

Tatsächlich besteht die Chance eines präventiven oder therapeutischen Eingriffs nach der genanalytischen Risikodiagnose bei vielen Krankheiten, für die derzeit Dispositions- bzw. Suszeptivitätstests entwickelt werden. Natürlich nicht zufällig. In der Biotechnik wird der Entwicklung von Tests zur Diagnose von Krankheiten Vorrang gegeben, für die Präventionsmaßnahmen denkbar sind, wie z. B. Brustkrebs, Herzleiden und Melanome.

Die derzeitigen Präventionsmaßnahmen, die einem zu diesen Krankheiten in den Sinn kommen, fallen zumeist unter die traditionellen öffentlichen Gesundheitsprogramme und -empfehlungen – Diät und Körpertraining gegen Herzleiden, Selbstuntersuchung zur Früherkennung von Brustkrebs, Vermeidung von Sonnenbestrahlung gegen Melanom usw. Ein anschauliches Beispiel für den Zusammenhang zwischen den neuen genetischen Testverfahren und der traditionellen Gesundheitserziehung ist die Berufung eines früheren Professors an einer School of Public Health zum Direktor für den Bereich Gesundheitserziehung einer Firma, die auf dem Biomarkersektor führend ist.

In Anbetracht der Chancen für die Prävention ist es leicht vorstellbar, daß genetische Suszeptivitätstests dereinst zu Routinemaßnahmen in der Primärversorgung neben anderen Risikoindikatoren, wie Blutdruck und Cholesterinspiegel, werden. Ähnlich Blutdruckmessungen können einige Genomanalysen künftig in die Reihenuntersuchungen oder Screeningprogramme im Rahmen von Schulen und Gemeinden aufgenommen werden, die von den öffentlichen Gesundheitsbehörden durchgeführt werden.

Wie jede möglicherweise zukunftsträchtige Technologie hat auch die Genomanalyse eine Kehrseite. Sie wirft gewichtige moralische und gesellschaftliche Fragen über ihren richtigen Einsatz und möglichen Mißbrauch auf. Zwei der wirklich ernsten Probleme sind besonders in den Vordergrund gerückt – die Möglichkeit, daß die Technologie eine genetische Diskriminierung zur Folge hat, und die Möglichkeit, daß die Technologie zum Wiederaufleben einer Eugenik führen könnte.

Auf die eugenische Problematik werde ich im Abschnitt über pränatale Diagnostik zu sprechen kommen und das Problem der Diskriminierung werde ich im Abschnitt über Genomanalyse am Arbeitsplatz näher beleuchten, doch will ich hier einige allgemeine Bemerkungen vorausschicken.

Die Hauptsorge ist, daß die Bandbreite an gesellschaftlichen Chancen eines Menschen künftig durch seine aufgedeckte genetische Konstellation eingeengt sein könnte. Zum Beispiel könnten diejenigen, bei denen durch Genomanalyse ein erhöhtes Krankheitsrisiko festgestellt worden ist, von der Mitgliedschaft bei einer Versicherung oder dem Beitritt zu einer Health Maintenance Organization ausgeschlossen werden;[1] oder sie könnten als Bewerber für einen bestimmten Arbeitsplatz abgelehnt werden, insbesondere wenn erbliche Disposition und Arbeitsplatzrisiken zusammenwirken. Menschen mit einer genetischen Disposition für frühzeitigen Tod oder frühe Invalidität können auch von langen und teuren Ausbildungsgängen ausgeschlossen werden, z. B. dem Medizinstudium.

Dies sind wahrlich ernst zu nehmende Sorgen, die nicht vom Tisch zu schieben sind. Jedoch muß man zwischen dem möglichen Risiko einer neuen Technologie und einer unausweichlichen Konsequenz unterscheiden. Keine dieser diskriminierenden Folgen ist unvermeidbar, selbst wenn sich genetische Tests allgemein durchsetzen. Tatsächlich ist es nach meiner Meinung unwahrscheinlich, daß man in den USA offen Mißbrauch im Sinne einer Diskriminierung geschehen ließe, haben doch die bürgerlichen Freiheiten in unserer gesellschaftlichen Werteskala und in unserer Rechtskultur einen hohen Rang, man denke an The Civil Rights Act, The Rehabilitation Act und die zahlreichen einzelstaatlichen Gesetze zum Schutz der Menschenrechte. Trotzdem sollte man wachsam bleiben. Außerdem ist es wichtig, nicht nur die Entwicklungen in den USA im Auge zu behalten, sondern auch darauf zu achten, wie Genomanalysen in anderen Ländern mit größeren wirtschaftlichen Problemen und geringerem Respekt vor den individuellen Rechten gehandhabt werden. Wir müssen uns jetzt ernsthaft – im nationalen wie im internationalen Rahmen und im Vorgriff auf die technologischen Entwicklungen – Gedanken machen, erstens, was als legitimer und was als illegitimer Gebrauch von genetischen Informationen zählt, und zweitens, wie das Gesundheitswesen die Chancen nutzbar machen kann, die Genomanalysen bieten, ohne illegitimen, diskriminierenden Praktiken Vorschub zu leisten.

Zusammenfassend sei festgestellt, daß neue und sehr rasche Fortschritte in der Genetik uns mehr und mehr in die Lage versetzen, Gefahren des Arbeitsplatzes und der Umwelt zu erfassen und damit zu beherrschen. Dramatischer vielleicht ist, daß sie uns auch mehr und mehr in die Lage versetzen, zu jedem Zeitpunkt nach der Empfängnis sowohl krankheitsverursachende als auch krankheitsanfällig machende Gene zu erfassen. Diese neuen Tests werden künftig nicht mehr auf relativ seltene Krankheiten beschränkt sein, sondern bald auch die weit verbreiteten chronischen Krankheiten einbeziehen – wie Krebs, Herzleiden, Diabetes – und neuropsychiatrische Zustände, wie manisch-depressive Leiden, Alzheimer-Krankheit, vielleicht Schizophrenie.

Diese neuen Kenntnisse werfen einerseits gesellschaftspolitische Probleme auf, die schwer zu lösen sind, bieten aber andererseits enorme Chancen zum Schutz und zur Verbesserung der Volksgesundheit und sind damit eine große Herausforderung an die Gesundheitspolitik.

---

[1] In den USA geht es zur Zeit darum, ob Versicherungen Informationen über den HIV-Antikörper-Test von Versicherten oder Antragstellern mit berücksichtigen dürfen. Zur Zeit ist es mindestens in folgenden Staaten: Arizona, Kalifornien, Massachusetts, Michigan, Nord Dakota, Wisconsin und District of Columbia nicht zulässig, daß Versicherungsgesellschaften 1) fragen, ob ein Antragsteller auf HIV-Antikörper getestet worden ist, oder 2) den Test bei Antragstellern durchführen lassen.

11.3 Genomanalyse am Arbeitsplatz

Wie schong gesagt, könnten die genetischen Diagnoseverfahren am Arbeitsplatz, wo die Eindämmung von arbeitsplatzspezifischen Krankheiten ein wichtiges gesellschaftliches Ziel ist, Anwendung finden.

Hier lassen sich 3 Diagnosezwecke unterscheiden:

1) Genomanalysen zur Überwachung von Arbeitnehmern auf Anzeichen einer chromosomalen und anderen genetischen Schädigung durch Einflüsse am Arbeitsplatz;
2) Genomanalysen zum Erfassen einer Prädisposition oder Suszeptivität für Schädigungen aufgrund von Einflüssen am Arbeitsplatz; und
3) Genomanalysen zum Erfassen einer Prädisposition oder Suszeptivität für Krankheiten, die nicht mit dem Arbeitsplatz zusammenhängen.

Genetisches Monitoring

Die Überwachung mittels genetischer Untersuchungsverfahren ist die am wenigsten umstrittene Anwendung der neuen Biotechnologie am Arbeitsplatz. Man versteht darunter periodische Untersuchungen der Arbeitnehmer, um genetische Schäden zu erfassen – Änderungen im genetischen Material der Körperzellen –, die möglicherweise von giftigen Substanzen am Arbeitsplatz herrühren.

Gewerkschaftler und andere Vertreter von Arbeitnehmerinteressen sind i. allg. für ein solches Monitoring, solange nicht die Sicherheit der Arbeitsplätze dadurch gefährdet ist. Theoretisch kann die genetische Überwachung wie ein Frühwarnsystem funktionieren, das möglicherweise gefährliche Arbeitsplatzbedingungen ausfindig macht, bevor die Auswirkungen auf die Menschen klinisch manifest werden.

Aus der Sicht der Arbeitgeber ist das genetische Monitoring jedoch nicht ohne Probleme. Es kann teuer und dabei im Grunde wenig aufschlußreich sein. Es kann auch Daten liefern, die dann für Schadenersatzansprüche und Klagen herangezogen werden, und es kann praktisch dazu zwingen, sich über die gesundheitsschädliche Situation mit den betroffenen Arbeitnehmern auseinanderzusetzen.

Ein zentrales moralisches Problem ist, ob es Industriezweige gibt, die im Rahmen ihrer allgemeinen Pflicht, die Gesundheit ihrer Arbeitnehmer zu fördern und zu schützen, genetische Kontrolluntersuchungen sogar durchführen müssen, über die wenigen Bereiche hinaus, für die nach den bestehenden OSHA-Vorschriften oder einzelstaatlichen Gesetzen bereits eine solche Pflicht besteht.

Politisch zu klären ist auch, ob der Staat auf den Plan treten muß, um in Industriezweigen mit einem besonders hohen Risiko die Durchführung von Kontrolluntersuchungen zu erzwingen, und ob dann die betreffenden Arbeitgeber vor uferlosen rechtlichen Konsequenzen geschützt werden sollen.

Unklar ist bislang auch, was die Arbeitnehmer mit den Untersuchungsergebnissen anfangen dürften, wenn ihnen die Daten eröffnet würden. Die Probleme dabei sind im wesentlichen die gleichen wie bei jedem anderen medizinischen Überwachungsprogramm, z. B. bei der epidemiologischen und toxikologischen Forschung in der Arbeitsmedizin. Die politisch zu entscheidende Frage ist, ob neue Anreizstrukturen geschaffen werden müssen, um die Arbeitgeber zur Bereitstellung von Mitteln für die Früherkennung von Arbeitsplatzrisiken zu veranlassen (vgl. Office of Technology Assessment 1983).

Genetisches Screening auf Suszeptivität für Arbeitsplatzfaktoren

Kontrolluntersuchungen mittels genetischer Testverfahren sollen etwaige genetische Schädigungen aufgrund von arbeitsplatzspezifischen Einflüssen feststellen. Je nach den Umständen können solche umweltbedingten genetischen Varianzen einzelne Menschen dann für eine Berufskrankheit disponieren, insbesondere wenn sich die schädlichen Einflüsse kumulieren.

Eine genetische Prädisposition für arbeitsplatzbedingte Krankheiten kann aber auch durch erbliche Anlagen innerhalb der natürlichen Variationsbreite bestehen, ganz unabhängig von früheren Umwelteinflüssen. Das heißt, daß in der Theorie die neue Gentechnologie auch dazu dienen kann, Individuen zu erfassen, bei denen eine erhöhte Gefahr für eine arbeitsplatzbedingte Schädigung besteht, weil sie ererbte, also nicht umweltbedingte genetische Merkmale aufweisen.

Darum geht es bei der zweiten Anwendungskategorie für die Genomanalyse am Arbeitsplatz, dem Screening auf ein erhöhtes Risiko von arbeitsplatzspezifischen Krankheiten, wobei das erhöhte Risiko auf ererbte genetische Merkmale zurückzuführen ist. Arbeitnehmer, die als erblich prädisponiert für bestimmte Krankheiten gelten, werden im Amerikanischen als „high risk workers", „sensitive workers" und vielleicht am umstrittensten mit „hypersusceptible workers", d. h. „überempfindliche" oder „überanfällige" Arbeitnehmer bezeichnet.

Die erste Diskussionsrunde über den „hypersusceptibel worker" fand Ende der 60er und Anfang der 70er Jahre statt. Damals trug der Toxikologe Stokinger mit seinen Kollegen den Begriff in die Öffentlichkeit, und zwar in Verbindung mit mehreren angeborenen Stoffwechselstörungen (vgl. z. B. Stokinger u. Schul 1973). Aus nicht ersichtlichen Gründen, u. a. fragwürdigen Verweisen auf arbeitsmedizinische Anwendungen, wurden die von Stokinger vorgeschlagenen „Hypersusceptibility-Tests" in der Industrie nie in großem Umfang eingeführt und die Debatte um seinen Vorschlag und andere Initiativen für Reihenuntersuchungen von Arbeitnehmern verebbte.

Vor kurzem flammte diese Diskussion wieder auf, vor allem weil Durchbrüche in der Genetik den Erwartungen Auftrieb gaben, man könnte genetische Tests zur zuverlässigen Prognose entwickeln, daß ein Individuum auf eine bestimmte Substanz im Sinne einer Gesundheitsbeeinträchtigung reagieren würde.

Die Möglichkeit, genetische Tests zur Feststellung der Suszeptivität von Arbeitnehmern durchzuführen, wirft viele, zunehmend umstrittene Probleme auf, nicht zuletzt die Frage nach den Kriterien, wann die Technologie so ausgereift sein wird, daß eine routinemäßige Anwendung gerechtfertigt wäre. In zahlreichen Artikeln sind die komplexen Probleme der Zuverlässigkeit, der Sensibilität, der Spezifität und des Prognosewertes diskutiert worden, die für einen vorgeschlagenen genetischen Test als Bewertungsmaßstäbe dienen könnten. Erwähnenswert ist jedoch ein häufig übersehener Punkt hinsichtlich des Prognosewertes, der bei allen politischen Entscheidungen ins Kalkül gezogen werden muß.

Wegen der komplexen Ätiologie der meisten menschlichen Krankheiten und wegen des relativ geringen Beitrags der jeweiligen einzelnen Krankheitsbedingungen werden selbst bei optimaler technologischer Entwicklung die meisten genetischen Suszeptivitätstests keine 100 %ige Aussagekraft haben, sowohl für die Veranlagung für eine Krankheit als auch für ihre klinische Manifestation. Daher sind praktisch alle genetischen Tests am Arbeitsplatz höchst zweifelhaft, da sie falsche „Negativ"- und falsche „Positivbefunde" ausweisen, z. B. Menschen als genetisch disponiert klassifizieren, von denen viele nie die Krankheit bekommen werden.

Ob und wann die Technologie zur Anwendung am Arbeitsplatz ausgereift ist, die Fehlerquote also akzeptabel ist, ist nicht nur eine wissenschaftlich-technische Frage. Tatsächlich hängen die Ansprüche an den Validitätsstandard oft ganz von den Überzeugungen ab, die man hinsichtlich der möglichen Vorteile und Nachteile von solchen genetischen Tests hat. Diejenigen, die Vorbehalte hinsichtlich des Screenings haben, dürften strengere Kriterien für die Aussagekraft von Tests und für ihren Zusammenhang mit tatsächlicher Krankheit fordern als diejenigen, die hinsichtlich ihrer Anwendung keine Probleme sehen.

Was sind nun die Besorgnisse, die das Phantom der Genomanalyse zur Feststellung einer Suszeptivität heraufbeschwört?

In der Sicht von Gewerkschaftsführern und anderen Vertretern von Arbeitnehmerinteressen gibt es mehrere, bedrückende Visionen vom „schlimmsten Fall". Eine solche Angstvision ist, daß die Arbeitgeber mit Hilfe der Genomanalyse ihre Pflicht umgehen könnten, für menschenverträgliche Arbeitsplätze zu sorgen, daß sie also das Ziel, die Belastung durch arbeitsplatzbedingte Krankheiten zu reduzieren, durch Einstellung weniger gefährdeter Arbeitnehmer zu erreichen versuchen. Im Extremfall, so wird befürchtet, wird die neue genetische Diagnosetechnik nicht nur dazu benützt, die Anstellung einer besonders gefährdeten Person zu vermeiden, sondern schließlich auch zur Identifizierung von besonders widerstandsfähigen Individuen, denen allein dann die Arbeitsplätze vorbehalten blieben.

Es besteht auch die Gefahr, daß ein Mißbrauch der neuen Technologie zu einer Diskriminierung derjenigen führt, deren genetische Konstellation nie ihrer Gesundheit oder ihrer Leistung am Arbeitsplatz abträglich sein würde. Genetische Tests können auch als Vorwand für Diskriminierung aus rassischen, geschlechtlichen oder ethnischen Gründen dienen, da auch Merkmale dieser Art eine Erbanlage ausmachen.

Aus der Sicht der Arbeitgeber würde schlimmstenfalls die Kategorie der Suszeptivität oder des erhöhten Krankheitsrisikos in ein Modell von Schutzrechten übergeführt werden, wie es heute für Körperbehinderte am Arbeitsplatz praktiziert wird. Wenn dies so käme, könnten die Arbeitgeber letztendlich gezwungen werden, die Arbeitsplatzbedingungen nicht nur für die normalen Arbeiter, sondern auch für die „überempfindlichen" Arbeiter sicher zu machen – bei beträchtlichem Kostenaufwand. Wenn sie diesen Forderungen nicht nachkämen, wären sie strafrechtlichen oder zivilrechtlichen Haftungsansprüchen ausgesetzt, begründet auf die Klagebehauptung, sie hätten Arbeitnehmer ihnen bekannten Risiken ausgesetzt.

Keine dieser extrem pessimistischen Visionen muß aber Wirklichkeit werden. Unsere Aufgabe ist es heute, im Vorgriff auf einen raschen Fortschritt der Gentechnologie, alle Arbeitsplatzfragen so zu entscheiden, daß der Interessenkonflikt Arbeitgeber – Arbeitnehmer in angemessener Weise ausgeglichen ist. Wir müssen also eine Politik verfolgen, die in moralisch vertretbarer und durchsetzbarer Weise das Interesse der Arbeitgeber an einer Kostenkontrolle und an der Entscheidungsfreiheit bei Einstellung und Entlassung mit den Rechten der Arbeiter auf angemessene Arbeitsplatzchancen, auf Unantastbarkeit der Person und der Privatsphäre und auf Schutz vor arbeitsplatzbedingten Gesundheitsrisiken in Einklang bringt. Natürlich spielen auch die wirtschaftlichen und sozialen Interessen der Gesellschaft insgesamt , die durch die Regierung vertreten werden, eine Rolle.

Hier sind Beispiele für die spezifischen Fragen, auf die eine Antwort gefunden werden muß:

1) Sollten Arbeitgeber berechtigt sein, von allen Stellenbewerbern und/oder allen Arbeitnehmern zu verlangen, daß sie sich einem arbeitsplatzbezogenen genetischen Test unterziehen? Wie wäre ein solches Arbeitgeberrecht vereinbar mit dem Recht auf Unantastbarkeit der Person und der Privatsphäre der Bewerber und Arbeitnehmer?

2) Gibt es Umstände, unter denen Arbeitgeber sogar die Pflicht haben sollten, ihre Arbeitnehmer auf eine Suszeptivität gegenüber Arbeitsplatzrisiken genetisch untersuchen zu lassen?

3) Wenn eine erhöhte Empfindlichkeit gegenüber einem Arbeitsplatzrisiko, z. B. einer bestimmten Substanz, festgestellt wird, sollte dann der Arbeitgeber das Recht haben, den Arbeitnehmer auf die Straße zu setzen, um seine eigenen Interessen zu wahren? Wenn dies kein legitimer Kündigungsgrund wäre, sollte der Arbeitgeber dann zumindest ein Recht haben, zum Schutz seiner Interessen den Arbeitnehmer zu versetzen, und zwar mit oder ohne Lohngarantie?

4) Oder hat der Arbeitgeber gar eine moralische Pflicht, den Arbeitnehmer zu versetzen, um dessen Interessen zu schützen? Schließt diese Pflicht zur Schadensverhütung für den Arbeitnehmer eine Verpflichtung zu gleicher Entlohnung, zu Dienstalteranrechnung usw. ein?

5) Sollte die Verpflichtung des Arbeitgebers im Falle eines erhöhten Risikos lediglich auf die Warnung des anfälligen Arbeitnehmers beschränkt sein? Muß diese Pflicht, den betreffenden Arbeitnehmer aufmerksam zu machen,

von einem Versetzungsangebot begleitet sein, mit oder ohne Lohngarantie? Wenn die Arbeitgeber moralisch nicht verpflichtet sind, diese Art Beschäftigungsschutz zu gewähren, was ist dann die Verantwortung der Gesellschaft gefährdeten Menschen gegenüber, die arbeitslos werden?

Zweifellos wird es nicht möglich sein, diese Fragen einheitlich für alle industriellen Gegebenheiten zu regeln. Zu unterschiedlich sind die moralisch und rechtlich relevanten Faktoren wie: Art und Schweregrad des Gesundheitsrisikos, Prognosewert der Genomanalyse, Intensitätsgrad, dem der anfällige Arbeitnehmer tatsächlich ausgesetzt ist, Zahl der verfügbaren Arbeitskräfte, Konsequenz aus der Weiterbeschäftigung eines Arbeitnehmers für den Arbeitgeber, Verfügbarkeit von Ersatzarbeitsplätzen und die Frage, ob das betreffende genetische Merkmal häufiger in Untergruppen auftritt, die in der Vergangenheit unter Diskriminierung am Arbeitsmarkt zu leiden hatten.

Genetisches Screening auf Suszeptivitäten bzw. Dispositionen – unabhängig von speziellen Arbeitsplatzrisiken

Genetische Reihenuntersuchungen können auch zur Erkennung von Dispositionen für Krankheiten dienen, die nicht mit dem Arbeitsplatz zusammenhängen. Rein wissenschaftlich gesehen, gibt es Gründe für die Annahme, daß diese Art Screening bald technologisch durchführbar sein wird; in der Tat viel früher als das Screening auf eine Empfindlichkeit für die meisten spezifischen Arbeitsplatzfaktoren.

Wie unter 11.1 schon erwähnt, hatte dieses neue Anwendungsgebiet genetischer Testverfahren im Herbst seine praktische Premiere mit den Tests auf Huntington-Chorea. Analysen auf Krankheiten wie diese haben für den Arbeitsmarkt keine große Bedeutung, weil diese Krankheiten unter den Arbeitskräften relativ selten vorkommen. Jedoch schreiten Forschung und Entwicklung in der Gentechnologie so rasch voran, daß man sicher bald einige der großen chronischen Krankheiten durch genetische Analysen erfassen kann, wie Typ-I-Diabetes, bösartiges Melanom, Brustkrebs, Alzheimer-Krankheit, manisch-depressive Krankheiten und gewisse Herzerkrankungen.

Es ist unschwer, sich die möglichen Implikationen aus diesen Suszeptivitätstests auf die schwerwiegenden chronischen Krankheiten für den Arbeitsmarkt vorzustellen. Verständlicher Weise interessieren sich Arbeitgeber für das genetische Profil ihrer Arbeitnehmer, ganz unabhängig von jeder arbeitsplatzspezifischen Belastung.

Zum Beispiel könnten die Arbeitgeber die Kosten ihrer Sozialleistungen drücken, wenn sie nur weniger gefährdete Arbeitnehmer einstellen, wobei sie dann für Gruppenversicherungen mit den Versicherungsunternehmen günstigere Tarife aushandeln oder bei Eigenversicherung ihre Zahlungen direkt vermindern könnten. Auch könnten die Arbeitgeber Aus- und Fortbildungsmittel nur in solche Arbeitnehmer investieren, deren genetisches Profil langfristig Gesundheit und Leistungsfähigkeit verspricht, so daß sich die Investition lohnt.

Je mehr die Kenntnisse zunehmen, desto mehr steigt auch die Möglichkeit, daß das Chancenspektrum des Individuums immer mehr mit Folgen für Ausbildung und Arbeitsplatz eingeengt wird. Zum Beispiel hat Kenneth Paigen darauf aufmerksam gemacht, daß die Medical Schools genetische Informationen über Gesundheitszustand und Lebenserwartung bei der Auswahl ihrer Bewerber zugrundelegen könnten; dies entspräche nur der gegenwärtig geübten Zurückhaltung der Ausbildungsstätten in Medizin bei der Zulassung älterer und sonstiger Bewerber, deren medizinische Berufstätigkeit womöglich nicht so lange dauern würde, daß die Gesellschaft die Ausbildungskosten wieder hereinholen würde (K. Paigen zit. in Schmeck 1986).

Es könnte umgekehrt unter gewissen Gegebenheiten auch günstig sein, Arbeitskräfte anzuwerben, die genetisch für einen frühen Tod disponiert sind, Arbeitskräfte für Hilfsarbeiten, wo das Anlernen billig und das Arbeitskräfteangebot reichlich ist, Pensionen und andere Sozialleistungen auf Dauer aber kostspielig sind.

Folgen für die Politik

Die neue Gentechnik am Arbeitsplatz malt das Menetekel einer durch und durch kontrollierten Gesellschaft an die Wand, wo wir künftig je nach unserem Genstatus einer Art Arbeitskaste zugewiesen würden, wobei sich diese Kastenzugehörigkeit von Generation zu Generation vererben würde.

Jedoch sollte betont werden, daß man Suszeptivitätstests für Arbeitnehmer, ob im Hinblick auf arbeitsplatzspezifische Krankheiten oder auf allgemeine Krankheiten, durchaus als natürliche Fortentwicklung der traditionellen Einstellungs- und Beschäftigungspraxis sehen kann.

Die Arbeitgeber haben schließlich immer schon individuelle und ganz persönliche Daten über Bewerber und Arbeitnehmer, einschließlich der Daten über den Gesundheitsstatus, ihren Einstellungs- bzw. Kündigungsentscheidungen zugrundegelegt. Mit dem wichtigen Vorbehalt, daß die Bürgerrechte nicht angetastet werden dürfen, daß also niemand wegen seiner Rasse, seines Geschlechts, seiner nationalen Abstammung und seiner Religionszugehörigkeit und in gewissem Maße wegen seiner Körperbehinderung diskriminiert werden darf, haben die Arbeitgeber derzeit in der Verwertung persönlicher Daten bei Arbeitsplatzentscheidungen eine ziemlich große Freiheit.

Diese Freiheit der Arbeitgeber wird als vereinbar mit der Pflicht der Gesellschaft, für gerechte Beschäftigungschancen zu sorgen, gesehen. Mit der Einführung von speziellen Gesetzen zum Schutz der Bürgerrechte wurde ein Gleichgewicht zwischen den verschiedenen konkurrierenden gesellschaftlichen Werten, wie der Achtung der Autonomie der Arbeitgeber, dem wirtschaftlichen Gedeihen, dem Schutz der persönlichen Freiheit und der Privatsphäre der Arbeitnehmer und der sozialen Gerechtigkeit, die wiederum die Aufrechterhaltung effektiver Chancen auf dem Arbeitsmarkt voraussetzt, geschaffen.

Wir stehen heute in der Sozialpolitik vor der Frage, ob der neue Wissensstand in der Genetik wegen seiner ganz neuen Durchschlagskraft und universellen Anwendbarkeit dieses komplexe Gleichgewicht zu zerstören droht.

Soweit die Antwort „ja" lautet, ist jetzt die Zeit zu prüfen, ob die Politik gezielt gegensteuern muß. Bei der Abschätzung, ob Gegenmaßnahmen erforderlich sind, darf man jedoch nicht die großartigen Chancen aus den Augen verlieren, die die Fortschritte in der genetischen Diagnostik für die Verhütung von Krankheiten und für die Förderung der Gesundheit eröffnen. Unsere Aufgabe ist also, die durch genetische Testverfahren eröffnete Chance zur drastischen Linderung des Problems der arbeitsplatzbedingten Krankheiten zu nutzen und die Kosten für die Arbeitgeber in Grenzen zu halten, – ohne die Arbeitsplatzchancen oder Persönlichkeitsrechte für die Arbeitnehmer zu beschneiden. Der technologische Fortschritt scheint augenblicklich sein rasantes Tempo etwas gemäßigt zu haben und uns eine Besinnungspause zu gönnen, damit wir die Probleme im voraus durchdenken und die Weichen für die politischen Entscheidungen stellen können. Gefragt sind Initiative, Verantwortung und Ideen, sowohl auf dem privaten als auch auf dem öffentlichen Sektor, damit die öffentliche Debatte über die moralischen Aspekte der Verwendung eines prognostizierten Krankheitsrisikos als Einstellungskriterium sinnvoll geführt werden kann.

11.4 Pränatale Genomanalyse

Mit wenigen Ausnahmen wird allgemein anerkannt, daß ab dem 2. bis zum 10. Lebensjahr eine große Zahl genetischer Tests effizient durchführbar ist. Es besteht auch in etwa Einigkeit darüber, daß in absehbarer Zeit unsere Fähigkeit zur Diagnose einer Suszeptivität für eine Krankheit unsere Fähigkeit zum wirksamen therapeutischen Eingriff übersteigen wird. So werden genetische Tests vorläufig vor allem in der Reproduktionsmedizin ihre praktische Bedeutung haben – genetische Daten werden erhoben, um gefährdete Kinder nicht auf die Welt kommen zu lassen.

Zwei Wege eröffnen sich zu diesem Ziel: Man weicht – bei bestehendem Kinderwunsch – auf künstliche Befruchtung, auf Adoption und den Einsatz von Leihmüttern aus, oder man läßt den Fetus testen und gegebenenfalls abtreiben. Mir geht es hier nur um die gesellschaftlichen und moralischen Konsequenzen des zweiten Weges für Gesundheitswesen und Gesundheitspolitik.

Die Fortschritte in der pränatalen Diagnostik der jüngsten Zeit bieten nie dagewesene Möglichkeiten, geistige Behinderung, Schäden des Zentralnervensystems, Sichelzellenanämie, zystische Fibrose, Huntington-Chorea und andere Erbkrankheiten zu „verhüten". Von vielen Autoren wird auf die Kosteneffektivität derartiger Eingriffe abgestellt. Jedoch muß man sich klar machen, daß eine Krankheitsverhütung durch Schwangerschaftsabbruch dem sonstigen Verständnis von Prävention zuwiderläuft. Hier erfolgt sie ja dadurch, daß man den Menschen, der die Krankheit häutte, gar nicht erst leben läßt.

Zweifellos ist die Genomanalyse von Feten moralisch und politisch problematisch, schon allein dadurch, daß sie die Option zur Abtreibung von Feten, die sich als krank veranlagt herausstellen, einschließt. Selbst wenn sich dereinst Therapiemöglichkeiten nach der pränatalen Diagnose als Alternative zur Abtreibung eröffnen, ist die Frage der Schwangerschaftsunterbrechung nicht vom Tisch, denn die Abtreibung wird gewiß noch lange Zeit eine „kosteneffizientere Präventionsstrategie" bleiben als jegliche pränatale Therapie.

Ein Überblick über die komplexe moralische Debatte zur Bedeutung embryonalen Lebens und die moralischen Aspekte eines legalisierten Schwangerschaftsabbruchs würde den Rahmen dieses Aufsatzes sprengen. Statt dessen geht es mir hier darum, wie in Anbetracht dieser kontroversen Vorstellungen von Krankheitsverhütung, fetalem Leben und Schwangerschaftsabbruch die Gesundheitspolitik gestaltet werden sollte.

Optionen der Gesundheitspolitik

Wie könnte die Regierung auf die Entwicklung neuer Technologien in der pränatalen Diagnostik reagieren?

Die Optionen reichen vom Verbot jeglicher Anwendung der Technologie – indem beispielsweise die Food and Drug Administration keine Genehmigung für Erzeugung und Anwendung von Testreagenzien erteilt – über strenge Reglementierung von pränatalen Testverfahren bis zur Genehmigung eines breiten Einsatzes der Technologie ohne oder mit nur geringer staatlicher Aufsicht, d. h. Überlassung der Technologie an den freien Medizinmarkt.

Eine andere Option wäre, die pränatale Genomanalyse unter der Ägide der Behörden in Form eines Screenings durchzuführen, dessen Organisation wohl am besten den einzelnen Staaten überlassen würde. Die Teilnahme an einem solchen Programm könnte freiwillig oder auch verpflichtend sein, entweder für die Ärzte oder für die Patienten. Letztendlich könnten die Staaten eine umfassende pränatale Untersuchung mittels einer Genomkartierung anbieten oder sogar verlangen.

Das Problem ist natürlich, für welche Option sich die Regierung entscheiden soll.

In der Vergangenheit wurde das Verbot der Anwendung von pränatalen Testverfahren nur von Leuten mit ganz konservativen Anschauungen hinsichtlich des Schwangerschaftsabbruchs vertreten. Je mehr jedoch die Einsatzmöglichkeiten für genetische Tests zunehmen, desto lauter werden wohl auch die Stimmen für ein Verbot der Anwendung dieser Technologie werden.

Tatsächlich gibt es bei einigen Biotechnologiefirmen Überlegungen, ob man sich freiwillig Beschränkungen auferlegen sollte, d. h. die Anwendung der Testgeräte und -technologien auf menschliche Feten verhindern sollte. Aus welcher Motivation auch immer, diese Firmen möchten keinesfalls in die Abtreibungskontroverse hineingezogen werden.

Aus gesundheitspolitischer Sicht haben wir eine vertrackte Situation. Einerseits schützt unsere Rechtsprechung das Recht einer Frau auf Selbstbestimmung und Entscheidung über eine Schwangerschaft ohne Abwägung ihrer Gründe. Andererseits gibt es im privaten wie im öffentlichen Bereich z. Z. ernste Bedenken gegen die Freigabe gewisser pränataler Gentechniken. De facto hieße ein Verbot, daß die Option für einen Schwangerschaftsabbruch für die Eltern in ihren reproduktiven Entscheidungen entfiele.

In vielen Hinsichten verlangen die genetischen Tests an Feten von der Gesellschaft und von jedem einzelnen eine klare Stellungnahme zu Abtreibung und Verhütung. Wir werden entscheiden müssen, was in irgendeiner Weise beschränkt werden soll: das Testen von Feten oder die Einflußnahme des Staates.

Kriterien für eine moralisch vertretbare Politik

Jede moralisch vertretbare Politik hinsichtlich pränataler Tests wird zumindest 5 Punkte berücksichtigen und ausbalancieren müssen: gerechter Zugang zur Technologie, Schutz des Fetus, Achtung der elterlichen Entscheidungsfreiheit, Achtung des Lebensrechts und der Würde von behinderten und krankheitsanfälligen Kindern und gerechte Mittelallokation zwischen Testinterventionen am Fetus im beschriebenen Sinne, anderen pränatalen Präventionsmaßnahmen und der Therapie und sozialen Betreuung von Behinderten.

Ein gerechter Zugang ist notwendig, um sicherzustellen, daß die Armen und Nichtversicherten nicht von der neuen pränatalen Diagnostik und dem selektiven Schwangerschaftsabbruch ausgeschlossen werden. Man schätzt, daß derzeit nur bei ungefähr 14 % der Schwangeren über 35 Jahren eine pränatale Diagnose auf das Down-Syndrom erstellt wird; die meisten von ihnen sind sozial besser gestellt.

Tritt der Staat für den fetalen Schutz ein, so muß er die Qualität von Labor- und Klinikdiensten sicherstellen. Kontrollen sind notwendig, um eine Schädigung von Feten durch die Tests möglichst zu vermeiden und eine unbeabsichtigte Abtreibung von gesunden Feten aufgrund von Labor- und Kommunikationsfehlern zu verhindern.

Tritt der Staat für die elterliche Autonomie ein, wäre eine Pflicht zur Untersuchung der Feten undenkbar. Es könnte aber eine Kontrolle über die Informations-, Beratungs- und Einwilligungsverfahren notwendig sein, damit die elterlichen Entscheidungen möglichst bewußt getroffen werden.

Die Anerkennung der elterlichen Autonomie wiederum verlangt, daß sich der Staat zur Achtung des Lebensrechts und zur sozialen Betreuung von Behinderten verpflichtet fühlt. Die elterliche Entscheidungsfreiheit wäre nämlich in wesentlichen Punkten eingeschränkt, wenn den behinderten oder gefährdeten Kindern keine angemessene medizinische und soziale Betreuung garantiert wäre oder für sie eine dereinst vielleicht mögliche Therapie gar nicht in Frage käme.

Vor kurzem lancierte das Health Department des Staates Kalifornien ein Screeningprogramm (Maternal Serum p42as10-Fetoproteintest) für die pränatale Diagnose von Neuralrohrdefekten und des Down-Syndroms für alle Schwangeren.

Laut behördlicher Verfügung ist die Teilnahme der Schwangeren freiwillig – alle müssen eine vorgedruckte Einwilligungserklärung unterschreiben. Für die Erbringer von Vorsorgeleistungen, d. h. die Gynäkologen und Geburtshelfer, ist jedoch die Teilnahme Pflicht, d. h. sie müssen allen schwangeren Frauen in ihrer Praxis den Test anbieten.

Das Health Department ist seinerseits verantwortlich für die Qualitätskontrolle aller Laborarbeiten, für die Aufklärungsschriften und die Koordination der Folgemaßnahmen.

Dieses Programm ist in vielerlei Hinsicht vorbildlich. Der Zugang zu den diagnostischen Technologien ist für alle schwangeren Frauen gewährleistet; es gibt funktionsfähige Qualitätskontrollen in den Labors und die Verfahren zur Einholung der Patientenzustimmung sind korrekt.

Es hat aber auch Mängel, und zwar hinsichtlich der von mir aufgezählten 5 Punkte: Arme Frauen haben zwar Zugang zur Diagnostik, nicht aber zum Schwangerschaftsabbruch, der mit Kosten verbunden wäre. Die Einwilligung nach Aufklärung hat zwar ihren Platz im Programm, aber das Programm erfaßt nicht den ganzen Hintergrund, vor dem die freie elterliche Entscheidung bewertet werden muß. Denn die Fragen der Achtung des Lebensrechts und der Würde von Behinderten, einschließlich des Angebots von Alternativen zur Abtreibung, bleiben außer Acht, auch werden die umfassenderen Probleme der sozialen Gerechtigkeit nicht in Angriff genommen.

Besonders heikel ist am kalifornischen Programm der Zwang, der auf Ärzte und Hebammen ausgeübt wird. Gewiß wollte man damit sicherstellen, daß allen schwangeren Frauen die Technologie offensteht, aber man liebäugelte wohl auch mit den Nebeneffekten aus einer hohen Beteiligung – der Vergrößerung der Wahrscheinlichkeit, daß das Programm kosteneffektiv und zum Vorteil für die Volksgesundheit ist.

Ist der Grad staatlicher Einflußnahme bei einem genetischen Diagnoseprogramm moralisch problematisch? Man kann einwenden, daß schon die Existenz eines solchen Screeningprogramms eine Art Zwang darstellt – schon gar bei einer Kooperationspflicht für alle Ärzte und Hebammen.

Diese Sorge ist, gelinde ausgedrückt, fragwürdig. Es ist keineswegs erwiesen, daß das Angebot eines staatlichen Screeningprogramms ohne gesetzliche Teilnahmepflicht eine staatliche Zwangsmaßnahme in strengem Sinne ist, noch folgt notwendigerweise, daß staatliche Programme, die über die übliche Schwangerschaftsvorsorge hinaus angeboten werden, den potentiellen Druck auf die elterlichen Entscheidungen vergrößern. Ich will damit sagen, daß sich die Frage nicht beantworten läßt, was zu größerer Manipulation der reproduktiven Entscheidung führt: Staatskontrolle der pränatalen Genomanalyse in der Art des kalifornischen Programms oder Verbreitung neuer pränataler Technologien durch die Fachgemeinde der Geburtshelfer ohne staatliche Intervention (vgl. z. B. Rowley et al. 1985).

Implikationen für die Politik

Die Sorgen über den Zwangscharakter von staatlichen Screeningprogrammen berühren den Kern des moralischen Problems für das öffentlich verantwortete Gesundheitswesen, das von der pränatalen Diagnostik und der Genomanalyse allgemein aufgeworfen wird. Wie soll das Gesundheitswesen seine eigentliche unbestrittene Aufgabe – eine kostenwirksame Verhütung von Krankheit und

Arbeitsunfähigkeit – mit den Implikationen aus diesem Ziel vereinbaren, die in den Augen mancher Kritiker einer Eugenik gleichkommen?

Vielleicht ist die grundlegendste philosophische Prämisse des öffentlich verantworteten Gesundheitswesens, daß die Verhütung von Krankheit und die Beförderung von Gesundheit als „objektive gesellschaftliche Güter" bezeichnet werden können. Das heißt, selbst in einer Gesellschaft wie der unseren, die von gesellschaftlichem und religiösem Pluralismus gekennzeichnet ist, besteht Konsens darüber, daß Gesundheitsförderung und Krankheitsverhütung gute Dinge sind.

Eine wichtige Erweiterung dieser Prämisse über den objektiven Wert hinaus ist die Überzeugung, daß die Verfolgung dieser guten Ziele eine legitime Aufgabe des Staates ist, ja sogar einen hohen Stellenwert unter den übrigen Pflichten des Staates haben sollte, wie nationale Verteidigung, Schutz der Bürgerrechte usw.

Die Kritiker von genetischen Screeningprogrammen stellen aber heute indirekt diese Prämissen in Frage. Sie erheben gegen die Maßnahmen, die auf die „Verhütung" gewisser Krankheiten durch genetische Reihenuntersuchungen abzielen, den Vorwurf, daß sie notwendigerweise das Urteil implizieren, gewisse Leben hätten einen geringeren Wert als andere. Nach diesen Kritikern steht es dem Staat moralisch nicht zu, ein solches Urteil zu fällen, weil er damit bereits eine Art Eugenik praktiziert.

Diese Kritiker akzeptieren also nicht die Prämisse, daß Krankheitsverhütung zumindest in bestimmten Formen sowohl als objektives Gut als auch als Staatsaufgabe zu betrachten ist. Die Kontroverse hat zumindest teilweise ihre Wurzeln in einem philosophischen Streit über die Natur von Krankheit und Invalidität, ob diese Konstruktionen fundamental biologisch oder soziologisch zu deuten sind. Die Retinopathia pigmentosa paßt an sich gut in das biologische Modell, das Ausmaß jedoch, in dem die Blindheit den Menschen disqualifiziert, hängt genauso von gesellschaftlichen Reaktionen wie von biologisch gesetzten Grenzen ab.

Es bleibt eine offene und bedeutsame Frage, ob Entwicklungen in der Genetik unvermeidbar auf Kolliosionskurs mit einer neu belebten Eugenik gehen müssen.

Trotzdem ist die Kritik an den Anwendungen der Genetik eine heilsame Herausforderung an die Philosophie des Gesundheitswesens und der Gesundheitspolitik. Ein Engagement der Öffentlichkeit für die Krankheitsverhütung darf nicht so weit gehen, daß implizit oder explizit der Meinung gehuldigt wird, daß nur die sogenannten Normalen und Gesunden wirklich Menschen sind, daß den in gewissem Sinn „Untüchtigen" nicht zum Leben verholfen oder eine Ermutigung zur Fortpflanzung gegeben werden sollte.

Es sei auch daran erinnert, daß Krankheitsverhütung ein wichtiger, aber nicht der einzige gesellschaftliche Wert ist. Soweit die von der neuen Gentechnologie ermöglichten Fortschritte in der Verhütung von Krankheiten andere hoch geachtete gesellschaftliche Werte – Chancengleichheit, Freiheit in Fragen der Fortpflanzung – bedrohen, müssen wir bereit sein, die Verhütung von Krankheiten auf einen weiter hinten liegenden Rang zu verweisen.

All dies soll nicht heißen, daß sich die Gesundheitspolitiker der Chance der neuen Genetik verschließen sollen, ganz im Gegenteil. Die Verantwortlichen im Gesundheitswesen haben die Pflicht, aktiv zu werden, um das Auftreten und die Verbreitung von Krankheiten, die menschliches Leid verursachen, einzudämmen, einschließlich von erblich mitbedingten Krankheiten. In diesem Sinne sollten die Verantwortlichen im Gesundheitswesen für die Genomanalyse eintreten, jedoch nur unter Bedingungen, die moralisch vertretbar und gesellschaftlich verantwortbar sind.

Literatur

Office of Technology Assessment, Congress of the United States (1983) The role of genetic testing, in the prevention of occupational disease. Government Printing Office, Washington/DC

Ostrowsky J, Lippman A (1985) Cost-benefit of a thalassemia prevention program. Am J Public Health Juli 1985, 732–736

Pembrey M (1979) Embryo transfer in prevention of genetic disease. Lancet II:802

Powledge T (1976) Can genetic screening prevent occupational disease? New Scientist 2. Sept. 1976, 486–488

Rowley P, Loader S, Walden M (1985) Toward providing parents the option of avoiding the birth of the first child with Cooley's anemia: Response to hemoglobinopathy screening and counseling during pregnancy. Ann NY Acad Sci

Schmeck HM (1986) Advances in genetic forecasts increase concerns. New York Times 19. 8. 1986, C-1

Stein Z, Susser M, Andrea V (1973) Screening programm for the prevention of Down's syndrome. Lancet I:305–309

Stokinger H, Scheel L (1973) Hypersusceptibility and genetic problems in occupational medicine – A consensus report. J Occup Med 15:564–573

Turner G et al (1986) Preventive screening for the fragile X syndrome. N Engl J Med 4. Sept. 1986, 607–609

12 Bioethik und das amerikanische Rechtswesen

Terry Pinkard*

12.1 Common Law und Case Law

Das amerikanische Common Law, nach dem bioethische Streitfälle entschieden werden, unterscheidet sich grundsätzlich von dem kontinentaleuropäischen Rechtssystem. Common Law gilt als Fallrecht, hergeleitet aus der richterlichen Interpretation von Präzedenzfällen, nicht aus erlassenen Gesetzen oder kodifiziertem Recht. Der auffallendste Unterschied für unsere Zwecke liegt in der Rolle des Richters in beiden Systeme. Tatsächlich wird oft gesagt, daß das Common Law ein „Judge-made-Recht" sei im Gegensatz zur kontinentaleuropäischen Rechtsordnung, in der die Richter das geschriebene Recht nur auszulegen haben. Dies ist zumindest die landläufige Unterscheidung zwischen den beiden Systemen, die in den Vorlesungen von Juraprofessoren auf beiden Seiten des Atlantik immer widerhallt. In Wirklichkeit gehört sie eher in den Bereich der Legende als in den der Tatsachen, aber es ist nicht mein Thema, hier die Konvergenzen der beiden Systeme im einzelnen aufzuzeigen (vgl. Esser 1974; Kriele 1975, 1979, S. 85 f.)

Die Legende vom Common Law als einem vom Richter gemachten Gesetz geht auf seinen Ursprung zurück. Nach seinem Hickhack mit den eingesessenen Bewohnern Englands ging Wilhelm der Eroberer daran, sein neu erworbenes Territorium zu vereinheitlichen. Die Gerichte, die er im ganzen Königreich einsetzte, sollten für ganz England ein „Common Law", ein einheitliches Recht, schaffen. In Ermangelung von Gesetzbüchern und den schriftlich fixierten Verfahrensregeln des Römischen Rechts wandten die Richter „right reason" bei ihren Entscheidungen an und mit der Zeit bildete sich die Doktrin des „Stare Decisis" als Rechtsgrundsatz heraus. Die Richter waren gehalten, in ihren Urteilen den Vorentscheidungen anderer Richter zu folgen. Die Idee war, daß durch die Entscheidung nach „right reason" und „Stare Decisis" die Richter schließlich ein „Common Law" etablieren würden, ein einheitliches Corpus von Regeln und Grundsätzen für ganz England.

Das Common-Law-System brachte einen Richter hervor, der sich in seinem institutionellen Selbstverständnis erheblich von demjenigen unterscheidet, der den Studenten der kontinentaleuropäischen Rechtssysteme vertraut ist. Er hat

---

* Chairman des Instituts für Philosophie der Georgetown University in Washington/DC; Fakultätsmitglied der Georgetown Law School und des Kennedy Institute of Ethics.

zumindest augenscheinlich mehr Spielraum als der kontinentaleuropäische
Richter. Tatsächlich gelten ganze Bereiche des amerikanischen Rechts als rich-
tergeschaffen. Insbesondere fällt darunter der Bereich, der bioethische Fragen
betrifft. Das „Tort Law", das sich mit Ersatzansprüchen für Personen und
Sachschäden befaßt,[1] und das „Contract Law", das sich mit einklagbaren
Verträgen und der Entschädigung bei Vertragsbruch befaßt, sind beide „judge-
made" oder „Case Law". Wenn ein amerikanischer Jurastudent „contract"
oder „tort" büffelt, lernt er nicht aus einem Lehrbuch über Schuldrecht wie in
Deutschland, sondern aus einer Sammlung von Gerichtsurteilen, wobei er nach
den Gründen der jeweiligen Entscheidung forscht, um herauszubekommen,
was auf diesem Gebiet „law", d. h. anwendbares Recht ist.

Eine weitere Unterscheidung ist hier zum Verständnis der Rolle des amerikanischen Richters wichtig. Im amerikanischen Recht trennen wir „findings of
fact" von „findings of law". Und zwar geht es um folgendes: Ein „finding of
law" obliegt dem Richter; er bestimmt, welche rechtlichen Regeln oder Grundsätze für den vorliegenden Streitfall anwendbar sind. Zum Beispiel ist es seine
Sache zu erklären, daß es einen „tort" darstellt, wenn man peinliche Informationen über eine nichtöffentliche Person verbreitet. Ein „finding of fact" wird
oft gar nicht von einem Richter festgestellt, sondern von einer Jury aus Bürgern. Der Richter kann den Geschworenen sagen, daß es einen „tort" darstellt,
in das Privatleben einer Person einzugreifen („finding of law"), aber es ist
Sache der Geschworenen zu entscheiden, ob tatsächlich im vorliegenden Fall in
das Privatleben der Person eingegriffen worden ist („finding of fact"). Der
Richter gibt das anwendbare Recht an, die Geschworenen entscheiden, ob es
gebrochen worden ist. Allgemein dürfen „findings of law" angefochten werden,
„findings of fact" nicht.

So sind es v. a. die richterlichen Entscheidungen, welche Prinzipien auf dem
Gebiet der Bioethik ins Spiel zu bringen sind, die für ein Anwachsen des in den
USA auf diesem Gebiet geltenden Rechts sorgen.

Wenn ein Richter ein „finding of law" trifft, muß er bestimmen, was das
„law" in einem bestimmten Fall ist. Dafür nimmt er frühere Fälle zur Hand
und versucht, eine auf den vorliegenden Fall anwendbare Regel oder einen
Grundsatz herauszufinden. Nach amerikanischem Rechtsempfinden werden
Präzedenzfälle nicht als interessante Schlußfolgerungen zitiert, die für den
vorliegenden Fall instruktiv sein mögen, sondern als verbindliche Entscheidungen, an die sich der Richter zu halten hat. Das in Kontinentaleuropa übliche
Paradigma der Anwendung einer allgemeinen Regel auf den besonderen Fall
paßt nicht recht auf diese Art Rechtsprechung.[2] In neuartigen Fällen, wie sie

---

[1] Der Begriff „tort" kommt vom normannischen Wort für „falsch", „verkehrt", „unrecht".
[2] Es paßt in Wirklichkeit auch nicht eindeutig auf die kontinentaleuropäische Rechtspraxis.
Vgl. Larenz (1979). Auf jeden Fall gibt es Beispiele, wo das Vorgehen der amerikanischen
und der kontinentaleuropäischen Richter starke Ähnlichkeit aufweist. In unserem föderali-
stischen Rechtssystem ist beispielsweise ein Richter in Texas nicht an die Verfügungen von
Richtern in anderen Staaten (z. B. New Jersey oder Oklahoma) gebunden, wenn er eine
Frage des „state law" zu entscheiden hat. Wenn es z. B. in Texas noch keine Präzedenzfälle
bezüglich Ersatzmutterschaft gegeben hat, ist ein dortiger Richter nicht verpflichtet, den
Entscheidungen eines Richters in New Jersey zu folgen. Jedoch wird der Richter in Texas ▷

im bioethischen Bereich nun einmal häufig sind, muß der Richter Prinzipien aus früheren Fällen interpolieren und oft mehr oder weniger philosophische Argumente heranziehen, warum eine bestimmte Entscheidung getroffen werden muß. Deswegen waren Richter gezwungen, in existentiellen Fragen, wie der Definition des Todes, der Ablehnung einer Behandlung, des Handelns im besten Interesse des Patienten, wohl oder übel eine Entscheidung darüber zu treffen, welche Arten ethischer Prinzipien gültig sind und welche nicht. In einer dem Selbstverständnis des europäischen Richters widersprechenden Art mußten die amerikanischen Richter echte Moralphilosophie treiben, wenn sie über bioethische Fragen betreffende Fälle zu entscheiden hatten.

Damit soll nicht der Eindruck erweckt werden, als gäbe es eine einzige Methodologie, auf die sich alle Juristen und Richter geeinigt hätten, wie in diesen Fällen zu verfahren sei. Tatsächlich gibt es mehrere Methodenlehren, die im Wettstreit um ihre Anwendbarkeit in solchen Fällen liegen. Um amerikanische Gerichtsentscheidungen verstehen und interpretieren zu können, muß man die Rolle dieser verschiedenen Methoden der Jurisprudenz durchschauen.

Allgemeiner ausgedrückt: Für die amerikanische Jurisprudenz sind 2 eng verwandte Fragen wesentlich (vgl. Dworkin R. 1986a):

1) Was macht eine Rechtsaussage gültig oder wahr? Wenn wir z. B. sagen, daß eine Frau ein einklagbares Recht auf einen Schwangerschaftsabbruch hat, was rechtfertigt diesen Anspruch? Ist es eine frühere Gerichtsentscheidung? Ein vom Gesetzgeber erlassenes Gesetz? Die Meinung eines Richters? Eine Art Tatsache?
2) Worüber sind die Juristen unterschiedlicher Meinung, wenn sie sich streiten, was das „law", also das anwendbare Recht ist.

Mehrere verschiedene Theorien sind vorgeschlagen worden. 3 der einflußreichsten Rechtsschulen im amerikanischen Kontext sind der Rechtspositivismus, der utilitaristische Pragmatismus und der Rechtsrealismus. Der Rechtspositivismus behauptet, daß ein Rechtssatz wahr ist, wenn es eine rechtsgültige Regel gibt, die ihn wahrmacht. Das anwendbare Recht nimmt die Gestalt von Regeln an. Die Positivisten vertreten die Ansicht, daß eine Meinungsverschiedenheit über das, was anwendbares Recht ist, eigentlich eine Meinungsverschiedenheit ist über das, was die betreffenden Regeln sind. Die Positivisten fassen, wenn man so will, das anwendbare Recht als „ideal rulebook" auf (der Begriff stammt von R. Dworkin 1986a).

Ein Rechtssatz ist wahr, wenn in dem idealen Regelbuch eine Regel steht, die ihn wahr macht. Entsprechend gilt: Wenn es keine Regel gibt, gibt es auch kein „law". Da dies bei bioethischen Fragen oft der Fall ist, folgt, daß die Richter oft das anwendbare Recht schaffen müssen. Sie müssen eine Regel

---

◁ wahrscheinlich die Entscheidungen anderer Richter als aufschlußreiche „Belehrung" zu Rate ziehen. Manchmal (wenn auch selten) wird ein Richter eine wissenschaftliche Abhandlung zitieren. In dieser Art Fälle ähnelt das Vorgehen eines Common-Law-Richters dem eines europäischen. Kriele scheint diese beiden Falltypen zu vermengen, wenn er die Ähnlichkeit zwischen den beiden Systemen behandelt, siehe Kriele (1979), S. 85–86.

aufstellen, die es vorher nicht gegeben hat. Einmal aufgestellt, sind künftige Richter an sie gebunden.

Der Positivismus tut sich schwer mit der Erklärung, worüber die Richter im Common-Law-System streiten, wenn sie sich über das anwendbare Recht nicht einig sind. Wenn zwei Richter uneins sind, ob ein Gericht einen Arzt anweisen kann, die lebenserhaltenden Maßnahmen bei einem Patienten gegen dessen Willen fortzusetzen, besteht die Differenz gewöhnlich nicht darüber, was die betreffenden „statutes" bzw. der Wortlaut in früheren Fällen waren, sondern darüber, was diese „statutes" bzw. Worte bedeuten und implizieren. Für den Richter nach Common Law geht es darum, wie die Vorentscheidungen zu lesen sind, so daß er ableiten kann, was im vorliegenden Fall das „law" ist. Das Common Law ist eine interpretative Rechtsordnung, in der die Richter die Regeln nach der besten Interpretation formulieren müssen, die sie von Vorentscheidungen des Gesetzgebers und der Gerichte geben können.

In den 30er Jahren entwickelte eine Gruppe amerikanischer Wissenschaftler eine Theorie über die Entscheidungsfindung im Rahmen des Common Law auf der Grundlage des Skeptizismus bezüglich dieser Regeln. „Legal Realism", Rechtsrealismus, wurde diese speziell amerikanische Schule der Jurisprudenz später genannt. Nach den Rechtsrealisten kann es keinen Satz von Regeln geben, der bestimmt, was in einem bestimmten Fall anwendbares Recht sei, weil man immer abhängig von der individuellen Interpretation des Richters sei, welches die Regel ist. Regeln sind keine Schienen, die unser Denken unweigerlich auf einer Spur halten. Vielmehr führen uns die sogenannten Regeln nur jeweils wohin wir glauben, daß sie führen. Zu sagen, daß es eine „rule of law" gibt, heißt nur, das generelle Verhalten der Richter zu beschreiben und Voraussagen zu machen über das, was sie in Zukunft tun werden. Um das sagen zu können, müssen wir jedoch nicht die sog. „rules of law" studieren, sondern die soziologischen und psychologischen Bedingungen, unter denen die Richter arbeiten. Es sollte z. B. nicht überraschen, daß eine von weißen, männlichen Angehörigen der oberen Mittelschicht dominierte Justiz tendenziell die „rules of law" entsprechend den Vorurteilen dieser Schicht sieht.[3] Für die Rechtsrealisten ist „law" nur das, was die Richter so nennen.

Der Rechtsrealismus spielte im amerikanischen Rechtsdenken und in der Juristenausbildung eine Zeitlang eine beherrschende Rolle. Oft wird er als der Ausdruck dessen gesehen, was der in der Praxis stehende Anwalt wahrnimmt. Jeder amerikanische Anwalt weiß, daß seine Erfolgsaussichten mit dem Richter, vor dem er den Fall zu vertreten hat, steigen oder fallen. Der Rechtsrealismus scheint dieser allzu gemeinen Erfahrung unter Rechtsanwälten Ausdruck zu geben. Doch wie der Positivismus verfälscht auch er zumindest die Art, in welcher Richter vom „law" denken. Die Richter argumentieren nämlich nicht einfach, dies sei ihr Gefühl oder ihre bloße Meinung von der

---

[3] Vgl. Tushnett (1974), S. 181. Tushnett versucht zu zeigen, wie die Entscheidungen zugunsten von Frauen seitens dieser männlichen Richter immer in dem Sinne ausfallen, wie sie für ihre Ehefrauen und Freunde von Belang wären, aber nicht für Frauen aus der Unterschicht.

Sache, sondern berufen sich auf das „law", das ihre Entscheidungen vorschreibt. Wenn der Rechtsrealismus recht hätte, wären die Richter Agenten einer massiven Täuschung der Öffentlichkeit oder unterlägen zumindest einer Selbsttäuschung.[4]

Wahrscheinlich herrscht im Rechtsdenken der Juristen eine Mischung aus Pragmatismus und Rechtsrealismus vor. Die pragmatischen Rechtstheoretiker teilen mit den Rechtsrealisten die Skepsis hinsichtlich der starren Verbindlichkeit der Regeln, meinen aber, daß die Richter trotzdem die Pflicht haben, Entscheidungen im Dienste und zum künftigen Wohl der Gesellschaft zu fällen. Das Rechtssystem soll das Leben besser machen, die Räder der Gesellschaft ölen, nicht ihre Weiterentwicklung hemmen. Eine aufgeklärte Justiz wird sich bemühen, das richtige Gleichgewicht zwischen dem Festhalten an Entscheidungen der Vergangenheit und der Flexibilität für die Zukunft zu finden. Für den Rechtspragmatiker macht diejenige Gerichtsentscheidung, die für das Gemeinwesen insgesamt die beste ist, ein „statement of law" unter Berücksichtigung des Preises einer Abweichung von früheren Entscheidungen wahr.

Wieviel vernünftiger der Pragmatismus auch scheinen mag, so leidet er doch an den gleichen Mängeln wie der reine Rechtsrealismus und unterspielt den Punkt, in dem Uneinigkeit über das „law" mehr ist als eine Uneinigkeit über das, was für die Gesellschaft das beste ist. Uneinigkeit über das „law" in einem Common-Law-System ist Uneinigkeit über die beste Interpretation früherer Gerichtsentscheidungen, nicht unbedingt über die beste vom Staat zu verfolgende Politik.

Die Interpretation im Rahmen des Common Law läßt sich nach Sinn und Zweck jeder Rechtsordnung verstehen: der Machtausübung des Staates Grenzen zu setzen, ihr die Richtung zu weisen und ihr eine Rechtfertigung zu geben. Die moderne liberale, demokratische Staatsmacht ist aus zwei allgemeinen historischen Erfahrungen erwachsen. Erstens hat man aus den Religionskriegen in Frankreich zwischen 1562 und 1598 gelernt. Die verschiedenen Toleranzedikte, erlassen von den französischen Herrschern, erwiesen sich als wirkungslos. In Anbetracht des fortgesetzten Bürgerkriegs formulierte Michel de l'Hopital, königlicher Kanzler, 1562, es sei nicht Aufgabe der Politik zu bestimmen, welches die wahre Religion sei, sondern zu regeln, wie die verschiedenen Religionen friedlich zusammenleben könnten.[5] Daraus erwuchs

---

[4] Zwei andere wesentliche Faktoren spielten bei dem Abtreten des Rechtsrealismus von der amerikanischen Bühne eine Rolle. Einer war Auschwitz und die Nürnberger Prozesse; die Juristen waren nicht bereit zu sagen, daß dies nur eine Sache „richterlicher Meinung" sei. In Amerika zwang der Fall Brown versus Board of Education 1954, nämlich die Entscheidung, daß Rassentrennung im Schulwesen verfassungswidrig ist, die liberalen Rechtsrealisten dazu, sich gegen den zumeist von südlichen Integrationsgegnern erhobenen Vorwurf zu wehren, daß die Entscheidung nur Ausdruck des Versuchs liberaler nördlicher Juristen sei, ihre politische Meinung einem widerspenstigen Süden aufzuzwingen. Wenn der Rechtsrealismus recht hätte, hätte Brown nicht die moralische Position, die ihm liberale Realisten zugestanden haben.

[5] Dies behauptet wenigstens Kriele (1975), S. 51, unter Berufung auf Schnur (1962). Die von Kriele zitierte Stelle aus Schnur rechtfertigt zwar die These nicht, sie mag aber aus anderen Teilen des Buches extrapoliert sein, zumal Schnur die gleiche These zu vertreten scheint.

das Ideal des Pluralismus und die Achtung unterschiedlicher Lebenseinstellungen. Dies ist das Grundprinzip des liberalen Staates: das Ideal der Unparteilichkeit gegenüber den verschiedenen und oft widerstreitenden moralischen Visionen von der Welt, die innerhalb des Staates ihren Platz haben. Zweitens gibt es die Konzepte jüngeren Datums von Fairneß und Gleichheit. Aus dem liberalen Staat ist die liberale Demokratie entstanden. Bei diesem Umbildungsprozeß haben mehr als bloß die Ideen der Grundrechte und der Begrenzung der Staatsgewalt eine wesentliche Rolle gespielt; das Ideal der Fairneß ist zur Charakterisierung eines Gemeinwesens ebenso wichtig geworden.

Bei der Gesetzesinterpretation muß daher ein Richter im Rahmen des Common Law versuchen, früheren politischen Entscheidungen so zu folgen, daß er auch den Grundprinzipien eines demokratischen, liberalen Staates und der entsprechenden Lebensform gerecht wird. Was ein „statement of law" wahr macht, ist deshalb eine Interpretation dessen, was aus den grundlegenden liberalen, demokratischen Prinzipien der Gerechtigkeit und der angemessenen Verfahrensweise folgt sowie mit früheren Gerichtsentscheidungen vereinbar ist. Die richterliche Argumentation innerhalb eines Common-Law-Systems ist daher mit der Moralphilosophie eng verknüpft. Die Fortentwicklung des Fallrechts in der Bioethik bietet daher ein fruchtbares Feld der Diskussion und Reflexion für den Moralphilosophen.

Damit soll nicht geleugnet werden, daß es in den Ansichten von Juristen einerseits und an bioethischen Fragen interessierten Medizinern andererseits gewisse Spannungen gibt. Zwischen ihnen gibt es Verständigungsschwierigkeiten. Die Juristen sind womöglich nicht entsprechend geschult, um die volle Tragweite der in wissenschaftlichen und technologischen Kreisen aufgeworfenen Probleme zu verstehen, andererseits sind Mediziner vielleicht blind gegenüber weitreichenden Konsequenzen sowohl der politischen, d. h. legislativen, als auch der richterlichen Entscheidungsfindung. Hierher gehören Dinge wie die Anerkennung des Pluralismus in modernen, liberalen Demokratien, die Forderung, daß Nichtfachleute das geltende Recht verstehen, dessen Durchsetzbarkeit und die Anerkennung der Tatsache, daß sich nicht alle Probleme durch Anrufung des Gerichts entscheiden lassen. Spannungen dieser Art liegen den meisten Fällen, um die es im bioethischen Bereich geht, zugrunde. Zur Veranschaulichung möchte ich 4 konkrete Fälle erläutern, bei denen Moraltheorie, Interpretationsfragen und die Rücksicht auf geltendes Recht ineinanderspielen.

12.2 Schutz der Intimsphäre

Der Fall betrifft den Konflikt zwischen einem moralischen Recht auf „privacy" und dem politischen Recht des Staates, den illegalen Drogenhandel polizeilich zu überwachen. Zur Diskussion steht die Ausgewogenheit zwischen moralischen Rechtsansprüchen, dem Schutz eines Grundrechts, und nichtmoralischen, politischen Rechtsansprüchen, dem Interesse des Staates. Darf ein moralisches Recht auf Schutz der Privatsphäre, das im „law" anerkannt ist, schwerer wiegen als das öffentliche Interesse an der Kontrolle des Drogenhandels? Nebenbei geht es auch um die Frage, ob elektronische Datenbänke für die Privatsphäre eine größere Bedrohung darstellen als konventionelle Techniken.

Es sind zunächst begriffliche, dann normative Fragen zu klären. Was ist „privacy" und was folgt aus dem „right to privacy"? Nach allgemeiner Meinung sind zwei verschiedene Begriffe von „privacy" im amerikanischen Recht wirksam. Erstens geht es um den Informationsaspekt, d. h. darum, wer was über eine Person weiß. Das Recht auf „privacy" heißt, daß jeder einzelne die Kontrolle über das Bekanntwerden seiner privaten Daten haben soll. Es könnte z. B. vollkommen in Ordnung sein, daß ich nichts über meine Finanzen sage, wenn irgendjemand gern etwas herausbekäme. Aber es wäre nicht in Ordnung, wenn ich mich auf dieses Recht berufe, wenn das Finanzamt um Auskunft ersucht. In diesem Sinn von „privacy" geht es also um Informationen über eine Person und darum, wer Zugang dazu haben darf und wer nicht (d. h. um das Verfügungsrecht über die privaten Daten und um dessen Grenzen).

Zweitens beinhaltet „privacy" einen verfassungsgemäß geschützten Freiraum des Individuums, in den der Staat nicht übergreifen darf. Im Fall Roe versus Wade entschied der Supreme Court, daß das Recht einer Frau auf „privacy" die staatlichen Gesetze außer Kraft setzt, die einen Schwangerschaftsabbruch verbieten. Hier hat „privacy" nichts mit dem Verfügungsrecht über Informationen, sondern mit dem Selbstbestimmungsrecht des einzelnen zu tun.

Nach der begrifflichen Klärung geht es nun um die normative Frage, um den Wert und die Bedeutung eines Rechts auf „privacy". Man überlege, ob es überhaupt ein solches Recht geben sollte. Der Informationsaspekt war im amerikanischen Recht nicht immer anerkannt. Warum sollten wir ein Verfügungsrecht des einzelnen über Informationen aus seiner Privatsphäre anerkennen? Wenn man in einer Gesellschaft lebt, kann man nicht bekannt werden lassen oder geheimhalten, was und wie man gerne möchte. Man stelle sich eine Person vor, der es peinlich ist, kahlköpfig zu sein und eine Perücke tragen zu müssen, und irgendjemand erzählt seinem Freund von der Perücke. Hat er damit ein einklagbares Recht auf Schutz der Privatsphäre verletzt? Hat er eine Information preisgegeben, über die einzig die betreffende Person verfügungsberechtigt ist?

Argumente für ein solches Recht auf Schutz der Privatsphäre sind erstmalig in der *Harvard Law Review* 1899 in einem Artikel von Samuel D. Warren und Louis Brandeis aufgetaucht, der ein berühmter Richter des Supreme Court werden sollte. Warren war ein reicher Rechtsanwalt in Boston, den die nach seiner Meinung von der Presse sensationell aufgemachte Berichterstattung über die Hochzeit seiner Tochter empört hatte, die damals ein gesellschaftliches Ereignis darstellte. Obwohl die Berichterstattung nach heutigen Maßstäben ziemlich gemäßigt war, erzürnte sich Warren so sehr, daß er seinen jüngeren Kompagnon, Brandeis, dazu bewog, mit ihm einen Artikel mit dem Titel „The Right to Privacy" zu verfassen. Sie argumentierten darin, daß unsere moralischen und rechtlichen Traditionen das Recht eines Individuums anerkennen, sein Leben selbst einzurichten, und daß das Verfügungsrecht über Informationen aus der Privatsphäre ein notwendiger Bestandteil dieses Rechts sei. Sie setzten sich mit ihrer Argumentation schließlich durch und bald erkannten

Gesetzgeber und Justiz einen neuen Tatbestand an, nämlich „tort of privacy". Die Presse hat wohl nie so teuer bezahlt wie für die Hochzeit der Tochter Warrens.

Wenn man ein solches moralisches Recht auf „privacy", ein informationelles Selbstbestimmungsrecht, anerkennt, was sind dann dessen Grenzen, die ebenfalls anerkannt werden müssen? Genau gefragt: Wie wägt man dieses Recht ab gegen andere wichtige Ziele der Gesellschaft und des Staates, wie öffentliche Gesundheit oder Informationsbedürfnis – oder auch nur -wunsch – der Öffentlichkeit?

Drei Modelle spielen bei der juristischen Bewertung der moralischen Bedeutung dieses Rechts eine wichtige Rolle, wobei unter Modell ein Satz von Begriffen und Prinzipien zu verstehen ist, die einem sagen, wie ein Recht gerechtfertigt wird, wie wichtig dieses Recht tatsächlich ist und wie man es gegen andere wichtige Dinge in der Gesellschaft abwägt. Da wäre zunächst das „goal-based" Modell moralischer Rechte. Hier werden die Rechte je nach ihrem Beitrag zur Beförderung bestimmter gesellschaftlicher Ziele gewichtet. Der klassische Utilitarismus ist ein Beispiel für ein solches Zielprinzip. Im klassischen Utilitarismus wird ein alles überspannendes Ziel anerkannt und alles, auch die Rechte, wird im Sinne dieses Zieles gerechtfertigt. Die klassischen Utilitaristen sehen dieses Ziel im menschlichen Glück oder Vergnügen.[6] Zum Beispiel behauptete John Stuart Mill, daß die Prinzipien der Gerechtigkeit und die entsprechenden Rechte das Ergebnis vieler tausend Jahre menschlicher Erfahrung seien, womit die Menschen glücklich zu machen sind. Ein Recht auf „privacy" wäre demnach gerechtfertigt, wenn bewiesen werden kann, daß in einer Gesellschaft, die ein solches Recht anerkennt, die Endsumme des menschlichen Glücks höher ist als in einer vergleichbaren Gesellschaft, in der ein solches Recht nicht anerkannt ist.[7]

Nach dem Zielprinzip sind die Rechte und politischen Entscheidungen sozusagen kommensurabel, d. h. sie können nach einem gemeinsamen Maß gemessen und verglichen werden. Konkurrierende Rechte und Ansprüche werden abgewogen nach dem Gesichtspunkt, welche Wichtung das größte Maß an Glück hervorbringt. Wenn ein größeres öffentliches Glück dadurch, daß man dem einzelnen kein Verfügungsrecht über private Informationen einräumt, herbeigeführt wird, dann sollte dieses Recht nicht anerkannt werden. Bei der zielgerichteten Betrachtungsweise sind sowohl die politischen Entscheidungen als auch die Rechte aus der gleichen Quelle abgeleitet, z. B. der Beförderung des menschlichen Glücks. Die bei Whalen versus Roe aufgeworfene Frage ist demnach, ob mehr Glück durch Durchsetzung des moralischen Rechts auf

---

[6] Glück und Vergnügen („happiness and pleasure") sind nicht identisch und die klassischen Utilitaristen haben absolut keine einheitliche Auffassung von den Unterschieden. Dies spielt hier aber keine Rolle.

[7] Wir können Theorien, wie den klassischen Utilitarismus „monistic goal-based" nennen, da sie ein alles überspannendes Ziel anerkennen. Nicht alle Zielprinziptheorien müssen monistisch sein. Einige erkennen eine Vielfalt von Zielen an, wie individuelle Freiheit, öffentliches Glück, wirtschaftliches Wohl und Toleranz. Wir wollen diese „Pluralistic-goal-based-Theorien" nennen. Dort ist ein Recht legitim, wenn es zur Beförderung eines der verschiedenen Ziele beiträgt.

„privacy" gewonnen wird oder durch die Autorisierung des Staates, sein legitimes Interesse an der polizeilichen Überwachung des Drogenhandels zu verfolgen. Die wahrscheinlichen Konsequenzen beider Möglichkeiten müssen verglichen werden und die Entscheidung fällt zugunsten derjenigen, die die größere Summe menschlichen Wohls befördert.

Wir könnten also erstens zu dem Ergebnis kommen, daß kein Recht auf „privacy" besteht, da ein solches Recht kein wichtiges gesellschaftliches Ziel fördern würde. Oder wir können zweitens entscheiden, daß das staatliche Vorgehen zwar tatsächlich das Recht auf „privacy" verletzt, daß diese Rechtsverletzung aber unbedeutend ist im Vergleich zu dem wichtigen Ziel der Kontrolle des Drogenhandels.

Bei der 2. Sichtweise, dem „rights-based" Modell, gelten nur die zugrundeliegenden Rechte.[8] Hier sind soziale Ziele wie politische Entscheidungen und Rechte inkommensurabel. Rechtsansprüche beruhen nicht darauf, in welchem Maße sie soziale Ziele befördern, sondern darauf, in welchem Maße sie mit nicht primär politischen Prinzipien übereinstimmen, z. B. der Achtung der Menschenwürde. Einige Rechtsphilosophen, wie Ronald Dworkin, haben dies scharf herausgearbeitet (vgl. Dworkin R. 1977, 1985). Rechte beruhen auf Prinzipien, d. h. auf Normen, die eingehalten werden müssen, weil sie Erfordernisse der Gerechtigkeit, der Moralität oder der Fairneß sind. Politische Entscheidungen sind zu beachtende Normen, weil sie auf einer Voraussage über das, was das Gemeinwohl fördern wird oder nicht, beruhen. Die Vertreter des Rechtsprinzips werfen den Vertretern des Zielprinzips typischerweise vor, sie würden den wahren Wert der Rechte unterschätzen. Rechte seien nicht einfach Mittel, ein gesellschaftspolitisches Ziel zu erreichen, sondern seien Ausdruck von tiefer liegenden Werten über die Würde des einzelnen.

Bei dem Rechtsprinzipmodell haben im Falle einer Kollision von Rechten und politischer Opportunität immer die Rechte Vorrang. Dies kann die Arbeit des Staates schwieriger und teurer machen, aber dies ist kein Grund, Rechte zu übergehen. Zum Beispiel wäre es vielleicht für die Polizei eine Arbeitserleichterung, wenn sie nicht gehalten wäre, immer erst einen Haftbefehl vorzuweisen, die Leute über ihre Rechte zu informieren oder Brutalität zu vermeiden. So sehr dies im Sinne eines hohen Staatszieles wäre, es ist unzulässig, hohe moralische Rechte zu verletzen.

Wenn man vom Rechtsprinzip ausgeht, worum geht es dann im Fall Whalen versus Roe? Wir müssen feststellen, ob hier wirklich ein moralisches Recht auf „privacy" vorliegt. Wenn ja, dann muß der Rechtsanspruch die Oberhand behalten, da er nicht mit einem anderen moralischen Recht, sondern nur mit einem politischen Ziel seitens des Staates konkurriert. Die Rechtsbehauptung des Staates ist eindeutig eine politische Angelegenheit und entspringt einem gesetzten Recht, das dem Staat freiere Hand in der Kontrolle des Drogenhandels geben soll. So löblich diese Idee sein mag, sie darf doch nicht dazu

---

[8] Interessanterweise wird dies in der angloamerikanischen Philosophie meist mit der Ethik Kants in Verbindung gebracht, obwohl Kant selbst ausdrücklich auf einer Pflichtenethik bestand. Siehe Kant (1797), S. 239.

dienen, moralische Rechte der Bevölkerung auszuschalten. Das gesetzte Recht
würde aus moralischen Gründen umgestoßen werden.

Das 3. Modell kann man „sozialethisch" oder „kommunitär" („communitarian") nennen. Vor Gericht hat derjenige Recht, dessen Anspruch sich aus der
besten Interpretation einer früheren politischen Entscheidung ablesen läßt.[9]
Diese politischen Entscheidungen können Gerichtsurteile oder vom Gesetzgeber erlassene Gesetze sein. Die beste Interpretation ist diejenige, die diese
Vorentscheidung auf die moralisch zwingendste Aussage bringt, d. h. sie nach
einer anerkannten Moraltheorie so interpretiert, daß diese Entscheidung in
Anbetracht der Umstände zur moralisch bestmöglichen wird. Diese kommunitäre Sicht beruft sich also nicht auf ein Ideal von Rechten oder auch nur auf
grundlegende Ziele. Vielmehr beruht sie auf einer moralischen Interpretation
der einmal getroffenen politischen Entscheidungen der betreffenden Gesellschaftsordnung. Sie ist also eingebunden in die faktische Geschichte dieses
Gemeinwesens, in das, was das Gemeinwesen tatsächlich war, nicht in das, was
es nach einer Theorie hätte sein sollen. Für die Anhänger dieses 3. Modells ist
die Geschichte des Gemeinwesens wichtig, interpretiert nach seinen Grundprinzipien.

Um solche Interpretationen vornehmen zu können, muß die kommunitäre
Sicht das politische Gemeinwesen als einen einzigen moralischen Agent sehen,
der nach einem einzigen kohärenten Satz von Prinzipien handeln kann und
sollte. Ronald Dworkin spricht von der Personifizierung des politischen
Gemeinwesens insofern, als es eigene Prinzipien annehmen und ausdrücken
kann, die sich von denen irgendeines seiner offiziellen Vertreter oder Bürger
als Individuen unterscheiden (vgl. Dworkin 1986a). Vor allem sollte man ein
personifiziertes Gemeinwesen als ein mit Integrität handelndes Subjekt sehen:
die Menschen haben als durchsetzbare Rechte alle diejenigen, die aus der
Interpretation früherer politischer Entscheidungen folgen – unter Zugrundelegung der die Rechtspraxis insgesamt am besten rechtfertigenden Prinzipien.
Integrität ist eine Tugend des personifizierten Gemeinwesens; sie wird nicht
nur realisiert, wenn es gleiche Fälle gleich behandelt, sondern auch wenn es
mit einer Stimme spricht und in prinzipientreuer und kohärenter Weise hinsichtlich seiner Bürger handelt. Diese Art Gemeinwesen gilt als von gemeinsamen Prinzipien regiert, nicht nur von Regeln, die durch politische Kompromisse unter auseinanderstrebenden Interessen herausgemeißelt worden sind.

Eine politische Entscheidung seitens der Justiz oder seitens des Gesetzgebers kann deshalb als ungerecht bezeichnet werden, wenn sie jemandem eine
Ressource, eine Freiheit oder Chance verweigert, die ihm die auf die Geschichte des betreffenden Gemeinwesens angewandte Vorstellung von
Gerechtigkeit zugestanden hätte. In kommunitärer Sicht ist deshalb die
Wahrheit von Rechtsaussagen von Grund auf mit der Wahrheit gewisser
moralischer Prinzipien verknüpft. Rechtsaussagen können allgemein als wahr

---

[9] Diese Formulierung stammt von Dworkin, R. (1986). Dworkin hat sich offenbar von
seinem früheren „Rights-based-Standpunkt" mehr zu einem kommunitären hin bewegt.
Er behauptet, seine früheren Ansichten seien mit seinen späteren vereinbar. Wir müssen
dem hier nicht weiter nachgehen. Vgl. auch MacIntyre (1981).

bezeichnet werden, wenn sie in den Prinzipien der Gerechtigkeit und des ordnungsgemäßen Verfahrens einen Platz haben oder aus denen folgen, die die beste konstruktive Interpretation der bisherigen Rechtspraxis des Gemeinwesens bieten.

Der Anhänger eines solchen Modells muß also bei Whalen versus Roe fragen, ob das behauptete Recht auf „privacy" ein Teil der moralisch zwingenden Darstellung dieses Gemeinwesens und seiner früheren politischen Entscheidungen ist. Es geht weder um eine Kollision zwischen Recht und Politik noch zwischen verschiedenen Zielen oder verschiedenen Mitteln zur Erreichung des gleichen Ziels, sondern um eine Interpretation dessen, wofür das Gemeinwesen moralisch steht.

In liberalen, demokratischen Gemeinwesen ist das fundamentale Prinzip die Achtung der Würde des einzelnen (vgl. Pinkard 1987, S. 32–38). Ein Gemeinwesen behandelt eines seiner Glieder falsch, wenn es ihm seine Würde nicht läßt, und es verletzt seine Würde, wenn es ihm nicht zugesteht, daß sein Leben einen ihm eigenen Selbstwert hat. Es behandelt ihn nicht unbedingt falsch, wenn es ihm gewisse Interessen nicht zubilligt, wenn beispielsweise sein Interesse an einem Feuchtbiotop von einem Bauprojekt nicht berücksichtigt wird oder ein überführter Verbrecher ins Gefängnis gesteckt wird. „Privacy" ist nicht nur als Instrument zur Führung eines lebenswerten Lebens wichtig, sondern, was weitaus wichtiger erscheint, als Bestandteil desselben. Im Fall Whalen versus Roe geht es nach dieser Betrachtungsweise darum, ob die beste Interpretation unserer früheren politischen Entscheidungen den Eingriff in diese Art Privatsphäre als Verneinung der Bedeutung individuellen Lebens oder schlicht als Handhabe zum Vorteil anderer sieht. Für den Kommunitaristen muß die Interpretation aus der Vergangenheit des eigenen Gemeinwesens kommen und nicht aus der eines anderen Gemeinwesens. In diesem Fall ist es wahrlich schwer einzusehen, wie die Interessen der einzelnen am Schutz ihrer Privatsphäre so wichtig sind, daß deren Abweisung einer Leugnung ihrer Lebensrechte gleichkäme.[10]

12.3 Recht auf Nachkommenschaft

Es ging um die Zwangssterilisation einer jungen Frau mit den Argumenten, sie sei „schwachsinnig" (geistig behindert), dieser Zustand sei erblich und sie würde die Krankheit wahrscheinlich ihren Kindern vererben. Richter Holmes sprach sich dafür aus, weil er meinte, „drei Generationen von Schwachköpfen

---

[10] Wir sollten tatsächlich zwischen zwei Typen von Interessen unterscheiden, die wir „valuation interests" und „desire interests" nennen können. Vgl. Pinkard (1987), S. 5–15. Ich kann daran interessiert sein, eine angenehme Zeit im Kino heute abend zu verbringen; dies wäre ein Beispiel für ein „desire interest". Mein Interesse an einem lebenswerten Leben (z. B. in Würde) wäre ein Beispiel für ein „valuation interest". Klassische hedonistische Utilitaristen halten diese Unterscheidung für falsch; sie argumentieren, daß meine „valuation interests" nur eine Unterart meiner „desire interests" sind. Ein interessantes Argument, daß nämlich die hedonistische Sicht auf bioethische Fragen nicht anwendbar ist, bringt Dworkin (1986b).

seien genug". Der Fall wurde zu einer Art Prüfstein der amerikanischen Rechtskultur für Entscheidungen, zu denen man nicht kommen sollte.

Die Argumentation scheint rein utilitaristisch zu sein, ohne Rücksicht auf andere Werte. Für Holmes lief das Problem schlicht auf die Frage hinaus, was in summa die besten Folgen hätte. Er denkt scheinbar, daß eine Zwangssterilisation für die Betreffende und für die Gesellschaft besser sei. Beachtenswert ist jedoch, daß Holmes einen kleinen Bogen in Richtung der kommunitären Betrachtungsweise schlägt. Er argumentiert, daß „wir mehr als einmal gesehen haben, daß das öffentliche Wohl von den besten Bürgern die Bereitschaft zum Todesopfer fordern kann. Es ist nicht einzusehen, warum man nicht diejenigen zu kleineren Opfern aufrufen kann, die bereits an den Kräften des Staates zehren, zu Opfern, die die Betreffenden gar nicht als solche empfinden, um zu verhindern, daß bei uns die Inkompetenz überhandnimmt". Holmes scheint der Idee, daß Gerichte mit Integrität handeln müssen, eine gewisse Achtung zu zollen; er versucht zu zeigen, daß seine Ansicht mit einer Vorstellung von Opfer vereinbar ist, die sonst akzeptiert wird – dabei denkt er zweifellos an das Recht des Staates, junge Männer in den Krieg zu schicken, da diese Erfahrung in seinem Leben und Denken einen breiten Raum einnimmt.

Jedoch verrät er seine utilitaristische Neigung im nächsten Satz: „Es ist besser für die ganze Welt, wenn die Gesellschaft, statt degenerierte Nachkommen als Verbrecher hinrichten oder wegen ihres Schwachsinns verhungern zu lassen, die unbestritten Untauglichen an einer Fortpflanzung ihrer Art hindert". Dies ist eine Argumentation nach dem Zielprinzip. Holmes ist bereit, die Interessen eines einzelnen im Interesse eines gesellschaftlichen Ziels zu opfern, hier der Effizienz und der Vermeidung von sozialen Kosten.

Als Utilitarist sieht Holmes dies nicht als Kollision von Rechten mit sonst gültiger Politik. Für ihn, wie für alle Zieltheoretiker, können solche Kollisionen nicht auftreten. Eine Kollision von Recht und Politik besteht nur scheinbar, da ja beide die gleiche Legitimation besitzen. Aber man durchdenke einmal seine Vorstellung: Weil ein Gemeinwesen Opfer von seinen Gliedern verlangen darf, darf es auch legitimerweise dieses Opfer verlangen. Zieltheoretiker rechtfertigen ein Opfer, wenn es nach ihrer Ansicht einem lobenswerten Ziel dient oder wenn die positiven Folgen die negativen überwiegen. Im Sinne des Rechtsprinzips denkende Juristen haben das Problem, jegliches nicht von Konsens getragene Opfer überhaupt zu rechtfertigen, da es sich typischerweise immer um ein Opfer eines Individuums für eine sozialpolitische Entscheidung handelt.

Die Kommunitaristen rechtfertigen ein Opfer nur, wenn es im Namen von Prinzipien erbracht wird, die für das Gemeinwesen konstitutiv sind. Das heißt: das Opfer muß im Sinne von Prinzipien gerechtfertigt sein, die alle Parteien teilen, selbst wenn sie dem Opfer im Einzelfall nicht zustimmen.

In einem liberalen demokratischen Staat müssen mindestens 3 Bedingungen erfüllt sein, um ein solches Opfer zu rechtfertigen. Erstens muß die Person das Gemeinwesen als das ihre anerkennen; sie muß die vollen Vorteile ihrer Zugehörigkeit haben und nicht Außenseiter sein. Es wäre zum Beispiel falsch, einen Bürger Frankreichs zu einem Opfer zum Wohl des amerikanischen Volkes zu zwingen. Zweitens muß die Person irgendeinen Vorteil von dem hohen Gut haben, das ihr Gemeinwesen durch ihr Opfer gewinnt oder schützt. Dahinter steckt nicht nur schlicht die Idee, daß es nur fair ist, Vorteile anzunehmen, wenn man selbst Vorteile oder Opfer gibt, sondern das tiefere Ideal des Gemeinwesens: Die Pflichten des einzelnen gegenüber dem Gemeinwesen ergeben sich aus einer fairen, gleichen Behandlung und Achtung aller durch das Gemeinwesen (Ronald Dworkin). Drittens muß das Individuum ein voll berechtigtes Glied des Gemeinwesens sein in dem Sinn, daß es auch gewisse Möglichkeiten der Mitgestaltung hat. Ein liberales demokratisches Gemeinwesen muß seinen Mitgliedern ihre Integrität belassen, d. h. es darf nicht einfach einige zum Vorteil anderer opfern. Sonst wären die Prinzipien verletzt, die das Gemeinwesen als liberale Demokratie zusammenhalten.

Im Fall Buck versus Bell war keine dieser Bedingungen erfüllt und deswegen ist und bleibt der Fall skandalös, so einflußreich er auch gewesen sein mag.

12.4 Paternalismus

Die Frage für das Gericht ist hier: Darf man die Patientin sterben lassen, da eine Lebensrettung nur durch Bluttransfusion möglich wäre, die

1) ihre religiösen Überzeugungen verletzen würde,
2) gegen den ausdrücklichen Wunsch ihres Ehemannes verstoßen würde, und die
3) gegen Indizien dafür erfolgen müßte, daß die Patientin selbst keine Transfusion wünscht?

Allgemein ausgedrückt, geht es um Paternalismus. (Eine gute Zusammenstellung der Fragen findet sich bei Dworkin 1972; Feinberg 1971, S. 106–124; Buchanan 1978). Paternalismus ist der Eingriff in die Freiheit der Person, der durch einen Appell an das Wohl der betreffenden Person gerechtfertigt wird. Es bedarf einer Autorität, entweder eine Person zu etwas zu zwingen, was sie nicht will; oder sie an etwas zu hindern, was sie will, und zwar unter Berufung auf die eigenen Interessen der betreffenden Person.

Moralisch ist am Paternalismus nicht die Einschränkung der Freiheit auffallend, sondern die Art der Begründung dafür. Die Person wird an etwas gehindert, nicht weil sie anderen schadet, sondern weil sie sich angeblich selbst schadet. In diesem Sinne war die traditionelle Arzt-Patientenbeziehung weitgehend paternalistisch. Pflicht des Arztes war, im besten Interesse des Patienten zu handeln. Er mußte also manchmal den Patienten zwingen, etwas gegen seinen Willen zu tun. Sein eklatanter Widerspruch zu dem grundlegenden liberalen Prinzip der Achtung der autonomen Entscheidungsfreiheit macht den Paternalismus problematisch. Wenn wir die Menschen respektieren, indem wir ihre autonomen Entscheidungen respektieren, dann müßten wir auch solche autonomen Entscheidungen achten, die für die Betreffenden schlecht sind. Wenn wir an eine Art gewichtiges Prinzip der Achtung der Person glauben, und auch der Meinung sind, daß zu dieser Achtung der Person die Anerkennung ihrer autonomen Entscheidungen gehört, dann ist Paternalismus allemal illegitim. Es stellt sich also die Grundfrage, warum wir Entscheidungen anderer überhaupt respektieren sollen. Insbesondere müssen wir fragen, ob die Achtung einer Entscheidung auf dem Wert des Inhalts oder auf dem Wert der Entscheidung an sich beruht.

In der Gleichsetzung der Achtung einer Person mit der Anerkennung ihrer Entscheidungsfreiheit sind sich viele Ethiker einig. Der Jurist und Rechtsphilosoph Charles Fried drückt es so aus: Die freien Entscheidungen von Menschen nicht zu achten, heißt sie zu infantilisieren, sie als Nichterwachsene zu behandeln (Fried 1981, S. 27). Schließlich verfahren wir so mit Kindern. Wenn ein Kind zum Mittagessen Schokoladeneis essen will statt Gemüse, nehmen wir keine Rücksicht auf seine Wahl, erstens weil wir meinen, daß seine Wahl für es selbst schlecht ist, und zweitens – ganz entscheidend – weil wir meinen, daß das Kind unfähig ist, seine eigenen Interessen zu sehen. Bei Erwachsenen ist die Sache anders. Wenn wir uns weigern, die Entscheidungen von Menschen anzuerkennen, halten wir sie für unfähig, eine Entscheidung zu treffen, wir verletzen das Prinzip der freien Individualität, daß nämlich den Menschen ein möglichst großer Spielraum zur Führung ihres Lebens nach eigenem Gutdünken gegeben werden soll. Dies ist die einzige einer pluralistischen, liberalen Gesellschaft würdige Einstellung (vgl. Fried).

Wir können die Frage in einen allgemeineren Zusammenhang stellen. In einer liberalen, individualistischen Gesellschaft, wo es kaum eine übereinstimmende Meinung über das gibt, was die beste Lebensführung ist – schon wegen der unterschiedlichen Religionszugehörigkeiten – bietet sich individuelle Freiheit geradezu als Voraussetzung an. Unter welchen Umständen können dann der Staat oder Autoritätspersonen wie Ärzte die Freiheit der einzelnen beschränken? In seinem Buch *Über Freiheit* argumentierte John Stuart Mill, daß die einzig zulässige Begrenzung der Freiheit die Verhütung von Schaden für andere sei, niemals für einen selbst. Für Mill bedeutet das, daß Paternalismus nie ein hinreichender Grund ist, die Freiheit einer Person einzuschränken.[11]

Die Argumentation Mills und seiner Parteigänger in dieser Frage sei hier grob wiedergegeben: Erstens hat die individuelle Person fast immer das beste Urteil über das, was gut oder schlecht für sie ist. Zweitens gibt es in einer pluralistischen Gesellschaft unterschiedliche Meinungen über das, was gut ist. Es wird darüber hinaus nicht nur über das, was gut ist, gestritten, sondern auch darüber, wie solcher Streit entschieden werden soll; einige werden sich auf die Heilige Schrift, andere auf eine religiöse Autorität und wieder andere auf ganz diesseitig-praktische Argumente berufen. Drittens geht es immer bei denjeni-

---

[11] Die möglichen freiheitsbeschränkenden Prinzipien sind: 1) das Schädigungsprinzip: Beschränkung der Freiheit eines Menschen, um zu verhindern, daß er anderen schadet; 2) das Paternalismusprinzip: Beschränkung der Freiheit eines Menschen, um zu verhindern, daß er sich selbst schadet; 3) das Wohlfahrtsprinzip: Beschränkung der Freiheit eines Menschen, um ihn zu zwingen, anderen Gutes zu tun (Erhebung von Steuern zur Finanzierung von Sozialprogrammen); 4) das Sittlichkeitsprinzip: Beschränkung der Freiheit eines Menschen, weil er etwas sittlich Falsches tut, unabhängig von tatsächlichen Schäden für sich selbst oder andere (z. B. Kriminalisierung der Homosexualität, weil sie die gemeinschaftlichen Sitten verletzt).

gen, deren Freiheit beschränkt wird, um einen höheren Einsatz als bei denjenigen, die die Beschränkungen vornehmen.

Da die Individuen wahrscheinlich für sich das Bessere wählen, als es andere tun würden, sollten wir ihnen die Wahl lassen. Mills Argumente laufen auf die These hinaus, daß bessere Ergebnisse herauskommen, wenn wir die autonomen Entscheidungen der Menschen respektieren, als wenn wir sie beschränken. Damit wird der Wert der Entscheidung an sich abhängig von dem Wert dessen, was gewählt wird.

Die Argumente Mills sind von 2 Seiten angegriffen worden. Eine Front von Kritikern stellt seine allgemeinen Voraussetzungen in Frage. Warum sollten wir denken, daß Individuen immer wissen, was besser für sie ist. Unter 3 Bedingungen ist dies nicht der Fall, wenn nämlich Unwissenheit, Fehleinschätzung und Willensschwäche vorliegen.

1. Die Individuen kennen nicht immer alle Tatsachen. Wenn ich glaube, daß Zyankali nur eine Art Rauschzustand verursacht, und ich Zyankali als Schlafmittel nehme, dann kann man nicht sagen, ich würde eine Entscheidung in meinem besten Interesse treffen.

2. Die Menschen kennen vielleicht die Tatsachen, aber gewichten sie möglicherweise falsch. Ich weiß vielleicht, daß Zigarettenrauchen gefährlich ist aber nicht, wie gefährlich. Dafür gibt es mehrere Gründe. 1) Die Menschen sind bekannterweise schlecht im Einschätzen von Wahrscheinlichkeiten. Wir überschätzen leicht sensationelle Gefahren, wie von Bären angefallen zu werden, wenn wir im Freien übernachten, und unterschätzen Risiken, mit denen wir noch keine Erfahrung gemacht haben. 2) Wir können uns schwer vorstellen, daß uns schreckliche Dinge passieren. Bei einer Umfrage in Chicago wurden die Leute gefragt, was passieren würde, wenn auf Chicago eine Atombombe fiele, und die Antwort war, 90 % der Bevölkerung wäre tot. Auf die zweite Frage, was sie am Tag nach der Explosion tun würden, meinten etwa 90 % der gleichen Leute, sie würden beim Aufräumen der Leichen helfen, nur 2 % meinten, sie würden selbst tot sein (zit. in Goodin 1982, S. 145). 3) Wir überschätzen leicht die Nachteile und unterschätzen die Vorteile; viele Leute reagieren auf die Auskunft, daß ein medizinischer Eingriff eine Überlebenschance von 90 % hat, ganz anders als auf die Auskunft, daß mit diesem Eingriff eine Mortalitätsrate von 10 % verbunden ist.

3. Wir kennen die Tatsachen, wir schätzen sie richtig ein und doch fehlt uns die Willenskraft. Ich weiß sehr wohl, daß Zigarettenrauchen eine gewisse Wahrscheinlichkeit birgt, daß ich Lungenkrebs bekomme, doch kann ich das Rauchen nicht lassen.

Bedenkt man diesen Sachverhalt, so zweifelt man doch an der Berechtigung der Annahme, daß die Menschen immer das tun, was das Beste für sie ist. Daher haben einige Utilitaristen den Schluß gezogen, daß unter gewissen Umständen ein Paternalismus gerechtfertigt ist, besonders dann, wenn die Individuen unwissend und willensschwach sind, später aber dankbar dafür sein werden, daß man Zwang auf sie ausgeübt hat. Es würde also mehr Gutes hervorgebracht durch einen paternalistischen Eingriff in ihre Freiheit.

Die andere, von Leuten wie Charles Fried und Robert Nozick vertretene ethische Betrachtungsweise bezweifelt, daß diese auf die Konsequenzen abgestellte Art zu fragen überhaupt die richtige ist (vgl. Fried 1981; Nozick 1975). Sie hält dafür, daß der Wert der freien Wahl in dem Gut der individuellen Entscheidungsfreiheit liegt. Schließlich glauben wir, daß es gut für die Menschen ist, ihre Ehepartner selbst zu wählen, und zwar nicht aus der Überzeugung heraus, daß die Menschen dabei immer die richtige Wahl treffen, sondern weil wir der Überzeugung sind, daß es wichtig ist, daß sie die Wahl selbst treffen. Ein Standpunkt wie dieser kommt oft zu den gleichen Schlußfolgerungen wie Mills, aber aus dem ganz anderen Grund, daß der Wert im Wählen selbst liegt, nicht in den Ergebnissen.

Trotzdem müssen auch diejenigen, die das Wählen an sich als ein Gut bewerten, mit dem Odysseus-Phänomen fertig werden. Bei Homer fährt Odysseus an den Sirenen vorbei und befiehlt seinen Begleitern, ihn festzubinden und keinesfalls frei zu lassen, so sehr er auch darum flehen sollte. Das Phänomen, den eigenen Willen zu binden, um Fehlentscheidungen zu vermeiden, ist weit verbreitet. John Rawls geht darauf in seiner Diskussion des Paternalismus in *A theory of justice* (dt. *Eine Theorie der Gerechtigkeit*, Frankfurt 1975) näher ein. Wegen der allzu bekannten Tatsachen der Unwissenheit, der Fehleinschätzung von Gefahren und der fehlenden Willenskraft meint Rawls, daß es für autonome Individuen vernünftig sein kann, Paternalismus in gewissem Maße zuzulassen, um sich vor sich selbst zu schützen. Nach Gerald Dworkin, auf den Rawls Bezug nimmt, wäre dies nur in zwei Fällen angebracht: erstens, wenn der Schaden irreversibel wäre und zweitens, wenn wir die Entscheidungsfreiheit einer Person beschränken, um ihr dadurch mehr Wahlmöglichkeiten zu eröffnen. Aber die Frage ist, ob es Mittel gibt zu verhindern, daß aus einem begrenzten ein voller Paternalismus wird. Schließlich haben viele Handlungen irreversible Konsequenzen. Wäre dies beispielsweise im Konsumbereich Grund genug, dem Staat zuzugestehen, daß er bestimmten Individuen verbietet, mehr als eine begrenzte Menge von rohem Fleisch zu essen?

Die Kommunitaristen würden argumentieren, daß die Wertantithese Entscheidungsfreiheit kontra Entscheidungsinhalt zu eng gefaßt ist. Man sollte das Problem in einem allgemeineren Rahmen sehen, wie die Mitglieder einer Gesellschaft ihre Zusammengehörigkeit untereinander zum Ausdruck bringen und wie sie zeigen, daß sie sich gegenseitig achten und füreinander da sind. Die Achtung der Entscheidung eines anderen kann in manchen Fällen ein Zeichen von Gleichgültigkeit sein. Wie kann die Gesellschaft ihre Ideale vermitteln, so daß sie allen ihren Mitgliedern bewußt werden?

In einer Ansprache vor der American Medical Association machte Anna Freud darauf aufmerksam, daß sich die Frage der Legitimität des Paternalismus wegen eines der menschlichen Natur innewohnenden Problems kaum klar beantworten läßt. Wir alle beginnen das Leben als verletzliche Wesen, abhängig von der Fürsorge anderer. Die Reifung ist ein Prozeß wachsender Unabhängigkeit, der Fähigkeit nämlich, für uns selbst zu sorgen. Doch wir entwachsen nie ganz den früheren Stadien. Wir bleiben immer gefangen in dem Widerstreit des Angewiesenseins auf andere einerseits und des Wunsches nach Unabhängigkeit andererseits. Dafür ist der Gesundheitsbereich ein gutes Beispiel. Wir suchen den Arzt auf, weil wir wollen, daß er sich um uns kümmert. Doch wir wollen auch, daß er uns wie unabhängige Erwachsene behandelt. Anna Freud argumentierte, daß wir zwischen den beiden ein Gleichgewicht herstellen können, daß dieses aber allemal recht labil sein wird. Das Problem für ein Gemeinwesen ist, die Prinzipien zu finden, nach denen einerseits unser teilnehmendes Interesse am Mitbürger zum Ausdruck gebracht werden kann, andererseits für die Entscheidungsfreiheit des einzelnen ein Schutzraum bleibt, wie er für eine liberale, pluralistische Gesellschaft notwendig ist.

Um auf unseren Fall zurückzukommen, so glauben die Zeugen Jehovas, daß eine Bluttransfusion eine direkte Übertretung der in der Heiligen Schrift niedergelegten göttlichen Gebote darstellt. Diesen Glauben teilen zwar nicht viele Leute, aber es handelt sich um eine aufrichtige religiöse Überzeugung. Eine der Beschränkungen in einer liberalen, pluralistischen Gesellschaft ist, daß wir uns manchmal mit Dingen abfinden müssen, die wir für tragische Irrtümer halten, so wie es hier der Fall ist. Aus einem Grund, den wir – aber nicht die Betroffenen – für eine Fehlentscheidung halten, wird die Frau sterben.

Die gerichtliche Entscheidung muß die moralischen Prinzipien in Rechnung stellen, die uns die beste Erklärung für frühere Entscheidungen in ähnlich gelagerten Fällen geben. Aber dazu bedarf es einer Interpretation der Vergangenheit nach moralischen Gesichtspunkten. Wir müssen feststellen, ob die in unseren früheren Fällen gefundenen Prinzipien eine Intervention erlauben. Erstens haben wir in unserer Rechtstradition eine starke Grundtendenz zugunsten religiöser Freiheit, und zwar garantiert durch die Verfassung und bedingt durch historische und örtliche Gegebenheiten. Eine Interpretation unserer Rechtsgeschichte, die dieser Prämisse nicht gerecht würde, hätte einen schweren Stand.

Zweitens fordern die Prinzipien des liberalen Individualismus eine entsprechende Würdigung des Prinzips der Achtung einer autonomen Entscheidung. Nach Tom Beauchamp und Ruth Faden (Beauchamp u. Faden 1986) sind die Kriterien für eine autonome Entscheidung,

1) daß sie mit Absicht gefällt wird;
2) daß ihre Implikationen verstanden werden;
3) daß sie frei ist, d. h. nicht fremdgesteuert.

Wohlgemerkt spreche ich von den Kriterien für eine autonome Entscheidung, nicht für eine autonome Person[12]. Die Theorie von Beauchamp und Faden sieht in autonomen Entscheidungen nicht etwas Absolutes, sondern etwas Graduelles. Wenige Entscheidungen, wenn überhaupt welche, sind völlig autonom, sondern sie sind immer nur mehr oder weniger, d. h. relativ autonom. Es muß betont werden, daß eine autonome Entscheidung nicht

---

[12] Ich habe zu zeigen versucht, wie die Idee einer autonomen Person ihre eigenen Probleme aufwirft, und eine Theorie der Autonomie vorgelegt, die die autonome Person zur zentralen Denkkategorie in diesen Dingen macht. Vgl. Pinkard (1987), Kap. 1.

unbedingt eine kluge Entscheidung ist; ein Mensch kann in voller Bewußtheit, mit Absicht und Freiheit eine Entscheidung treffen, ohne daß sie klug oder in seinem Interesse ist. Es kommt bei der Anerkennung autonomer Entscheidungen darauf an, daß die Beurteilung dem betreffenden Individuum und nicht anderen anheimgestellt wird, weil nur dieses Prinzip mit den Idealen des liberalen Individualismus vereinbar ist. Hinter diesen Idealen steckt die tiefere Idee, daß jedes Individuum sein eigenes Leben führen soll, daß nur ein autonomes Leben ein lebenswertes Leben ist. Nach dieser Theorie der autonomen Entscheidung träfe der Ehemann der Patientin in unserem Fall eine relativ autonome Entscheidung. Wir sollten davon ausgehen, daß sie, wäre sie dazu in der Lage, sich nach ihren religiösen Überzeugungen entscheiden würde und daß diese Entscheidung auch relativ autonom wäre.

Wenn mehr als eine Interpretation der Rechtslage in einem gegebenen Fall möglich ist, müssen wir diejenige wählen, die die moralisch beste Aussage ergibt. Die beiden Prinzipien – Anerkennung der religiösen Freiheit und Anerkennung der autonomen Entscheidung – scheinen eine Gerichtsentscheidung zugunsten der Unterlassung eines ärztlichen Eingriffs zu verlangen.

12.5 Verweigerung der Behandlung

Eine junge Frau kommt ins Krankenhaus und verlangt die Entfernung einer Nasen-Magen-Sonde aus ihrem Körper. Die Frau, namens Elizabeth Bouvia, ist nach einem Gehirnschlag doppelseitig, also an beiden Händen und Füßen, gelähmt. Sie ist damit vollständig abhängig von anderen. Sie hat auch beständig Schmerzen. Ohne diese Sonde und die dann notwendige künstliche Ernährung müßte sie sterben. Sie ist zurechnungsfähig, weiß um diese Konsequenz, aber möchte trotzdem die Entfernung. Gegen ihren Willen verweigert das Klinikpersonal die Maßnahme mit der Begründung, es sei nicht zur Beihilfe zum Selbstmord bereit. Selbst wenn die Entfernung des nasogastrischen Tubus vorgenommen würde, bliebe die Patientin unter medizinischer Obhut im Krankenhaus, weil sie sonst Hungers sterben müßte. Miss Bouvia wendet sich an ein Gericht und ersucht um eine richterliche Verfügung, ihr die Sonde zu entfernen und sie sterben zu lassen.

Es geht um die Frage, wer in diesem Fall entscheidungsberechtigt ist. Mehrere Werte scheinen hier in Konflikt zu stehen. Erstens das Prinzip der Achtung der Autonomie. Miss Bouvia scheint eine autonome Entscheidung zu treffen, was auch immer man über die Klugheit dieser ihrer Entscheidung denken mag. Zweitens haben die Ärzte die Pflicht, Leben zu erhalten. Sie argumentieren, daß sie nicht gezwungen werden dürfen, Leuten zum Tod zu verhelfen. Drittens haben wir das Zwillingsproblem Selbstmord und Euthanasie. Verübt Miss Bouvia Selbstmord? Begeht das Krankenhaus Euthanasie?

Aber auch noch andere Werte spielen hier mit hinein. Miss Bouvia beruft sich auf ein Recht auf „privacy", das in anderen Fällen schon anerkannt worden sei, „privacy" hier im Sinne der Selbstbestimmung. Hinzu kommt noch das

Problem, wenn auch offiziell nicht erwähnt, daß Miss Bouvia die Klinik zu manipulieren versucht. Sie meldete sich an, die nasogastrische Sonde wurde eingesetzt, und dann forderte sie wieder deren Entfernung. Dadurch verlangt sie vom Krankenhaus, ihr den Hungertod so schmerzlos wie möglich zu machen.

Es gibt eine verführerische Analogie, die hier aber nicht zieht. Wir könnten Miss Bouvia mit einem Krebspatienten vergleichen, der eine Therapie ablehnt, die nur kurz sein Leben verlängern würde. Miss Bouvia hat aber nun keine unbedingt zum Tode führende Krankheit, die ihr Leben relativ bald beenden würde. Bei entsprechender Pflege kann sie eine längere Zeit weiterleben. Sie meint jedoch, die Lebensqualität sei nicht ausreichend, um das Leben fortzusetzen. Zu einem Selbstmord in irgendeiner konventionellen Form ist sie nicht fähig, und so beschließt sie, zu verhungern.

Versuchen wir, die Weigerung des Klinikpersonals zu analysieren. Es wird ihm zugemutet, die Hand zu reichen zu etwas, was es für falsch hält. Außerdem hat es eine gewisse Verpflichtung Miss Bouvia gegenüber, da sie Patientin ist; es muß ihr medizinische Hilfe leisten, ihre Schmerzen lindern usw. Die Ärzte haben dadurch das Gefühl, zu etwas genötigt zu werden. Die Autonomierechte gelten nicht absolut, warum sollten sie also hier ein so schwerwiegendes Rechtsgut sein?

Wie sollen wir nun das Problem bewerten? Ein verlockender Zugang wäre, von der begrifflichen Unterscheidung zwischen „Töten" und „Sterben lassen" auszugehen. Diese Unterscheidung wird verwendet, um den Unterschied zwischen aktiver und passiver Euthanasie zu erläutern. Aktive Euthanasie ist tatsächliches Töten einer Person, wenn man ihr z. B. eine tödliche Dosis eines Arzneimittels verabreicht, während passive Euthanasie heißt, jemanden sterben zu lassen, in dem Sinne, daß man Vorgängen ihren Lauf läßt, die schließlich zum Tod führen. So wird verschiedentlich die Ansicht vertreten, daß aktive Euthanasie moralisch falsch, passive akzeptabel sei. So etwa ist derzeit in Amerika die Rechtslage; aktive Euthanasie ist verboten, während einige Formen passiver Euthanasie, z. B. das Abstellen einer lebensverlängernden Maßnahme, erlaubt sind. Die Unterscheidung von „Töten" und „Sterbenlassen" kann auf „Selbstmord" und „Sich sterben lassen" übertragen werden.

Jedoch sind nicht alle einig, daß die begriffliche Unterscheidung auch einer moralischen Unterscheidung entspricht. Jemanden sterben zu lassen, wenn man den Prozeß aufhalten könnte, der ohne Eingreifen zum Tod führt, kann moralisch genauso unvertretbar sein, wie den Betreffenden zu töten. Wenn z. B. ein Arzt untätig zusieht, wenn ein Patient verblutet, würden wir ihn moralisch nicht freisprechen mit dem Argument, er habe ja den Patienten nicht tatsächlich getötet.

In den juristischen Stellungnahmen scheint der Fall weitgehend eine solche begriffliche wie moralische Zuspitzung zu nehmen. Miss Bouvia beteuert, sie begehe nicht Selbstmord, sie verweigere nur die künstliche Ernährung. Sie „läßt sich also sterben" und begeht nicht „Selbstmord". Das Krankenhauspersonal scheint zu argumentieren, daß sich diese Unterscheidung hier nicht machen läßt. Aus ihren Motiven lasse sich ja die Absicht erkennen, daß sie die Nahrung zum Zweck der Selbsttötung verweigern will. Oder, daß die Unterscheidung zwischen „Selbstmord" und „Sich sterben lassen" in diesem Fall moralisch irrelevant sei.[13]

Es ist jedoch überhaupt nicht klar, ob die begriffliche oder die moralische Unterscheidung rechtlich gesehen weiterhilft. Beide sind gewichtige philosophische Dilemmata, für die sich gute Pro- und Kontraargumente anführen lassen. Sollte jedoch die Gerichtsentscheidung auf der Lösung eines philosophischen Problems beruhen, das selbst große Geister der Philosophie für kaum lösbar halten? Dies würde die Justiz überfordern. Das Recht muß verstehbar und nachvollziehbar sein. Es ist daher eine Zumutung, vom Gericht eine Entscheidung über ein eigentlich unlösbares Problem zu erwarten. Natürlich muß dann, wenn der Fall nur durch einen Richterspruch zu klären ist, das Gericht irgendwie Stellung beziehen. Wenn aber irgendwelche anderen Gründe angeführt werden können, die nicht von der Lösung dieser Aporie abhängen, sollten sie von einem juristischen Standpunkt aus Vorrang erhalten.

Und es gibt tatsächlich Argumente zum ethischen Status der Euthanasie, die in gewisser Weise unabhängig von der Unterscheidung zwischen aktiver und passiver Euthanasie zu sein scheinen (Beauchamp u. Pinkard 1983, S. 25–258). Welches Gewicht diesen Argumenten zukommt, hängt eng mit dem theoretischen Standpunkt zusammen, von dem man ausgeht, nämlich entweder vom Zielprinzip oder vom Rechtsprinzip oder von der kommunitären Rechtsethik.[14] Wer für die moralische Unzulässigkeit jeder Art von Euthanasie unter Berufung auf die Unantastbarkeit menschlichen Lebens eintritt, ist i. allg. kein Anhänger des Zielprinzips. Für letzteren hat das Leben zwar einen hohen, aber keinen absoluten Wert. Wenn das Leben z. B. mit großem Leiden einhergeht, ist es vielleicht besser, es nicht zu verlängern. Viele Utilitaristen kämen zu diesem Schluß, weil für sie die Beförderung menschlichen Wohls das zentrale Ziel aller ethischen Prinzipien ist und dort, wo das Wohl erheblich beeinträchtigt ist, wäre es nicht vernünftig, an der Praxis festzuhalten, die es beeinträchtigt.

Man darf daraus aber nicht gleich schließen, daß die Utilitaristen die Euthanasie befürworten. Viele lehnen sie ab, und zwar aus folgendem Bündel

---

[13] Es lohnt sich zumindest anzumerken, wie haarig die Frage nach dem begrifflichen Status des Selbstmords werden kann. Hat Jesus Selbstmord begangen, da er sich weigerte, etwas zu tun, das seinen Tod verhindert hätte?

[14] Ich sage lieber „hängt eng zusammen" als „gründet auf", und zwar aus folgenden Gründen: Ein weit verbreitetes Modell sieht das philosophische Denken als „fundamental", d. h. es ist auf diesem oder jenem Fundament gegründet und damit auch alle sekundären Konzepte. Daraus soll folgen, daß die Vernünftigkeit der Ideen von der Vernünftigkeit der Fundamente abhängt. Auf die Ethik angewandt, würde das fundamentalistische Modell besagen, daß die Vorstellungen einer Person, z. B. über die Achtung der Autonomie, nur so vernünftig sind wie ihr Fundament, z. B. „goal-based", „rights-based" und „communitarian". Dieses fundamentalistische Modell ist in der modernen Philosophie ausgiebig und mit Recht kritisiert worden. Genauso wie man addieren und subtrahieren kann, ohne die Grundlagen der Mathematik zu kennen, kann man Moralphilosophie treiben, ohne der Fundamente der Ethik ganz gewiß zu sein. Die Grundideen hängen gewiß, und zwar sehr eng, mit dem Denkfundament zusammen, folgen aber nicht direkt daraus. Tiefer in dieses Problem einzudringen, würde uns jedoch zu weit führen. Eine der besten und bündigsten Darstellungen eines nichtfundamentalistischen Modells ethischen Denkens findet sich bei Rawls (1980).

von Argumenten. Einmal wären da die „Riegel"argumente oder die Beschwörungen der „schiefen Ebene."[15] Wenn man den Ärzten die psychologischen Barrieren vor dem Sterbenlassen nimmt, so fürchtet man, fallen auch die Barrieren vor dem aktiven Töten von lästigen Personen. Interessanterweise wird dieses Argument oft mit dem Appell an die Unantastbarkeit des Lebens verknüpft. Wenn wir einmal die Idee über Bord werfen, daß das menschliche Leben an sich unbedingten und unbezahlbaren Wert besitzt, beseitigen wir die psychologischen und sozialen Schranken vor dem Mord an Menschen im großen Stil. Vorfälle aus der jüngsten Vergangenheit, so wird weiter argumentiert, beweisen die Berechtigung dieser Sorge. Demnach bedarf die Unantastbarkeit des Lebens nicht unbedingt eines religiösen Fundaments; sie läßt sich auch mit rein weltlichen Argumenten vertreten.

Andere utilitaristische Argumente gegen die Euthanasie entspringen der Sorge, das Instrument könnte mißbraucht werden. In Anbetracht dieser Möglichkeit sei es zu riskant, den Ärzten die alleinige Entscheidungskompetenz einzuräumen. Schließlich können die Utilitaristen auch darauf hinweisen, daß die Möglichkeit von Fehldiagnosen und neuer Therapien ebenfalls ein Verbot jeglicher Euthanasie moralisch notwendig macht.

Dagegen werden 3 andere Argumente ins Feld geführt, so erstens die Achtung der autonomen Entscheidung. Miss Bouvias Wunsch birgt keinen Schaden für andere Menschen, sondern entspringt einzig ihrer Überlegung, was für sie ein lebenswertes Leben ist. Verknüpft mit diesem Argument ist das ein Appell an die Achtung der Menschenwürde, den das Gericht ernst nehmen müßte. Es werden nicht nur die autonomen Entscheidungen von Miss Bouvia nicht respektiert, sondern es wird auch ihre Würde angegriffen durch die zwangsweise Belassung des künstlichen nasogastrischen Tubus in ihrem Körper. Sie ist unfähig, für sich zu sorgen, ja überhaupt etwas für sich zu tun, sie könnte nicht einmal selbst Nahrung aufnehmen. Ihre Entscheidungsfreiheit und ihre Selbstwertvorstellung werden durch die zwangsweise Belassung der Sonde ausgehöhlt.

Außerdem leidet sie beträchtlich, so sehr, daß zumindest sie es für unerträglich hält. Es sei falsch, so wird argumentiert, daß die Ärzte sie so leiden lassen. Hier kollidieren die traditionellen Pflichten des Arztes, Leiden zu lindern und Leben zu verlängern. Weil die medizinisch-technischen Möglichkeiten begrenzt sind, können die Mediziner das eine nur auf Kosten des anderen tun. Die Kommunitaristen müssen dies zumindest als unbefriedigend empfinden, bedeutet es doch, daß die moralische Tradition des Gemeinwesens in diesem Fall in sich nicht stimmig ist.

In einem solchen Fall ist eine moralische Interpretation des Rechtes unvermeidbar. Außerdem muß die neue Interpretation mit früheren politischen Entscheidungen so in Einklang stehen, daß sie sich auch mit den Grundprinzipien einer demokratischen, liberalen Gesellschaft vereinbaren läßt. Der Klageanspruch von Miss Bouvia muß so verstanden werden, daß sich ihr Fall in eine

---

[15] So genannt, weil sie einen „Riegel" („wedge") vor die Praktiken schieben, die unaufhaltsam abgleiten würden, sobald wir uns auf die „schiefe Ebene" begeben.

Kette von Fällen einreihen läßt, so daß sich aus dieser Folge eine moralisch möglichst zwingende Aussage ableiten läßt.

Bei diesem Unterfangen scheint das Gericht die Zielprinzipargumente beiseite zu lassen und sich statt dessen auf die Rechte von Miss Bouvia zu konzentrieren. Es scheint auch stillschweigend die Unterscheidung zwischen Töten und Sterbenlassen zu akzeptieren. Das heißt, es vertritt offenbar die Meinung, daß eine autonome Entscheidung einer Person, sich Sterbehilfe geben zu lassen, nicht Selbstmord ist, und daß der Arzt, der dies geschehen läßt, keine Beihilfe zum Selbstmord leistet.

Letztendlich entscheidet das Gericht, daß die Argumente für die Achtung der autonomen Entscheidung – die u. a. in früheren Entscheidungen über „privacy" als ein Freiheitsrecht verankert ist – und für die Achtung der Menschenwürde es zwingen, die Klinik anzuweisen, den Wünschen von Miss Bouvia zu entsprechen und den Tubus zu entfernen.

Literatur

Areen J, King PA, Goldberg S, Capron A (eds) (1984) Law science and medicine. Foundations Press, Mineola/NY

Beauchamp TL, Faden R (1986) A history and theory of informed consent. Oxford Univ Press, Oxford

Beauchamp TL, Pinkard P (eds) (1983) Ethics and public policy. Prentice-Hall, Englewood Cliffs/NJ

Buchanan A (1978) Medical Paternalism. Philos Public Affairs 7/4

Dworkin G (1972) Paternalism. Monist 56/1

Dworkin R (ed) (1977) Philosophy of law: Introduction. Oxford Univ Press, London

Dworkin R (1978) Taking rights seriously. Harvard Univ Press, Cambridge/MA

Dworkin R (1985) A matter of principle. Harvard Univ Press, Cambridge/MA

Dworkin R (1986a) Law's empire. Harvard Univ Press, Cambridge/MA

Dworkin R (1986b) Philosophical issues in senile dementia. (Paper commissioned for the Office of Technology Assessment, August 1986)

Engelhardt HT Jr (1986) The foundations of bioethics. Oxford Univ Press, New York

Esser J (1974) Grundsatz und Norm in der richterlichen Fortbildung des Privatrechts, 3. Aufl. Mohr, Tübingen

Feinberg J (1971) Legal paternalism. Can J Philos 1/1

Fried C (1981) Contract as promise. Harvard Univ Press, Cambridge/MA

Goodin R (1982) Political theory and public policy. Univ of Chicago Press, Chicago

Kant I (1797) Metaphysische Anfangsgründe der Rechtslehre. (Kants Gesammelte Schriften, Bd IV: Metaphysik der Sitten, Teil I; hrsg von der Königlich Preußischen Akademie der Wissenschaften)

Kriele M (1975) Einführung in die Staatslehre. Rowohlt, Reinbek

Kriele M (1979) Recht und praktische Vernunft. Vandenhoeck & Ruprecht, Göttingen

Larenz K (1979) Richtiges Recht. Beck, München

MacIntyre (1981) After virtue. Notre Dame Univ Press, South Bend/JN

Nozick R (1975) Anarchy, state, and utopia. Basic Books, New York

Pinkard T (1987) Democratic liberalism and social union. Temple Univ Press, Philadelphia

Rawls J (1980) Kantion constructivism and moral theory. J Philos 77/9

Schnur R (1962) Die französischen Juristen im konfessionellen Bürgerkrieg des 16. Jahrhunderts. Duncker & Humblot, Berlin

Tushnett M (1974) „. . . And only wealth will buy you justice' – Some notes on the supreme court. 1972 term. Wisconsin Law Rev 177

13 Ethik in der Behindertenmedizin

Robert M. Veatch*

13.1 Liberalismus und hippokratische Tradition

Die medizinische Ethik in den USA hatte insbesondere in den letzten beiden Jahrzehnten einen Konflikt auszutragen. Die traditionelle, berufsbezogene Ethik des Arztes steht in der hippokratischen Tradition. Ganz selbstverständlich haben Ärzte und Berufsvereinigungen, wie die American Medical Association, ihr ethisches Mandat auf eine lange, auf dem hippokratischen Eid gegründete Tradition zurückgeführt.

Obwohl die meisten Ärzte – und die meisten Laien – sich dessen nicht bewußt sind, weichen die moralischen Hauptaussagen der hippokratischen Tradition ziemlich stark von anderen weltlichen und religiösen moralischen Traditionen in den USA ab, ja widersprechen ihnen sogar. Die hippokratische Tradition ist Ausdruck einer typischen Standesethik. Man ist der Meinung, daß die moralischen Pflichten des Arztes aus einer Analyse der Berufsrolle erkennbar sind und daß die Angehörigen des Berufsstandes am besten in der Lage sind, diese Pflichten zu definieren. So haben die Ärzte lange darauf bestanden, ihre eigene Berufsordnung und Standesethik aufzustellen und evtl. Verletzungen durch ein Standesgericht zu ahnden. Der zentrale Gedanke der hippokratischen Tradition ist die Achtung des Prinzips, daß es die Pflicht des Arztes ist, nach seinem eigenen Urteil zum Wohle des Patienten zu wirken. Das bedeutet u. a. einen Paternalismus, der das Urteil des Arztes über das Interesse des Patienten akzeptiert, selbst wenn es im Widerspruch zum Urteil des Patienten oder seiner Familie steht; weiterhin eine Hintanstellung oder direkte Zurückweisung von Interessen dritter Parteien oder der Gesellschaft; und die Anerkennung von Nutzen oder Schaden als moralische Kategorien des Handelns, nicht von moralischen Pflichten oder Rechten, die unabhängig von den Konsequenzen als verbindlich zu betrachten wären.

Diese Prinzipien der hippokratischen Tradition vertragen sich nicht mit den zentralen Inhalten der moralischen Traditionen der weithin anerkannten politischen Philosophie und der großen religiösen Traditionen in den USA. Die vorherrschende weltliche politische Philosophie in den USA kann als Liberalis-

---

* Senior Research Scholar am Kennedy Institute of Ethics an der Georgetown University in Washington/DC.

mus bezeichnet werden. Der Liberalismus legt großen Wert auf die Freiheit des einzelnen. Er betont auch die grundsätzliche Gleichheit des moralischen Wertes aller Personen unabhängig von ihren natürlichen Fähigkeiten, ihrem gesellschaftlichen Status oder ihren Leistungen. Daher kommen in fast allen wesentlichen politischen Dokumenten die Zwillingsthemen Freiheit und Gleichheit vor.

Diese beiden Themen, besonders die fundamentale Gleichheit aller Menschen, beherrschen weitgehend auch die großen religiösen Traditionen der USA. Vor allem in ihren modernen Ausprägungen bestehen sowohl der Katholizismus als auch der Protestantismus auf dem moralischen Prinzip der Gleichheit. Der Protestantismus hat immer dem Individuum und der Achtung der individuellen Freiheit einen zentralen Platz eingeräumt und in der jüdischen Ethik war Gleichheit immer ein zentraler Punkt. Die Freiheit spielt zwar im traditionellen jüdischen Denken eine weniger prominente Rolle, im jüdischen Denken von heute aber ist sie präsent, besonders im Reformjudentum und in der konservativen Tradition.

Obwohl Freiheit und Gleichheit in den politischen und religiösen Traditionen fest verankert sind, war man in der hippokratischen Tradition bis vor kurzem keinem der beiden Werte verpflichtet. Die derzeitige Kontroverse in der Bioethik der USA kann weitgehend als Kräftespiel zwischen einer Berufstradition, die dem Wesen nach elitär, paternalistisch und individualistisch ist, und einer Laientraditionen – im weltlichen wie im religiösen Rahmen –, die Freiheit und Gleichheit betonen, verstanden werden.

Der Gegensatz läßt sich anhand von Dokumenten veranschaulichen. Die Principles of Ethics der American Medical Association von 1957 spiegeln die Berufstradition vor der Reform wider, die 1980 offiziell vollzogen wurde. Hauptanliegen ist der Nutzen des Patienten. Freiheit oder Selbstbestimmungsrecht des Patienten kommen nicht vor und ebensowenig die praktischen Konsequenzen daraus, wie das Recht auf Annahme oder Ablehnung einer Behandlung und auf aktive Beteiligung an der Entscheidung über die medizinische Versorgung. Daß das Arztgeheimnis zum Wohle des Patienten gebrochen werden darf, selbst wenn der Patient nicht einverstanden ist, ist ein Beispiel für den traditionellen Paternalismus. Es ist nicht die Rede von einem Recht auf Gesundheitsversorgung, der Pflicht des Berufsstandes oder einzelner Ärzte in der Praxis, für ein angemessenes Minimum an Gesundheitsversorgung für alle, die ihrer bedürfen, zu sorgen, ebensowenig von einer sozial gerechten und fairen Allokation knapper Ressourcen. Tatsächlich fehlt bis zum Jahr 1980 der Begriff Recht in allen berufsständischen Verlautbarungen zur Medizinethik völlig.

Hält man dieser berufsständischen Tradition, die vom Pluralismus der amerikanischen Kultur gar keine Notiz zu nehmen scheint, die weltliche und religiöse Laienethik gegenüber, so stellt man fest, daß gerade dort dieser Pluralismus durchgeschlagen hat. Die Bill of Rights der amerikanischen Verfassung ist vielleicht das häufigst zitierte Zeugnis für die Verpflichtung auf die Freiheit. Gerichtsurteile, die das Selbstbestimmungsrecht, das Recht informiert und gefragt zu werden und das Recht auf Ablehnung einer Behandlung bestätigen, berufen sich noch heute auf die Bill of Rights.

Auch das Prinzip einer fundamentalen Gleichheit des moralischen Wertes aller Menschen ist in den Gründungsdokumenten unseres Landes bezeugt, aber seine Anwendbarkeit auf ein Recht auf Gesundheitsversorgung wurde bislang viel weniger deutlich zum Ausdruck gebracht. Immerhin leiten bundesweite Programme einschließlich Medicare und Medicaid und viele private soziale Initiativen zumindest teilweise ihre Verpflichtung zur gerechten Verteilung der Ressourcen daraus ab. Die President's Commission for the Study of Ethical Problems in Medicine and Biomedical and Behavioral Research hat kürzlich die Ansicht formuliert, daß „ein sozial gerechter Zugang zur Gesundheitsversorgung bedeutet, daß alle Staatsbürger in der Lage sein müssen, eine angemessene Gesundheitsversorgung ohne übermäßige Belastung zu erhalten" (President's Commission 1983a, S. 4). Diese schönen Worte werden zwar nicht immer in Taten umgesetzt, aber sie spiegeln doch die sich mehr und mehr durchsetzende opinio communis wider, daß für alle, einschließlich der geistig Behinderten, eine Grundversorgung sicherzustellen ist. Demgegenüber findet sich in der traditionellen Standesethik der Gesundheitsberufe nicht einmal andeutungsweise etwas Entsprechendes.

Es gab zahlreiche Versuche, die medizinische Ethik der liberalen Tradition und ihrer religiösen Pendants in einem Regelkodex festzuschreiben. Zu nennen wären hier die Patients' Bill of Rights (American Hospital Association 1978, S. 1782–1783), die Bill of rights for the Developmentally Disabled[1] und die Ethical and Religious Directives for Catholic Health Facilities (United States Catholic Conference 1971). Auf internationaler Ebene steht die Declaration of General and Special Rights of the Mentally Retarded of the International League of Societies for the Mentally Handicapped, die 1971 von der UNO-Vollversammlung angenommen wurde, ebenfalls in dieser Tradition (International League 1978, S. 1785). Der Verfasser dieses Aufsatzes hat eine Art Satzung entworfen, die sich als Grundlage für eine medizinische Ethik eignen würde und ebenfalls an die liberale Tradition anknüpft (s. S. 30–34).

Die moralische Kontroverse über die Gesundheitsversorgung und Betreuung geistig Behinderter in den USA kann weitgehend als Kontroverse über diese unterschiedlichen moralischen Traditionen gesehen werden.

13.2 Ethische Probleme in der medizinischen Betreuung geistig Behinderter

13.2.1 „Consent" bzw. „Refusal"

Der Pluralismus der amerikanischen Kultur und die starke Betonung der individuellen Freiheit haben das Prinzip des „consent", der Einwilligung des Patienten, zu einem Eckpfeiler der nichtprofessionellen medizinischen Ethik in

---

[1] U.S. Supreme Court. Developmentally Disabled Assistance and Bill of Rights Act. Pub. L. 94–103. October 4, 1975. 89 Stat. 486.

den USA gemacht.[2] Bereits 1914 erkannten amerikanische Gerichte das Recht auf die Bestimmung über den eigenen Körper an (Schloendorff vs. New York Hospital 1914 in: Katz 1972, S. 526). So sagte Richter Schroeder in einem wichtigen Präzedenzfall:

> Am Anfang der angloamerikanischen Rechtstradition steht das Recht auf Selbstbestimmung. Daraus folgt, daß jeder Mensch Herr über seinen Körper ist und daß er, wenn er geistig gesund ist, ausdrücklich chirurgische Eingriffe oder andere medizinische Behandlungen zur Rettung seines Lebens ablehnen darf (Natanson vs. Kline 1960 in: Katz 1972, S. 533).

Der Vorbehalt, daß der betreffende Patient geistig gesund sein muß, macht viele medizinische Entscheidungen bei geistig Behinderten so strittig. Einige meinen, daß jeder geistig Behinderte automatisch entscheidungsunfähig ist. Nachdem eine Einwilligung nur von einem wirklich autonom Handelnden gegeben werden kann und dem geistig Behinderten manchmal echte Autonomie abgesprochen wird, sei das Einwilligungsprinzip bei Entscheidungen, die geistig Behinderte betreffen, ohne Bedeutung.

Dies ist in zweierlei Hinsicht falsch. Erstens gibt es viele Formen und Grade der geistigen Behinderung. Einige sind so stark behindert, daß sie zu einer autonomen Entscheidung tatsächlich nicht in der Lage sind, andere sind nur geringfügig beeinträchtigt. Letztere können sehr wohl autonome Personen sein. Sie können viele Entscheidungen selbst treffen, auch über die Annahme oder Ablehnung von medizinischen Eingriffen. In dem Ausmaß, wie sie als zustimmungsfähig erachtet werden, gelten für sie die gleichen Rechte wie für alle anderen Staatsbürger.

Zweitens: Selbst wenn die geistig behinderte Person die Einwilligung zu einer Behandlung nicht selbst geben kann, hat sie Anspruch auf einen Vormund oder Rechtsvertreter, der in Wahrnehmung der Interessen der behinderten Person die Verantwortung hat. Es wird in diesem Zusammenhang manchmal von „guardian permission", d.h. von vormundschaftlicher Erlaubnis, in Absetzung von „consent", der selbständigen Entscheidung, gesprochen (National Commission 1978a, S. 13). Besonders wenn ein Patient nicht für sich selbst sprechen kann, kann die Beurteilung, was im Interesse des Patienten liegt, äußerst strittig werden.

13.2.2 Vormundschaftliche Entscheidungen für Erwachsene

Der wichtigste Rechtsfall über die Fortsetzung medizinischer Behandlung eines schwer geistig behinderten Erwachsenen ist wahrscheinlich der Fall Joseph Saikewicz (Superintendent of Belchertown State School vs. Saikewicz. 370 NE

---

[2] Veatch, Robert M. (1978), S. 26/1–26/66; Faden, Ruth, and Tom L. Beauchamp in coll. with Nancy N.P. King (1986); President's Commission for the Study of Ethical Problems in Medicine and Biomedical and Behavioral Research (1982), S. 1–35.

2d 417, 1977). Es handelt sich um einen 67jährigen Mann, der praktisch sein ganzes Leben in einem staatlichen Pflegeheim zugebracht hatte. Er hatte einen IQ von 10 und ein geistiges Alter von etwa 2 Jahren und 8 Monaten. Er konnte sich sprachlich nur durch Grunzlaute und Gesten verständigen. Am 19. 4. 1976 wurde bei ihm eine monozytäre Myeloblastenleukämie diagnostiziert. Ansonsten war er zur fraglichen Zeit bei Kräften und körperlich gesund. Man schlug eine Behandlung mit Chemotherapie und Bluttransfusionen vor, die eine 30–50 %ige Chance einer Remission, die 2–13 Monate anhalten würde, bot. Nebenwirkungen wären Übelkeit, Blasenleiden, ein Gefühl von Prickeln und Taubheit in den Gliedmaßen, Haarausfall und Knochenmarkaplasie. Ohne Behandlung war mit seinem Tod innerhalb von Wochen oder Monaten zu rechnen. Er hatte zur fraglichen Zeit keine Schmerzen.

Man war sich bewußt, daß die meisten entscheidungsfähigen Patienten unter den gleichen Umständen die Behandlung trotz der Nebenwirkungen und trotz der allenfalls zeitlich beschränkten Vorteile auf sich nehmen würden. Erschwerend war in diesem Fall, daß Mr. Saikewicz die Behandlung und das Drumherum nicht verstehen konnte, so daß er sich womöglich mit Nadeln angegriffen und nicht wie bisher fürsorglich gepflegt gefühlt hätte.

Man bat die Gerichte von Massachusetts zu entscheiden, ob ein gerichtlich bestellter Vormund die Behandlung in Anbetracht der geistigen Behinderung von Mr. Saikewicz ablehnen könne. Der Richter in der ersten Instanz kam nach Anhörung eines gerichtlich bestellten Vormunds und zweier Ärzte zu dem Schluß, daß die Behandlung nicht durchgeführt werden solle. Er führte mehrere Gründe an, u. a. sprach er von „der für ihn erreichbaren Lebensqualität, selbst wenn die Behandlung zu einer Remission führt" (Superintendent of Belchertown State School vs. Saikewicz 370 NE 2d 417, 1977, dort S. 422).

Daran wurde Anstoß genommen. Man interpretierte den Verweis auf die Lebensqualität als Ausdruck eines Denkens, das das Leben eines Behinderten so gering einschätzt, daß eine Erhaltung nicht gerechtfertigt wäre.

In den USA ist der Begriff „quality of life" umstritten, äußerst umstritten sogar. Seine Verwendung, insbesondere in Zusammenhang mit Entscheidungen über geistig Behinderte, löst fast unweigerlich eine hitzige Debatte aus. Es wird weithin anerkannt, daß entscheidungsfähige Menschen eine medizinische Behandlung nicht nur wegen der Prozedur selbst, sondern auch wegen des zu erwartenden Zustands danach ablehnen dürfen. So können todgeweihte Krebspatienten die Verabreichung von Penicillin bei Lungenentzündung verweigern, nicht nur wegen des Penicillins, sondern auch wegen ihres krebsbedingten Zustands, wenn sie nicht an der Lungenentzündung sterben. Es wird sogar anerkannt, daß ordnungsgemäß bestellte Vertreter der Patienten ein solches Urteil aufgrund der zu erwartenden Leiden und Beschwernisse nach der Behandlung fällen können.

Der Begriff „qualitiy of life" wird aber auch verwendet, wenn man nicht die Prozedur der Behandlung oder den Zustand aufgrund der vorliegenden Krankheit meint, sondern die Art, wie das Leben geführt wird. In diesem Sinn könnte ein Leben mit hohem Lebensstandard, mit kulturellen Ambitionen und Leistungen als von „hoher Qualität" und ein weniger begnadetes als von „geringer Qualität" bezeichnet werden. So kann mit dieser Formulierung gemeint sein, daß das Leben eines schwer geistig Behinderten von „geringer Qualität" ist.

Die moralische und rechtliche Kontroverse geht um die Frage, ob es legitim ist, derartige Kriterien bei der Entscheidung über Aufnahme oder Fortsetzung einer lebensverlängernden Maßnahme heranzuziehen. Viele Amerikaner denken, daß solche Überlegungen von urteilsfähigen Erwachsenen bei Entscheidungen über ihre eigene medizinische Behandlung am Platze sind, und zwar schon wegen des hohen Stellenwertes des Selbstbestimmungsrechts in der amerikanischen Kultur, nach dem Personen nach eigenem Ermessen werten und entscheiden können.

Die Kontroverse beginnt jedoch, wenn gesetzliche Vertreter die Lebensqualität in diesem mehr sozialen und kulturellen Sinn in ihre Überlegungen einbeziehen. Wie wir schon ausgeführt haben, bedeutet den Amerikanern die moralische Gleichheit aller Menschen sehr viel. Es wird als strittig, ja sogar als unsittlich angesehen, wenn moralische Rechte – wie das Recht auf medizinische Behandlung – auf Bewertungen der sozialen und kulturellen Qualitäten individueller Leben bezogen werden. Dieses Empfinden entspringt einem Verständnis des jüdisch-christlichen Erbes oder der liberalen philosophischen Überzeugung, daß jede Person einen Wert hat und keine mehr als eine andere zählt. Die Verwendung des Begriffes „quality of life" setzt einen unweigerlich dem Vorwurf aus, eine Nazimentalität zu haben.

Deshalb ist der Supreme Court von Massachusetts bei der Prüfung des Urteils im Fall Saikewicz, das eine Nichtbehandlung für rechtens befunden hatte, ganz ausführlich auf den vom Richter in der ersten Instanz verwendeten Begriff der „quality of life" eingegangen:

> Sofern dieser Ausdruck dazu dient, von einem Maß der Lebensqualität den Wert des Menschenlebens abhängig zu machen, lehnen wir seine Verwendung strikt ab. Liest man jedoch die ganze Urteilsbegründung, wird klar, daß dem Richter die Würde und der Wert des Lebens von Mr. Saikewicz gerade wegen seiner Schwachheit besonders am Herzen lag. Der Richter und alle Beteiligten waren sich bewußt, daß die bei Mr. Saikewicz fehlende Fähigkeit, sein Leben zu schätzen oder zu erfahren, keinerlei Bedeutung für ihre Entscheidung hatte. So sollte die Formulierung des Richters nicht als Abwertung des Lebens geistig Behinderter interpretiert werden. Der vage und vielleicht unglücklich gewählte Begriff „quality of life" ist einzig auf den durch die Chemotherapie bewirkten Zustand dauernder Schmerzen und Irritationen zu beziehen. Sieht man den Begriff in diesem Zusammenhang und bedenkt man die anderen vom Richter wohl abgewogenen Faktoren, so kommen wir zu dem Schluß, daß die Entscheidung gegen eine Behandlung von Mr. Saikewicz in voller Würdigung seiner tatsächlichen Interessen gefällt worden ist, und daß die Umstände die Entscheidung rechtfertigen (Superintendent of Belchertown State School vs. Saikewicz. 370 NE 2d 417, 1977, dort S. 432).

Wichtig dabei ist, daß die höhere Instanz eine inhaltliche Übereinstimmung im amerikanischen Denken zum Ausdruck brachte, daß geistige Behinderung an sich kein Kriterium bei Entscheidungen über Behandlung oder Nichtbehandlung sein darf. Gleichzeitig muß bedacht werden, daß ein geistig Behinderter womöglich unfähig ist, die Therapiemaßnahmen zu verstehen, und daß dies indirekt berücksichtigt werden muß. Es scheint darauf hinauszulaufen, daß es eine Schwelle von Belastung gibt, die die Nichtbehandlung eines nichtentscheidungsfähigen Patienten rechtfertigt, und daß diese Schwelle erreicht ist, wenn auch bei einem voll entscheidungsfähigen Patienten eine Behandlung unterlassen werden dürfte. Zu der Belastung mag bei einem geistig Behinderten auch seine Verständnisunfähigkeit beitragen.

13.2.3 Vormundschaftliche Entscheidungen für Säuglinge und Kleinkinder

Eine ähnliche Logik gilt offenbar in Fällen, in denen es um Säuglinge und Kleinkinder geht. Bei geistig behinderten Säuglingen und Kleinkindern sind die Entscheidungen jedoch noch umstrittener, und die amerikanischen Bioethiker befassen sich mindestens schon seit 1971 mit diesem Problem. Damals wurde von der Joseph E. Kennedy Jr. Foundation ein Film gedreht, der in eindrucksvoller Weise für die Rechte der Behinderten eintrat. Es war die Verfilmung eines Falles aus dem wirklichen Leben, wo die Eltern einen chirurgischen Eingriff bei einem Baby ablehnten, das mit Down-Syndrom und Duodenalatresie auf die Welt gekommen war. Dieser Film hat sowohl in der Öffentlichkeit als auch in Medizinerkreisen für erhebliche Aufregung gesorgt (Gustafson 1973, S. 529–537). Bald darauf erschienen 2 Artikel in dem angesehenen New England Journal of Medicine, in denen auf Neugeborenenintensivstationen tätige Ärzte freimütig berichteten, daß man Kinder mit geistigen und zumeist zugleich körperlichen Behinderungen sterben läßt (Duff u. Campbell 1973, S. 890–894; Shaw 1973, S. 885–894). Daraufhin entbrannte eine Debatte über die Entscheidungskompetenz in solchen Fällen.[3]

Die Baby-Doe-Fälle

Die Debatte erreichte ihren Höhepunkt Anfang der 80er Jahre, als 2 Fälle bekannt wurden, wo die Eltern eine Operation an ihren Babys ablehnten, die zwar die anatomische Läsion behoben hätte, nach der aber bei den Kindern eine geistige Behinderung geblieben wäre. In der öffentlichen Debatte gab man den Kindern den Decknamen „Baby Doe".

Das 1. Kind, ein Junge, kam am 9. 4. 1982 in Bloomington, Indiana, zur Welt. Es hatte ein Down-Syndrom und eine Luftröhre-Speiseröhrenfistel, die man hätte operieren müssen, um das Baby am Leben zu erhalten. Möglicherweise lagen noch andere anatomische und kardiologische Probleme vor. Der chirurgische Eingriff hätte natürlich am Down-Syndrom nichts geändert. Als die Eltern eine Operation ablehnten, stellten sich die Gerichte von Indiana quer. Der United States Supreme Court wurde angerufen, aber konnte den Fall nur noch theoretisch klären, weil das Kind inzwischen gestorben war.

Das 2. Kind war ein Mädchen, in die Diskussion als Baby Jane Doe eingegangen. Es wurde am 11. 10. 1983 geboren und litt an vielfachen gravierenden

---

[3] McCormick, Richard A. (1974), S. 172–176; Engelhardt, Tristram (1975), S. 180–192; Fletcher, John (1975), S. 75–77; Heymann, Philip B., and Sara Holtz (1975), S. 381–417; Weir, Robert (1983); Veatch, Robert M. (1973), S. 197–204; Swinyard, Chester Thomas, Charles C. (1978); Shelp, Charles E. (1986).

Anomalien, wie Spina bifida, Mikrozephalie und Hydrozephalus, die eine geistige Behinderung prognostizieren ließen. Die Eltern lehnten nach reiflicher Überlegung eine Operation zur Schließung der Spina bifida und zum Legen eines Shunts wegen des Hydrozephalus ab. Die Gerichte akzeptierten die elterliche Entscheidung.

Die ersten „Baby-Doe-Regulations": Diskriminierung von Behinderten

Ein öffentlicher Aufschrei und das besorgte Interesse Präsident Reagans an diesen Entscheidungen haben zu einer Reihe von politischen Initiativen geführt, die das Recht der Eltern und anderer gesetzlicher Vertreter klären sollten, für geistig Behinderte in Fragen der Verweigerung einer Behandlung zu entscheiden. Zunächst zog man das bereits geltende Verbot der Diskriminierung aufgrund von Behinderung an. Man berief sich auf den schon erwähnten Konsens in der amerikanischen Bevölkerung, daß ein Leben wegen körperlicher oder geistiger Behinderung nicht weniger wert ist. Das Resultat war ein Paket von „Federal Regulations" mit dem Titel „Nondiscrimination on the basis of handicap, procedures and guidelines relating to health care for handicapped infants, final rule".[4] Nach erheblicher Diskussion und Revision wurden sie am 13. 2. 1984 endgültig in Kraft gesetzt. Sie zogen den § 504 des Rehabilitation Act von 1973 an, nach dem eine Diskriminierung aufgrund einer Behinderung verboten ist. Die Krankenhäuser wurden verpflichtet, einen Anschlag folgenden Wortlauts an sichtbarer Stelle anzubringen:

> It is the policy of this hospital, consistent with Federal law, that nourishment and medically beneficial treatment (as determined with respect for reasonable medical judgments) should not be withheld from handicapped infants solely on the basis of their present or anticipated mental or physical handicap (vgl. Anm. 4, dort S. 1651).

Das wurde weithin so interpretiert, daß Säuglingen mit Down-Syndrom oder mit Spina bifida eine Behandlung nur aufgrund der Tatsache, daß sie in einem bestimmten Ausmaß geistig behindert sein werden, nicht vorenthalten werden darf. Tatsächlich führten die komplexen Fragen, ob und wie der Umstand einer Behinderung bei der Entscheidung über eine Nichtbehandlung eine Rolle spielen darf, – man denke an den Fall Saikewicz – unter den Gelehrten zu einer Debatte über den Sinn dieser Verordnungen. Man fragte sich, ob es nicht vertretbar wäre, die Behandlung eines solchen Kindes abzulehnen, wenn es vertretbar wäre, die Behandlung eines geistig normalen Kindes zu unterlassen, das aufgrund der Behandlung oder des damit erreichbaren Zustands mit gleichen Maße belastet wäre. Wenn ja, könnte dann die geistige Behinderung überhaupt bei der Beurteilung der Belastung des Kindes in Rechnung gestellt werden? Wenn z. B. das geistig behinderte Kind mehr (oder weniger) Ängste vor der Operation, die zur Korrektur von Herz- oder Neuralrohrproblemen erforderlich wäre, ausstünde, könnte diese Tatsache berücksichtigt werden?

---

[4] Nondiscrimination on the basis of handicap, procedures and guidelines relating to health care for handicapped infants, final rule", 49 Federal Register No. 8, 1622, January 12, 1984 (Part. 84).

Könnte eine Mutter oder ein Vater analog zum Fall Joseph Saikewicz argumentieren, daß die Prozedur das Kind wegen seiner Behinderung noch mehr belasten würde, und deshalb eine Behandlung ablehnen, die bei einem normaleren Kind akzeptiert würde? Man könnte argumentieren, daß gerade dies eine Diskriminierung verhindern würde, weil dann, wenn es das erklärte Ziel ist, Kinder mit vergleichbaren Belastungen gleich zu behandeln, die Nichtberücksichtigung der geistigen Behinderung einer Diskriminierung gleichkäme. Oder, wenn eine geistige Behinderung bedeutet, daß ein behindertes Kind eine geringere Belastung hätte als ein geistig normales Kind – vielleicht weil es das Leiden z. B. bei wiederholten Herzoperationen weniger vorausahnen und spüren kann –, könnte es im Sinne der Vermeidung von Diskriminierung sein, beim behinderten Kind die Operation durchzuführen, beim normalen Kind aber nicht.

Die zweiten „Baby-Doe-Regulations“: Kindsmißbrauch

Die Debatte, was nun Nichtdiskriminierung bedeutet, ist mehr oder weniger im Sande verlaufen, weil im Juni 1984 diese Verordnungen für verfassungswidrig erklärt worden sind. Inzwischen hatte der Kongreß ein Gesetz verabschiedet, das eine staatliche Regelung auf einer ganz anderen Rechtsgrundlage einleitete. Man ging von der Prämisse aus, daß es ein Kindesmißbrauch sei, lebenserhaltende Maßnahmen behinderten Säuglingen vorzuenthalten. Am 15. 4. 1985 wurden die endgültigen Richtlinien verabschiedet, die unter anderem festlegten, daß die Einzelstaaten, um Bundesmittel unter dem Child Abuse Prevention and Treatment Law zu erhalten, Programme oder Instanzen einrichten müssen, um Meldungen über ärztliche Pflichtverletzung nachzugehen, einschließlich von Meldungen über die Vorenthaltung von medizinisch indizierter Behandlung für geisteskranke Säuglinge mit lebensbedrohlichen Befunden.[5]

Wiederum wurden diese Regulations weithin so interpretiert, daß die Nichtbehandlung von geistig Behinderten unzulässig sei. In diesem Stadium der Debatte waren die Positionen aber schon differenzierter geworden. Die Verfasser der Regulations selbst stellten 3 Bedingungen auf, unter denen eine Behandlung unterlassen werden dürfe:

1) Der Säugling ist chronisch und irreversibel komatös.
2) Die Behandlung würde nur das Sterben verlängern und würde nicht alle lebensbedrohenden Umstände verbessern oder korrigieren oder würde die Überlebenschancen nicht erhöhen; oder
3) die Behandlung würde die Überlebenschancen praktisch nicht erhöhen und unter den gegebenen Umständen inhuman sein (vgl. Anm. 5, dort S. 14888).

Dadurch war der Unterlassung von lebenserhaltender Behandlung bei Säuglingen mit Anenzephalie oder auch bei Säuglingen, die zwar mit großer Sicher-

---

[5] U.S. Department of Health and Human Services. „Child abuse and neglect prevention and treatment program: Final Rule: 45 CFR 1340.“ in: Federal Register: Rules and Regulations 50 (No. 72, April 15, 1985), 14878.

heit sterben müssen, für die aber chirurgische Prozeduren eine, wenn auch nur geringe, Überlebenschance bieten, die Tür geöffnet. Tatsächlich berücksichtigen diese Ausnahmebedingungen einige der Gründe, die von Ethikexperten für die Einstufung in die Kategorie der verzichtbaren Behandlungen angegeben werden. Die katholische Moraltheologie und die President's Commission for the Study of Ethical Problems in Medicine and Biomedical and Behavioral Research akzeptieren beide das Prinzip, daß Behandlungen unterlassen werden dürfen, wenn sie nutzlos („futile") oder in sehr starkem Maße belastend sind (President's Commission 1983b, S. 84–85; Pope Pius XII 1958, S. 393–398).

Diese Regulations sind aber auf den Widerspruch einiger amerikanischer Ethikexperten gestoßen. Erstens sollte man beachten, daß sie die Nichtbehandlung dann zulassen, wenn das Kind irreversibel komatös ist – also auch keine Schmerzen empfindet. Eine Behandlung in solchen Fällen könnte aber ein Weiterleben ermöglichen. Wenn die Verfasser der Regulations trotzdem eine Nichtbehandlung für gerechtfertigt halten, kann nur die Idee der Lebensqualität zugrundeliegen. Zumindest im Extremfall des Dauerkomas bietet sich die Defizienz der geistigen Funktionen als legitimer Gesichtspunkt an. Zweitens akzeptieren die President's Commission und viele religiös gebundene Kommentatoren das Prinzip, daß Belastungen großen Ausmaßes eine Nichtbehandlung rechtfertigen, selbst in dem Fall, in dem die Behandlung eine gewisse Erfolgsaussicht bietet. Die Regulations fordern dagegen, daß, falls eine Behandlung inhuman ist, sie zudem praktisch nutzlos sein muß. Die Regulations in der derzeit gültigen Form stehen also zumindest in diesem einen Punkt im Widerspruch sowohl zur President's Commission als auch zu den Hauptströmungen des protestantischen und katholischen Denkens.

Die Regulations sehen außerdem vor, daß selbst in diesen 3 Fällen, in denen eine Behandlung unterlassen werden darf, für eine „appropriate nutrition, hydration, and medication" gesorgt werden muß (vgl. Anm. 5, dort S. 14888). Das heißt, daß selbst, falls die Behandlung nutzlos oder praktisch nutzlos und inhuman ist, die Versorgung mit Nahrung, Flüssigkeit sowie Medikamenten sichergestellt werden muß. Auch dies scheint im Widerspruch zur Position der President's Commission und den Hauptströmungen des protestantischen und katholischen Denkens zu stehen. Ein Schlupfloch bleibt. Nur eine „appropriate", also eine „angemessene" Versorgung wird verlangt. Es gibt Stimmen, die sagen, daß die Unterlassung der Versorgung „angemessen" ist, wenn sie keinem sinnvollen Zweck dient, und daß somit für einige Kinder, z. B. die irreversibel komatösen, eben gar keine Ernährung angemessen ist. Ob diese Interpretation der Regulations akzeptabel ist, bedarf noch weiterer gerichtlicher Klärung.

13.2.4. Ältere Kinder und das Problem der elterlichen Entscheidung

Man rätselt hier und da, warum Säuglinge in dieser Kontroverse eine besondere Stellung einnehmen. Wie schon gesagt, verlangen die Bundesverordnungen nur den Schutz von behinderten Säuglingen („infants"). Dabei dürften doch alle moralischen und rechtlichen Schlüsse hinsichtlich der Behandlung von geistig behinderten Säuglingen genauso für ältere Kinder und für nicht entscheidungsfähige Erwachsene gelten. Doch scheint hier die Rechtsprechung in Fällen von geistig Behinderten, die nicht Säuglinge sind, zu Schlüssen zu kommen, die mit diesen Regulations unvereinbar sind.

Der wichtigste Fall ist der von Phillip Becker.[6] Er litt an Down-Syndrom und einem kongenitalen Defekt im Herzkammerseptum. 1979 mußte er – er war 12 Jahre – untersucht werden, um festzustellen, ob er wegen des Herzfehlers operiert werden sollte. Die Operation selbst barg ein Mortalitätsrisiko von 5–10 %. Ohne den Eingriff würde die Herzfunktion immer weiter eingeschränkt werden – bei entsprechenden Beschwerden. Er würde in etwa 20 Jahren sterben. Die Eltern hatten Angst, daß niemand für ihn sorgen würde, wenn er sie überlebte. Aufgrund dieser Überlegungen lehnten sie von vornherein die Operation ab. Ein Gericht wurde um eine Verfügung ersucht, die die Operation erzwingen sollte, aber der Richter gab den Eltern recht. Er betonte den Wert familiärer Entscheidung in solchen Fällen.

Der Fall wirft einige Probleme auf. In den USA besteht heute ein Konsens, daß die Eltern verantwortlich sind für das Wohl ihrer Kinder und daß kein Vater oder keine Mutter das Recht hat, ein Kind wegen einer geistigen Behinderung sterben zu lassen. Andererseits können Eltern gemäß ihrer Pflicht, dem Interesse des Kindes zu dienen, zu dem Schluß kommen, daß eine Behandlung zu belastend ist, so daß unter dem Strich eine Unterlassung der Behandlung eher im Interesse des Kindes liegt, selbst wenn sein Tod dadurch wahrscheinlicher würde. Fragt man jedoch Eltern oder andere gesetzliche Vertreter oder Vormünder nach ihrer Beurteilung der Interessen der geistig Behinderten, erhält man oft unerwartete Antworten. Die meisten hätten die Operation nicht abgelehnt, wenn sie die Eltern von Phillip Becker gewesen wären.

Die entscheidende Frage ist, ob gesetzliche Vertreter von geistig Behinderten und anderen nicht entscheidungsfähigen Patienten *die vernünftigste* Bewertung der Interessen ihres Kindes oder Mündels vornehmen oder ob sie einfach zwischen mehreren vernünftigen Beurteilungen wählen müssen. Eine Reihe von Gerichten, einschließlich des für den Fall Becker zuständigen, die President's Commission und eine Reihe von gelehrten Kommentatoren sind zu dem Schluß gekommen, daß Eltern sich nur an *eine* vernünftige Argumentationskette halten müssen, nicht unbedingt an *die* vernünftigste. Sie betonen die familiäre Autonomie und geben den Eltern einen gewissen Spielraum. So war es offenbar auch beim Urteil im Fall Becker (Veatch 1984, S. 427–468).

Dieses Urteil hatte noch ein juristisches Nachspiel. 1983 wurde es erneut in Frage gestellt. Es kam heraus, daß die Beckers auf Anraten der Ärzte damals ihren Phillip in ein Heim gegeben und keine engere Beziehung mehr mit ihm unterhalten hatten. Inzwischen hatte eine Praktikantin in dem betreffenden Heim, Patsy Heath, eine besondere Zuneigung zu dem Jungen entwickelt und

---

[6] In re Phillip B., California Court of Appeal, First District, 1979. 92 Cal. App. 3d 796, 156 Ca. Rptr. 48.

ihn besuchsweise mit nach Hause genommen. Ihre Familie wurde für Phillip zu einer Ersatzfamilie. Sie hatte den Verdacht, daß Phillip nicht recht auf die Möglichkeit einer Operation hin untersucht worden sei. Sie wandte sich an die Behörden, und ein Gericht übertrug ihr die Vormundschaft. Damit wurde, wie einige glauben, das Urteil, das den Eltern Becker recht gegeben hatte, für nichtig erklärt.

Diese Interpretation ist möglich, wahrscheinlicher ist aber, daß es sich um einen ungewöhnlichen Vormundschaftsfall handelt. Die Heaths behaupteten, Phillips „psychologische Eltern" zu sein und erhielten offenbar aufgrund dessen die Vormundschaft. Es ist möglich, daß keines der beiden Gerichte je die Frage untersucht hat, ob es auf die Durchführung der diagnostischen Untersuchungen ankommt. Das erste Gericht mag einfach befunden haben, daß die Eltern Becker Vernunftgründe auf ihrer Seite haben und ihnen das Recht zur Verweigerung der Tests zusteht, während das zweite Gericht befunden haben mag, daß die Familie Health Vernunftgründe auf ihrer Seite hat und ihr das Recht zusteht, die Tests durchführen zu lassen. Hier war die Vernunft auf beiden Seiten zugegen und es ging nur darum, wer das vormundschaftliche Entscheidungsrecht haben soll.

13.2.5 Elterliche Zustimmung zur Organspende von Behinderten

Für einen weiteren Bereich spielt die elterliche Zustimmung oder Ablehnung in der amerikanischen Debatte eine große Rolle. In zahlreichen Fällen benötigen Verwandte von behinderten Personen Nieren- und Knochenmarktransplantate und die behinderte Person war die einzige in Frage kommende kompatible „Bezugsquelle" für das Gewebe. Die Entscheidungen in diesen Fällen entsprechen dem bereits herausgearbeiteten Prinzip. Kein Gericht hat je die Verwendung des Behinderten als Gewebespender unter Berufung auf die geringere Wertigkeit von dessen Leben im Vergleich zu dem des geistig normalen Verwandten gebilligt. Es ist vorgekommen, daß eine Reihe von Gerichten zu dem Schluß kam, es läge tatsächlich im Interesse des Behinderten, Organe zu liefern, entweder weil ein lebender normaler Verwandter dem Behinderten eher gute Dienste leisten könnte oder weil sich der Behinderte schuldig fühlen würde, wenn er das Gewebe nicht liefern könnte.[7] Einige Kritiker halten diese Argumentation eher für eine konstruierte Rechtfertigung als für eine vernünftige Einschätzung der Interessen des Behinderten. Sie meinen, wir sollten eher die Position übernehmen, daß es moralisch vertretbar ist, wenn Eltern oder Vormünder von nicht Entscheidungsfähigen einer Gewebeentnahme zustimmen, wenn das Risiko für den Entscheidungsunfähigen minimal und der Nutzen für das geistig normale Familienmitglied groß ist. In mindestens einem Fall

---

[7] In re Doe. New York, Supreme Court, Appellate Division, Fourth Department. New York Supplement, 2d Series. (December 7, 1984) 481:32–933; Robertson, John A. (1976), S. 48–78; Strunk v. Strunk. Ky., 445 S.W. 2d 145.

haben die Gerichte die elterliche Erlaubnis nicht als Rechtsgrundlage für die Gewinnung von Gewebe zu Transplantationszwecken anerkannt, weil der Verdacht nahelag, daß die Eltern nicht im Interesse des Behinderten entschieden hatten (In re Richardson. La. App., 284 So. 2d 185).

13.3 Der Behinderte als Gegenstand der Forschung

Eine ähnliche Debatte hat über die Forschung mit behinderten Versuchspersonen stattgefunden. Es gab Zeiten, da hatte man keine Skrupel, Forschungen an Personen, besonders an Behinderten, durchzuführen, in erster Linie, um Erkenntnisse zum Wohl der Bevölkerung insgesamt zu gewinnen. Seit einiger Zeit sind diese Art Menschenversuche verpönt. Die National Commission for the Protection of Human Subjects of Biomedical and Behavioral Research unterzog diese Fragen einer eingehenden Prüfung, deren Ergebnisse in ihrem Bericht von 1978 über Research Involving Those Institutionalized as Mentally Infirm zusammengefaßt sind.[8]

Sie erkannte die Notwendigkeit von Forschungen an Geisteskranken dort an, wo sie einen gewissen Nutzen für die Versuchspersonen selbst versprachen. Sie war insbesondere bereit, Untersuchungen zu akzeptieren, die Therapien zur Behandlung spezifischer Probleme von Geisteskranken testen sollten, d. h. die Wirkung von Maßnahmen, die ihrem Prinzip nach nicht an normalen Personen ausprobiert werden konnten. Die moralische Kontroverse ist dort am heftigsten, wo wissenschaftliche Untersuchungen mit Interventionen vorgeschlagen werden, die für die individuelle Versuchsperson nicht von direktem Nutzen sein können. Von einigen wird die Meinung vertreten, daß in diesem Fall Versuche mit nicht Entscheidungsfähigen niemals gerechtfertigt sind. Andere halten solche Versuche unter Einhaltung strenger Voraussetzungen für vertretbar, z. B. der Einwilligung der Betroffenen, soweit diese eingeholt werden kann (vgl. Anm. 8, dort S. 8). Wenn diese Einwilligung nicht eingeholt werden kann, muß die Forschung für den Zustand des Betroffenen relevant sein und darf der Betroffene nicht zur Teilnahme gezwungen werden (vgl. Anm. 8). In allen Fällen darf die Forschung nicht mehr als ein minimales Risiko für die Versuchsperson mit sich bringen. Wo mehr als ein minimales Risiko besteht, ist die Forschung nur akzeptabel, wenn wiederum eine Reihe von Voraussetzungen erfüllt ist. Es muß eine Intervention dabei sein, die eine direkte Erfolgsaussicht bietet, die erwarteten Vorteile müssen mindestens die Risiken aufwiegen und die Einwilligung seitens des Betroffenen oder die Erlaubnis seitens des gesetzlichen Vertreters muß vorliegen (vgl. Anm. 8, dort S. 11–12).

Entscheidend ist, daß das Wohl des Behinderten der primäre Gesichtspunkt sein muß. Interventionen zum Wohl anderer sind nur unter sorgsam kontrollier-

---

[8] National Commission for the Protection of Human Subjects of Biomedical and Behavioral Research (1978b).

ten Umständen gerechtfertigt, wenn die Risiken minimal sind und eine Einwilligung vorliegt. Unter derartigen Umständen werden wissenschaftliche Untersuchungen an Behinderten für zulässig erachtet (Annas et al. 1978, S. 3.1–3.75; Bersoff 1979, S. 133–140).

13.4 Empfängnisverhütung bei Behinderten

Ein dritter großer Bereich, der hinsichtlich geistig Behinderter kontrovers diskutiert wird, ist die Reproduktionsmedizin. Schwangerschaftsabbruch und Sterilisation sind allemal moralisch umstritten, besonders aber bei geistig Behinderten.

Zwangssterilisation

Die juristische Debatte über die Zwangssterilisation der „socially unfit" hat in den USA eine lange Tradition. Seit 1907 galten in 30 Einzelstaaten zeitweise Gesetze, die dem Staat das Recht gaben, zwangsweise diejenigen zu sterilisieren, die als „schwachsinnig", als „geisteskrank" oder vielleicht als „Gewohnheitsverbrecher" galten (Sherlock 1978, S. 116; Norris 1977, S. 879–889; Makklin u. Gaylin 1981, S. 81–103). In einigen Fällen wurden diese Gesetze umgeschrieben, um der wachsenden wissenschaftlichen Skepsis Rechnung zu tragen und um sich von dem Eugenikwahn abzusetzen, der zu ihrer Verabschiedung geführt hatte (Sherlock 1978, S. 116). Trotzdem droht vielen, die als sozial untüchtig oder unwert erachtet werden, noch immer eine Sterilisation wider Willen.

Eine der frühesten Gerichtsentscheidungen hinsichtlich der Zwangssterilisation wurde vom Supreme Court in Sachen Buck versus Bell getroffen (Buck vs. Bell, 274 U.S. 200 1927). Dort entschied der Supreme Court, daß eine Zwangssterilisation des Geisteskranken rechtmäßig und im Interesse der Gesellschaft geboten sei. Die Grundrechte des Behinderten wurden kaum angesprochen, vielmehr zogen die Richter des höchsten Gerichts eine Parallele zwischen Zwangssterilisation und Impfpflicht. Wenn eine Krankheit eine Bedrohung für alle Mitglieder eines Gemeinwesens darstellt, dann ist ja auch jeder gesetzlich verpflichtet, sich zum Schutz der Gesellschaft impfen zu lassen. Und analog dazu schloß man daraus, daß zum Schutz des Gemeinwesens und der Gesellschaft vor den Belastungen durch die geistig Behinderten diese sterilisiert werden müßten.

Der Fall Buck versus Bell war ein Präzedenzfall auf dem Gebiet der Zwangssterilisation. Viele Gerichte der Einzelstaaten beriefen sich darauf, um die Rechtmäßigkeit der Sterilisation von Behinderten und Geisteskranken zu begründen. So war es auch bei einem Fall in Idaho 1931, wo die eugenischen

Ziele der Sterilisation vom Gericht anerkannt wurden (State vs. Trontman, 299 Pac. 668, Idaho 1931). Das Gericht befand die Sterilisation geistig Behinderter für vertretbar, um „das Gemeinwohl zu schützen . . . vor dieser Art erblichen Schwachsinns".

Bei vielen der vor US-Gerichten verhandelten Fälle von Zwangssterilisation wurde das Problem der finanziellen Belastung als weiteres Argument für die Rechtfertigung und Legalisierung dieser Maßnahmen gebracht. Im Fall Simpson (In re Simpson, 180 N.E. 2d 206, Ohio 1967) behauptete der vorsitzende Richter, daß die Vorteile aus der Sterilisation in Steuereinsparungen und finanziellen Aufwendungen ausgedrückt werden können. Seine Idee war, daß ein geistig Behinderter für den Staat eine große finanzielle Belastung ist. Führt man keine Sterilisation durch, würden sich diese Individuen wahrscheinlich fortpflanzen. Nachdem die Behinderten ihre Kinder nicht unterhalten können, erwachsen dem Staat neue Lasten.

Obwohl die Zulassung der Zwangssterilisation in juristischen Kreisen scheinbar unumstritten ist, gibt es doch Gegenstimmen. In einem weithin bekannt gewordenen Votum in Sachen Smith versus Wayne (Smith vs. Wayne, 1925, S. 415) stellte sich Richter Weist auf den Standpunkt, daß die Amerikaner ein „inherent right . . . to pass through life without mutilation of organs or glands" haben und daß dieses Recht, das älter als alle Verfassungen ist, keiner legislativen Verankerung bedarf.

Es gab auch Gerichtsentscheidungen, die die Zwangssterilisation von geistig Behinderten für verfassungswidrig erklärten. Diese Entscheidungen beriefen sich oft nicht auf die Überzeugung, daß die geistig Behinderten die gleichen Rechte wie andere Glieder der Gesellschaft hätten, sondern auf juristische Formfehler. Zum Beispiel bestätigte in Sachen Cavitt (In re Cavitt, 157 N.W. 2d 171, Nebraska 1968) der Supreme Court von Nebraska die Entscheidung einer untergeordneten Instanz, die die Rechtspraxis für verfassungswidrig erklärt hatte, daß eine Kommission die Sterilisation als Voraussetzung für die Entlassung eines Behinderten aus einem staatlichen Heim verfügen kann. Diese Praxis sei verfassungswidrig deswegen, weil sie nur für Leute in staatlichen Anstalten gelte. Um verfassungsgemäß zu sein, hätte sie wohl für alle Behinderten gleich gelten müssen. Im Fall Skinner versus Oklahoma (Skinner vs. Oklahoma, 361 VS 535, U.S. Supreme Court, 1941) vertrat der US Supreme Court die Ansicht, daß die Gesetze über die Zwangssterilisation den von der Verfassung garantierten Schutz vor grausamer und ungewöhnlicher Behandlung durch die Staatsgewalt und die Garantien für die Gleichbehandlung vor dem Gesetz verletzen.

Seit den 40er Jahren ist die Zahl der Fälle, in denen es um Zwangssterilisation geht, aus verschiedenen Gründen drastisch zurückgegangen. Erstens sind die engen Zusammenhänge zwischen Vererbung und geistiger Behinderung von der modernen Genetik widerlegt worden. Zweitens bieten die modernen Empfängnisverhütungsmethoden eine Alternative zur Sterilisation. Drittens gibt es seit den 40er Jahren eine größere moralische Sensibilität. Man spricht auch den Behinderten Rechte zu, die eine Zwangssterilisation im Interesse der Gesellschaft äußerst fragwürdig machen (Journal of the American Medical Association 1972, S. 230). Obwohl sich dieses moralische Empfinden in der

Bevölkerung durchgesetzt hat, gibt es noch in 21 Einzelstaaten Zwangssterilisationsgesetze, die allerdings nicht konsequent angewendet werden (Friedman 1978, S. 1613–1618; Nitello 1978, S. 405–409).

Sterilisation und Schwangerschaftsabbruch auf Ersuchen der Eltern

Während die Zwangssterilisation zum Wohle der Öffentlichkeit oder anderer Parteien so umstritten geworden ist, daß sie praktisch nicht mehr durchgeführt wird, stellt die Intervention zum Wohle des Behinderten selbst ein weit schwierigeres Problem dar. Wir haben festgestellt, daß für einige Geisteskranke, die rechtsfähig sind, ein Recht auf Selbstbestimmung genauso gilt wie für „Normale". Dieses Recht besteht auch bei Entscheidungen über Sterilisation und Schwangerschaftsabbruch, es ist also auch hier ihre Einwilligung erforderlich. Bei nicht entscheidungsfähigen Patienten kann man nicht von einem Selbstbestimmungsrecht ausgehen. Die Interessen Dritter sind mehr und mehr in Verruf geraten, so daß die mehr traditionelle hippokratische Moral, im Interesse des Patienten zu handeln, eine annehmbare Norm wäre.

In einer von Alice Passer et al. durchgeführten Untersuchung wurden 69 Eltern von geistig behinderten Töchtern gefragt, ob sie eine staatliche Verordnung billigen würden, die die Sterilisation ermöglicht (Passer et al. 1984, S. 451–454). 86 % sagten: ja; 46 % der Befragten gaben an, sie hätten bereits die Sterilisation ihrer Töchter in Erwägung gezogen.

Die Sterilisation geistig Behinderter bei elterlicher Einwilligung stellt eine ernste Herausforderung unseres Rechtssystems dar. In den meisten Fällen darf ein Vater oder eine Mutter die Einwilligung zu einer medizinischen Behandlung einer Person geben, die unmündig oder entscheidungsunfähig ist. Jedoch für das Problem der stellvertretenden Entscheidung hinsichtlich der Sterilisation eines geistig Behinderten gibt es keinen sicheren Boden (Baron 1976, S. 267–284; Burett 1981, S. 913–955). Allgemein wurde dem Elternwunsch stattgegeben, wenn man der Meinung war, daß die Maßnahme im Interesse des Patienten erfolgen würde.[9]

Ein Beispiel dafür bietet der Fall Lee Ann Grady. Ein Elternpaar aus New Jersey wandte sich an ein Gericht um Erlaubnis der Sterilisation ihrer 19-jährigen Tochter, die an einem hochgradigen Down-Syndrom litt (In re Grady, 170 N.J. Super. 98, 1979). Die Eltern von Lee Ann Grady hatten Angst, daß ihre körperlich reife Tochter mit ihrer Sexualität nicht umgehen, Empfängnisverhütungsverfahren nicht verstehen und sich nicht um ein Kind kümmern würde, wenn sie schwanger würde (The Citation 1981, S. 63). Das Gericht gab die Erlaubnis, aber ein vom Gericht bestellter Vormund erhob Einspruch. Danach stellte der Superior Court fest, daß die Entscheidung der ersten Instanz nur dann rechtskräftig sei, wenn eindeutig feststünde, daß die Sterilisation im

---

[9] Mental Disability Law Reporter (1982), S. 10–11; Eisner, Lori Joy (1982), S. 467–475; Dodge, Gary A. (1978), S. 380–407.

besten Interesse der entscheidungsunfähigen Person läge, nicht in dem der Eltern oder der Gesellschaft (In re Grady, 426 A 2d 467 N.J. Sup. Ct., Feb. 18, 1981). In Fällen, in denen es um Schwangerschaftsabbruch ging, lief es ebenfalls auf die Entscheidungskompetenz der Eltern unter Zugrundelegung des besten Interesses der Behinderten hinaus.[10]

13.5 Kostenkontrolle und Recht auf Versorgung

Ein weiteres Thema trennt die Lager nach ihren moralischen Prinzipien: der Rechtsanspruch der Behinderten auf Gesundheitsversorgung und auf soziale Leistungen einschließlich der Erziehung. Lange Zeit haben die geistig Behinderten keine hinreichende Unterstützung erhalten. Die Gesellschaft hat sich weitgehend auf die Familien verlassen, soweit diese zur Unterstützung fähig waren. Es hat immer schon staatliche Einrichtungen für diejenigen gegeben, die ohne private Hilfe waren. Man ging von dem moralischen Grundsatz aus, daß alle behinderten Personen am Leben erhalten werden müssen. Eine völlige Abschaffung aller staatlichen Hilfen hat noch niemand gefordert, doch oft lassen die öffentlichen Hilfestellungen sehr zu wünschen übrig.

In den 70er Jahren traten Bürgerinitiativen für eine höherwertige Versorgung ein. Das erste Gerichtsurteil, das ein von der Verfassung garantiertes Recht auf Behandlung für die Behinderten bestätigt hat, wurde in Alabama von gesetzlichen Vertretern entmündigter Patienten herbeigeführt (Wyatt vs. Stickney, 344 F. Supp. 387 M.D. Ala. 1972). Unter Berufung auf eine frühere Urteilsbegründung, in der es um geisteskranke (nicht retardierte) Patienten ging, vertrat das Gericht unter Heranziehung mehrerer Gutachten die Meinung, daß diese Patienten ein von der Verfassung garantiertes Recht haben auf „such individual treatment as will give them a realistic opportunity to be cured or to improve his or her mental condition".[11] Das Gericht stellte sogar eine lange Liste von Mindestanforderungen für die spezifische Behandlung und personale Betreuung auf.

Etwa zur gleichen Zeit filmte ein New Yorker Fernsehsender heimlich in der Willowbrook State School auf Staten Island. Die Aufnahmen zeigten, daß die Insassen schlecht gekleidet waren, in verkommenen Räumlichkeiten praktisch ohne Möbel lebten und keine Erholungsstätten hatten. Man zog vor Gericht, um eine bessere Versorgung zu erwirken. Auch andernorts wurden zu dieser Zeit Gerichte in diesem Sinn angerufen.[12]

---

[10] In re Barbara C. New York. Supreme Court, Appellate Division, Second Department. New York Supplement, 474 (April 23, 1984), S. 799–801; Schukoske, Jane (1977), S. 485–492.

[11] Wyatt v. Stickney, 325 F. Supp. 781 (M.D. Ala. 1971); Mason, Bruce G.; Frank J. Menolascino; Lorin Galvin (1976), S. 124–169; Schoenfeld, Benjamin N. (1978), S. 605–637.

[12] Philipp v. Carey, U.S. District Court, N.D. New York, Federal Supplement 517 (June 20, 1981), S. 513–521; Youngberg v. Romeo, U.S. Supreme Court. United States Reports 457 (June 18, 1982), S. 307–331; Pennhurst State School and Hospital v. Halderman, U.S. Supreme Court, United States Reports 451 (April 20, 1981), S. 1–55.

Der US-Kongreß hat 1975 den ‚Education of the Handicapped Act' verabschiedet.[13] Damit sollten alle behinderten Kinder kostenlos von Staats wegen eine angemessene Erziehung erhalten, einschließlich einer Entwicklungsförderung, korrektiver und stützender Maßnahmen, Logopädie, Gehörschulung, psychologischer Therapie und medizinischer Versorgung und Beratung. Diese Dienste sind in der „least restrictive alternative" also so großzügig wie möglich zu erbringen (Chambers 1976, S. 485–527). Der moralische und politische Streit des letzten Jahrzehnts ging vor allem darüber, was angemessene Leistungen in der Erziehung und in der medizinischen Versorgung seien (Mason et al. 1976, S. 124–169; Schoenfeld 1978, S. 605–637).

In der Praxis sieht es oft so aus, daß die Retardierten und ihre Familien mit ihren Problemen allein gelassen werden, und weder die Politiker noch die meisten Medienkommentatoren finden diesen Umstand moralisch befriedigend. Es bildeten sich 2 Positionen heraus. Eine ist für Allokation nach Kriterien des gesellschaftlichen Nutzens; die Ressourcen sollen dort eingesetzt werden, wo sie am meisten Gutes bewirken (Stason u. Weinstein 1977, S. 732–739). Dazu bedarf es einer Kosten-Nutzenanalyse, einer Kosteneffizienzberechnung und anderer Strategien zur Bewertung der Nettogewinne und -kosten von Investitionsalternativen (Pauker u. Kassirer 1975, S. 229–234; Shepard u. Thompson 1979, S. 535–543; Weinstein u. Stason 1977, S. 716–721). Anwendungsbeispiele tauchen von Zeit zu Zeit in der Literatur auf.[14] Von den Vertretern dieser Position wird tendenziell die pränatale Diagnostik durch genetische Testverfahren propagiert, aber mit der gleichen Logik geht man auch an die Gesundheitsversorgung und an die Erziehungsförderung für die geistig Behinderten heran.

Dieser Ansatz ist jedoch aus mindestens 2 Gründen auf Kritik gestoßen. Erstens kann eine Kosten-Nutzen-Analyse äußerst schwierig sein, da die Vorteile oft subtil und überhaupt nicht quantifizierbar sind, wenn es z. B. um humaneres und angenehmeres Leben und um Verbesserungen von grundlegenden Fertigkeiten geht, wie Sprechenkönnen oder Selbständigkeit. Zweitens – und das ist noch wesentlicher – berücksichtigt er nicht, wie die Vor- und Nachteile der Sozialprogramme verteilt sind.[15] Vor kurzem habe ich ein ganzes Buch über diese Debatte im Hinblick auf die geistig Behinderten geschrieben (Veatch 1986). Es schließt mit der Feststellung, daß es einen fundamentalen Konflikt in der amerikanischen Kultur zwischen der egalitären Tradition, die dem jüdisch-christlichen Denken sehr verbunden ist, und der

---

[13] Public Law 94–142-November 29, 1975. U.S. Statutes at Large. Vol. 89, 94th Congress, 1st Session (1975). Government Printing Office, 1977.

[14] Schoenbaum, Stephen C., James N. Hyde Jr., Louis Bartoshesky, and Kathleen Crampton (1976), S. 306–310; Farber, Matthew E. and Stan N. Finkelstein (1979), S. 856–859; Pomerance, Jeffrey J., Christinia T. Ukrainski, Tara Ukra, Diane H. Henderson, Andrea H. Nash, and Janet L. Meredith (1978), S. 908–910; Nelson, William B., Michael Swint, and C. Thomas Caskey (1978), S. 160–166.

[15] Diesbezügliche Argumente finden sich bei Baram, Michael S. (1980), S. 473–531; The Hastings Center, Institute of Society, Ethics and the Life Sciences (1980); Fein, Rashi (1971), S. 181–217; Veatch, Robert M. (1980), S. 147–160.

utilitaristischen Tradition, die von vielen Gesundheitsökonomen und Politikern in unserer säkularen Welt vertreten wird, gibt.

Zwar plädiere ich dafür, daß man den Bedürftigsten – zu denen die geistig Behinderten gewiß zählen – eine moralische und politische Priorität einräumen muß, habe aber doch das Gefühl, daß die meisten Kombattanten in Amerika heute einer Art Wertkompromiß zwischen der Maximierung des effizienten Mitteleinsatzes und der Sicherstellung der Bedürfnisbefriedigung der geistig Behinderten zugeneigt sind. Der sich herausbildende Konsens scheint in dem Bericht der President's Commission for the Study of Ethical Problems in Medicine and Biomedical and Behavioral Research zum Ausdruck zu kommen, der damit schließt, daß alle Staatsbürger in der Lage sein sollten, ein ausreichendes Niveau an Versorgung ohne übermäßige Belastung zu bekommen (Veatch 1986). Andernorts wird von einem Recht auf ein „decent minimum" an Versorgung gesprochen (Fried 1976, S. 36; Daniels 1979, S. 174–191).

So besteht sowohl ein gerichtlich vertretener als auch ein moralischer Konsens, daß für die Behinderten in irgendeiner Weise gesorgt werden muß. Doch ist man weithin davon überzeugt, daß zumindest einige der Behinderten einen so großen Bedarf an Gesundheitsversorgung und Erziehungsmaßnahmen haben, daß enorm hohe Ressourcen aufgebracht werden müßten, um alle Bedürfnisse zu befriedigen. Selbst bei extremem Mitteleinsatz könnten einige der Behinderten nicht so gestellt werden wie andere Staatsbürger. Dieses Problem, in dessen Zusammenhang oft von „Faß ohne Boden" oder von „grenzenlosem Bedarf" gesprochen wird, scheint das Hauptargument der Verteidiger eines Kompromisses zwischen Gleichheitsprinzip und Nutzenmaximierung zu sein. Wenn gewisse, besonders bedürftige Gruppen Vorrang in der Mittelzuweisung für die Befriedigung ihrer Bedürfnisse erhalten, bleibt für keinen anderen in der Gesellschaft auch nur zur Befriedigung seiner elementaren Bedürfnisse etwas übrig.

Dies ist ein schlagendes, pragmatisches Argument. In meinem Buch „Foundations of Justice" versuchte ich darzulegen, daß es sehr wohl einige Grenzen dieses „grenzenlosen Bedarfs" gibt (Veatch 1986, S. 159–164). Teilweise könnten offensichtlich besser gestellte Gruppen tatsächlich schlechter gestellt werden, wenn mehr Ressourcen für die bedürftigen Gruppen ausgegeben würden, wodurch der Ruf nach Gerechtigkeit laut würde. Auch könnten die Fürsprecher der Behinderten die Ressourcen so einsetzen, daß Anreize für besonders talentierte Personen geschaffen werden, Arbeit zu leisten, die schließlich den Behinderten zugutekommt. Wenn diese und andere Mechanismen dem „grenzenlosen Bedarf" an Ressourcen noch keine Grenzen setzen, der aus einer Selbstverpflichtung zur weitestmöglichen Gleichstellung der Behinderten erwächst, dann ist wahrscheinlich ein gewisser Kompromiß zwischen den Prinzipien von Gleichheit und gesellschaftlichem Nutzen notwendig. Es gibt jedenfalls in den USA einen erheblichen moralischen Widerstand gegen eine Politik, die die Interessen der Bedürftigen und vom Schicksal geschlagenen Gruppen dem Wohl des Volkes insgesamt opfert.

13.6 Zusammenfassung

Die moralischen und politischen Kontroversen um die Versorgung der Behinderten stellen mit die heikelsten und zähesten Probleme für die amerikanische Gesellschaft. Zwei große moralische Traditionen, die eine berufsbezogen und hippokratisch, die andere aus jüdisch-christlichen und säkular-liberalen Quellen schöpfend, stehen sich gegenüber. Für die hippokratische Tradition sind weder das Prinzip der Einwilligung noch Probleme der gerechten Verteilung der Ressourcen von Belang. Für die Ärzte galt jahrelang das moralische Gebot, das zu tun, was ihrer Meinung nach im Interesse ihrer Patienten war. Für viele Behinderte, die nicht in das System der Gesundheitsversorgung eingebunden waren, bedeutete dies, daß kein Arzt die Verantwortung für die Versorgung übernahm.

Die liberale Tradition mit ihrer Achtung von Freiheit und Gleichheit sieht das Problem der Behinderten von einer ganz anderen Perspektive. Da viele behinderte Personen als nichtautonom erachtet werden, entstanden Probleme bezüglich der Einwilligung in eine Behandlung oder deren Ablehnung. In letzter Zeit wurde wieder die Möglichkeit mehr betont, daß manche geistig Behinderte trotz allem autonom sind und die Fähigkeit haben, selbst über das Ja oder Nein zu einer Behandlung zu entscheiden. Wenn diese Fähigkeit tatsächlich nicht gegeben ist, geht es darum, wer ihre Interessen am besten wahrnehmen kann. Die Idee einer familiären Verantwortung mit gewisser Autonomie scheint sich als Lösung herauszuschälen, wobei man sich darüber im klaren ist, daß Familienangehörige in böser oder guter Absicht den Boden der Vernunft bei der Entscheidung über das, was im Interesse des geistig Behinderten liegt, verlassen können.

Diese Fragen spielen nicht nur bei der Einwilligung zu einer lebenserhaltenden Behandlung oder deren Ablehnung eine Rolle, sondern auch bei der Entscheidung im Bereich der Forschung, bei Schwangerschaftsabbruch und Sterilisation. Hinsichtlich der Allokation knapper Mittel bedeutet der egalitäre Ansatz, daß geistig Behinderte und andere wirklich bedürftige Mitbürger den absoluten Vorrang haben müssen.

Andererseits hat man das Gefühl, daß ein pragmatischer Kompromiß zwischen dem Prinzip der Gleichheit und dem gesellschaftlichen Nutzen gefunden werden muß. Wichtig ist, daß abgesehen von einer sehr kleinen Minderheit ein sehr breiter Konsens besteht, daß – zumindest ab einem bestimmten pränatalen Stadium – geistig Behinderte Mitbürger sind, denen der volle moralische und rechtliche Schutz zukommt.

Literatur

American Hospital Association (1978) A patient's bill of rights. In: Reich WT (ed) Encyclopedia of bioethics, vol 4. The Free Press, New York
Annas J, Glantz LH, Katz BF (1978) Law of informed consent in human experimentation: Institutionalized mentally infirm. In: National Commission for Protection of Human Subjects (ed) Research involving those institutionalized as mentally infirm. US Government Printing Office, Washington

Baram S (1980) Cost-benefit analysis: An inadequate basis for health, safety, and environmental regulatory decisionmaking. Ecology Law Q 8

Baron CH (1976) Voluntary sterilization of the mentally retarded. In: Milunsky A, Annas K (eds) Genetics and the law. Plenum Press, New York

Bersoff DN (1979) Handicapped persons as research subjects. Amicus May/June

Burnett BA (1981) Voluntary sterilization for persons with mental disabilities: The need for legislation. Syracuse Law Rev 32/4

Chambers D (1976) The principle of the least restrictive alternative: The constitutional issues. In: Kindred M et al. (eds) The mentally retarded citizen and the law. The Free Press, New York

Daniels N (1979) Rights to health care and distributive justice: Programmatic worries. J Med Philos 4

Dodge GA (1978) Sterilization, retardation, and parental authority. Brigham Young Univ Law Rev 1978/2

Duff RS, Campbell AGM (1973) Moral and ethical dilemmas in the special-care nursery. N Engl J Med 289

Eisner LJ (1982) Constitutional law – Maryland circuit courts have (parens patriae) jurisdiction to authorize guardians to consent to sterilization of incompetent minors when the procedure is medically necessary. Univ Baltimore Law Rev 11/3

Engelhardt HT (1975) Ethical issues in aiding the death of young children. In: Kohl M (ed) Beneficent euthanasia. Prometheus Books, Buffalo/NY

Faden R, Beauchamp TL, in collaboration with King NNP (1986) A history and theory of informed consent. Oxford Univ Press, New York

Farber E, Finkelstein SN (1979) A costbenefit analysis of a mandatory premarital Rubella-antibody screening program. N Engl J Med 300

Fein R (1971) On measuring economic benefits of health programmes. In: McLachlan G, McKeown T (eds) Medical history and medical care. Oxford Univ Press, London

Fletcher J (1975) Abortion, euthanasia, and care of defective newborns. N Engl J Med 292

Fried C (1976) Equality and rights in medical care. Hastings Center Rep 6

Friedman JM (1978) Sterilization: Legal aspects. In: Reich WT (ed) Encyclopedia of bioethics. Macmillan, New York

Gustafson JM (1973) Mongolism, parental desires, and the right to life. Perspect Biol Med 16

Heymann PB, Holtz S (1975) The severely defective newborn: The dilemma and the decision process. Public Policy 23

International League of Societies for the Mentally Handicapped (1978) Declaration of general and special rights of the mentally retarded. In: Reich WT (ed) Encyclopedia of bioethics. The Free Press, New York

Journal of the American Medical Association (1972) Compulsory sterilization. JAMA 221

Katz J (1972) Editor: Experimentation with human beings: The authority of the investigator, subject, professions, and state in the human experimentation process. Ed by Katz J, with the assistance of Capron AM and Glass ES. Russell Sage Foundation, New York

Macklin R, Gaylin W (1981) Involuntary sterilization and the law: A review of court cases in the United States. In: Mental retardation and sterilization: A problem of competency and paternalism. Plenum, New York

Mason BG, Menolascino FJ, Galvin L (1976) The right to treatment for mentally retarded citizens: An evolving legal and scientific interface. Creighton Law Rev 10/1

McCormick RA (1974) To save or let die: The dilemma of modern medicine. JAMA 229

Mental Disability Law Reporter (1982) Colorado supreme court allows sterilization of mentally retarded children if strict requirements are followed Ment Disabil. Law Rep 6/1

National Commission for the Protection of Human Subjects of Biomedical and Behavioral Research (1978a) The Belmont Report: Ethical principles and guidelines for the protection of human subjects of research. US Government Printing Office, Washington/DC

National Commission for the Protection of Human Subjects of Biomedical and Behavioral Research (1978b) Report and recommendations: Research involving those institutionalized as mentally infirm. DHEW Publication No (OS) 78-0006, Bethesda/MD

Nelson WB, Swint M, Caskey CT (1978) An economic evaluation of a genetic screening program for Tay-Sachs disease. Am J Hum Genet 30

Norris CN (1977) Courts – Scope of authority – Sterilization of mental incompetents. Tennessee Law Rev 44/3

Passer A, Ruah J, Chamberlain A, McGrath M, Burkett R (1984) Issues in fertility control for mentally retarded female adolescents: II. Parental attitudes towards sterilization. Pediatrics 73

Pauker SG, Kassirer JP (1975) Therapeutic decision making: A cost-benefit analysis. N Engl J Med 293

Pomerance JJ, Ukrainski CT, Ukra T, Henderson DH, Nash AH, Meredith JL (1978) Cost of living for infants weighing 1,000 grams or less at birth. Pediatrics 61

Pope Pius XII (1958) The prolongation of life: An adress of Pope Pius XII to an International Congress of Anesthesiologists. The Pope Speaks 4

President's Commission for the Study of Ethical Problems in Medicine and Biomedical and Behavioral Research (1982) Making health care decisions: A report on the ethical and legal implications of informed consent in the patient-practitioner relationship, vol 3. US Government Printing Office, Washington/DC

President's Commission for the Study of Ethical Problems in Medicine and Biomedical and Behavioral Research (1983a) Securing access to health care, vol 1. US Government Printing Office, Washington/DC

President's Commission for the Study of Ethical Problems in Medicine and Biomedical and Behavioral Research (1983b) Deciding to Forego life-sustaining treatment: Ethical, medical, and legal issues in treatment decisions. US Government Printing Office, Washington/DC

Robertson JA (1976) Organ donations by incompetents and the substituted judgment doctrine. Columbia Law Rev 76/1

Schoenbaum SC, Hyde JN Jr, Bartoshesky L, Crampton K (1976) Benefit-cost analysis of Rubella vaccination. N Engl J Med 294

Schoenfeld BN (1978) A survey of the constitutional rights of the mentally retarded. Southwestern Law J 32/2

Schukoske J (1977) Abortion for the severely retarded: A search for authorization. Ment Disabil Law Rep 16

Shaw A (1973) Dilemmas of ‚informed consent‘ in children. N Engl J Med 289

Shelp CE (1986) Born to die? Deciding the fate of critically ill newborns. Free Press, New York

Shepard DS, Thompson MS (1979) First principles of cost-effectiveness analysis in health. Public Health Rep 94/6

Sherlock R (1978) From stigma to sterilization: Eliminating the retarded in American law. Linacre Q 45

Stason WB, Weinstein MC (1977) Allocation of resources to manage hypertension. N Engl J Med 296

Swinyard C (1977) Decision making and the defective newborn. Thomas, Springfield/IL

The Citation (1981) New Jersey Court has power to decide to okay sterilization for incompetent persons. Citation 43

The Hastings Center, Institute of Society, Ethics and the Life Sciences (1980) Values, ethics, and CBA in health care. In: Office of Technology Assessment, Congress of the United States (ed) The implications of costeffectiveness analysis of medical technology. Office of Technology Assessment, Washington

United States Catholic Conference (1971) Ethical and religious directives for catholic health facilities. United States Catholic Conference, Department of Health Affairs, Washington/DC

Veatch RM (1973) Moral issues in obstetrical and newborn care. (Proceedings of the 65th Ross Conference „Ethical Dilemmas in High Risk Obstetrical and Newborn Care")

Veatch RM (1978) Three theories of informed consent: Philosophical foundations and policy implications. In: The Belmont Report: Ethical principles and guidelines for the protection of human subjects of research. National Commission for the Protection of Human Subjects of Biomedical and Behavioral Research, Washington/DC (DHEW Publication No (05)78-0014)

Veatch RM (1980) Justice and valuing lives. In: Rhoads SE (ed) Valuing life: Public policy dilemmas. Westview Press, Boulder/CO

Veatch RM (1984) Limits of guardian treatment refusal: A reasonableness standard. Am J Law Med 9/4

Veatch RM (1986) The foundations of justice: Why the retarded and the rest of us have claims to equality. Oxford Univ Press, New York

Vitello SJ (1978) Involuntary sterilization: Recent developments. Ment Retard 16/6

Weinstein MC, Stason WB (1977) Foundations of cost-effectiveness analysis for health and medical practices. N Engl J Med 296

Weir R (1983) Selective nontreatment of handicapped newborns. Oxford Univ Press, New York

14 Gentherapie am Menschen

Leroy Walters*

14.1 Die internationale Diskussion 1980–1987

Mitte der 70er Jahre stand die Sicherheit im Labor beim Umgang mit rekombinierter DNS im Mittelpunkt des öffentlichen Interesses. Gegen Ende der 70er Jahre flammte eine kurze Diskussion über Sicherheitsfragen bei der industriellen Gentechnik auf. In den USA wurden diese Fragen meistenteils von einer einzigen Institution, dem Recombinant DNS Advisory Committee (RAC) der National Institutes of Health (NIH), durch eine Reihe von Richtlinien geregelt, die für Empfänger von NIH-Mitteln verbindlich waren. Die Industrie scheint sich an diese Richtlinien – als annehmbare Praxisnorm – freiwillig gehalten zu haben. Auf Bundesebene wurde kein Gesetz für die Forschung oder Produktion mit rekombinierter DNS verabschiedet und die wenigen Gesetze, die auf Staats- oder örtlicher Ebene erlassen wurden, schrieben die Einhaltung der NIH-Richtlinien vor.

In den 80er Jahren tauchten dann 4 größere, die Öffentlichkeit interessierende Themen hinsichtlich der Genforschung und -technologie auf:

1) die Sicherheit und Wirksamkeit von Produkten (z. B. Impfstoffen oder Hormonen), die mit Hilfe von Gentechniken entwickelt wurden;
2) die gezielte Freisetzung entweder von Mikroorganismen oder von Pflanzen in die Umwelt;
3) Gentherapie beim Menschen;
4) die Anwendung neuer Techniken auf der Grundlage von rekombinierter DNS zur Feststellung von genetisch bedingten Krankheiten oder Anlagen.

Das 3. dieser Themen der 80er Jahre, die Gentherapie am Menschen, soll im Mittelpunkt dieses Rückblicks stehen. Es handelt sich um eine höchst interessante Fallstudie für die Politik, z. T. deshalb, weil die Öffentlichkeit die ethischen Fragen weitgehend durchdiskutiert hat, bevor die Gentherapie erstmalig mit Erfolg angewendet worden ist, aber auch deshalb, weil wir noch mitten in der Entwicklung stehen und noch nicht auszumachen ist, wie es in Nordamerika, Europa, Australien oder Japan weitergehen wird.

---

* Direktor des Center for Bioethics des Kennedy Institute of Ethics an der Georgetown University in Washington/DC; z. Z. Vorsitzender der Kommission „Human Gene Therapy" beim Recombinant DNA Advisory Committee des National Institute of Health.

Bereits Anfang 1971 begann die öffentliche Diskussion über die Aussichten der Gentherapie am Menschen. Mehrere Konferenzen wurden abgehalten, die sich am Rande auch mit den ethischen und rechtlichen Problemen befaßten. Zum Beispiel hat auf einem Forum der National Academy of Sciences im März 1977 David Maltimore ein mögliches Szenarium für die Gentherapie durch die In-vitro-Behandlung von Knochenmarkzellen eines Patienten mit Sichelzellenanämie skizziert. Auf dem gleichen Forum hat der Philosoph Stephen Toulmin die ethischen Überlegungen vorgetragen, die für die Forschung mit rekombinierter DNS leitend sein sollten.

Ende der 70er Jahre und Anfang der 80er Jahre standen mehrere Fragen zur Diskussion, so die folgenden, die mehr technische Dinge betrafen:

1) Welche Krankheiten kämen als erste für die Gentherapie in Frage?
2) Wie würde die zusätzliche DNS in die Zellen des Patienten eingeschleust werden?
3) In welchen Tiermodellen könnten die Techniken der Gentherapie getestet werden?

Andere Fragen betrafen Probleme normativer Art.

1) Wie schnell würde die Gentherapie für die Anwendung beim Menschen zur Verfügung stehen?
2) Sollte man die Gentherapie an somatischen Zellen anders sehen als die an Zellen der Keimbahn?
3) Auf welcher Ebene sollte die Aufsicht über die Gentherapie am Menschen erfolgen, auf örtlicher oder auf höherer Ebene?
4) Sollte sich die Politik mit spezifischen Gentherapieprojekten befassen oder ihr Augenmerk auf die möglichen langfristigen Auswirkungen auf die Gesellschaft richten?
5) Sollten spezielle Richtlinien, Vorschriften oder Erlasse für die Gentherapie und die Anwendung der Molekulargenetik auf den Menschen geschaffen werden?

1980 kam es in den USA, Europa und im Mittelmeerraum zu 3 Initiativen, die die öffentliche Debatte um die Gentherapie in Gang brachten und 1982 zu einer ersten Resolution führten. Seit 1982 wird die Gentherapiediskussion von Naturwissenschaftlern, Philosophen und Glaubensgemeinschaften aus zahlreichen Ländern sowie von Regierungskommissionen in Schweden, der Bundesrepublik Deutschland und den USA vorangetrieben. Inzwischen sind in den USA besondere Kontrollmechanismen zumindest für einige Aspekte der Gentherapie eingeführt worden.

Die erste der 3 Initiativen im Jahre 1980 war die Anfrage vor der parlamentarischen Versammlung des Europarates über Gentechnologie und Reproduktionsmedizin. Sie galt dem Anliegen, die in der Europäischen Konvention verankerten Menschenrechte zu schützen.

Zweitens meine ich den Juni-Brief von führenden Vertretern jüdischer, katholischer und protestantischer Gruppen an den damaligen Präsidenten Carter.

Darin wurde die Sorge über 2 Punkte zum Ausdruck gebracht – die Patentierung von Mikroorganismen und die Anwendung der Gentechnologie auf den Menschen. Als direkte Folge dieses Briefes wurde die neu eingerichtete President's Commission on Bioethics angewiesen, die Gentechnologie in ihren Aufgabenkatalog aufzunehmen.

Der dritte Anlaß war die Anwendung der Gentherapie in Italien und Israel bei 2 β-Thalassämiepatienten durch Martin Cline im Juli 1980. Das langwierige Prüfverfahren an der University of California, Los Angeles, das dem schließlich ohne Genehmigung durchgeführten Experiment vorausgegangen war, und die öffentliche Debatte um Zeitpunkt und Berechtigung des Experiments gaben den Politikern einen weiteren Anstoß, sich offiziell mit der Gentherapie zu beschäftigen.

Zwischen 1980 und 1982 führte die Diskussion in Europa früher zu einem offiziellen Ergebnis als die parallel laufende in den USA. Im Mai 1981 wurde in Kopenhagen eine öffentliche parlamentarische Anhörung vom Rechtsausschuß des Europäischen Parlaments veranstaltet. Das Thema der Konferenz war „Gentechnologie. Risiken und Chancen für die Menschenrechte". Im Januar 1982 legte der Rechtsausschuß und der Ausschuß für Wissenschaft und Technologie dem Europäischen Parlament in Straßburg offizielle Berichte vor. Das Resultat von fast 2jährigen Beratungen war die Empfehlung 934 über Gentechnik, die am 26. 1. 1982 angenommen wurde. Man konzentrierte sich vornehmlich auf Keimbahnmodifikation. Das Parlament empfahl dem Ministerrat, 3 Aufgaben in Angriff zu nehmen:

1) Entwurf einer europäischen Übereinkunft über legitime Anwendungen der Gentechnologie beim Menschen (einschließlich kommender Generationen) . . .
2) Anerkennung eines Menschenrechts auf „nicht künstlich veränderte" Erbanlagen.
3) Aufstellung einer Liste schwerer Erbkrankheiten, bei denen in Zukunft eine Gentherapie mit dem Einverständnis der betroffenen Person in Betracht gezogen werden kann (wobei gewisse Therapien auch ohne Einverständnis – analog der bei anderen Formen medizinischer Behandlung bestehenden Praxis – als vereinbar mit den Menschenrechten anerkannt werden können, wenn die Übertragung einer sehr schweren Krankheit auf das Kind der betroffenen Person wahrscheinlich ist).

Kurz, das Europäische Parlament bestätigte ein Menschenrecht auf eine Vererbung, in die nicht künstlich eingegriffen werden darf, während es gleichzeitig eine Einwirkung in die Keimbahn zur Therapie und Verhütung einer quasi kanonischen Liste ernsthafter Krankheiten akzeptiert.

Fast 11 Monate später, im November 1982, stellte die President's Commission on Bioethics ihren Bericht *Splicing life* fertig. Der Kommissionsbericht befaßte sich mit 3 Hauptanwendungsgebieten von DNS-Rekombinationstechniken – der Produktion von chemischen und biologischen Arzneimitteln, der Entwicklung neuer Diagnoseverfahren für Erbkrankheiten und der Entwicklung von molekulargenetischen Therapiemethoden. Bei der Gentherapie machte man eine Unterscheidung zwischen Eingriffen in somatische und sol-

chen in die Zellen der Keimbahn, und letztere wurden für die nahe Zukunft
sowohl aus technischen als auch aus ethischen Gründen abgelehnt.

Der Abschnitt des *Splicing-life*-Berichts, der den sozialen und ethischen
Problemen gewidmet ist, sollte offenbar die Besorgnis der Öffentlichkeit insbesondere hinsichtlich gentechnischer Eingriffe in somatische Zellen
beschwichtigen. Der Schlußabschnitt des Kommissionsberichts weist 4 Möglichkeiten auf, wie die Kontrolle über die Gentechnologie gehandhabt werden
könnte:

1) ein neu konstituiertes NIH Recombinant DNS Advisory Committee;
2) ein mit neuen Befugnissen ausgestatteter behördenübergreifender Ausschuß innerhalb der Bundesregierung;
3) eine spezielle Gentechnikkommission aus nicht der Regierung angehören-
   den Mitgliedern; oder
4) eine Nachfolgeinstitution der President's Commission mit allgemeiner
   Zuständigkeit auf dem Gebiet der biomedizinischen Ethik.

Der *Splicing-life*-Bericht stand im Mittelpunkt der von Senator Albert Gore
im November 1982 einberufenen Anhörung über „Gentechnik am Menschen".
An 3 Tagen beleuchteten Biologen und Mediziner aus Labor und Klinik,
Theologen, Philosophen und Juristen eingehend sowohl technische als auch
normative Fragen. Es wurde dabei klar, daß Gore auf Bundesebene eine neue
Kommission zur Überwachung der neuen Gentechnologien schaffen wollte.

Von 1982 bis heute wird die öffentliche Diskussion der Gentherapie besonders in 3 Ländern weitergetrieben – in Schweden, der Bundesrepublik
Deutschland und in den USA. Ich werde zuerst den Entwicklungen in Europa
nachgehen und mich dann den USA zuwenden.

Nach den intensiven Aktivitäten des Januar 1982, die zur Annahme der
Empfehlung 934 durch das Europaparlament geführt haben, scheint der Europarat das Interesse an der Gentherapie verloren zu haben. Der Ministeraus-
schuß ernannte inzwischen einen Sachverständigenausschuß für die Gesamt-
problematik der Humangenetik (CAHGE), mit dem Auftrag zu untersuchen,
wie die Empfehlung 934 durchgesetzt werden könnte. Der Ausschuß war
jedoch relativ inaktiv und hat bis heute keine offiziellen Berichte vorgelegt.

Demgegenüber haben nationale Kommissionen in Schweden und der Bundesrepublik Deutschland ziemlich detaillierte Studien über die Gentherapie
beim Menschen durchgeführt. Die schwedische Gruppe ist im März 1982 von
der Regierung beauftragt worden, „ethische, humanitäre und soziale Probleme zu untersuchen, die sich aus der Anwendung der Gentechnologie ergeben". In der Kommission waren die verschiedenen politischen Parteien des
Parlaments und Experten aus verschiedenen Gebieten der Wissenschaft und
der Gesellschaft vertreten. Der Vorsitzende war ein Jurist und der Geschäftsführer ein Biologe.

Die Arbeit der schwedischen Kommission zeitigte zunächst die Veröffentlichung eines Diskussionspapiers im September 1983 und im folgenden Monat
eine öffentliche Anhörung. Der Schlußbericht der Kommission wurde im
November 1984 unter dem Titel „Genetische Integrität" vorgelegt. Seine
Schlußfolgerungen seien hier kurz zusammengefaßt:

1) Forschung und Experimente mit dem Zweck einer Gentherapie an somatischen Zellen sind vertretbar.
2) Wenn eine Gentherapie an menschlichen Samen- oder Eizellen, Zygoten und Blastomeren zuverlässig durchführbar ist und eine Implantation in Frage kommt, dann muß die Maßnahme einer strengen ethischen Prüfung in voller Kenntnis aller Konsequenzen unterzogen werden.
3) Bevor Maßnahmen zur Garantie des verfassungsmäßigen Schutzes gegen Genmanipulation ergriffen werden, sollen Vorschläge des Europarates abgewartet werden.
4) Es sollten keine Gesetze zur Gentherapie von der Regierung in Kraft gesetzt werden. Jedoch sollte ein besonderes „Gesetz über die Anwendung von Techniken mit rekombinierter DNS beim Menschen" erlassen werden, das sich auf ethische Normen (Richtlinien) stützt, die vom Nationalen Rat für Gesundheit und Wohlfahrt auszuarbeiten sind.
5) Der Nationale Rat für Gesundheit und Wohlfahrt soll beratende Funktion haben, aber die tatsächliche Prüfung von Projekten soll von bestehenden Ethikkommissionen für die Forschung durchgeführt werden.

Im Mai 1984, während das schwedische Komitee seine Arbeit abzuschließen im Begriffe war, berief der bundesdeutsche Justizminister zusammen mit dem Bundesforschungsminister eine Enquete-Kommission zur Untersuchung von 3 Themen: In-vitro-Fertilisation, Genomanalyse und Gentherapie. Der Kommission stand der frühere Präsident des Bundesverfassungsgerichts Ernst Benda vor.

Der Bericht der Benda-Kommission, veröffentlicht Ende 1985, kam zu folgenden Ergebnissen:

1) Ein Gentransfer in somatische Zellen unterscheidet sich in der ethischen Bewertung grundsätzlich nicht von einer Organtransplantation.
2) Soweit der Gentransfer sich nicht auf die Bekämpfung somatischer Leiden beschränkt, wäre ähnlich wie bei sonstigen Eingriffen, die auf eine Persönlichkeitsveränderung gerichtet sind, die Zulässigkeit des Gentransfers selbst bei Einwilligung des Betroffenen problematisch.
3) Ein Gentransfer in menschliche Keimbahnzellen ist derzeit nicht zu vertreten.
4) Der Gentransfer in die Keimbahn sollte vorläufig durch eine verwaltungsrechtliche (nicht strafrechtliche!) Regelung verboten werden. Jedoch wird nicht verkannt, daß sich in Zukunft möglicherweise Entwicklungen ergeben werden, die es erforderlich machen könnten, ein generelles Verbot im Interesse des Lebens- und Gesundheitsschutzes zu lockern.

In den USA kann man eine direkte Linie vom *Slicing-life*-Bericht und den Anhörungen im Kongreß vom November 1982 zu allen späteren Entwicklungen der Politik ziehen. Am 11. 4. des darauffolgenden Jahres unterbreitete der NIH Recombinant Advisory Board einen Vorschlag zur Bildung einer Arbeitsgruppe („working group"), die die Anregungen des *Splicing-life*-Berichts, insbesondere im Abschnitt über die öffentlichen Kontrollmechanismen, aufnehmen sollte. Noch im gleichen Monat führte Senator Gore H. R. 2788 ein, „A Bill to establish the President's Commission on the Human Applications of Genetic Engineering".

Vom April 1983 bis heute kann man in der Exekutive und in der Legislative unseres Landes einen gleichlaufenden Prozeß verfolgen. Auf der Seite der Exekutive erklärte sich im September 1983 das Recombinant DNS Advisory Committee zur Übernahme von Verantwortung für die fallweise Überprüfung von gentherapeutischen Projekten bereit. Die NIH-Richtlinien wurden Anfang 1984 dahingehend ergänzt, daß „deliberate transfer of recombinant DNS . . . into human subjects" einbegriffen war. Die Hauptgründe für die Entscheidung des RAC waren:

1) Der Fall Cline an der University of California, Los Angeles, hatte allen die Notwendigkeit bewußt werden lassen, daß örtliche Ethikkommissionen für die Bewertung von Gentherapieprojekten arbeits- und entscheidungsfähig sein müssen.
2) Darüber hinaus erschien wegen des anhaltend starken Interesses der Öffentlichkeit an der Gentherapie am Menschen ein öffentliches, möglichst bundesweites Prüfungswesen, zumindest in den Anfangsjahren der Gentherapie, sinnvoll.
3) Es gab damals kein Gremium, das solche öffentliche Prüfungen auf Bundesebene hätte durchführen können. Der Ethics Advisory Board des Department of Health and Human Services und die President's Commission on Bioethics existierten nicht mehr, und es war noch nicht klar, ob das Department oder der Kongreß Nachfolgeinstitutionen einsetzen würde.

Im Sommer 1984 wurde dann die vorgeschlagene Working Group on Human Gene Therapy eingerichtet. Sie bestand aus 15 Mitgliedern: 3 Grundlagenforscher, 3 Kliniker, 3 Ethikexperten, 3 Juristen, 2 Politiker und 1 Laie. Das RAC hatte eigentlich nicht vorgesehen, daß seine Working Group einen Katalog von Richtlinien und Vorschriften erarbeiten würde. Ich persönlich dachte, sie solle zusammen mit dem RAC einzelne Forschungsprojekte unter Zugrundelegung des *Splicing-life*-Berichts und der bestehenden Bundesvorschriften über Forschung am Menschen überprüfen. Jedoch war die Mehrheit der Mitglieder der Working Group der Meinung, daß genauere Richtlinien vonnöten seien und setzte sich damit durch.

Diese Richtlinien tragen den etwas schwerfälligen Titel *Points to consider in the design and submission of human somatic-cell therapy protocols*. In meinem Abschnitt „Die Diskussion in den USA" werden sie eingehender behandelt.

Auf der Seite der Exekutive scheint es wahrscheinlich, daß die Food and Drug Administration (FDA) das in der Gentherapie verwendete Material als ein neu entwickeltes Arzeimittel betrachtet, das denselben Vorschriften für Anwendung und Prüfung unterliegt wie alle anderen Arzneimittel. Die der Geheimhaltung unterliegende Überprüfung durch die FDA soll das öffentliche vom NIH RAC durchzuführende Verfahren ergänzen.

In der Zwischenzeit hat der Kongreß ein anhaltendes Interesse am Thema Gentherapie gezeigt. 1984 beauftragte er das Office of Technology Assessment (OTA) mit einer Enquete über die Gentherapie, deren Ergebnis in einem Bericht mit dem Titel *Human gene therapy: Background paper* zusammengefaßt ist. Federführend war Robert Cook-Deegan, veröffentlicht wurde er im Dezember 1984. In vielerlei Hinsicht brachte dieses OTA-Papier die in dem *Splicing-life*-Bericht der President's Commission enthaltene Analyse auf einen aktuellen Stand.

Das Interesse des Kongresses an Fragen der Gentechnik am Menschen fand auch ihren Niederschlag in den Bemühungen, ein Biomedical Ethics Board einzurichten. Dieser Vorschlag war Teil der Gesetze, die dem NIH neue Befugnisse geben sollten und durch das Veto des Präsidenten sowohl 1984 als auch 1985 zunächst zu Fall gebracht worden sind. 1985 jedoch setzte der Kongreß das Veto des Präsidenten außer Kraft und richtete den Board ein. Eine der ersten Aufgaben des Board wird sein, wenn erst einmal das Biomedical Advisory Committee ernannt ist, einen Bericht „über Forschungen und Entwicklungen in der Gentechnik, die Konsequenzen für die Gentechnik am Menschen haben", zu erstellen.

14.2 Stand der Diskussion in den USA

In den USA begann die öffentliche Diskussion über die Gentherapie beim Menschen 1971 mit einem Symposion über *The new genetics and the future of man* (Hamilton 1972). Seit 1971 gab es zahlreiche Kongresse, Regierungsanhörungen, Regierungsberichte, Artikel und Bücher über die ethischen und politischen Aspekte dieser neuen Technik. Die angefügte Bibliographie kann nur eine kleine Auswahl bieten.

Seit 1980 liegt in der ethischen und politischen Debatte in den USA das Hauptgewicht auf der Behandlung somatischer Zellen in dem Versuch, ernste Erbkrankheiten zu heilen. Wie später noch dargelegt wird, ist diese Art genetischer Intervention eine der 4 denkbaren Prinzipien. Ein einfacher, aber ziemlich umfassender Rahmen von Vorschriften ist unter der Ägide der National Institutes of Health (NIH), aber auch unter Einschaltung der Food and Drug Administration (FDA) erarbeitet worden. Es gibt also Instanzen für die Bewertung von Forschungsprojekten zur Gentherapie an somatischen Zellen, denen die Forscher ihre Projekte zur Prüfung und Genehmigung vorlegen könnten.

Die Aufsicht über die Gentherapie am Menschen in den USA obliegt in erster Linie den örtlichen Ethikkommissionen (Institutional Review Boards, IRB), die alle Humanforschung bewerten, und dem Recombinant DNS Advisory Committee (RAC) der National Institutes of Health (NIH). Die Bewertungskriterien beziehen diese Gremien hauptsächlich aus den *Points to consider in the design and submission of human somatic-cel gene therapy protocols*, einer Art Leitfaden für die Forscher, die in ihrer neuesten Fassung (29. 9. 1986) diesem kurzen Überblick beigefügt sind.

In einigen Worten zusammengefaßt, fordern die *Points to consider* alle Forscher in der Biomedizin auf, folgende Aspekte bei ihren Projekten zur Gentherapie zu berücksichtigen:

1) Welche Krankheit soll behandelt werden und warum kommt sie für eine Gentherapie in Frage?

2) Welche Alternativtherapien gäbe es für die Behandlung der Krankheit und worin liegt der Vorteil der Gentherapie?

3) Welche Voruntersuchungen im Labor sind durchgeführt worden und mit welchen Ergebnissen?

4) Was sind die größeren vorhersehbaren Risiken und was die möglichen Vorteile dieser neuen Behandlungsmethode?

5) Wie werden die Patienten/Versuchspersonen ausgewählt, insbesondere wenn zu Anfang nicht alle, denen die Behandlung zugute kommen könnte, behandelt werden können?

6) Wie werden die Patienten/Versuchspersonen und ihre Eltern oder Vormünder in angemessener Weise über diese neue Methode informiert und wie wird ihre Einwilligung eingeholt?

7) Was wird zum Schutz der Privatsphäre der ersten Patienten und zur Geheimhaltung ihrer persönlichen Daten unternommen?

8) Welche Schritte werden von den Forschern unternommen, um Kollegen und die Öffentlichkeit über die Ergebnisse der Gentherapie zeit- und formgerecht zu unterrichten?

Die *Points to consider* haben sich im Verlauf von mehr als 3 Jahren herausgeschält. Im US *Federal Register* erschien im Januar 1985 ein erster Entwurf. Aufgrund der daraufhin eingegangenen Stellungnahmen aus der Öffentlichkeit wurde der Entwurf überarbeitet und am 19. 8. 1985 wieder im *Federal Register* veröffentlicht. Im September 1985 und nochmals im September 1986 wurden kleinere Änderungen vorgenommen.

Das mit der Ausarbeitung der *Points to consider* ab Herbst 1984 beauftragte Gremium nennt sich Human Gene Therapy Subcommittee (früher Working Group on Human Gene Therapy) des NIH Recombinant DNS Advisory Committee. Es besteht derzeit aus 15 Mitgliedern – 4 Klinikern, 2 Grundlagenforschern, 3 Ethikexperten, 3 Juristen, 2 Politikexperten und 1 Laien. Den Vorsitz hat ein Ethikexperte, 3 Mitglieder des Subcommittee gehören zugleich dem RAC an.

Das Prüfverfahren für alle Gentherapieprojekte, die den National Institutes of Health vorgelegt werden, ist öffentlich, sowohl auf der Ebene des Subcommittee, das eine erste Prüfung vornimmt, als auch auf der Ebene des übergeordneten Committee, das dem NIH-Director die endgültige Empfehlung gibt. Die Öffentlichkeit des Verfahrens gilt deshalb als wesentlich, weil die Sitzungen der örtlichen Ethikkommissionen der Öffentlichkeit i. allg. nicht zugänglich sind und weil die Food and Drug Administration ihre Bewertung als Geheimsache behandelt. Eine Kurzfassung jedes Gentherapievorschlags wird im *Federal Register* mit der Aufforderung zu Stellungnahmen veröffentlicht. Die Prüfung findet dann sowohl auf der Ebene des Subcommittee als auch auf der des Committee in öffentlichen Sitzungen statt. Die Billigung oder Ablehnung seitens des NIH-Director wird zusammen mit einer Begründung ebenfalls im *Federal Register* veröffentlicht.

Die Rolle der Food and Drug Administration bei der Prüfung von Gentherapievorschlägen ist noch nicht geklärt. Einerseits beansprucht die FDA die Zuständigkeit für „drug products intended for use in clinical trials of human somatic-cell gene therapy", andererseits hat sie auf ihre Befugnisse bei den analogen Verfahren der Knochenmarktransplantationen bewußt verzichtet. Bisher hat die FDA noch keine Richtlinien oder Kriterien zur Gentherapie beim Menschen veröffentlicht.

Der Kongreß ist offenbar mit der derzeitigen Regelung hinsichtlich der Gentherapie an somatischen Zellen beim Menschen zufrieden – anders liegt der Fall bei der gezielten Freisetzung von Mikroorganismen mit rekombinierter DNS in die Umwelt. Jedoch ist der Kongreß dabei, ein Biomedical Ethics Board und ein Biomedical Ethics Advisory Committee einzurichten, deren erste Aufgabe es sein wird, einen Bericht über „Forschungen und Entwicklungen in der Gentechnik (einschließlich der DNS-Rekombination), die Folgen für die Gentechnik beim Menschen haben" (US Statutes 1985), zu erstellen. Dieses neue, vom Parlament eingerichtete Gremium wird vermutlich auch den Auftrag haben, neue für die Diagnose von Erbkrankheiten sowie für Eingriffe in die Keimbahn relevante Techniken zu bewerten.

Inzwischen liegt dem Human Gene Therapy Subcommittee ein erstes Projekt zur somatischen Zelltherapie vor. Es geht um Versuchsergebnisse aus dem Labor von W. French Anderson an der NIH, insbesondere um die Beantwortung der 3. Frage: „Welche Voruntersuchungen im Labor sind durchgeführt worden und mit welchen Ergebnissen?"

Derzeit ist das technische Haupthindernis für den Einsatz der Gentherapie an menschlichen Körperzellen das Problem, eine genügend hohe Expression von Genen zu erreichen, die in somatische Zellen mittels (retro)viraler Vektoren eingeschleust werden. Strukturen aus Mäusen haben gut angesprochen bei Mäusen (Eglitis et al. 1985), aber bei Hundsaffen der Untergattung Rhesus und Cynomolgus keine Langzeitexpression hervorgerufen (Anderson, unveröffentlichte Daten). Außerdem haben neuere Berichte über die Entwicklung von Methoden zur Injektion geschützter Enzyme bei 2 pädiatrischen Patienten, die an Adenosindesaminasemangel, kurz ADA-Mangel, litten, eine mögliche Alternative zur Gentherapie an somatischen Zellen aufgetan. Andererseits geben die dramatischen Erfolge, die durch gut abgestimmte Knochenmarktransplantationen erzielt worden sind (Parkman 1986), allen Grund zur Hoffnung, daß die Gentherapie an somatischen Zellen eines Tages eine wichtige Waffe gegen Erbkrankheiten im Arsenal der Medizin sein wird.

14.3 Ethik der verschiedenen Formen der Gentherapie

Wir haben 4 Prinzipien genetischer Intervention bei Menschen, die eines Tages technisch machbar sein werden. Sie können in folgendes Schema gebracht werden:

	Heilung von Krankheiten	Steigerung von Fähigkeiten
somatische Zellen	1	3
Keimbahnzellen	2	4

Der 1. Typ genetischer Intervention zielt auf die Heilung eines allgemein als Krankheit anerkannten Zustands durch die genetische Veränderung der nicht-reproduktiven Zellen eines Patienten. Zum Beispiel können die Knochenmarkzellen eines Patienten, der an Sichelzellenanämie leidet, behandelt und der Patient geheilt werden, jedoch wäre die Vererbungsmöglichkeit weiterhin gegeben. Beim 2. Typ genetischer Intervention würden sowohl die Körper- als auch die Zellen der Keimbahn behandelt werden, so daß die genetischen Veränderungen an die Nachkommen des Patienten weitergegeben würden. (Je nach Art der genetischen Veränderung und dem Entwicklungsstadium, in dem sie vorgenommen wird, ist es möglich, daß nur *einige* der Nachkommen des Patienten wirklich unbelastet sind.)

Die Unterscheidung zwischen „Heilung einer Krankheit" und „Steigerung von Fähigkeiten" ist vielleicht nicht immer deutlich. Jedoch wäre ein plausibles Beispiel einer „Steigerung" die Verdoppelung der Effizienz des Langzeitgedächtnisses eines Individuums. Wenn diese Steigerung auf eine Veränderung der somatischen Zellen zurückzuführen ist, hätte man den 3. Typ der genetischen Intervention. Wenn diese Steigerung auch die Keimzellen des Betreffenden – man kann hier kaum von „Patienten" sprechen – erfaßt, würde die verbesserte Effizienz des Langzeitgedächtnisses zumindest an einige der Nachkommen des Betreffenden weitergegeben. Eine solche Steigerung der Fähigkeiten in den Keimzellen des Menschen wäre ein Beispiel des 4. Typs genetischer Intervention.

Nach dem Stand von 1988 ist in der Praxis noch kein Mensch durch Gentherapie von einer genetisch bedingten Krankheit geheilt worden. Jedoch hat man eine fast 20jährige Erfahrung mit dem analogen Verfahren der Knochenmarktransplantation (Parkman 1986) und aufgrund des Erfolgs der Labortests (Anderson 1984; Hock and Miller 1986) kann man davon ausgehen, daß die Gentherapie an Körperzellen technisch bald machbar sein wird.

Die wahrscheinlichsten „Kandidaten" für eine Gentherapie des 1. Typs sind Enzymopathien, die durch Einzelgendefekte verursacht werden. In erster Linie kommt eine seltene Krankheit, mit der Bezeichnung ADA-Mangel, in Frage, die einen totalen Zusammenbruch des Immunsystems von Kindern verursacht. Wegen des Immundefekts werden die betreffenden Kinder unweigerlich Opfer von bakteriellen oder viralen Infektionen und sterben oft an deren Folgen im Alter von 2 Jahren.

Die Technik der Gentherapie bei solchen Kindern könnte man „Knochenmarktransplantation mit einem zusätzlichen Schritt" nennen. Von den oberen Teilen der Hüftknochen des Patienten werden mittels einer Hohlnadel Knochenmarkzellen entnommen. Im Labor versucht man dann, funktionsfähige Gene in möglichst viele der Knochenmarkzellen einzuschleusen. (Angepeilt werden dabei nicht die Knochenmarkzellen selbst, sondern die relativ kleine Zahl von Stammzellen, die später das Wachstum der Knochenmarkzellen und anderer Zellarten anregen.)

Die wohl gebräuchlichste Fähre zur Einschleusung funktionsfähiger Gene in die Zellen ist ein retroviraler Vektor. Den Forschern ist es gelungen, gewisse Arten von Retroviren zu „züchten", so daß diese nicht mehr die Fähigkeit zur Vermehrung und zur Wanderung von Zelle zu Zelle haben. Sie werden vielmehr dazu gebracht, in eine Zelle einzutreten und dort zu bleiben. Diese Züchtung wird in erster Linie durch Entfernung einiger der 3 oder 4 viruseigenen Gene der Retroviren erreicht. Die Beseitigung der Gene wiederum schafft Platz im retroviralen Genom, so daß die gewünschte „Nutzlast" – das für das fehlende Enzym zuständige Gen – zu dem verbliebenen Teil des Retrovirus hinzugefügt werden kann.

Wenn der Laborprozeß wunschgemäß verläuft, trägt der verbleibende Teil des Retrovirus, genannt „Vektor" oder „Fähre" eine Kopie des funktionsfähigen Gens in den Kern jeder Knochenmarkzelle und insbesondere in die Kerne der Stammzellen. Dort wird der Vektor und das hinzugefügte Gen von einem der in diesen Zellen anwesenden Chromosomen sozusagen „adoptiert". Wenn alles gut geht, wird das hinzugefügte Gen in eines der zelleigenen Chromosomen integriert und beginnt, das fehlende Enzym zu erzeugen. Sobald die Vektoren und Gene erfolgreich in das Knochenmark und die Stammzellen des Patienten eingeschleust sind, erhält der Patient eine Transfusion seiner eigenen modifizierten Zellen. Die Forscher hoffen, daß die modifizierten Zellen, die das funktionsfähige Gen enthalten, sich vermehren und schließlich die „angeborenen" Knochenmarkzellen des Patienten verdrängen. Dann würden die modifizierten Zellen mit dem hinzugefügten Gen genügend von dem fehlenden Enzym produzieren, daß die Krankheit des Patienten geheilt wäre (Walters 1986b).

Die Keimbahngentherapie würde ganz anders vorgehen. Mehreren Forschern ist es gelungen, genetische Veränderungen an den Keimzellen von Versuchstieren herbeizuführen, indem sie frühen Tierembryonen neue DNS hinzugefügt haben. In Laborversuchen mit Mäusen z. B. sind Mausembryonen in einzelligem Stadium Gene hinzugefügt worden, nachdem das Sperma schon in das Ei eingedrungen war, aber noch bevor das genetische Material des Samens und des Eis im gleichen Kern verschmolzen ist. Wenn das Experiment erfolgreich ist, werden diese hinzugefügten Gene vom Embryo „adoptiert". Mit dem Wachstum des Embryos und der Vermehrung der Zellen werden die hinzugefügten Gene Teil jeder neuen Embryozelle. Später, wenn sich die Samen- bzw. Eizellen der Maus ausbilden, werden die hinzugefügten Gene in etwa der Hälfte dieser Keimzellen eingeschlossen. Wenn die Maus sich dann fortpflanzt, erhalten einige ihrer Kinder die hinzugefügten Gene und tragen sie von Generation zu Generation weiter. Genetische Defekte konnten in der Keimbahn in mindestens 5 Laborversuchen korrigiert werden, einmal bei Fruchtfliegen und 4mal bei Mäusen (Rubin and Spradling 1982; Hammer, Palmiter, and Brinster 1984; Costantini, Chada, and Magram 1986; Mason et al. 1986; Thompson 1987).

Einer Steigerung von Fähigkeiten kam man am ehesten in Laborversuchen nahe, die sehr große Mäuse mittels genetischer Eingriffe züchten wollten. In breit publizierten Untersuchungen schleuste eine Forschergruppe das Gen für das Wachstumshormon einmal der Ratte, einmal des Menschen in Mäuseembryonen im Einzellstadium ein. Ein kleiner Teil der Embryonen entwickelte sich bis zur Reife; einige der reifen Mäuse exprimierten das hinzugefügte Gen und wurden erheblich größer als ihre Geschwister. Einige der Nachkommen dieser „Supermäuse" waren ebenfalls größer als normal – wodurch der Beweis erbracht war, daß die genetische Veränderung tatsächlich über die Keimbahn weitervererbt worden war (Palmiter et al. 1982; Palmiter et al. 1983).

Für die nächste Zukunft wird nun die Gentherapie an somatischen Zellen für die Heilung von Krankheiten – d. h. der 1. Typ – zur Anwendung beim Menschen ins Auge gefaßt. Da die bewirkten Veränderungen nicht an künftige Generationen weitergegeben werden, wird in vielen Stellungnahmen die Meinung vertreten, daß diese Technik sich qualitativ gar nicht von anderen biomedizinischen Innovationen, z. B. der Nierentransplantation, unterscheidet (US President's Commission 1982, 45 und 61; US Congress, Office of Technology Assessment 1984, 1, 7 und 28).

Wie bei anderen neuen Therapien wird die Nutzen-Schadenrelation für die Patienten oder andere Personen ein wichtiger Gesichtspunkt für die Bewertung der Gentherapie an Körperzellen sein. Es gibt eindeutig bekannte und unbekannte Risiken selbst bei diesem einfachsten Typ der Gentherapie. Zum Beispiel ist es derzeit nicht möglich zu steuern, wo die retroviralen Vektoren „auftreffen", wenn sie die Kerne der Knochenmark- und Stammzellen des Patienten erreichen. In anderen Worten: die derzeit verfügbaren Vektoren sind „ungelenkte Geschosse". Unter den Forschern bestehen Bedenken, die Vektoren könnten funktionstüchtige Gene zerstören und daher einige Zellen töten oder, was noch ernster zu nehmen ist, einige vorher inaktive krebserregende Gene aktivieren. Es ist auch möglich, daß die gezüchteten retroviralen Vektoren sich mit anderer DNS oder anderen Viren neu kombinieren und so ihre ursprüngliche Fähigkeit zur Produktion von mehr Retroviren wiedergewinnen und Zellen in großer Zahl infizieren. Außerdem besteht die Möglichkeit, daß wegen der geringen Zahl guter Tiermodelle für beim Menschen vorkommende Enzymdefekte „Laborheilungen" von Krankheiten dieser Art nicht vorgewiesen werden können. Der Beweis, daß die Gentherapie beispielsweise für die Behandlung des ADA-Mangels geeignet ist, kann experimentell nur am Menschen erbracht werden.

Es gibt noch andere ethische Fragen, die von den ersten Versuchen einer Gentherapie bei Menschen aufgeworfen werden. Wenn es mehr Kandidaten für die Gentherapie gibt, als gleich zu Anfang behandelt werden können, muß ein faires Selektionsverfahren entwickelt werden. Einwilligung nach Aufklärung – „informed consent" – wird ebenfalls eine wichtige Rolle spielen. Die Patienten müssen sorgfältig über die möglichen Risiken und Chancen aufgeklärt werden. Wenn, wie voraussichtlich der Fall, die ersten Patienten junge Kinder sind, müssen die Eltern oder Vormünder gut informiert werden, bevor sie im Namen ihrer Kinder oder Mündel Entscheidungen treffen können. Der Schutz der Privatsphäre und der persönlichen Daten ist ein weiterer wichtiger Punkt. Presse und Öffentlichkeit werden nur allzu begierig die ersten Versuche der Gentherapie verfolgen. Bei den ersten Herztransplantationen und Implantationen von Kunstherzen schuf diese Neugier manchmal eine Zirkusatmosphäre, die der Gesundheit des Patienten nur abträglich war. Bei der Gentherapie muß eine Balance zwischen dem Informationsanspruch der Presse und der Öffentlichkeit einerseits und dem Ruhebedürfnis und dem Schutz der Privatsphäre des Patienten andererseits gefunden werden.

Die Gentherapie des 2. Typs, der Eingriff in die Keimbahn zur Heilung einer Krankheit, kann ethische Fragen qualitativ neuer Art aufwerfen, denn die in diesem Fall durchgeführten Veränderungen werden zumindest auf einige der Nachkommen des Betreffenden übertragen (Fletcher 1983b). Wie oben angemerkt, hatte man mit der Heilung und Verhütung von Krankheiten durch Eingriffe in die Keimbahn bei Fruchtfliegen und Mäusen in einigen Laborversuchen einigermaßen Erfolg. Was spricht überhaupt für die Keimbahngentherapie zur Heilung oder Verhütung von Krankheiten beim Menschen? Eine Überlegung könnte sein, daß die Zellen in einigen Teilen des Körpers nur erreicht und wirkungsvoll behandelt werden können, wenn die Gentherapie sehr früh angewandt wird, wahrscheinlich schon im Ebryonalstadium. Gewisse Gehirnkrankheiten z. B. fallen unter diese Kategorie (Office of Technology Assessment 1984, 24). In einem auf die Behandlung anderweitig nicht erreichbarer Gehirnzellen gerichteten Experiment wäre zweifellos die Intention des Forschers primär, das Auftreten der zerebral verursachten Krankheit bei dem werdenden Menschen zu verhüten; ein Nebeneffekt des frühen Eingriffes würde eine genetische Veränderung auch der Keimzellen des künftigen Menschen sein.

Ein weiteres mögliches Argument für den Eingriff in die Keimbahn ist dessen Effizienz. Ist es denn nicht vernünftiger, einen Defekt ein für allemal, eben durch die Keimzellengentherapie, zu beheben, so daß die Korrektur an die Nachkommen weitergegeben wird, als Generation für Generation in einer erheblich belasteten Familie die Gentherapie an den somatischen Zellen zu wiederholen? Nachdem man heute allenfalls Gene hinzufügen kann, sollte allerdings bedacht werden, daß ohnehin nur einige der Nachkommen das funktionstüchtige Gen erhalten würden. Erst wenn man über eine Technologie verfügt, mit der die funktionsuntüchtigen durch funktionstüchtige Gene ausgetauscht werden können, wird die Keimbahngentherapie den erwünschten Effekt der Ausmerzung einer Erbkrankheit in einer bestimmten Familie haben.

Die Haupthindernisse für die Keimbahngentherapie z. B. durch Behandlung von frühen menschlichen Embryonen sind heute eher technischer als ethischer Natur. Die große Mehrheit der Mausembryonen, in die zusätzliche DNS mikroinjiziert wird, überleben entweder die Injektionsprozedur nicht, lassen sich nicht in den Uterus implantieren oder exprimieren das hinzugefügte Gen oder die Gene nicht. Wenn man an therapeutische Eingriffe an Embryonen zur Zeit der Befruchtung denkt, so weiß man in den meisten Fällen nicht, ob ein bestimmter Embryo später die Erbkrankheit überhaupt bekommen wird. Denkbar ist zum Beispiel der Fall, daß beide Eltern Träger einer rezessiven Anlage sind. Ein von diesen Eltern stammender Embryo hat eine Chance von 25 %, nicht krank zu sein, von 50 %, ein Träger der Erbanlage zu sein, und von 25 %, daß die Erbkrankheit bei ihm auftritt. In anderen Worten: Mit einer Wahrscheinlichkeit von 75 % tritt bei dem betreffenden Menschen die Krankheit gar nicht auf. Ist dann ein genetischer Eingriff wirklich gerechtfertigt? Diese Frage stellt sich, zumal eine gewisse oder gar hohe Wahrscheinlichkeit für eine Schädigung von Embryonen besteht, bei denen die Krankheit überhaupt nicht manifest werden würde.

Eine mögliche Alternative zur genetischen Intervention bei frühen menschlichen Embryonen ist verschiedentlich vorgeschlagen worden, nämlich die genetische Untersuchung oder das „Screening" vor der Implantation (American College of Obstetricians and Gynecologists 1986). Bei dieser Methode würden einem Embryo im 8zelligen oder sogar einem späteren Stadium (Blastozyste) einige Zellen für Diagnosezwecke entnommen werden. Die übrigen Zellen des Embryo würden kryokonserviert werden. An den entnommenen Zellen würden verschiedene genetische Tests ausgeführt werden. Wenn diese ergeben, daß ein Embryo die Erbkrankheit, derentwegen die Eltern besorgt waren, nicht hat, würde der eingefrorene Restembryo zum richtigen Zeitpunkt aufgetaut und in den Uterus der Mutter verbracht. Wenn die diagnostischen Tests ergeben, daß ein Embryo die Erbkrankheit in seinem künftigen Leben ausbilden würde, würde er wahrscheinlich nicht transferiert, sondern weggeworfen werden.

Es ist möglich, daß die derzeitigen technischen Hindernisse für eine in die Keimbahn eingreifende Gentherapie aus dem Weg geräumt werden und daß sichere und effektive Wege zur Reparatur der Samen- bzw. Eizellen oder der Embryonalzellen gefunden werden, womit die Verhütung einer Erbkrankheit in einigen oder allen Nachkommen technisch möglich würde. Dann hätten wir die Frage zu entscheiden, ob wir tun sollen, was wir tun können. Nachdem der Eingriff selbst, der eine beabsichtigte und direkte Auswirkung auf viele künftige Generationen hat, nur einen kurzen Augenblick dauert, läßt sich nicht ohne weiteres einsehen, warum eine derartige Präventivstrategie nicht zumindest erwogen werden sollte. Eine Verminderung der Wahrscheinlichkeit, daß Ehepaare genetische Probleme an ihre Nachkommen weitergeben – ihre freie Einwilligung zu dem Eingriff vorausgesetzt – würde für das Ehepaar, seine Nachkommen und vielleicht für die Gesellschaft allgemein Vorteile bringen.

Die Frage nun, ob man die Fähigkeiten des Menschen steigern soll, sei es durch Eingriffe in Körper- oder in Keimbahnzellen, ist gewiß nicht eindeutig zu beantworten. In vielen Stellungnahmen zur Gentherapie und Gentechnik vertritt man den Standpunkt, daß die sog. Negativintervention, das auf die Heilung oder Verhütung von Krankheiten gerichtete Streben, selbst bei Eingriffen in die Keimbahn, ethisch vertretbar ist, aber daß Versuche, die Fähigkeiten des Menschen durch genetische Verfahren zu steigern, nicht vertretbar sind (siehe z. B. Anderson 1985, 289–290). Diese Kommentatoren würden vermutlich nichts gegen Versuche eines einzelnen Menschen haben, seine Fähigkeiten (oder die seiner Kinder) durch gute Ernährung und angemessenes Training des Geistes und des Körpers zu steigern. Es sind speziell die genetischen Verbesserungsmethoden, gegen die Sturm gelaufen wird.

Gegen die genetische Steigerung der Möglichkeiten des Menschen gibt es mehrere spezifische Argumente, z. B. sei ein solches Unterfangen Ausdruck von Hybris oder in religiöser Sprache, ein Versuch, sich an die Stelle Gottes zu setzen. Zweitens hat man Bedenken, ein solches Programm würde unweigerlich zu einer Eugenik führen, dem Versuch einer Gesellschaft oder eines Staates, jeden zur Teilnahme am genetischen Verbesserungsprogramm zu zwingen. Ein dritter Einwand ist, ein solches Programm mit dem Versuch, einen vollkommenen Menschen oder eine vollkommene Gesellschaft zu züchten, sei utopisch. Zuletzt wird argumentiert, daß verschiedene Kulturen verschiedene Ideale haben und daß man sich nicht darüber einig ist, welche Eigenschaften für die Menschen nun besser oder schlechter sind.

Die provokanteste und konsequenteste Verteidigung der Verbesserung des Menschen durch genetische Methoden findet sich in Jonathan Glovers Buch *What sort of people should there be?* (1984). Glover schlägt ein Programm auf Freiwilligkeitsbasis zur Verbesserung der Erbanlagen vor, an dem sich die Eltern beteiligen können oder auch nicht (1984, 29). Er meint, daß ein solches Programm nicht utopisch zu sein braucht; es ginge schlicht um bescheidene Verbesserungen der menschlichen Fähigkeiten, jeweils familienweise (1984, 185). Für Glover scheinen 2 Bereiche besonders verbesserungsfähig – der intellektuelle und der ethische. Intellektuell, glaubt Glover, könnte man nicht nur eine Erhöhung des IQ herbeiführen, sondern auch die Fähigkeit, in neuen Bahnen zu denken (1984, 180). Ethisch empfindet Glover unsere emotionalen und imaginativen Kräfte genauso begrenzt wie unsere Fähigkeit zu Sympathie. Nach seiner Ansicht sind wir in gewisser Hinsicht noch einer Stammesethik verhaftet, dabei aber technologisch, besonders auf militärischem Gebiet, Riesenschritte vorausgeeilt (1984, 181–184).

Die genetischen Verbesserungen, wie sie Glover vorschweben, sind vielleicht nie erreichbar. Dann kämen wir und unsere Nachfahren gar nicht in die Verlegenheit, folgenschwere Entscheidungen über die Art von Personen, die wir sein wollen, treffen zu müssen. Andererseits führt vielleicht die neue Wissenschaft der Genkartierung und Gensequenzierung doch zu atemberaubenden und ungeahnten Möglichkeiten, wie sie Glover beschreibt. Deshalb mag es angebracht sein, sich frühzeitig über diese technologischen Möglichkeiten und ihre möglichen Konsequenzen für die Gesellschaft Gedanken zu machen, bevor sie uns überrollen.

14.4 Abschließende Bemerkungen

Lassen Sie mich mit 5 kurzen Bemerkungen schließen, angefangen mit der wenigst umstrittenen Feststellung.

1) Die öffentliche Debatte über die Gentherapie beim Menschen ist nicht an Ländergrenzen gebunden, auch wenn sie besonders intensiv in Europa und in den USA geführt wird. Nach meiner Ansicht ist der internationale Austausch von Meinungen über neue biomedizinische Technologien wesentlich, weil er uns hilft, ungeprüfte Prämissen oder blinde Flecken in unseren eigenen Analysen aufzudecken. Für die Zukunft hofft man, daß Japan, die Sowjetunion, China, Australien, Kanada und andere Staaten sich stärker an den öffentlichen Diskussionen über die Gentherapie beteiligen.
2) Die öffentliche Debatte über die Gentherapie ist weitgehend antizipatorisch. Die Diskussionen der 70er Jahre sowie die frühzeitige Beachtung durch den Europarat 1980 lagen vor den Cline-Experimenten. Alle öffentlichen Diskussionen von Mitte der 80er Jahre bis heute fanden vor dem 2. Versuch statt – der noch aussteht –, eine Gentherapie am Menschen durchzuführen.

Tatsächlich dürften vor der Realität einer Gentherapie am Menschen mehr ethische und politische Analysen betrieben worden sein als im Falle aller anderen biomedizinischen Neuerungen in der Geschichte.

3) Je mehr sich die Gentherapie an somatischen Zellen sowohl als sicher als auch als effektiv erweist, desto mehr können wir eine allmähliche Lockerung der Reglementierung in diesem klinischen Bereich und eine schrittweise Dezentralisierung des Prüfverfahrens für diesbezügliche Projekte erwarten. Für beide Trends gibt es einen Präzedenzfall in der jüngsten Geschichte der Mitsprache des RAC bei der Laborforschung mit rekombinierter DNS. Die meisten Kategorien der DNS-Forschung werden heute nur noch auf lokaler Ebene, nicht mehr auf nationaler geprüft. Außerdem sind die „Guidelines for research involving recombinant DNS molecules" immer kürzer geworden, ganz entgegen dem sonstigen Trend der Bundesgesetzgebung. Meine persönliche Hoffnung ist, daß in Zukunft die *Points to consider* zu einem Fragebogen mit 4 oder 5 zentralen Fragen zur Gentherapie verkürzt werden können.

4) Die öffentliche Debatte über die in die Keimbahn eingreifende Gentherapie ist wahrscheinlich problematischer als es die Diskussion um die Gentherapie an somatischen Zellen bislang gewesen ist. Ich sage dies aus 3 Gründen: Erstens und offenkundig sind die genetischen Veränderungen auf künftige Generationen übertragbar, ob sie nun zum Nutzen oder zum Schaden des ersten Empfängers waren. Zweitens werden die Veränderungen an den Keimbahnen höchstwahrscheinlich in einem Stadium geringer oder gar keiner Differenzierung des Organismus vorgenommen und ihre Wirkung ist tiefgreifender und weitreichender als die von Veränderungen an ausdifferenzierten Organismen, z. B. von Kindern. Und drittens wird, nachdem die Veränderungen an der Keimbahn früher Embryonen durchgeführt werden, zweifellos die Frage des moralischen und rechtlichen Status dieser frühen Embryonen aufgeworfen werden. Kurz, die internationale Debatte über die ethische Vertretbarkeit der menschlichen Embryonenforschung kommt ins Spiel.

5) Es finden sich Wendungen wie „zur Zeit" oder „vorläufig" in mehreren der von uns referierten ordnungspolitischen Verlautbarungen. Diese Einschränkungen scheinen mir eher die richtige Einstellung zu neuen biomedizinischen Techniken zu verraten, als es kategorische Verbote tun würden. Sie signalisieren die Anerkennung der Tatsache, daß die Zukunft der wissenschaftlichen Forschung und der technologischen Entwicklung auch nicht in Umrissen vorhersagbar ist. Sie geben auch zu verstehen, daß eine Beweislast von allen, die neue Behandlungsmethoden für menschliche Krankheiten vorschlagen, akzeptiert werden muß. Gleichzeitig jedoch beweisen derartige vorsichtige Wendungen eine Offenheit für neue Erkenntnisse und eine prinzipielle Bereitschaft, aufgrund überzeugender Argumente seine Ansichten zu revidieren.

14.5 Anhang: Arbeitsbogen des National Institute of Health zur somatischen Gentherapie[1]

Geltungsbereich

Diese *Points to consider* gelten nur für Forschungen, die an oder von einer Institution durchgeführt oder gefördert werden, die von den National Institutes of Health (NIH) für die Forschung mit rekombinierter DNS direkt oder indirekt Unterstützung erhält. Darunter fallen auch Forschungen, die von den NIH direkt betrieben werden.

Allgemeines

1) Experimente, bei denen rekombinierte DNS[2] in menschliche Zellen mit der Absicht, das Genom bleibend zu verändern, eingeschleust werden, unterliegen dem Absatz III.A.4. der NIH Guidelines for Research Involving Recombinant DNS Molecules (49 Federal Register 46 266). Absatz III.A.4. schreibt vor, daß derartige Experimente vom NIH Recombinant DNS Advisory Committee (NIH RAC) geprüft und von den NIH genehmigt werden müssen. Jedes Projekt soll einzeln behandelt werden, und zwar nach Veröffentlichung einer Kurzbeschreibung im *Federal Register,* womit eine öffentliche Stellungnahme ermöglicht werden soll, und nach einer Vorprüfung durch die Arbeitsgruppe des RAC. Die RAC-Empfehlung für jedes Projekt wird dem NIH-Director zur Entscheidung weitergeleitet, die dann wiederum im *Federal Register* veröffentlicht wird. Gemäß Absatz IV.C.1.b) der NIH Guidelines kann der NIH-Director Projekte nur genehmigen, wenn sie „kein erhebliches Risiko für die Gesundheit oder für die Umwelt" darstellen.
2) Allgemein wird erwartet, daß die Projekte für eine Gentherapie an somatischen Zellen kein Risiko für die Umwelt bergen, weil die rekombinierte DNS auf die Versuchsperson beschränkt bleiben dürfte. Trotzdem werden die Forscher gemäß Punkt I.B.4.b) der *Points to consider* um eine ausdrückliche Beantwortung dieser Frage gebeten.
3) Diese Zusammenstellung soll bei der Ausarbeitung von Projekten hilfreich sein, die den NIH gemäß Absatz III.A.4. der NIH Guidelines for Research

---

[1] Vorgeschlagen vom Human Gene Therapy Subcommittee, NIH Recombinant DNS Advisory Committee, angenommen am 29. 09. 1986 vom Recombinant DNS Advisory Committee und veröffentlicht im *Recombinant DNS technical bulletin* 9/4 unter dem Titel: „Points to consider in the design and submission of human somatic-cell gene therapy protocols" („Leitfaden für die Planung und Prüfung von Forschungsvorhaben in der Gentherapie an menschlichen Körperzellen").

[2] Absatz III.A.4. gilt sowohl für rekombinierte DNS als auch für DNS oder RNS, die von rekombinierter DNS abgeleitet sind.

Involving Recombinant DNA Molecules zur Genehmigung vorgelegt werden sollen. Nicht jede in den *Points to consider* genannte Frage wird bei allen Projekten beachtet werden müssen. Aufgrund der bei der Bewertung von Projekten gesammelten Erfahrungen und gemäß den neuen wissenschaftlichen Entwicklungen sollen sie mindestens einmal jährlich überarbeitet werden.

4) Ein Projekt wird vom RAC nur zur Prüfung angenommen, wenn es vom örtlichen Institutional Biosafety Committee (IBC) und vom örtlichen Institutional Review Board (IRB) gemäß den Department of Health and Human Services (DHHS) Regulations for the Protection of Human Subjects gebilligt worden ist (45 Code of Federal Regulations, Part 46). Wenn ein Projekt Kinder betrifft, muß auf Teil D. dieser DHHS Regulations besonders geachtet werden. Der IRB und das IBC können nach eigener Entscheidung ihre Billigung von weiteren speziellen Überlegungen des RAC und seiner Arbeitsgruppe abhängig machen. Eine Behandlung von Vorschlägen bezüglich Gentherapie durch das RAC kann gleichzeitig mit der Prüfung durch eine andere Bundesbehörde erfolgen[3], wenn das RAC davon unterrichtet ist. Die Sitzungen des Committee sind der Öffentlichkeit zugänglich, außer wenn unter Wettbewerbs- oder Urheberrecht zu schützende Informationen preisgegeben werden. Das Committee würde es begrüßen, wenn die ersten dem RAC eingereichten Projekte keine urheber- oder handelsrechtlich geschützten Informationen enthielten, so daß alle Aspekte des Prüfverfahrens von der Öffentlichkeit verfolgt werden könnten. Die öffentliche Prüfung der Projekte soll die Öffentlichkeit nicht nur über die technische Seite, sondern auch über Sinn und Bedeutung des Forschungsprojekts ins Bild setzen.

5) Die klinische Anwendung von Techniken mit rekombinierter DNS am Menschen wirft 2 allgemeine Fragenkomplexe auf: 1. die gewöhnlich von den IRB in ihren Prüfungen aller Forschungsprojekte mit Versuchspersonen diskutierten Fragen; und 2. allgemeinere soziale Gesichtspunkte. Der erste Fragenkomplex ist im Prinzip in Teil I. angesprochen. Einige der allgemeineren sozialen Fragen um die Gentherapie beim Menschen werden noch in dieser Einführung und dann in Teil II. behandelt.

6) Nach dieser allgemeinen Einführung sind diese *Points to consider* in 4 Teile gegliedert. Teil I behandelt die Kurzzeitrisiken und -chancen der vorgeschlagenen Gentherapie für den Patienten[4] und für weitere Personen sowie die Probleme der Fairneß in der Auswahl der Patienten, der Einwilligung nach Aufklärung, des Schutzes der Privatsphäre und der Geheimhaltung der persönlichen Daten. In Teil II werden die Forscher gebeten, sich zu besonderen Fragen des freien Informationsaustauschs über klinische genthe-

---

[3] Die Food and Drug Administration (FDA) ist zuständig für Präparate, die in klinischen Versuchen einer Gentherapie an somatischen Zellen eingesetzt werden sollen. Eine Übersicht über das Verfahren und die Vorschriften findet sich im *Federal Register,* 51, 1986, 23309–23313.

[4] Der Begriff „Patient" soll jegliche Versuchspersonen einschließen.

rapeutische Versuche zu äußern. Diese Fragen liegen außerhalb des Blickfelds des IRB und spiegeln mehr allgemeine Sorgen der Öffentlichkeit über die biomedizinische Forschung. Teil III faßt sonstige vorzulegende Daten und Unterlagen zusammen, die dem RAC und seiner Arbeitsgruppe bei der Prüfung der Projekte hilfreich sind. Teil IV erläutert die Melde- und Informationspflicht.

7) Zwischen genetischen Eingriffen an Körperzellen und an Zellen der Keimbahn sollte unterschieden werden. Der Zweck der Gentherapie an Körperzellen ist, einen einzelnen Patienten zu behandeln, z. B. durch Insertion eines funktionstüchtigen Gens in die Knochenmarkzellen in vitro und Rückführung der Zellen in den Körper des Patienten. Bei Eingriffen in die Keimbahn wird versucht, genetische Änderungen in die Keimzellen (die zur Reproduktion dienen) eines Individuums einzuführen mit dem Ziel, das Genom, das an die Nachkommen weitergegeben wird, zu verändern. Das RAC und seine Arbeitsgruppe befaßt sich vorläufig nicht mit Projekten für Keimbahnveränderungen, sondern lediglich mit Projekten zur Gentherapie an Körperzellen.

8) Die Vertretbarkeit der Gentherapie an menschlichen Körperzellen ist in letzter Zeit in mehreren offiziellen Verlautbarungen und zahlreichen wissenschaftlichen Studien angesprochen worden. Der Bericht der President's Commission for the Study of Ethical Problems in Medicine and Biomedical and Behavioral Research, *Splicing life,* entstammt einem 2jährigen öffentlichen Anhörungs- und Abwägungsprozeß; nach Veröffentlichung dieses Berichts hielt ein Subcommittee des Weißen Hauses 3 Tage lang öffentliche Anhörungen ab, zu denen Gutachter aus der Biomedizin und den Sozialwissenschaften bis hin zu Theologie, Philosophie und Rechtswissenschaft geladen waren. Im Dezember 1984 veröffentlichte das Office of Technology Assessment ein „Background Paper", *Human gene therapy,* das die früheren Veröffentlichungen auf den neuesten Stand brachte. Dieser Bericht schloß folgendermaßen:
„Vertreter der Bürgerschaft, der Religionsgemeinschaften, der Wissenschaft und der Medizin haben im Prinzip einmütig die Gentherapie an somatischen Zellen des Menschen zur Behandlung bestimmter Erbkrankheiten gutgeheißen. Sie wird als Erweiterung der derzeitigen Therapiemöglichkeiten gesehen und ist anderen Techniken möglicherweise vorzuziehen."

9) In Übereinstimmung mit diesem Urteil sind das RAC und seine Arbeitsgruppe bereit, Projekte für die Gentherapie an somatischen Zellen zu prüfen und zu genehmigen, wenn diese Experimente so ausgelegt sind, daß nach menschlichem Ermessen ihre Konsequenzen nicht über ihr Ziel hinausgehen, nämlich das traditionelle Ziel aller klinischen Forschung, der Gesundheit und dem Wohl des behandelten einzelnen zu dienen und gleichzeitig allgemeingültige Erkenntnisse zu gewinnen.

10) Die möglichen unerwünschten Konsequenzen der Therapie an somatischen Zellen wären 1. die unbeabsichtigte vertikale Übertragung von genetischen Veränderungen von einem Individuum auf seine Nachkommen oder 2. die unbeabsichtigte horizontale Übertragung einer Virusinfektion auf andere Personen, mit denen der Patient in Berührung kommt. Daher wird um

Angaben gebeten, anhand deren das RAC und seine Arbeitsgruppe das Risiko bewerten können, daß die vorgeschlagene Gentherapie an somatischen Zellen unbeabsichtigt auch Keimzellen erreicht oder zu einer Infektion anderer Menschen führt (z. B. Pflegepersonal oder Verwandte).

11) In Anerkennung der Besorgnisse, die allenthalben in der Diskussion um die Gentherapie beim Menschen zum Ausdruck kommen, wird die Arbeitsgruppe sich weiterhin um die möglichen Auswirkungen kümmern, die die Anwendung der Erkenntnisse aus dem vorgeschlagenen und damit zusammenhängenden Experimenten auf lange Sicht haben könnte. Obwohl die molekularbiologische Forschung sehr wohl zur Entwicklung von Techniken führen könnte, mit denen man in die Keimbahn eingreifen oder menschliche Fähigkeit steigern könnte, statt bei Einzelpatienten Defekte zu beheben, glaubt die Arbeitsgruppe nicht, daß dies unmittelbar oder unweigerlich die Folge sein muß. Die Arbeitsgruppe wird mit anderen Gruppen bei der Bewertung der Langzeitfolgen der Gentherapie an Körperzellen und der damit zusammenhängenden Labor- und Tierversuche zusammenarbeiten, um die vertretbaren Anwendungsmöglichkeiten dieser neuen Technologie zu definieren.

12) Die Beantwortung der Fragen in diesen *Points to consider* sollten entweder in Form von schriftlichen Antworten oder von Verweisen auf spezifische Abschnitte der Projektbeschreibung oder der beigefügten Anlagen erfolgen.

I. Beschreibung des Projekts

A. Ziele und Grundprinzip des Forschungsvorhabens

Geben Sie kurz die Ziele und das Grundprinzip des Forschungsprojekts an. Bitte machen Sie nähere Angaben zu folgenden Punkten:

1) Warum ist die für die Behandlung mit Gentherapie vorgesehene Krankheit dafür geeignet?

2) Beschreiben Sie den natürlichen Verlauf und die Expressionsbreite der ausgewählten Krankheit. Welche objektiven und/oder quantitativen Werte für die Aktivität der Krankheit liegen vor? Sind nach Ihrer Meinung die zu erwartenden Auswirkungen der Krankheit so eindeutig vorauszusagen, daß die Ergebnisse der Gentherapie vergleichsweise bewertet werden können?

3) Ist das Projekt so ausgelegt, daß alle Äußerungen der Krankheit verhütet, daß das Fortschreiten der Krankheit nach dem Auftreten von Symptomen gestoppt oder daß die Äußerungen der Krankheit bei ernsthaft Kranken rückgängig gemacht werden?

4) Welche alternativen Therapien gibt es? Bei welchen Patientengruppen sind diese Therapien wirksam? Was sind ihre Vorteile und Nachteile im Vergleich zur vorgeschlagenen Gentherapie?

B. Forschungsplan, denkbare Risiken und Chancen

Struktur und Eigenschaften des biologischen Systems

Beschreiben Sie die Methoden und Reagenzien, die für die Genbeschaffung verwendet werden, und das Grundprinzip ihrer Anwendung. Folgende Punkte müssen besonders berücksichtigt werden:

a) Wie ist die Struktur der klonierten DNS, die benutzt werden soll?

1) Beschreiben Sie das Gen (genomisch oder als cDNS), die Art des Vektors (bakterielles Plasmid oder Phage) und evtl. den Einschleusungsvektor. Geben Sie die vollständige Analyse der Nukleotidsequenz an oder eine genaue Karte des ganzen Konstrukts von Angriffspunkten für Restriktionsenzyme.

2) Welche regulatorischen Elemente enthält das Konstrukt (z. B. Promotoren, Enhancer, Polyadenylierungsstellen, Startpunkte („origins") der Replikation usw.)?

3) Beschreiben Sie die Schritte der Herstellung des DNS-Konstrukts.

b) Wie ist die Struktur des Materials, das dem Patienten verabreicht wird?

1) Beschreiben Sie die Aufbereitung, die Struktur und die Zusammensetzung der Materialien, die dem Patienten gegeben oder mit denen seine Zellen behandelt werden.

   1.1) Wenn es sich um DNS handelt: wie hoch ist die Reinheit (was sowohl den Anteil der einzelnen DNS-Spezies als auch den der Verunreinigungen betrifft)? Welche Tests sind durchgeführt worden und wie sensitiv sind sie?

   1.2) Wenn es sich um ein Virus handelt: wie wird es aus dem DNS-Konstrukt gewonnen? In welcher Art Zelle wird das Virus gezogen (irgendwelche besonderen Merkmale)? Welches Medium und Serum wird benützt? Wie wird das Virus gereinigt? Wie ist seine Struktur und Reinheit? Welche Schritte werden unternommen (welche Assays benutzt und wie sensitiv sind sie), um etwaige kontaminierende Materialien zu entdecken und zu eliminieren? Ganz genau gefragt: welche Tests werden durchgeführt, um das dem Patienten wieder zuzuführende Material auf das Vorhandensein von lebenden oder abgetöteten Spenderzellen oder andere nicht als Vektor dienende Materialien hin (z. B. VL-30-Sequenzen) zu prüfen, die von derartigen Zellen stammen?

   1.3) Wenn andere als unter 1.1–1.2 fallende Methoden angewandt werden, um in Zielzellen neue genetische Informationen einzuschleusen: welche Schritte werden unternommen, um etwaige kontaminierende Materialien zu entdecken und zu eliminieren? Was für Quellen einer Kontamination sind möglich? Wie sensitiv sind die zur Überwachung der Kontamination durchgeführten Tests?

2) Beschreiben Sie etwaiges anderes Material, das bei der Herstellung des dem Patienten zu verabreichenden Materials verwendet werden soll. Wenn zum

Beispiel ein viraler Vektor vorgeschlagen wird: wie ist der Helfervirus oder die Zellinie beschaffen? Wenn Trägerpartikel verwendet werden sollen: wie sind diese beschaffen?

Untersuchungen im Vorfeld der Klinik einschließlich Risikobewertung

Beschreiben Sie die experimentelle Basis (aufgrund der Tests bei gezüchteten Zellen und bei Tieren) für die Berechtigung der Annahme, daß das vorgeschlagene System für die Genübertragung wirksam und sicher ist.

a) Laboruntersuchungen des Übertragunssystems

1) Welche Zellen sind als Empfängerzellen vorgesehen? Wenn die Empfängerzellen in vitro behandelt und dem Patienten wieder eingepflanzt werden sollen: wie ist die Charakteristik der Zellen vor und nach der Behandlung? Wie ist die theoretische und praktische Basis für die Annahme, daß nur die behandelten Zellen als Empfänger dienen werden?
2) Ist das Übertragungssystem effizient? Welcher Prozentsatz der Zielzellen enthält die hinzugefügte DNS?
3) Wie wird die Struktur der hinzugefügten DNS-Sequenzen überwacht und wie sensitiv ist die Analyse? Ist die hinzugefügte DNS extrachromosomal oder integriert? Ist die hinzugefügte DNS nichtneuarrangiert?
4) Wieviele Kopien pro Zelle sind vorhanden? Wie stabil ist die hinzugefügte DNS sowohl hinsichtlich ihrer Dauerpräsens als auch hinsichtlich ihrer Struktur?

b) Laboruntersuchungen der Genexpression

Wird das hinzugefügte Gen exprimiert? In welchem Ausmaß stammt die Expression nur von dem gewünschten Gen (und nicht von der umgebenden DNS)? In welchem Prozentsatz der Zellen erfolgt die Expression der hinzugefügten DNS? Ist das Produkt biologisch aktiv? Welcher Prozentsatz der normalen Aktivität stammt von dem inserierten Gen? Wird das Gen in anderen als den Zielzellen exprimiert? Wenn ja, inwieweit?

c) Laboruntersuchungen hinsichtlich der Sicherheit des Übertragungs-/Expressionssystems

1) Wenn ein retrovirales System verwendet wird:
   1.1) Welche Zelltypen sind mit dem retroviralen Vektor infiziert worden? Welche Zellen erzeugen gegebenenfalls infektiöse Partikel?
   1.2) Wie stabil sind der retrovirale Vektor und das resultierende Provirus gegen Verlust, Rearrangement, Rekombination oder Mutation? Was weiß man über das Ausmaß, in dem ein Rearrangement oder eine Rekombination mit endogenen oder anderen viralen Sequenzen wahrscheinlich in den Zellen des Patienten auftreten wird? Welche Schritte sind bei der Konstruktion des Vektors unternommen worden, um die Instabilität oder Variation zu minimieren? Welche Laboruntersuchungen sind im Hinblick auf eine Stabilitätskontrolle durchgeführt worden und wie sensitiv sind die Analysen?

1.3) Welche Laborbefunde liegen hinsichtlich möglicher schädlicher Wirkungen der Behandlung, z. B. Entwicklung von Neoplasie, schädliche Mutationen, Regeneration von infektiösen Partikeln oder Immunreaktionen vor? Welche Schritte sind bei der Konstruktion des Vektors unternommen worden, um die Pathogenität zu minimieren? Welche Laboruntersuchungen sind durchgeführt worden, um die Pathogenität zu kontrollieren, und wie sensitiv sind die Analysen?

1.4) Gibt es aus Tierversuchen Beweise dafür, daß Vektor-DNS in unbehandelte Zellen eingetreten ist, insbesondere in Keimbahnzellen? Wie sensitiv sind die Analysen?

1.5) Ist ein Forschungsprojekt in der Art des für einen klinischen Versuch vorgeschlagenen vorher an nichtmenschlichen Primaten und/oder anderen Tieren durchgeführt worden? Mit welchem Ergebnis? Genau gefragt: Gibt es Anhaltspunkte dafür, daß der retrovirale Vektor sich mit irgendwelchen endogenen oder anderen viralen Sequenzen in den Tieren rekombiniert hat?

2) Wenn ein nichtretrovirales Übertragungssystem verwendet wird:
Welche Tierversuche sind durchgeführt worden, um festzustellen, ob es pathologische oder andere unerwünschte Folgen der Therapie gibt (einschließlich der Insertion von DNS in andere als die behandelten Zellen, insbesondere Keimbahnzellen)? Wie lange sind die Tiere nach der Behandlung beobachtet worden? Welche Tests sind gemacht worden und wie sensitiv sind sie?

Klinische Verfahren einschließlich Langzeitverlaufskontrollen

Beschreiben Sie die Behandlung, der die Patienten unterzogen werden, und die diagnostischen Methoden, die angewendet werden, um den Erfolg oder den Fehlschlag der Behandlung festzustellen. Wenn von Ihnen oder anderen vorher schon klinische Untersuchungen mit ähnlichen Methoden durchgeführt worden sind, geben Sie an, inwieweit sie für das vorgeschlagene Projekt relevant sind.

1) Werden Zellen (z. B. Knochenmarkzellen) den Patienten entnommen und in vitro für die Gentherapie behandelt? Wenn ja: welche Art Zellen wird entnommen, wie viele, wie oft und in welchen Zeitabständen?

2) Werden die Patienten vor der Gentherapie einer Behandlung unterzogen, um die funktionsuntüchtige Gene enthaltenden Zellen zu eliminieren oder deren Anzahl zu reduzieren (z. B. Bestrahlung oder Chemotherapie)?

3) Welche behandelten Zellen (oder Vektor/DNS-Kombination) werden den Patienten bei dem Versuch, die Gentherapie anzuwenden, appliziert? Wie werden die behandelten Zellen appliziert? Welche Menge von Zellen wird verwendet? Wird die Behandlung einmalig oder mehrmalig sein? Wenn letzteres: über welchen Zeitraum hinweg?

4) Was sind die klinischen Endpunkte des wissenschaftlichen Experiments? Gibt es objektive und quantitative Messungen, um den natürlichen Krankheitsverlauf bewerten zu können? Werden diese Daten als Maßstab bei der

weiteren Verfolgung des Zustands Ihrer Patienten verwendet? Wie erfolgt die Verlaufskontrolle bei den Patienten, um spezifische Effekte der Behandlung auf die Krankheit festzustellen? Wie sensitiv sind die Analysen? Wie häufig werden Verlaufskontrolluntersuchungen durchgeführt und wie lange?

5) Mit welchen größeren Wirkungen positiver oder negativer Art rechnen Sie? Welche Maßnahmen werden bei dem Versuch, die negativen evtl. auftretenden Wirkungen in den Griff zu bekommen oder rückgängig zu machen, unternommen? Vergleichen Sie die Wahrscheinlichkeit und das Ausmaß potentieller negativer Wirkungen für die Patienten mit der Wahrscheinlichkeit und dem Ausmaß der schlimmen Konsequenzen aus der Krankheit, wenn die Gentherapie nicht durchgeführt wird.

6) Wenn ein behandelter Patient stirbt: welche speziellen Untersuchungen werden dann als Teil der Autopsie durchgeführt?

Fragen zur öffentlichen Gesundheit

Beschreiben Sie den potentiellen Nutzen und die potentielle Gefahr der vorgeschlagenen Therapie für andere Personen als die behandelten Patienten, und dabei besonders:

1) Mit welchen Vorteilen oder Gefahren für die öffentliche Gesundheit kann man rechnen?

2) Besteht eine größere Wahrscheinlichkeit, daß sich die hinzugefügte DNS vom Patienten auf andere Personen oder die Umwelt verbreitet?

3) Was für Vorsichtsmaßnahmen werden gegen eine solche Verbreitung unternommen (z. B. auf Mitpatienten im gleichen Zimmer, Pflegepersonal, Familienangehörige)?

4) Welche Maßnahmen werden unternommen, um die evtl. für die öffentliche Gesundheit bestehenden Risiken zu mindern?

Qualifikation der Forscher, Labor- und Klinikeinrichtung

Geben Sie an, welche Schulung und Erfahrung das Personal hat, das sich mit den vorklinischen Untersuchungen und mit der klinischen Anwendung der Gentherapie befaßt. Beschreiben Sie darüber hinaus – im Hinblick auf die Gentherapie – die Einrichtung von Labor und Klinik, wo die vorgeschlagenen Maßnahmen durchgeführt werden sollen.

1) Welches Fachpersonal (Mediziner und Nichtmediziner) wird an dem Projekt beteiligt sein? Welche besonderen Qualifikationen und Erfahrungen hinsichtlich der zu behandelnden Krankheit und hinsichtlich der in der Molekularbiologie angewandten Techniken liegen vor? Bitte legen Sie Lebensläufe bei (siehe unter III.E.).

2) In welcher Klinik wird die Behandlung durchgeführt? Welche Einrichtungen der Klinik sind für das Projekt besonders wichtig? Werden die Patienten in

den üblichen Stationen untergebracht oder gibt es eine besondere Forschungsstation? Wo werden die Patienten während der Kontrollzeit woh-
nen?

C. Auswahl der Patienten

Geben Sie die ungefähre Zahl der Patienten an, die an dem Gentherapieprojekt
beteiligt sein werden. Beschreiben Sie das „Rekrutierungsverfahren" und die
Auwahlkriterien unter besonderer Berücksichtigung der Frage der Fairneß und
Gerechtigkeit.

1) Wieviele Patienten sollen an dem Projekt beteiligt werden?
2) Wieviele Patienten stehen Ihnen nach Ihrer Schätzung jährlich für die Therapie zur Verfügung?
3) Welche „Rekrutierungsverfahren" gedenken Sie anzuwenden?
4) Welche Auswahlkriterien gedenken Sie anzuwenden? Wie sind die Aus-
   schluß- und die Aufnahmekriterien für das Projekt?
5) Wie werden die Patienten ausgewählt, wenn es nicht möglich ist, alle Bewerber zu berücksichtigen?

D. Einwilligung nach Aufklärung

Geben Sie an, wie die Patienten über das Projekt informiert werden sollen und
wie man ihre Einwilligung einholen soll. Das Einwilligungsverfahren sollte den
DHHS-Vorschriften für den Schutz von Versuchspersonen entsprechen (45
Code of Federal Regulations, Part 46). Wenn das Projekt mit Kindern oder
geistig behinderten Patienten arbeitet, beschreiben Sie, wie die Erlaubnis der
Eltern oder Vormünder und evtl. die Zustimmung jedes Patienten eingeholt
werden soll. Besonders zu achten ist u. a. auf die im folgenden angesprochenen
Gesichtspunkte: mögliche schädliche Auswirkungen, Kosten, Wahrung der
Privatsphäre und eine sehr langfristige Verlaufskontrolle.

1) Wie werden die Hauptpunkte von I.A. bis I.C. dieses Leitfadens den potentiellen Teilnehmern am Projekt und/oder ihren Eltern bzw. Vormündern in
   einer ihnen verständlichen Sprache erklärt?
2) Wie wird das Neue an der Gentherapie und wie werden die theoretisch
   möglichen negativen Wirkungen mit den Patienten und/oder ihren Eltern
   oder Vormündern besprochen? Wie werden die möglichen negativen Wirkungen mit den Folgen der Krankheit in Relation gesetzt? Was sagt man, um
   klar zu machen, daß einige der evtl. auftretenden negativen Wirkungen
   irreversibel sein können?
3) Was wird hinsichtlich der Kosten der Gentherapie und etwaiger Alternativtherapien den Patienten und/oder ihren Eltern oder Vormündern gesagt?
4) Wie werden die Patienten und/oder ihre Eltern oder Vormünder darüber ins
   Bild gesetzt, daß das Neue an der Gentherapie zu einem großen Interesse

seitens der Medien an der Forschung und an den behandelten Patienten führen kann?

5) Wie werden die Patienten und/oder ihre Eltern oder Vormünder darüber informiert,

   – daß einige im Rahmen des Projektes durchgeführte Verfahren irreversibel sein können?

   – daß es nach Durchführung dieser Verfahren nicht ratsam wäre – aus medizinischer Sicht –, aus dem Projekt auszusteigen?

   – daß eine Bereitschaft zur Kooperation bei der Langzeitverlaufskontrolle (mindestens über 3 bis 5 Jahre) eine Vorbedingung für die Teilnahme am Projekt ist?

   – daß eine Bereitschaft zur Genehmigung einer Autopsie ebenfalls Vorbedingung ist, die im Falle des Todes eines Patienten infolge der Behandlung durchzuführen wäre. (Diese Absprache ist notwendig, weil eine exakte Bestimmung der genauen Todesursache von vitaler Bedeutung für alle künftigen Gentherapiepatienten wäre.)

E. Schutz der Privatsphäre und Geheimhaltung der persönlichen Daten

Geben Sie an, welche Maßnahmen ergriffen werden, um die Privatsphäre der Gentherapiepatienten und ihrer Familien zu schützen und um die persönlichen Daten geheim zu halten.

1) Welche Vorkehrungen werden getroffen, um die Wünsche der einzelnen Patienten (und ihrer Eltern oder Vormünder bei geistig Behinderten oder Kindern) bezüglich der Fragen zu erfüllen, ob, wann oder wie die Identität der Patienten der Öffentlichkeit preisgegeben wird?

2) Welche Vorkehrungen werden getroffen, um die Forschungsdaten, zumindest soweit sie mit den individuellen Patienten in Verbindung gebracht werden können, vertraulich zu behandeln?

II. Spezielle Fragen

Obwohl folgende Fragen über das normale Interesse und die Zuständigkeit der örtlichen Ethikkommissionen (Institutional Review Boards, IRB) hinausgehen, bittet das RAC und seine Arbeitsgruppe die Forscher um Beantwortung der Fragen 1) und 2).

1) Welche Schritte werden in Einklang mit Punkt I.E. unternommen, um sicherzustellen, daß der Öffentlichkeit genaue Informationen über die Erkenntnisse aus dem Projekt, die für die Allgemeinheit von Belang sind, zugänglich gemacht werden.

2) Beabsichtigen Sie oder Ihr Geldgeber, unter Geltendmachung von Patent- oder Markenschutzrechten die im Rahmen des Projektes entwickelten Verfahren oder Produkte schützen zu lassen? Wenn ja: welche Schritte

werden unternommen, um unter Forschern und Klinikern eine möglichst vollständige Kommunikation über die Forschungsmethoden und -ergebnisse zu ermöglichen?

III. Einzureichende Unterlagen

Zusätzlich zu den Antworten auf die in diesem Leitfaden gestellten Fragen sind folgende Unterlagen einzureichen:

1) Ihr Projektvorschlag in der vom örtlichen IRB und IBC (den örtlichen Ethikkommissionen) genehmigten Form. Der Einwilligungsvordruck, der vom IRB genehmigt sein muß, ist den NIH nur auf Anforderung vorzulegen.
2) Das Protokoll und die Empfehlung der örtlichen IRB und IBC.
3) Eine wissenschaftliche Kurzfassung Ihres Gentherapievorschlags in der Länge einer Seite.
4) Eine Beschreibung des vorgeschlagenen Experiments in der Länge einer Seite in allgemein verständlicher Sprache.
5) Lebensläufe des beteiligten Fachpersonals.
6) Hinweis auf andere Bundesbehörden, an die der Vorschlag zur Prüfung eingereicht worden ist.
7) Sonstige Unterlagen, die nach Ihrer Meinung bei der Prüfung hilfreich sind.

IV. Melde- und Informationspflicht

1) Ernste schädliche Wirkungen der Behandlung sollten sofort sowohl Ihrem örtlichen IRB als auch dem NIH Office for Protection from Research Risks gemeldet werden und ein schriftlicher Bericht sollte beiden Stellen eingereicht werden. Eine Kopie des Berichtes sollte auch dem NIH Office of Recombinant DNS Activities (ORDA) zugeleitet werden.
2) Berichte über die allgemeinen Fortschritte der Patienten sollten alle 6 Monate sowohl Ihrem örtlichen IRB als auch dem ORDA zugesandt werden. Diese halbjährliche Berichterstattung sollte lange genug fortgeführt werden, daß alle größeren Wirkungen verfolgt werden können (mindestens über 3 bis 5 Jahre). Im Falle des Todes eines Patienten sollte der Autopsiebericht dem IRB und dem ORDA übermittelt werden.

Literatur

American College of Obstetricians and Gynecologists, Committee on Ethics (1986) Ethical issues in human in vitro fertilization and embryo placement. ACOG, Washington/DC
Anderson WF (1985) Human gene therapy: scientific and ethical considerations. J Med Philos 10:275–291

Anderson WF (1984) Prospects for human gene therapy. Science 226:401–409
Costantini F, Chada K, Magram J (1986) Correction of murine beta-thalassemia by gene transfer into the germ line. Science 233:1192–1194
Eglitis MA et al. (1985) Gene expression in mice after high efficiency retroviral-mediated gene transfer. Science 230:1395–1398
Fletcher JC (1983b) Moral problems and ethical issues in prospective human gene therapy. Virginia Law Rev 69:515–546
Glover J (1984) What sort of people should there be? Genetic engineering, brain control and their impact on our future world. Penguin, New York
Hamilton M (ed) (1972) The new genetics and the future of man. Eerdmans, Grand Rapids/MJ
Hammer RE, Palmiter RD, Brinster RL (1984) Partial correction of murine herediatry growth disorder by germ-line incorporation of a new gene. Nature 311:65–67
Hock RA, Miller AD (1986) Retrovirus-mediated transfer und expression of drug resistance genes in human haematopoietic progenitor cells. Science 320:275–277
Mason AJ et al. (1986) The hypogonadal mouse: Reproductive functions restored by gene therapy. Science 234:1372–1378
Palmiter RD et al. (1982) Dramatic growth of mice that develop from eggs microinjected with metallothionein-growth hormone fusion genes. Nature 300:611–615
Palmiter RD et al. (1983) Metallothionein-human GH fusion genes stimulate growth of mice. Science 222:809–814
Parkman R (1986) The application of bone marrow transplantation to the treatment of genetic diseases. Science 232:1373–1378
Rubin GM, Spradling AC (1982) Genetic transformation of Drosophila with transposable element vectors. Science 218:348–353
Thompson L (1987) Fixing the genes forever: Researches treat mouse eggs to permanently correct a neurological defect. Washington Post, Health Section, March 3, p 7
United States (1985) Statutes at large, vol 99. enacted November 20, pp 883–885
U. S. Congress, Office of Technology Assessment (1984) Human gene therapy: Background paper. OTA, Washington/DC
U. S. President's Commission for the Study of Ethical Problems in Medicine and Biomedical and Behavioral Research (1982) Splicing life: The social and ethical issues of genetic engineering with human beings. U. S. Government Printing Office, Washington/DC
Walters L (1986) The ethics of human gene therapy. Nature 320:225–227

Verzeichnis der wichtigsten amerikanischen Veröffentlichungen über Gentherapie

Anderson WF (1984) Prospects for human gene therapy. Science 226/4673:401–409
Anderson WF, Fletcher JC (1980) Gene therapy in human beings: When is it ethical to begin? N Engl J Med 303/22:1293–1297
Baskin Y (1984) The gene doctors: Medical genetics at the frontier. Morrow, New York
Friedmann T (1983) Gene therapy: Fact and fiction. Cold Spring Harbor Laboratory. Long Island/NY
Glover J (1984) What sort of people should there be? Penguin, New York
Hamilton M (ed) (1972) The new genetics and the future of man. Eerdmans, Grands Rapids/MJ
Howard T, Rifkin J (1977) Who should play God? Dell, New York 1977
Rifkin J et al. (1983) Algeny. Viking, New York
U. S. Congress, House, Human Genetic Engineering (1982) Hearings before the Subcommittee on Investigations and Oversight of the Committee on Science and Technology. (U. S. House of Representatives, 97th Congress, 2nd Session, November 16–18)
U. S. Congress, Office of Technology Assessment (1984) Human gene therapy: Background paper. OTA, Washington/DC

U. S. National Institutes of Health (1985) Points to consider in the design and submission of human somatic-cell gene therapy protocols. Fed Reg 50/160:33463–33467
U. S. National Institutes of Health (1986) Points to consider in the design and submission of human somatic-cell gene therapy protocols. Recomb DNA Tech Bull 9/4
U. S. President's Commission for the Study of Ethical Problems in Medicine and Biomedical and Behavioral Research (1982) Splicing life: The social and ethical issues of genetic engineering with human beings. US Government Printing Office, Washington/DC
Walters L (ed) (1985) Genetic and reproductive engineering. J Med Philos 10/3
Walters L (1986) The ethics of human gene therapy. Nature 320/6059:225–227

Namensverzeichnis

Sachverzeichnis